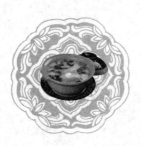

老人吃好
不吃药

孙志慧　编著

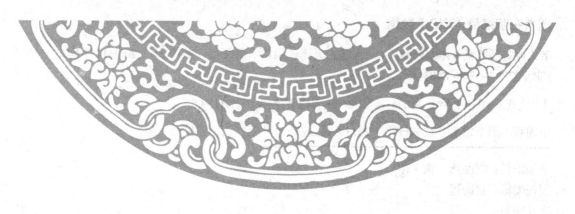

天津出版传媒集团

天津科学技术出版社

图书在版编目（CIP）数据

老人吃好不吃药 / 孙志慧编著 . —天津：天津科学技术出版社，2013.11（2018.11 重印）

ISBN 978-7-5308-8483-6

Ⅰ . ①老… Ⅱ . ①孙… Ⅲ . ①老年人—饮食营养学 Ⅳ . ① R153.3

中国版本图书馆 CIP 数据核字（2013）第 267093 号

策划编辑：刘丽燕　张　萍

责任编辑：袁向远

责任印制：兰　毅

天津出版传媒集团

天津科学技术出版社　出版

出版人：蔡　颢

天津市西康路 35 号　　　邮编 300051

电话（022）23332490

网址：www.tjkjcbs.com.cn

新华书店经销

北京德富泰印务有限公司印刷

开本 1 020×1 200　1/10　印张 36　字数 670 000

2018 年 11 月第 1 版第 3 次印刷

定价：59.80 元

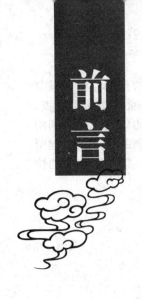

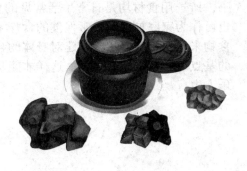

　　人到老年，身体机能下降，疾病就像一位不速之客，随时随地都有可能降临。既有因为不良的生活方式导致的高血压、高血脂、冠心病、脑卒中、糖尿病等慢性病，也有感冒、头疼、腹泻、中暑等各种急病，还有失眠多梦、腰腿酸疼、食欲不振等各种不适。这些疾病不仅影响中老年人的身体健康，更对他们的生活质量造成了一定的影响。想要获得健康的身体，人们不仅要在生病的时候去寻医问药，更要在平时的日常生活中多加保养，学会健康饮食，科学养生。

　　养老需有方，吃好吃对才能不吃药。老年人要想健康长寿，远离疾病的困扰，就要学会通过饮食来调节。人们日常生活中所摄入的食物，不仅为人体提供了能量和营养，更为人体的健康提供了有效保障和支持。健康饮食对老年人来说非常重要，吃好起着至关重要的作用，合理的饮食和营养，不仅有利于延缓衰老，还可以减少疾病的发生。老年人吃对吃好，就会收到身强体壮、延年益寿的功效。

　　老年人要知道什么该吃，什么不该吃。吃对了能够防治疾病，延年益寿；吃错了可能会增加身体负担，给身体造成危害。例如有胃病的老人适宜吃生花生，患心脏病的老人适宜吃食坚果类和鱼类，患有肝炎的老人适宜喝牛奶；而胃肠消化功能较差的人则不宜吃难消化的食物，如银耳、鱼籽、豆腐、葵花籽等，吃多了会引起腹胀、腹泻，甚至肠梗阻。

　　要想通过吃好预防疾病，保持身体健康，老年人就需要从自身特点出发，加以防护。随着年龄的增长，老人的脏腑功能出现不同程度的退化和损伤，例如牙齿脱落、胃、肠张力减弱，肠胃蠕动减慢等，从而造成体内的代谢和消化功能减退。因此在日常饮食中，要多加注意：如吃饭要定时定量，少食多餐，这样不容易增加心脏和肠胃的负担；尽量保证营养均衡，蔬菜、水果和肉蛋类要合理搭配，选择容易消化和吸收的食物，尽量避免纤维较粗、不宜咀嚼的食品；在烹饪方式上，尽量选择蒸、煮、炖、烩等。

　　同时，饭前饭后的合理运动对老年人而言也尤其重要。适量活动后再吃饭，不仅可以增强食欲，还能够让老人拥有愉悦的进餐心情。饭后不要立刻躺下睡觉，而是要先保持身体站立，走走路，以促进肠胃蠕动。不过，饭后不能剧烈运动，因为剧烈运动会使消化系统停止工作，造成消化不良。

　　老年人要想获得健康，就一定要懂得一些饮食保健的知识，掌握健康科学的饮食原则，了解常见食物的功效。本书系统讲解了老年人饮食养生的的知识、技巧以及日常饮食的具体方法和注意事项，从而引导中老年人养成科学的饮食习惯。书中除详细介绍了老年饮食营养方面的基础知识和各种老年常见疾病的养生方法之外，还精心挑选了上百种防治常见病的药膳养生方和经典老偏方，让人们可以从中找到利用食物来防治疾病和促进健康的最佳方法。同时，针对老年人日常生活中遇到的饮食营养与保健、防衰老和防治疾病等问题，书中还给出了一些具体而实用的建议。

本书是一本专为老年朋友量身定制的、指导老年人如何吃好吃对的食物养生百科全书，所选用食材均是日常生活常见的食材，语言通俗易懂，既适合普通大众随用随查，也可作为家庭护理和日常保健的食疗宝典。老年人应尽量减少对药物的依赖，多多利用食物来进行祛病养生，重建对身体的自信。求医不如求己，获得不生病的智慧，把健康的基点放在日常饮食上面。这样才能享受生活，享受幸福，享受晚年，享受不生病的快乐人生。

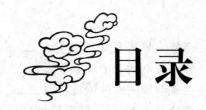

目录

第一章 老年人饮食营养多注意

第二章 家常食物营养多，吃对食物不吃药

第四节　如皋老人的长寿之道 65

第三章　饮食并重，老年人合理饮水不生病

第四章　老年人得病不要慌，吃对食物帮你忙

第五章　老年人常见病的药膳养生法

第六章 对症食疗老偏方，治疗老年人常见病

老年人饮食营养多注意

第一节　平衡饮食营养

老年人的膳食平衡

人到老年，应充分考虑其生理特殊性，采取相应的对策，保持老年人的膳食平衡，才能为其健康长寿打下坚实的基础。

调整热能供给

众所周知，老年人的活动量大大减少，因此已不需要过多的热能供应，否则容易引起肥胖而给机体带来一系列的慢性病，给健康带来隐患。一般来说，老年人日常饮食所需总热量在 6279 ～ 10046 千焦之间。老年人的饮食需要加以调整，以防热量摄入过多，反倒不益健康。

各类食物应占有的比例平衡

（1）粮谷类、薯类，是碳水化合物的主要来源。老年人需要充足的碳水化合物，以维持正常的血糖水平，保证中枢神经系统和身体对能量的需要。

（2）老年人膳食中应注意补充足够的蛋白质食物，每日可食用一定量的豆制品、肉、蛋、鱼、禽、牛奶或豆浆，但应注意不宜过多，否则会增加体内胆固醇的合成。

（3）蔬菜、水果类含有大量的维生素、无机盐和纤维素，对老年人的健康有重要作用。如维生素 A 能增加老年人对传染病的抵抗力；维生素 D 可防治老年人骨质软化和骨质疏松；维生素 E 能防治动脉粥样硬化和心脏病变，促进血液循环，并抗衰老。

（4）脂肪类可延缓胃的排空，增加饱腹感，促进脂溶性的维生素吸收。因此，老年人吃适量的脂肪是必要的，但不宜过多。

（5）水和盐不宜多食用，多了容易引起水肿、高血压及加重肾脏的负担。每日吃盐不宜超过 5 克；饮水（包括饮料）量为 1500 ～ 2000 毫升即可。

酸碱要平衡

人体的各类营养物质中除含有蛋白质、脂肪、糖和水分以外，还含有各种成分的矿物质。当人体吸收后，由于矿物质的性质不同，在生理上有酸性和碱性的区别。含钠、钾、钙、镁的食物，在生理上称为碱性食物；含磷、硫、氯的食物，在生理上称为酸性食物。一般说，绝大多数绿叶蔬菜、水果、豆类、奶类都属碱性食物；大部分肉、鱼、禽、蛋等动物性食品以及米面及其制品均属酸性食品。如果我们在饮食时，不注意搭配，容易引起人体生理上的酸碱平衡失调。此外，中老年人易患高血压、动脉硬化、胃溃疡、便秘、龋齿等疾病，更应注意饮食中的酸碱合理搭配，保持饮食中的酸碱平衡。这样，对于预防各种疾病和防止衰老有着积极的作用。

老年人饮食宜注意的要点

由于各器官的衰退、消化功能减弱，抵抗力下降，因此，老年人的日常膳食应着重注意以下几点：

粗细搭配

老年人日常的膳食应以碳水化合物淀粉为主，主食调配应以细为主，粗细搭配。某些粗粮比细粮营养价值还高，粗粮要细做，既可提高营养价值，又可调节口味，增进食欲，提高消化率。小米、玉米面、荞麦面、高粱等应经常调配，充分发挥蛋白质的互补作用，同时要采用好烹调方法，减少营养素损失。

荤素搭配

这是副食调配的重要原则。老年人每千克体重需 1 ~ 1.5 克蛋白质量。一般平衡膳食中，豆类和动物性蛋白质含量占全部蛋白质供给量的1/3。老年人基本吃素好。如果老年人嗜好食动物性脂肪或动物内脏，如猪肥肉、脑、肝、肾及羊脑、牛脑等，势必使人体摄取的胆固醇增多，从而引起高血压、冠心病、动脉硬化等疾病。所以，少吃荤食，就可降低这些病的发生，最好吃大豆及豆制品。如豆浆、豆腐、香干、豆酱、豆腐乳等。其蛋白质量按同等重量计算均超过肉类和鸡蛋，是名副其实的高蛋白质营养品。其次鱼类、瘦牛肉、鸡肉等也是摄取蛋白质较好的食品，且所含胆固醇低。猪油、羊油等动物油含胆固醇较多，应少食用，最好吃含不饱和脂肪酸多的油，如菜籽油、香油、豆油、花生油等。

糖、脂肪、蛋白质搭配

老人还应适当吃些食糖、蜂蜜或葡萄糖。但不宜过多，每天最多不能超过 100 克。否则会产生胃酸过多、影响食欲，出现腹胀，还可能引起糖尿病。蛋白质是构成机体各种组织的基本成分，是供给热量、维持机体生长发育及修补创伤不可缺少的物质，特别对肝本身的修补和肝细胞的再生尤为重要。

干稀搭配

主、副食最好有干有稀，避免生硬，应以稀为主。如馒头、锅盔、花卷配玉米粥、凉拌黄瓜配鸡蛋、西红柿等。这样可增加营养，蛋白质可互相补充，易于消化。

适度茶水

老年人每日饮水量不宜过多，以免增强心脏、肾脏的负担。有的老年人有大量喝茶的习惯，应有所节制。茶叶中含有单宁、咖啡因、维生素 C 和鞣酸、芳香油，而单宁味涩，具有收敛和杀菌作用，伤寒菌、霍乱菌和赤痢菌，在茶叶中浸数分钟即失去活动力；咖啡因可作兴奋剂、强心剂和利尿剂，绿茶中还含有维生素 C，叶酸有防御坏血症的作用，甚至对减少胃癌发生有益，并有一定的帮助消化作用和医疗效果。但饮茶要适量、适时。如果浓茶喝得太多，会妨碍胃液的分泌，影响消化机能的正常活动。临睡之前最好不喝茶，以免神经中枢因受刺激而失眠。尤其是心脏病和高血压患者更不宜喝茶，以免刺激脑血管扩张而致心跳加速，使病情加剧。

饮食宜忌

（1）宜清淡、忌油腻。多吃些蔬菜、水果、豆制品、奶制品、鱼等。少吃动物油、油炸食品、动物内脏。

（2）宜稀软、忌生硬。多吃粥和发酵的面制品。少吃烤饼、坚硬食品。

（3）宜少食、忌过饱。宜少食多餐，过饱易增加肠胃负担，容易发胖，影响睡眠。

（4）宜杂食、忌偏食。注意全面营养，多吃五谷杂粮、蔬菜瓜果。切忌只吃精米精面、高蛋白、高脂肪。

（5）宜温热、忌冰冷。一年四季，饮食宜温热；忌凉冷，夏季更应注意满头大汗突然饮食冰冷，以防病变。

老年人春季饮食宜养肝

春季是从传统二十四节气的立春开始，经过雨水、惊蛰、春分、清明、谷雨，到立夏的前一天为止。春季，冰雪消融，阳光柔和，万物复苏。然而，春天又是气候多变的季节，环境变化大，许多病毒、细菌繁殖滋生，容易使肝受侵袭而致病。春季是肝炎的高发季节，老年人在饮食上要特别注意养肝。

（1）宜"增甘减酸"。春天是肝旺之时，多吃酸性食物会使肝火偏亢，所以春季宜"增甘减酸"，还应少吃辛辣，多吃些青菜、水果等，可酌情选食蜂蜜、大枣、山药、木瓜、枇杷、洋葱、芹菜、大蒜、莲子等。春季的时令蔬菜有香椿、马兰头、荠菜、春笋等，吃些这类食物，可以养阳敛阴、养肝健脾。绿茶也有保护肝脏的作用，可养肝清头目、化痰除烦渴的功效。但肝病病人不宜饮过多过浓的茶。

（2）补宜清与平。到了晚春时，气温渐升高，这时饮食更要注意清淡，不宜吃羊肉、狗肉、麻辣火锅以及辣椒、花椒、胡椒等大辛大热之物。更不可使用温补药物，即使是体质虚弱的病人，也以清补、平补为原则。

养肝食谱举例

1. 海棠花炒猪肝

材料：海棠花 100 克，猪肝 500 克，鸡蛋 2 只，黄酒 50 克，葱花 20 克，生姜 15 克，酱油、白糖各 25 克，味精 2 克，淀粉 10 克，精制植物油、精盐、胡椒粉各适量。

做法：先将鲜海棠花取瓣洗净。猪肝去筋膜，洗净，切薄片，放入盆里加黄酒、精盐、胡椒粉、味精、葱花、生姜末渍入味。取碗打入鸡蛋，加淀粉调成蛋糊。炒锅上火，放油烧热，将挂糊的肝片下锅炸成金黄色，捞出控油。炒锅上火，放油烧热，下葱花、生姜末偏香，倒入猪肝，加入黄酒、酱油、白糖、精盐、胡椒粉、味精，炒匀后撒上海棠花片，稍炒即成。

功效：芳香怡人，鲜嫩爽口，解毒生津，养肝明目。

2. 枸杞粥

材料：枸杞一份，米三份。

做法：用枸杞一份，入米三份，煮粥。早晚服食，常食甚佳。

功效：补肾益精，养肝明目。治肝肾阴虚、腰膝酸软、头目眩晕、视力减退、遗精，能消渴。

3. 腐竹炒面

材料：面条 200 克，水发腐竹 150 克，黄瓜 100 克，精盐、味精、酱油、醋、葱花、生姜丝、蒜茸、精制植物油各适量。

做法：先将面条下入沸水锅内，煮热捞出过冷开水，沥水备用。腐竹洗净切段。黄瓜洗净切片。油锅烧热，下入葱、生姜、蒜煸香，投入腐竹，加入清水、精盐、酱油、味精、醋，烧至入味，下入面条炒熟，撒上黄瓜片炒几下，出锅即成。

功效：口味鲜香，补心养肝，除热止渴，清肺消痰。

4. 首乌肝片

材料：首乌 20 克，鲜猪肝 250 克，水发木耳 25 克。

做法：首乌洗净煎取浓汁备用。猪肝洗净切薄片，和首乌汁、食盐、淀粉搅拌均匀，另把首乌汁、酱油、绍酒、食盐、醋、湿淀粉和汤汁调和成浓汁。炒锅放油，烧至七八成热，放入拌好的肝片滑透，用漏勺沥去余油，锅内剩油约 50 克，下入蒜片、姜末和木耳略炒后下入肝片，同时将少许青菜叶下入锅内翻炒几下，倒入已备浓汁炒匀，淋入明油少许，下入葱丝，起锅即成。

功效：补肝肾，益精血，明目乌发。适用于肝肾亏虚，精血不足。症见头昏眼花、视力减迟，须发早白，腰腿酸软等。本方可作慢性肝炎、冠心病、高血压、高脂血症、神经衰弱患者之膳食。健康人常食，可补肝、明目、乌发，减缓衰老进程。

5. 芝麻糊

材料：黑芝麻 120 克，粳米 60 克，山药 15 克，鲜牛奶 200 克，玫瑰糖 6 克，冰糖 120 克。

做法：芝麻炒香，粳米水泡沥干后炒香，山药洗净切成小粒。然后将芝麻、粳米、山药和牛奶（适当加点儿清水）拌匀，石磨磨细。滤出细茸。冰糖熔化，纱布滤汁，烧沸后，将芝麻茸慢慢倒入锅内，不断搅动，再加玫瑰糖，搅成芝麻糊后，起锅装盆。每日服一小碗。

功效：滋养肝肾，大补气血。适用于肝肾虚衰，气血不足。症见体弱消瘦，须发早白，肌肤不泽，头晕目眩等。常人服食可增强元气。

老年人夏季饮食宜养心脾

夏至之后，我国大部分地区进入盛夏酷暑季节，遍地流火，热浪袭人。此时昼长夜短，暑气灼人，老年人由于耐受力弱，适应性差，生活活动与外界环境平衡易遭破坏，容易中暑而诱发多种疾病，产生不测，故更要安全度夏。

"长夏宜养脾胃"是中医的传统观点。这是因为，夏季是人体新陈代谢最为活跃的时期，活动量也相对增加和增大，加之夏天昼长夜短，因而体内消耗的能量多，血液循环加快，汗出亦多。在这个季节，心脏的负担很重，倘若不注意对心脏的保养，很容易使心脏受到伤害。因此，夏季应多注意对心脏的保养。同时，此时肠道传染病发病率最高，所以也应注重对脾胃的保护。

夏季饮食宜清淡营养。夏令人们消化功能较弱，尤其是老年人消化功能更差。因此，老年人的饮食应有规律，定时定量，以湿软易消化、清淡富营养为宜，适当多吃些新鲜瓜果、蔬菜及鱼、虾、瘦肉、豆制品等，还可经常吃些绿豆、莲子、藕粉、薏苡仁、荷叶粥等，对夏季风热感冒、高血压患者均有益。少吃油条、烧饼、肥肉等厚味之物，以防生痰、生热、生湿。最好戒烟酒，忌过食生冷食物，如冷饮、冰制品、凉粉、冷菜等，以免损伤脾胃，诱发疾病。此外，夏季食物易腐败变质，故必须注意饮食卫生，严防病从口入。

养心脾食谱举例

1. 人参粥

材料：人参 3 克，粳米适量。

做法：煮汁放砂锅内加粳米适量，煮烂即可。

功效：养心脾之气。心慌气短、大便稀溏、少气懒言、身体虚弱之人均可食用。

2. 荔枝酒

材料：鲜荔枝、糯米各 2 千克，酒曲 250 克。

做法：先将糯米洗净，蒸熟，沥半干，待冷后倒入酒坛。然后将酒曲研成细末，加入坛中拌匀，密封置保暖处，酿 21 天后，启封榨去酒糟，即可饮用。每日 3 次，早午晚各 1 盅。

功效：补肝益肾，滋养心脾，益气生血。阴虚火旺者不宜用。

3. 地黄甜鸡

材料：生地黄 100 克，当年嫩母鸡 1 只（约 1 千克），饴糖 100 克，桂圆肉 30 克，大枣 5 枚。

做法：鸡宰杀去净毛爪内脏，将地黄等物纳入鸡腹内，隔水清蒸，至鸡肉烂，加少许白糖调味，即可服食。每次按量，不必多服。

功效：补养心脾肾，补益气血。适用于心脾肾俱亏，气血不足。对心悸自汗头晕、气乏，腹背痛不能久立，精神恍惚，睡眠欠佳，面色萎黄无华或头发黄燥无泽等症有效。常人亦可服用。

4. 黄芪蒸鸡

材料：嫩母鸡 1 只（约 1 千克），黄芪 30 克。

做法：鸡宰杀去净毛爪内脏，纳黄芪于鸡腹内，加上生姜、葱、花椒、绍酒、盐若干，隔水蒸，至鸡肉熟烂，去黄芪姜葱，食鸡肉与汤，每次适量，不可多食。

功效：补脾益气。适用于脾虚气衰。可治体质虚弱、少气懒言、自汗易感冒、头目眩晕、肢体发麻、食少便溏，或久泻脱水、内脏下垂等症。无病常食，强体健身。

5. 八宝饭

材料：核桃肉 50 克，桂圆肉 50 克，莲实 50 克，白扁豆 50 克，薏仁米 50 克，红枣 20 枚，糖青梅 25 克，糯米 500 克，白糖 100 克。

做法：薏仁米、扁豆、莲实温水泡发洗净，莲实去皮除心，红枣洗净泡发，核桃肉炒熟。糯米蒸熟。大碗内涂上猪油，将青梅、桂圆肉、红枣、核桃仁、莲实、白扁豆、薏仁米，在碗底中摆成喜欢的图案。然后把糯米饭加在上面，上笼蒸 25 分钟，取出，把八宝饭扣入大圆盘内即成，食时加糖调味。每次以适量为限，不可过多。

功效：补元气，健脾胃。适用于体质虚弱，元气不足，脾胃运化功能减弱。症见食少便溏，浮肿少气，精神倦怠等。

6. 猪脾粥

材料：猪脾 1 条，熟猪肚 50 克，粳米 100 克，白萝卜 100 克，胡椒粉 1 克，精盐 3 克，味精 1 克，料酒 3 克，麻油 15 克，姜葱末 3 克，清水 1000 克。

做法：将粳米洗净，沥干水。猪脾清洗后，切成豆粒丁。猪肚、白萝卜也切成豆粒大小的丁。麻油下锅，放入猪脾，猪肚、萝卜炒散，烹入料酒并加上精盐、清水、粳米、葱姜末烧开，煮成粥。调入味精，胡椒粉即可。每日 1 次，佐餐食用。

功效：益气健脾，除烦渴。主治神疲乏力，气短懒言，纳少，腹胀，大便稀溏；脾胃阴伤，胃气不足，口干渴烦闷等症。

老年人秋季饮食宜养肺

秋季一到，天气渐渐变凉，发生咳嗽痰喘的病人较多。一些有咳嗽老病的老年患者，也容易在秋季犯病。中医根据季节的变化对人体影响的规律，总结出了秋季易损伤肺气的理论。因此，秋季饮食要注意养肺。饮食宜温和清润为宜。秋天，气候干燥，饮食调理以防燥护阴、滋肾润肺为准。食品应尽量少用椒、葱、韭、蒜之辛辣热燥之物，多用芝麻、糯米、粳米、蜂蜜、甘蔗、乳品等柔润食物，强调暖食，禁忌生冷，多饮开水、淡茶、豆浆等，以益肺胃而生津液，抵御秋燥之侵袭。很多中老年人经过夏日疏泄之后，身体渐虚，为适应冬季的潜藏，宜进补而培其本，可选用龙眼、黑枣、莲子、核桃、银耳之类进行食补。

养肺食谱举例

1. 沙参心肺汤

材料：猪心肺1副，南沙参、北沙参、山药各100克，玉竹30克，葱25克。

做法：猪心肺洗净，上述药材清水漂洗装入纱布袋内，扎好口，一同下入砂锅内，加葱注入清水，武火烧沸，去沫，改用文火煮至心肺熟透，去药，加食盐少许。吃心肺喝汤，每次适量，不必多服。

功效：补养肺胃。适用于肺胃明虚。症见燥咳咽干，少津，食少，气乏无力，大便燥结，皮肤干燥不润等。

2. 虫草全鸭

材料：冬虫夏草10～20克，老鸭1只，绍酒15克，生姜5克，葱10克。

做法：老鸭宰杀去净毛爪内脏，冲洗干净。虫草纳入鸭腹内，加入酒、姜葱，隔水清蒸，至鸭熟烂，除去药和姜葱，加食盐少许。食鸭与汤，每次尽量，不必多服。

功效：补肺补肾。适用于肺肾两虚。症见咳嗽气喘，短气乏力，自汗盗汗，阳痿遗精。一般体质虚弱的人亦可服食。

3. 水晶桃

材料：核桃仁500克，柿饼500克。

做法：将核桃仁、柿饼放入瓷盆内，上笼武火蒸透，时时搅拌，使桃柿融化为一体，然后取出凉凉成冻，用刀切片，装入容器内。每次服3～4块，日服3次。

功效：补益肺肾，止咳平喘。适用于肺肾两虚。症见咳嗽气喘，腰膝酸痛。

4. 鹿茸冬虫酒

材料：鹿茸15克，冬虫夏草10克，天冬6克，低度白酒750克。

做法：先将鹿茸、冬虫夏草、天冬加工成粗末，置容器中，加入白酒，密封，每日振摇数下，浸泡15天后去渣即成。

功效：酒香味厚，补肾壮阳，养肺填精。

5. 猪胰粥

材料：猪胰1具，大米100克，绍酒10克，葱花5克，盐5克。

做法：把猪胰（或用羊胰）洗净，切成3厘米见方的块；大米淘洗干净。把大米、猪胰放入锅内，加水约60毫升，加入葱、盐、绍酒。把盛有原料、调料的锅置武火上烧沸后，再改用文火煮30分钟至米烂即成。此粥可每日早餐食用1次，每次吃猪胰30～50克即可。经常食用。

功效：猪胰味甘，性平。有健脾胃、助消化、养肺润燥之功，此粥有清肺热、止消渴之功效，糖尿病患者宜多食。

老年人冬季饮食宜养肾

冬季3个月是万物"闭藏"的季节，河水结冰，田地冻裂，到处是阴盛阳衰的现象。中医认为：人体内的阳气发源于肾。因为肾是主管生殖机能的，同时，肾又是贮藏营养精华的脏器，所谓"肾藏精"，就是说肾是机体营养的供给者。当寒冬到来之时，人体需要足够的能量和热量以御寒，倘若肾功能虚弱，自然就会出现"阳气"虚弱的现象。所以，冬季养肾，是中医养生保健的传统思想。

饮食宜进补。冬季寒冷，机体处于封藏状态，是进补的大好时机，中医学素有"虚则补之""寒则温之""药补不如食补"之说。因此，老年人的日常膳食要注意温补肾阳，多吃些瘦肉、禽蛋、鱼类、豆类等高蛋白质食品；多食用牛、羊、狗肉等温热食物。驱寒保暖；多食用含多种维生素的食物，如新鲜蔬菜、水果等，以增加食欲，滋润脏腑和皮肤。但冬季老年人应特别注意忌食生、冷、硬食等。

养肾食谱举例

1. 杜仲腰花

材料：川杜仲 10 克，猪肾 1 对。

做法：杜仲洗净，加清水熬成浓汁，加湿淀粉、绍酒、酱油、食盐、白砂糖和味精若干，烧沸备用。猪腰洗净剖开，去筋膜，切成腰花。炒锅在武火上烧热，倒入混合油（猪油、豆油均可），烧油至八成热，放入花椒，投入腰花和葱姜，快速炒散，沿锅边倾下杜仲浓液和醋少许，翻炒均匀，起锅即成。

功效：补肝肾，壮筋骨，降血压。适用于肾虚。症见腰痛，腰肌劳损，尿频而清长、高血压、肾炎以及性功能低下等。常人服之，强腰肾，健筋骨。

2. 人参枸杞酒

材料：人参 15 克，枸杞子 100 克，熟地 100 克，糖 100 克，白酒 2 千克。

做法：白酒装入酒瓶内（大量可用酒坛），将人参（切片）、枸杞子、熟地放入酒中，加盖密闭浸泡（夏秋高温季节 5 ~ 7 天，冬春低温季节 15 ~ 30 天；或隔水加温至 30℃），每日摇晃 1 次，泡至药味尽淡，过滤后，加入冰糖，搅拌令溶化，再过滤，至澄清为红黄溶液，静置 10 ~ 30 日即可服用。如浸泡 3 个月后服，则效果更佳。每次 10 ~ 15 毫升，最大剂量不得超过 20 毫升，每日 1 ~ 2 次，一天最大剂量不得超过 30 毫升。

功效：补元气，益肝肾，明目乌发，强体健身。适用于各种虚衰劳损。症见病后体虚，贫血，营养不良，神经衰弱，以及食少气乏，腰酸痛，自汗眩晕等。

3. 补肾地黄酒

材料：生地黄 100 克，大豆 200 克，生牛蒡根 100 克。

做法：上述药材装入绢袋，放入酒坛，加酒 2.5 升，密封浸 6 天即成。每日 2 次，每次 1 杯。

功效：补益肾水，祛风利湿，滋养皮肤。

4. 地黄花粥

材料：地黄花 80 克，粟米 100 克。

做法：将地黄花阴干，捣碎为末，每次用 50 克粟米煮粥候熟，将地黄花末加入，搅匀，再煮至沸即可。每日 1 次，每次服用 30 克。

功效：益脾胃，养肾气，除烦热。主治脾胃虚热，反胃呕吐或脾虚泄泻；烦热消渴，口干等症。

5. 荔枝烧葱

材料：荔枝 15 克，葱白 150 克，羊肉 30 克，海米、白糖、酱油、蒜、鲜汤、精盐、醋、精制植物油各适量。

做法：先将葱白洗净切段，入油锅中炸至金黄色捞出，再入开水中烫一下。羊肉洗净切丝，荔枝去皮核洗净。炒锅上火，放油烧热，下入葱丝、蒜煸香，再放入羊肉丝煸熟，下酱油、精盐、醋、白糖、葱段，翻炒几下，盛出。取碗，葱垫底，放入荔枝、肉丝，上笼蒸 10 分钟取出。炒锅上火，放鲜汤、海米，烧沸后浇葱上即成。

功效：鲜嫩可口，健脾养肾。

第二节　中老年人的膳食指南

什么是中国老年人平衡膳食宝塔

在"中国居民平衡膳食宝塔（2007）"的基础上，中国营养学会结合老年人的生理特点和实际状况，把《中国老年人膳食指南》的原则转换成各类食物的重量，制定了中国老年人平衡膳食宝塔，以便于老年人在日常生活中参照执行。

中国老年人平衡膳食宝塔共分为五层：

第一层（塔底）：谷类、薯类和杂豆

谷类食物包括粳米、糯米、小米、小麦、大麦、燕麦、玉米；谷类是供给人体热量最主要的来源，谷物中还含有调节人体生理功能所必需的 B 族维生素和无机盐。薯类食物包括番薯、芋头、马铃薯等。薯类富含保健功能因子，能抗氧化、调节人体免疫功能、维护心脑血管功能、健脾、护肝、抗诱变、抑癌、解毒等，各种薯类含有的保健功能不同，应尽可能地调配着吃。杂豆是指除去大豆以外的其他干豆类，如绿豆、红小豆、芸豆等。营养专家建议老年人平均每天吃五谷杂粮 200～350 克，其中粗粮、细粮、薯类的比例为 1：2：1（以重量比计）。

第二层：蔬菜和水果

蔬菜水果含有丰富的维生素、矿物质和纤维素，对健康非常重要。专家建议老年人

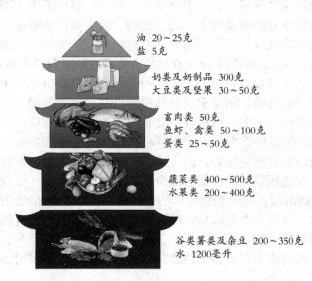

油 20～25克
盐 5克

奶类及奶制品 300克
大豆类及坚果 30～50克

畜肉类 50克
鱼虾、禽类 50～100克
蛋类 25～50克

蔬菜类 400～500克
水果类 200～400克

谷类薯类及杂豆 200～350克
水 1200毫升

膳食宝塔

每天吃 400 ～ 500 克蔬菜和 200 ～ 400 克水果。

第三层：肉、禽、鱼、蛋

肉、禽、鱼、蛋是动物类食物，是老年人优质蛋白、脂类、脂溶性维生素、B 族维生素和矿物质的良好来源。也是老年人平衡膳食的重要组成部分。营养专家建议老年人每天吃 150 克肉、禽、鱼、蛋，其中鱼虾、禽类 50 ～ 100 克，畜肉 50 克，蛋类 25 ～ 50 克。

第四层：奶类、豆类及其制品

奶类是老年人蛋白质、钙等的重要来源。大豆可为老年人提供优质蛋白质、钙、多不饱和脂肪酸、磷脂等。奶制品和豆制品同样具有丰富的营养。专家建议，老年人每天应吃相当于液态奶 300 克的奶类及奶制品，以及大豆类及坚果 30 ～ 50 克。

第五层（塔顶）：烹饪油和食盐

烹饪油包括动物性油和植物性油，可为老年人提供脂肪和能量。营养专家建议老年人每天烹调油的摄入量为 20 ～ 25 克，并经常更换烹饪油的种类。营养专家建议老年人每日食盐的摄入量不超过 5 克。

另外，膳食宝塔还特别强调了足量饮水和增加身体活动的重要性。营养专家更是建议老年人每日至少喝 1200 毫升水，每天进行累计相当于 6000 步以上的身体活动量，最好达到 1 万步。

为什么要食物多样，谷类为主，粗细搭配

世界上的食物多种多样，每一种食物的成分和营养价值都不一样，而且，任何一种天然食物都不能提供人体所需的全部营养素。因此，只有食物多样化，才能满足人体的营养需求，全面养护身体健康。对于身体日渐衰弱的老年人来说，更需要通过多样化的食物来为身体提供充足的营养，从而养护健康。

而且，食物多样化能够降低不安全食物带来的威胁。食物在种植和养殖过程中使用的化肥、农药、兽药等化学物质，会在食物中残留，给饮食安全带来风险。当食物种类增多，每种食物的食用量相应就少，食物中可能存在的对人体健康不利物质的摄入量也就减少。从这个角度说，食物多样化能够降低不安全食品带来的威胁。

此外，多样化的饮食能够有助于促进老年人健康，延缓衰老，预防营养不良，增强机体的抵抗力和组织细胞的修复能力。研究表明，饮食多样化有助于使血糖水平达到良好的标准，并且能够降低糖尿病人心血管并发症的危险。美国全国健康和营养调查及流行病学后续研究结果显示，采用多样化食物的人群中发病后存活率较高。

老年人的饮食之所以要以谷类为主，是因为谷类食物是世界上大多数国家传统膳食的主体，谷类食物是最有效、最安全、最易得到也是最便宜的能源，谷类食物中富含丰富的营养成分。科学研究表明，以植物性食物为主的膳食能够降低心脑血管疾病、糖尿病和癌症的发病率。要坚持谷类为主，老年人一般每天应摄入 200 ～ 300 克。

粗细搭配可增加膳食的饱腹感，防止能量过剩和肥胖。老年人食物粗细搭配，适当多吃粗粮，有利于促进肠蠕动和排便，减少肠道分解产生的酚、氨及细菌毒素等在肠道中的停留时间，预防肿瘤。同时植物化学物如木酚素、芦丁、植物固醇等，具有抗氧化、预防动脉粥样硬化、降低心血管疾病危险性的作用。粗细粮搭配有两层意思：一是适当多吃一些传统上的粗粮，如小米、高粱、玉米、荞麦、燕麦、薏米、红小豆、绿豆、芸豆等；二是目前谷类消费主要是加工精度高的精米白面，要适当增加一些加工精度低的米面。

为什么要多吃蔬菜水果和薯类

蔬菜水果和薯类是中老年人的保健食物。富含蔬菜水果和薯类的膳食对保持人体健康，尤其对保持老年人的身体健康和肠道正常功能，降低高血压、冠心病、脑卒中、肿瘤、糖尿病、肥胖、白内障、老年性黄斑等慢性疾病的得病率具有重要作用。

蔬菜水果水分多、能量低，富含丰富的维生素、矿物质、膳食纤维和植物化学物质，是人类平衡膳食的重要组成部分。2002年中国居民营养与健康状况调查结果显示，60岁以上城乡居民蔬菜摄入量逐渐下降；水果摄入量也呈逐渐减少的趋势，其摄入量仅达到推荐量的30%。老年人牙齿不好，消化道功能降低，摄取的蔬菜水果少，容易发生微量营养素缺乏。为了保证健康，老年人应该增加蔬菜和水果的摄入量。

医学专家建议，中老年人每天应该摄入蔬菜400～500克，摄入水果200～400克。保证每餐有1～2种蔬菜，每天吃2～3种水果。尽量食用新鲜蔬菜，多吃十字花科蔬菜和菌藻类食物，少吃腌制蔬菜和泡菜，并且要选择健康的烹调方式。

薯类富含丰富的淀粉、膳食纤维以及多种维生素和矿物质。常见的薯类有以下几种：

1.马铃薯（又称土豆、洋芋）

马铃薯含淀粉达17%，维生素C和矿物质含量也很丰富，既可以当主食食用，也可做蔬菜。

2.甘薯（又称红薯、白薯、山芋、地瓜）

甘薯蛋白质含量一般为1.5%，碳水化合物含量高达25%；甘薯中胡萝卜素、维生素C、烟酸含量比谷类高；甘薯中还富含有一种黏液蛋白，一些薯（如紫薯）含有的花青素，有保护人体心血管壁的弹性、提高机体免疫力的作用。甘薯叶已成为餐桌上的蔬菜，它们的蛋白质、脂肪、糖分、钙、磷、铁的含量比一些叶菜类高。

3.木薯（又称树薯、木番薯）

木薯含淀粉较多，但蛋白质和其他营养素含量低，是一种优良的淀粉生产原料。薯类干品中淀粉含量可达80%，而蛋白质含量仅约5%，脂肪含量只有0.5%。

为什么要每天吃奶类或其制品

奶类营养成分齐全、组成比例适宜、容易消化吸收，被全世界公认为优质钙和优质蛋白质的重要来源。由于我国老年居民膳食钙的摄入量远远低于推荐摄入量，随着年龄增加骨钙流失严重，对钙的需要量也相应增加。为了保护中老年人骨质和牙齿健康，预防控制钙缺乏相关疾病，老年人要特别注意喝奶。

常见的奶类有牛奶、羊奶和马奶等鲜奶，其中以牛奶的食用量最大。《本草纲目》中也提到："牛乳，老人煮粥甚宜。"可见古人早就知道牛奶对老年人的滋补、强壮作用。

牛奶含有蛋白质、脂肪、碳水化合物、矿物质、维生素和水等六大营养素，对于老年人来说，是一种理想的完全食品。

老年人对蛋白质的消化力还比较强，每天对蛋白质的需要量在70～80克为宜。老人膳食中蛋白质含量应高一点儿，脂肪含量应低一点儿，多喝牛奶可保证有足量的蛋白质摄入。老年人脂肪摄入量不宜过多，并且要有足量的不饱和脂肪酸。多喝牛奶不仅可以让老年人从其他食物中摄入的脂肪适量，而且可以从牛奶中获得如亚麻酸和花生四烯酸等人体必需的不饱和脂肪酸。亚麻酸有显著的降低血胆固醇作用，花生四烯酸可以降低三酸甘油酯。这对于防止动脉粥样硬化和高血压都有好处。

牛奶中含有一定量的乳糖。乳糖能促进人体肠道内有益的乳酸菌生长，维持肠道的正常消化功能。乳糖有利于老年人对钙的吸收，可防止机体因缺钙而产生的骨质疏松等病症。乳糖消化后变成葡萄糖可以补充能量。

牛奶中含有许多矿物质，其中就包含钾、钙、磷、铁、硫、镁、锌、铜、碘、锰等人体12种必需的矿物质，其中钙、磷、铁和碘对人体最为重要。与其他食物相比，老年人更易吸收和利用牛奶中的钙和磷。

奶类是钙的良好的来源，几乎对所有的缺钙性病症都适用。如果能定时喝牛奶，则可以有效防止老人骨质疏松症的产生。

另外，老年人患肝、胆疾病和糖尿病时喝牛奶，奶中的乳蛋白能促进细胞生成。高血脂老人可以饮脱脂牛奶，牛奶中乳清酸可以清除附在血管壁上的胆固醇。轻度肾功能损害的老人喝牛奶，肾脏的排泄功能可以得到提高。高尿酸血症和痛风的老年人可以喝牛奶，因为其乳蛋白不含嘌呤。老年人如发生汞、铝等重金属中毒，在缺乏急救药物时，可喝牛奶（或灌牛奶）以解毒。

专家建议每人每天饮300克鲜牛奶或相当量的奶制品（如奶粉、酸奶、炼乳、奶酪等），有高血脂和超重肥胖倾向者应选择低脂奶、脱脂奶及其制品，建议老年人多喝低脂奶及其制品。

为什么要每天吃大豆或其制品

大豆包括黄豆、黑豆和青豆。大豆制品通常分为发酵豆制品和非发酵豆制品两类。发酵豆制品有豆豉、豆瓣酱、腐乳、豆汁等。非发酵豆制品有豆浆、豆腐、豆腐干、腐竹等。

大豆所含的营养元素非常丰富，B族维生素、维生素E、优质蛋白质、必需脂肪酸和膳食纤维等营养素都能够通过摄入大豆获取，且大豆含有大豆低聚糖以及异黄酮、植物固醇等多种植物化学物。专家建议每人每天摄入30～50克大豆或相当量的豆制品。中老年人每天吃大豆及豆制品不仅能够提高蛋白质的摄入量，还可以防止因过多消费肉类带来的不利影响。

科学研究表明，大豆能够预防多种疾病：

1. 骨质疏松症

由于代谢和内分泌等各方面的原因，老年人易患骨质疏松症，容易骨折。研究证明大豆中的异黄酮有雌激素作用，如果在围绝经期及时补充大豆异黄酮，对预防骨质疏松有积极作用。

2. 抗衰老

绝经期是妇女进入老年期的开始，这一时期一些妇女出现燥热、潮红和老年性阴道炎，多起因于卵巢功能的衰退。大豆中的大豆异黄酮属于植物雌激素，长期补充可防止女性卵巢功能过早衰退，双向调节雌激素水平，从而缓解更年期症状；大豆中还有丰富的磷脂和必需脂肪酸，能改善细胞膜的硬化程度，逆转老化的细胞，延缓细胞的衰老，从而起到抗衰老的作用。

3. 心脑血管疾病

大豆可升高人体血清中高密度脂蛋白水平而降低血清低密度脂蛋白水平，常吃大豆和豆制品能有效地防治心脑血管疾病。大豆中富含低聚糖，在肠道中起"清道夫"作用，既能及时清除肠道中有害物质，保持大便通畅，又能维护血糖平衡，对防治老年人心脑血管疾病有重要意义。

4. 防癌抗癌

大豆中富含的大豆异黄酮类化合物可作为抗氧化剂阻止 DNA 氧化损伤，通过诱导肿瘤细胞凋亡，抑制肿瘤细胞基因表达等抑制肿瘤细胞的生长。另外大豆中富含的大豆皂苷也可抑制乳腺癌、前列腺癌、胃癌细胞的生长。

为什么要常吃适量的鱼、禽、蛋和瘦肉

医学专家建议老年人饮食宜清淡，于是有些老年人干脆说："那我们吃素好了。"其实，这又进入了另一个误区。从医学角度讲，并非所有人都适宜长期吃素，患某些疾病及体质弱的老年人就不适宜长期吃素。不少吃素的老人常出现消瘦或虚胖，并伴有全身乏力、肢体疼痛、情绪低落等症状，到医院就诊，又查不出器质性病变，这多是营养不良所致。有资料显示，国内有人对终生清淡素食的 645 名寺庙和尚体检发现：45.6% 的和尚患有慢性疾病，其中 34.3% 的慢性疾病与长期营养不良有关。

据研究，素食者易造成优质蛋白质缺乏。人类所需要的蛋白质，从食物来源主要有两种：一种是完全蛋白质，含包括必需氨基酸在内的所有氨基酸，动物性蛋白质如奶类、精肉、禽蛋和鱼虾内的蛋白均属此类。另一种是不完全蛋白质，所含氨基酸数量不足，而且缺乏某些必需氨基酸，植物性蛋白质即属此类，故吃素者易造成完全蛋白质缺乏。另外，素食者饮食单调，最容易造成维生素和微量元素镁、钙、铁、锌的缺乏。

鱼、禽、蛋、瘦肉等动物性食物是优质蛋白质、脂溶性维生素和矿物质的良好来源。动物性蛋白质的氨基酸组成更适合人体需要，且赖氨酸含量较高，有利于补充植物性蛋白质中赖氨酸的不足。肉类中铁的利用较好，鱼类特别是海产鱼所含不饱和脂肪酸有降低血脂和防止血栓形成的作用。动物肝脏含维生素 A 极为丰富，还富含 B 族维生素、叶酸等。

为什么要减少烹调用油，吃清淡少盐膳食

2002 年中国居民营养与健康状况调查结果显示，我国城乡居民平均每天摄入烹调油 42 克，远远高于营养专家的推荐量 25 克。同时相关慢性疾病的患病率也呈现出增加趋势。相比于 1992 年，成年人超重率上升了 39%，肥胖率上升了 97%，高血压患病率增加了 31%，血脂异常者为 18.8%。

过多摄入脂肪是高脂血症的危险因素，长期血脂异常可引起脂肪肝、肥胖、肾动脉硬化、肾性高血压、胰腺炎、胆囊炎、动脉粥样硬化、冠心病、脑卒中等疾病。减少脂肪摄入量能够有效地控制这些慢性病的发生。由于很多提供脂肪的食物（比如肉类、豆类）既含有脂肪，又含有蛋白质等其他多种营养素，而烹调用油几乎全部是脂肪，因此减少膳食脂肪摄入量最有效可行的措施就是减少烹调用油。

另外，烹调油中的不饱和脂肪酸含量较高，不饱和脂肪酸极易氧化，在体内产生过氧化物质，体内过氧化物质增加可促进衰老，过氧化物质被吞噬细胞吞入后，形成泡沫细胞，容易发展成动脉粥样斑。

从上述两点来看，老年人减少烹调用油量势在必行。

现代研究指出，清淡饮食的好处在于：降低血中葡萄糖水平，抑制了大分子物质在

体内的非酶促糖基化；减少了脂肪沉积和蛋白质的分解，降低了代谢率，延缓了动脉粥样硬化的发生时间；使下丘脑和垂体减少分泌衰老激素；延缓了具有免疫效能的T细胞（也称T淋巴细胞）随年龄增长而减少的过程，推迟了自身抗体的出现。上述机理的综合效果是：清淡饮食可以延缓衰老。

说到清淡饮食，自然不能不提食盐，有些老年人口味重，喜吃咸盐。殊不知，食盐过度是老年慢性病的幕后黑手。医生建议，健康人每日最佳食盐量应控制在4～5克，并认为，远离高血压，应该从限盐开始。其实少吃盐，在控制血压、减少心脑血管病的同时，还有诸多的妙用。

（1）少吃盐能补钙。少吃盐补钙是英国科学家首先提出的。他们在研究中发现：饮食中盐的摄入量是钙排出量多寡的主要决定因素，即盐的摄入量越多，尿中排出钙的量越多，钙的吸收也就越差。营养学专家说，高钠通常会使女性的骨质每年流失约1%，患有高血压的妇女骨质流失的速度比血压正常的妇女快许多。这就是说，少吃盐等于补钙，少吃盐对钙实际起到了"不补之补"的作用。

（2）少吃盐能抗衰。食盐以钠离子和氯离子的形式存在于人体血液和体液中，它们在保持人体渗透压、酸碱平衡和水分平衡方面起着非常重要的作用。如果吃盐过多，体内钠离子增加，就会导致面部细胞失水，从而造成皮肤老化，时间长了就会使皱纹增多。因此，要想预防皱纹生成，老年人最好少吃盐，多喝水。

（3）少吃盐可防胃病。在消化食物时，胃黏膜会分泌一层黏液来保护自己，但黏液怕盐，如果吃得太咸，日积月累，胃黏膜的保护层就没有了，酸甜苦辣长驱直入，娇嫩的胃怎么能受得了呢？结果会引起胃溃疡、胃炎，甚至胃癌。因此，老年人为了预防胃病，应少吃盐为好。

为什么要选择正确的烹饪方法

好的食物还需要好的烹调方法，才不会让具有很高营养价值的食物变成毫无益处的垃圾食物。食物真正的营养价值，既取决于食物原料的营养成分，还取决于加工过程中营养成分的保存率。因此，一日三餐烹饪加工的方法是否科学、合理，直接影响到人体营养元素的摄入。

烹调的作用在于使食品更容易被消化吸收，具有良好的感官性质，并杀灭其中可能存在的有害微生物。食物在烹调过程中可以发生一系列的物理和化学变化。由于食物组成成分复杂和烹调方法的千变万化，所以食物烹调时所发生的变化也是异常复杂的综合的物理化学过程。

例如食品中一部分营养素可以发生不同程度的水解，蛋白质分解为肽以及更小单位分子的氨基酸，淀粉变成糊精等。加热时蛋白质的凝固、淀粉的加水浸涨、植物细胞果胶的软化、细胞膜的破坏、水溶性物质的浸出、芳香性物质的挥发、有色物质的形成等都能在烹调过程中产生。通过上述的各种变化，可以使食品去除原有腥膻气味，使颜色更好看，增强令人愉快的色、香、味改善其感官性质，营养素变得更容易被人体吸收利用。

由烹调过程中洗涤和加热等，也就将食品可能存在的有害微生物（如细菌、寄生虫等）等去除、破坏或杀灭。所以，通过上述各种变化可以达到烹调食物的目的。但是，食物在烹调时也可能发生一些营养素的损失和破坏。

食物里的各种维生素特别是水溶性维生素，加热时，常常被破坏，加热时间越长，破坏损失就越大。烹调原则只要食物能熟，加热的时间尽可能越短越好，特别是新鲜蔬菜类的食物，宜采用"急火快炒"的烹调方法，以减少维生素的损失。采用"急火快炒"

的烹调方法，抗坏血酸的保留率可提高至 60% ~ 70%。而采用长时间的熬煮则抗坏血酸的保留率几乎等于零。

抗坏血酸、硫胺素、核黄素等水溶性维生素遇到碱性物质，很容易破坏。在食物烹调习惯上很多人喜欢熬粥时加碱，这可使食物中水溶性维生素大量被破坏。馒头加碱主要是中和面中的酸，没有调味作用，而且食物碱性愈强，食物中的无机盐类变得不好吸收，这也是一种间接的损失。

为什么要吃新鲜卫生的食物

新鲜食品是指新近生产出来、存放时间较短、能保持原有性质的食品，即食品中只含有原本固有的成分，而不含有任何原本没有的物质。

目前随着食物生产的丰富和生活节奏的加快，加上各家各户家中都有冰箱，许多老年人为了生活的方便，会一次性购买大量食物存放。更有很多老年人习惯一次性烹饪大量食物，反复加热食用。殊不知，这些都是不健康的生活习惯。经常食用不新鲜的食品会对中老年人的身体造成损害：

（1）存放时间过长会造成食物营养元素的流失。不新鲜的食物中的营养元素会遭到破坏。例如菠菜中的维生素含量在新鲜状态下为每 100 克含有 30 毫克，存放 3 天之后为每 100 克含有 22 毫克，存放 9 天后为每 100 克含有 9 毫克。

（2）不新鲜的食物会分解出对人体有害的物质。蔬菜中的硝酸盐可转化为亚硝酸盐，引起食物中毒。油炸食品即使保存在冰箱，其过氧化值也可随存放时间延长而增加。动物性食品如存放不当，还会出现腐败变质。

卫生食品就是指食品中不含对人体有害的物质，包括食品中天然含有的（如龙葵毒素、河豚毒素等）和外界污染的（如铅、农药等）。食用不卫生的食物会对中老年人造成极大的危害：

（1）急性危害。不卫生食物中的大量致病微生物及其产生的毒素或化学物质进入人体后，在较短的时间内会造成人体中毒。由于中毒原因不同引起的症状也不同，一般都伴有急性胃肠道症状或神经系统症状，严重者会因心脏功能衰竭而死亡。

（2）慢性危害。食品被某些有害物质污染，其含量虽少，但由于长期连续通过食品进入人体，在人体内不能完全排出，并不断蓄积起来，经过几年甚至十几年，当达到一定的中毒剂量时就发生中毒症状，这种经过相当长时间才能显露出来的危害称为慢性危害。由于食品中引起慢性危害的因素不易被发现，原因较难查清，因此通常比急性危害还大，更应引起重视。

对于代谢功能、免疫能力下降的老年人来说，吃新鲜卫生的食品对身体健康至关重要。

为什么食物要酸碱平衡、荤素搭配

酸性食物与碱性食物搭配食用，目的在于保持中老年人血液的酸碱平衡，使之经常处于弱碱性状态（pH 值为 7.4 左右），有利于代谢的正常进行。千万不要以为食物的酸碱性就是指味觉上的感觉，这里指的是生物化学性质，如口感酸的葡萄、醋等，都是属于碱性食物。而富含碳水化合物、蛋白质、脂肪的食物，在消化过程中形成酸性物质（如碳酸、硫酸等），属于酸性食物。富含钾、钠、镁等矿物质元素的蔬菜、水果等，在消化时形成碱性物质，属于碱性食物。在膳食结构中，酸性食物不能多吃，否则会导致身体酸碱失衡，有害健康。

一些中老年人会有这样的体会：吃了过多的鸡、鸭、鱼、肉以后会感到发腻，殊不知，这就是"轻度酸中毒"的表现。富含矿物质、膳食纤维的瓜果、蔬菜是食物中的碱性食物；而富含蛋白质的鸡、鸭、鱼、肉属于酸性食物。无论日常生活或节假日，饮食都应掌握酸碱平衡，不可偏颇，只有平衡方可益补得当。如终日饱食膏粱厚味，酸碱失衡，将严重影响健康。膳食的酸碱平衡早已引起大家的关注，大凡鱼、肉、海产品、贝类、蛋类等都是酸性食物，食用过多会使血液从弱碱性转为弱酸性，令人倦怠乏力，严重的还会使人记忆力减退、思维能力下降。故欲避免上述状态，就得减少"山珍海味"，增加蔬菜、瓜果、豆类等碱性食物。

为什么老年人要重视预防营养不良和贫血

2002 年中国居民营养与健康状况调查报告表明，60 岁以上老年人低体重的发生率为 17.6%，是 45 ~ 59 岁人群的 2 倍；贫血患病率为 25.6%，也远高于中年人群。老年人之所以多发营养不良和贫血，是因为随着年龄的增长，中老年人的身体会出现不同程度的老化和衰退现象，很多老年人都有不同程度不同类别的慢性疾病。另外，牙齿问题、精神状态等原因，可能会导致老年人食欲不振，摄入的食物减少，人体所需的营养元素的摄入量降低，从而造成营养不良和贫血。

老年人应该如何预防营养不良和贫血的发生呢？

1. 增加食物摄入

营养不良和贫血的老年人要增加主食和各种副食品的摄入量，保证能量、蛋白质、维生素 B_{12}、铁、叶酸的供给，使体重增加到正常范围，同时提供造血的必需原料。

2. 调整膳食结构

贫血的老年人应选择富含优质蛋白质的食物，如蛋类、乳类、鱼类、瘦肉类、虾、及豆类等；富含维生素 C 的新鲜水果和绿色蔬菜，如酸枣、杏、橘子、苦瓜、生菜等；富含铁的食物，如鸡肝、猪肝、瘦肉、蛋黄、海带、黑芝麻、蘑菇、芹菜等。

3. 增加餐次

老年人消化功能减退，一次进食较多不能保证完全吸收，因此，老年人应该多餐少食，一天吃 4 ~ 5 餐为宜。这样既能够保证身体所需的能量和营养素，又能让营养得到充分的吸收。

4. 适当使用营养素补充剂

老年人每天可能无法从膳食中获取充足的营养素，因此可以有选择性地使用营养素补充剂，如铁、B 族维生素、维生素 C、矿物质等。

5. 选用含铁的强化食物

科学研究表明，食物强化是改善人群铁缺乏和缺铁性贫血最经济、最有效的方法。因此，中老年人要多食用强化铁的酱油、强化铁的面粉和制品等。

6. 积极治疗原发病

许多老年人都有不同程度的慢性病，这些慢性病也能够导致和加重营养不良和贫血，因此，及时到医院查明病因，积极治疗原发性疾病十分必要。

第三节　饮食营养必须"遵章守法"

老年人必需的七大营养素食用比例

联合国粮农组织和世界卫生组织推荐的老年人每日摄入热量为：50～60岁为11340千焦（2700千卡），60岁以上为10080千焦（2400千卡），70岁以上为8820千焦（2100千卡）。

1. 碳水化合物

碳水化合物（即糖类）是供给人体热量的主要来源，占总热量的60%～70%。老年人应以进食淀粉为主，每天以300～350克（6～7两）主食为宜，要粗细粮搭配，少吃糖。

2. 蛋白质

由于老年人蛋白质消耗较多，所以补充蛋白质很重要。一般可按每日每千克体重1.0～1.5克计算供应，其中优质蛋白质应占蛋白质总量的50%以上。鱼、瘦肉、鸡蛋、豆类及豆制品的蛋白质都是很好的优质蛋白质。

3. 脂肪

老年人摄入的脂肪量应按每日每千克体重0.7克计算，并尽量选用含不饱和脂肪酸的食品，即多食植物油（如葵花子、芝麻、大豆、花生、油菜籽等榨的油），少食动物性脂肪（尤其是猪油、肥肉、奶油、羊油等）。因为老年人脂肪代谢缓慢，过多地摄入动物性脂肪，可促使血脂浓度增高及引起身体肥胖，从而增加动脉硬化及心脑血管疾病的概率，同时可影响机体的免疫功能，可能增加结肠癌、前列腺癌及乳腺癌的发病率。因此，老年人一定要严格控制脂肪的摄入量。

4. 维生素

老年人对各种维生素的需要量都有所减少，但是，由于吸收不良或排泄增加等原因，老年人往往有维生素缺乏的现象。老年人应该注意摄取的维生素有维生素 A、维生素 B_1、维生素 B_2、维生素 C、维生素 E 等。这些维生素主要存在于绿色或黄色蔬菜、各种水果、粗粮及植物油中。

5. 无机盐

人体内含有钙、钠、钾、镁、磷、硫、氯、氮8种常量元素，即通常所说的矿物质；还有世界卫生组织推荐的14种必需微量元素：铁、碘、铜、锌、锰、钴、钼、硒、铬、镍、氟、锡、钡、矾，所有这些元素主要来自食物的供给。

老年人对这些元素的需要量基本与成人相同，同时更容易缺乏钙、锌和铁等元素，必须注意及时补充。

6. 膳食纤维

膳食纤维（非淀粉多糖类）有预防便秘、痔疮、结肠癌、阑尾炎等发病的作用，对肥胖症、糖尿病、动脉粥样硬化、胆结石的防治也有良好的效果。但考虑到大量的膳食纤维会降低营养素如蛋白质、锌、铜等的吸收，所以总摄入量不宜过多。

膳食纤维主要存在于芝麻、香椿、麦麸、稻米、豆类、竹荪、海藻等食物中，老年人每日应摄入 10 ~ 24 克。特别是以精白面、肉食、蛋类等食品为主的老年人，每日应加糠麸 2 ~ 4 汤匙，以增加膳食纤维的供应。此外，新鲜的蔬菜和水果也可提供丰富的膳食纤维。

7. 水

水占老年人体重的 50% 左右，应适量饮水。同时，饮水有助于排泄机体代谢所产生的废物。但也不可饮水过多，以免增加肾脏的负担，一般每日饮水量（包括饮料）在 1500 ~ 2000 毫升即可。

总之，老年人的饮食最重要的是要注意营养的平衡，因为老年人的代偿能力相对较差，任何一种营养物质都应适量，既不能过多，也不能太少。

五类维生素抗衰老，老人应多摄取

1. 维生素 A

维生素 A 为脂溶性，有维持上皮细胞健康、增强视力、增加对传染病抵抗力等功效，对于老年人的眼花、夜盲、青光眼具有很强的预防作用。主要食物来源是动物肝脏、鱼肝油、乳类、禽蛋等，蔬菜中的小白菜、油菜、胡萝卜，以及水果中的杏和柿子也富含维生素 A。

如果维生素 A 缺乏比较明显，老年人还可考虑间断性服用制剂，每丸为 2500 国际单位，日服 1 粒已足够。

2. B 族维生素

B 族维生素对促进红细胞成熟、维持神经系统的正常功能有重要作用，可以有效调节老年人的躁郁情绪。富含 B 族维生素的食物有水果、蔬菜、谷类、果仁及动物内脏等。

其中，维生素 B_1 是水溶性，长期吃精白米或长期饮食单调的老年人有可能缺乏，可服用制剂，每片 10 毫克，每日 3 次，每次服用 2 片即可，可间断服用。

3. 维生素 C

维生素 C 为水溶性，能消除或减少细胞产生的自由基及其他有害物质，可增进人体对各种感染性疾病的抵抗力，使老年人始终保持青春活力。富含维生素 C 的食物有绿叶蔬菜、橘子、鲜枣等，但高温久煮时易被破坏。

对老年人来说，维生素 C 制剂为每片 100 毫克，长期服用时，可 1 日 3 次，每次 2 片；也有提倡较大剂量以维护老年人健康，即每日总量可达 1000 毫克（即 10 片）。服大剂量时最好间断性服用，但一般控制在每日 6 片左右为宜。

4. 维生素 D

维生素 D 对促进骨骼的正常钙化有不可忽视的作用，成人每日在日光下照射半小时即可满足对维生素 D 的需要。但很多有骨质脱钙倾向的老年人，却并不经常外出活动，所以更应适当补充维生素 D，其主要来源是动物肝脏、乳类、鱼肝油和蛋黄，其中以鱼肝油中的含量最高。

5. 维生素 E

维生素 E 为脂溶性，是一种天然的抗氧化剂，能大力清除"人体垃圾"——自由基，从而保护体内组织与细胞的健康。维生素 E 还具有抗肿瘤作用，有调节脂质代谢、预防血管硬化、改善末梢循环、预防老年性白内障等抗衰老作用。

维生素 E 广泛存在于各种蔬菜、粮食提炼的植物油中，如豆油、玉米油、麦胚油、花生油、菜籽油等。药物制剂为胶丸，每丸含维生素 E100 毫克（相当于 150 国际单位）。长期服用者，每日 1 ~ 2 丸即可。

强身健体，九种微量元素缺一不可

1. 铁

铁是血液中的重要成分，经常注意补充铁质，是老人强身健体的一个重要内容。含铁丰富的食物有肝脏、大豆、豆制品（特别是豆腐皮）、菠菜、韭菜、木耳、芝麻、紫菜、海带、羊栖菜等，可以交叉食用。

2. 碘

碘主要分布于人体的甲状腺中，被合成为甲状腺素后，经血液运送到全身各组织中，对组织细胞的正常代谢起到调节作用。人体长期缺乏碘，则甲状腺代偿性增大，称地方性甲状腺肿，俗称"大脖子病"。

海产品中含有丰富的碘，海带、紫菜含碘量丰富，海鱼、海虾、干贝、海参等含碘量也很高。所以，为保证正常的代谢功能，老年人应常食海产品。对于居住在远离海洋的内陆地区的老年人来说，吃加碘盐是预防"大脖子病"的最好方法。加碘盐在储存时要加盖保存，以避免碘的蒸发。

3. 铜

老年人体内的血清铜随着年龄的增长有下降的趋势，而人体组织缺铜则易发生肿瘤，而且此时各组织、血管、骨骼的脆性增加易导致脑出血、骨折等疾病的突发。此外，防癌、防衰老都与血清铜有关。蔬菜、贝壳类、动物内脏、豆类、胡萝卜、山药、牛蒡、蜂蜜等食物中含铜较多。

4. 锌

锌参与胰岛素的合成，人体缺锌时可影响蛋白酶的合成、维生素 A 的利用和细胞的免疫功能，因而对全身各个系统产生不利影响，引起体内代谢紊乱，产生各种疾病。

锌还是构成唾液中味觉素和胃酸的重要成分，体内缺锌的早期表现往往是味觉减轻与食欲不振，老年人吃东西没有胃口，往往就是缺锌的缘故。所以，老年人应当适量多吃一些含锌的食物，如沙丁鱼、胡萝卜、牛肉、花生、核桃仁、杏仁、糙米等。

5. 钴

钴是维生素 B_{12} 的成分之一，与造血功能有关。钴也是防止人体内恶性肿瘤生长的重要微量元素，所以老年人必须注意摄取。含钴较多的食物包括蔬菜、动物内脏、牡蛎、腐乳、猪血等。

6. 钼

钼是人体内嘌呤氧化酶、醛氧化酶、亚硫酸氧化酶的重要成分，这几种酶对人体中氧化代谢和铁的代谢及醛类毒性的解除具有重要的生理作用。同时，钼还是植物亚硝酸盐还原酶的成分，人体缺钼会直接导致亚硝酸盐的增加，为合成致癌物亚硝胺提供条件。粗粮和豆类含钼较多。

7. 硒

硒是一种极强的抗氧化剂，能阻止致癌物与宿主细胞的脱氧核糖核酸结合。硒还能激活细胞的溶解酶的活力，从而使致癌物很快分解。硒是多种酶的组成部分，是诊断心肌梗死的重要参考依据。

老年人缺硒会使衰老速度明显加快，必须注意摄取含硒丰富的食物，如蔬菜、黄豆、玉米、大蒜等。

8. 铬

铬是维持血糖正常水平、控制胆固醇脂肪含量的重要微量元素。老年人缺铬会使糖耐量下降，易发生糖尿病，还会使血内脂肪及胆固醇增加，发生动脉粥样硬化。试验证明，血清中铬浓度越高，动物寿命越长。调查也发现，长寿老人的血铬含量较高。

但大多数老年人随着年龄的增大，血铬浓度会逐渐降低，所以应注意多吃含铬量较多的食品，如粗粮、小麦、花生、蘑菇、胡椒、肝脏、牛肉、鸡蛋、红糖、乳制品等。此外，茶叶、人参、灵芝、黄芪、鳖甲、何首乌等均含有丰富的铬元素，老年人也可以吃一些。

9. 镍

镍能激活胰岛素，降低血糖含量，软化血管。老年人缺镍，会增加患心脑血管疾病和糖尿病的危险。粗粮、肉类、酵母、黑胡椒中富含镍。

五种"编外"营养素，补充要及时

1. 核酸

核酸是从细胞中分离出来的一种酸性大分子化合物，与细胞分裂有密切关系，具有保持青春、防老抗病的价值，特别是对防止老化有明显的效果。

人体内核酸有两个来源，一是自身合成，二是食物供给。但是人到30岁以后，合成核酸的能力会逐渐减弱，老年时更需增大从食物中获取的力度。

含核酸量较高的有青花鱼、沙丁鱼、鲑鱼（大马哈鱼）、墨斗鱼、鱿鱼、燕鲅鱼、虾、肝、瘦肉、蚝（即牡蛎、又叫海蛎子）、蛤子，还有青叶蔬菜、甜菜、芦笋、青葱、萝卜、蘑菇、菜花及豆类食物。

虽然老年人应多吃一些含核酸的菜，但每天摄入量不宜过多，过多则易发胖，每天以4克左右为宜，与蛋白质食物配合食用效果更佳。

2. 酶

酶是生命活动中不可缺少的物质，尤其是抗氧化作用的活性酶对老年人更为重要。香菇、山药、银杏、大枣、山楂、生姜、青椒、茄子、大蒜中的抗氧化酶含量较高。

3. 前列腺素

前列腺素是人体内的特殊激素，在降低血压、预防脑血栓形成、保护大脑及心脏方面起着重要作用。蔬菜中只有洋葱富含前列腺素。

4. 氨基酸

人到老年，体内氨基酸含量日趋降低是健康状况下降的原因之一，如血液中甘氨酸和丙氨酸降低，可使体内蛋白质合成过程减缓。因此，老年人增加氨基酸的摄入很有必要。据检测，30多种氨基酸中有20多种是苦味的，所以，苦瓜、苦菜、百合、茶叶、荞麦中含氨基酸品种较全，数量充足。

5. 激素

大豆中所含的植物雌激素，红葡萄酒中大量存在的水杨酸，红薯和十字花科蔬菜中富含的抑癌物质，均是特殊营养成分，老年人也都应该注意摄取。

补钙六妙招，助你摆脱缺钙危机

随着健康意识的逐步提高，越来越多的广告渲染着"缺钙"的危机，而越来越多的老年人也拥入了"补钙"的行列。为什么老年人的补钙问题会如此受重视呢？

这是因为，一方面，老年人对钙的需求量很大；另一方面，老年人的生理吸收能力和再生能力不断下降，要经常动用钙的库存，而骨骼是钙的仓库，用多了，就会导致骨质疏松、骨质软化，出现腰腿酸痛、关节不灵活、腿抽筋、身高变矮、驼背弯腰等现象，更甚者会出现手脚麻木、动脉硬化、高血压、心肌梗死等严重疾病。

因此，老年人必须时刻注意补充钙质：

（1）牛奶中含钙量丰富，并含有促进钙吸收的因素，应多食牛奶及乳制品。

（2）芝麻酱、虾皮、豆类及豆制品、绿色蔬菜，特别是野菜，是植物性食物中钙的良好来源。

（3）要注意必需营养成分的摄取，特别是要摄取足够的蛋白质、磷和维生素 D。

（4）通过服用钙剂来补钙，同时服用维生素 D 以促进钙的吸收。

（5）进行适量的户外体育锻炼或进行日光浴，以刺激骨质的生成，推迟骨骼的老化。

（6）须忌烟、少饮酒。

膳食六原则，延年又益寿

（1）食物多样化：一是注意食物选择，要合理搭配主副食，粗细兼顾；二要不偏食，不择食，对各种食物既不偏爱，也不拒食。日常膳食是由谷类、杂豆类、动物性食品（包括鱼、肉、奶、蛋类等）、豆类制品、蔬菜与烹调用油，再加干鲜果品这几类食物构成，各类食物各有其营养特点，老年人都要经常食用，才能保证营养摄取合理全面。

（2）饮食宜清淡可口：过于油腻的食物难以消化吸收，不适合老年人的消化生理特点，同时对防治老年人心血管疾病等多发病也不利。

（3）食物不可过咸：盐摄入过多，是高血压等心血管疾病发作的危险因素之一。

（4）饮食有节：一是切忌暴饮暴食，尤其是晚餐不宜吃得过饱，因过饱可使膈肌上升，影响心肌供血，是诱发心肌梗死的危险因素；二是节制某些食物的过多摄入，如肥肉、纯糖食品、含胆固醇高的食品等；三是控制热能食品摄入，如主食、脂肪、食用糖等，对于超重或肥胖的老年人更应注意限制热能食品摄入，以维持标准体重为最理想。

（5）少食多餐：老年人除了应保证一日三餐正常摄食外，为了适应其肝糖原储备减少及消化吸收能力降低等特点，可适当在晨起、餐间或睡前安排一些点心、牛奶、饮料等食物作为补充。每次数量不宜太多，以保证每日总热量不超过标准。

（6）适当进食一些具有延年益寿、防老抗衰功能的食物：在保证合理膳食的前提下，老年人应适当多吃一些具有降低胆固醇作用的食物，如洋葱、蘑菇、木耳以及海带、紫菜等海生植物；还可适度用人参、黄芪、桂圆、山药等具有抗衰老作用的药物、食物，制成药膳食用。

老年人早餐三宜三不宜

（1）宜迟不宜早：老年人各组织器官的功能都已逐渐衰老，尤其是消化系统的功能在逐渐减退，机体的新陈代谢需要更多的时间和能量，如果过早进食，机体的能量被转移用来消化食物，自然循环必然受到干扰，代谢物不能及时排出，积存于体内则会成为各种老年疾病的诱发因子。所以，老年人的早餐在8点半至9点之间较为合适。

（2）宜软不宜硬：老年人早餐不宜进食油腻、煎炸、干硬以及刺激性大的食物，否则会劳脾伤胃，导致食滞于中，消化不良；宜吃容易消化的温热、柔软食物，如牛奶、豆浆、面条、馄饨、馒头及花卷等，尤其适宜吃点儿粥，如能在粥中加些莲子、红枣、山药、桂圆和薏米等保健食品，效果则更佳。

（3）宜少不宜多：饮食过量会超过胃肠的消化能力，食物便不能被消化吸收，久而久之，会使消化功能下降，胃肠功能发生障碍而引起胃肠疾病。另外，大量的食物残渣贮存在大肠中，被大肠中的细菌分解，经肠壁进入人体血液中，对人体十分有害，并容易引起血管疾病，催人衰老。

饮食烹调的七个注意事项

烹调就是力求将各种食物的味道中庸调和，好让食物更加美味可口。但是，在烹调过程中要注意以下几个原则：

（1）应以色美、味鲜、多选菜油、少放盐、主食多蒸煮、副食少煎炸为原则。

（2）宜多食抗癌蔬菜，先洗后切，旺火急炒。

（3）不挤菜汁，多喝菜汤。

（4）少食腌制品，少用色素。

（5）适量用醋，保护营养。

（6）煮饭炖菜，忌放食碱。

（7）不吃烧煳的鱼肉。

老年人只有做到以上几点，才能防止食物中的营养丢失，避免在食物中形成硝酸铵等致癌物质，才有益于身体健康。

必须改掉的六种饮食习惯

1. 常吃泡饭

有些老年人经常吃水泡饭、汤泡饭，认为既简单又有助于消化。殊不知，吃泡饭往往会使食物还没有来得及咀嚼形成糜团，就滑到胃里去了，从而不利于食物的消化。同时，泡饭中的汽和水还可冲淡胃液，影响正常消化吸收。

2. 饭后马上吃水果

有的老年人喜欢饭后吃水果，认为利于消化。其实，水果中含有大量单糖类物质，很容易被小肠吸收，但若被饭菜阻塞在胃中，就会因腐败而形成胀气，导致胃部不适。正确的做法是，在饭前 1 小时或饭后 2 小时进食水果。

3. 常喝未煮透的豆浆

煮豆浆有时会有一种"假沸"现象，老年人绝不要被此迷惑。喝了未煮透的豆浆，会使人恶心、呕吐、腹泻甚至中毒。因为生豆浆里含有胰蛋白酶抑制剂，豆浆煮沸后须再加热 3 ~ 5 分钟才能破坏胰蛋白酶抑制剂。

4. 过分忌口

比如，怕胆固醇高就一点儿肉也不敢吃，而且长年不吃一点儿动物脂肪；有糖尿病就连烧菜也不敢放糖。

实际上，70% 左右的胆固醇是体内合成的，食物中的胆固醇对血脂的影响相对较小，而且胆固醇过低者死亡率会增高，肿瘤发病率也较高，故老年人应该适当吃一点动物脂肪。

糖尿病患者对糖的摄入应适当控制，但不必过分严格。其实，每日主食经过消化酶的作用也是以葡萄糖形式吸收的。只要每天碳水化合物总量控制在个人允许范围内，吃少量的糖和水果是可以的。

5. 药物、保健药和补品吃得过多

医疗报销，晚辈孝敬，亲友赠送，药物品种多，作用重复，有的还有不良反应，吃得过多对健康反而不利。其实，正常饮食的老年人，除了钙摄入量不足外，一般不至于缺乏某种营养素，即使要补充，也应请医生评估一下，需什么补什么，不要滥服。

6. 容易受报纸杂志的报道所左右

很多老年人很容易轻信报纸杂志上的信息，看到一点，就立刻照搬，以致看到完全不同的观点时，反而心中无底，莫衷一是。其实，那些信息中很多都是不具普遍性的个人经验，有些则是外行人一知半解东抄西摘的资料。老年人如果自己没有足够的判断能力，还是请教专业人员后再行动为好。

饮食"十不贪"，健康长伴左右

（1）不贪肉：老年人膳食中肉脂肪过多，会引起营养平衡失调和新陈代谢紊乱，易患高胆固醇血症和高脂血症，不利心脑血管病的防治。

（2）不贪精：老年人长期食用精白的米面，摄入的膳食纤维少了，就会减弱肠蠕动，易得便秘。

（3）不贪硬：人到老年，牙齿松动，消化功能低下，食物宜切碎煮烂，蔬菜宜用嫩叶。如果食吃坚硬或没熟烂的食物，久之易得消化不良或胃病。

（4）不贪快：老年人因牙齿脱落，咀嚼功能大为降低，如果咀嚼不烂，就会增加胃的消化负担。因此，老年人饮食时应注意细嚼慢咽，使食物充分磨碎，而且由咀嚼引起的反射，还会促使消化腺大量分泌腺液，有利于食物的充分消化。而快食反而容易卡喉，或由吞咽过急而出现哽噎的现象。

（5）不贪多：老年人胃蠕动慢，应少吃多餐，饮食宜八分饱。如果长期贪多求饱，既增加胃肠的消化吸收负担，引起胃肠消化吸收功能紊乱，又会诱发或加重心脑血管疾病。

（6）不贪凉：老年人多阴虚，不喜寒，饮食宜温，可暖胃养身，尤其在寒冷的冬天。

（7）不贪咸：老年人摄入的钠盐量太多，容易引起水肿和加重心肾负担，严重时会引发高血压、中风和糖尿病。

（8）不贪甜：老年人过多食用甜食，会造成功能紊乱，引起肥胖症、糖尿病，不利

身心保健。

（9）不贪迟：三餐进食时间宜早不贪迟，有利于食物消化与饭后休息，避免积食或低血糖。

（10）不贪热：老年人饮食宜温不宜烫，因热食易损害口腔、食管和胃。如果长期受烫食热刺激，还易患胃癌、食道癌。

饭前四件事，食后四保健

1.饭前要做的四件事

（1）饭前运动：老年人如果餐后运动，摄入体内的大量脂肪酸已经进入脂肪细胞，无论怎样运动也难以将其"动员"出来。而饭前运动时腹中已空，脂肪细胞中尚无新的脂肪酸进入，锻炼较易将其"动员"出来化为热量而消耗掉，故专家主张老年人饭前做1小时运动。

（2）饭前吃水果：医学专家认为，饭后吃下的水果易被食物阻滞于胃中，产生发酵反应，出现胀气、便秘等症状，给消化道带来不良影响。但老年人在饭前吃水果则可保护体内免疫系统免受热食的恶性刺激。

（3）饭前刷牙：龋齿的形成主要是牙垢与食物中的糖分发生化学反应，形成酸性物质腐蚀牙齿的结果。当老年人进餐后，牙垢已与食物中的糖分发生反应，酸性物质已经形成，再刷牙为时已晚。只有在饭前将牙垢去除，才能明显减少酸性物质的形成，从而保持牙齿的清洁。

（4）饭前喝汤：从口腔、食管到胃、肠，是食物的必经之道，老年人饭前喝汤可减少干硬食物对消化道黏膜的刺激。

2.食后的四个保健方法

（1）食后用手摩腹：古代大药学家孙思邈说"食毕摩腹，能除百病"。老年人食后按摩腹部，既可促进胃肠蠕动和腹腔内血液循环，有益于增强胃肠功能，又可作为一种良性刺激，通过神经传入大脑，有益于中枢神经系统功能的调节和发挥，健身防病。具体做法是：以掌心着腹，以脐部为中心，慢而轻柔地按顺时针和逆时针按摩各20圈。

（2）食后慢慢走：《摄养枕中方》中记载："食止行数百步，大益人。"现代科学研究认为，老年人食后小憩片刻进行慢步行走，可以增强胃肠蠕动，增加血液营养的供应，有助于消化液的分泌和食物的消化吸收。但切记食后不可急步快走，不可进行剧烈运动，不可立即坐下或躺下休息，否则会给健康带来不利。

（3）食后赏音乐：柔和轻快的音乐，乃至赏心悦目的环境，都可以作为一种良性刺激通过中枢神经系统调节人体的消化吸收功能。因此，老年人食后不妨怀揣袖珍收音机，漫步于绿柳之下或庭院之中，多听一些优美动听的音乐，保持柔和心境。

（4）食后须漱口：古代医学家张仲景指出："食毕当漱口数过，令牙齿不败口香。"老年人食后漱口，可保持口腔的湿润度、清洁固齿，有效地防治口腔及牙齿的疾病，还可刺激舌上味蕾，增强味觉功能，利于增进食欲和帮助消化吸收。

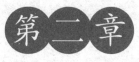

第二章

家常食物营养多，
吃对食物不吃药

第一节 中老年人的健康食物

特殊的食物纤维

食物纤维是碳水化合物中不能被人体消化酶所分解的多糖类物质。目前，已经发现的食物纤维有数百种，其中包括纤维素、半纤维素、果胶、木质素、树胶和植物粘胶、藻类多糖等。过去这些物质未被重视，被当作非营养物质。近年来发现，食物纤维对维护人体健康具有特殊的作用，故也把它作为人体不可缺少的营养素之一。

1. 食物纤维作用大

（1）吸收水分。大多数食物纤维可使肠道水分储量增加，促进肠蠕动，并使粪便变软，减少粪便黏度，降低肠内压力，利于排便。可溶性食物纤维吸水后可形成凝胶，能延缓食物在胃肠道排空的时间，从而增加多种营养素在小肠内的消化和吸收。

（2）维持血糖平衡。研究发现，增加饮食中食物纤维的含量，主要指水果、蔬菜、豆类等食物中的可溶性纤维，可降低餐后血糖及胰岛素的浓度。同时，进食高纤维食物还可以满足病人的饱腹感。因此，目前多主张用高纤维膳食来治疗糖尿病。

（3）预防结肠癌。据报道，在欧美一些发达国家，结肠癌的发病率很高，原因就是人们日常的食物中脂肪的比例大，食物过于精细，缺乏粗纤维。而在非洲一些国家，人们以玉米、蔬菜等高纤维食物为主食，结肠癌的发病率较低。

经研究证实，结肠癌是由于某种刺激物或毒素，在结肠内停留时间过长引起的。许多致癌物质，如多环芳烃、霉菌毒素、亚硝胺等常会随食物进入肠道；在正常人的大肠中，各种细菌也不断地产生胺、酚等多种毒性物质，如果食物中纤维成分少，有害物质在肠道内停留时间过长，就会对肠壁发生毒害作用，甚至有些毒物通过肠壁吸收进入血液。粪便在结肠停留的时间越短，诱发癌症的机会就越少。饮食中的食物纤维含量多，可使粪便的体积增加，对毒物起到一定稀释作用。这两种作用都有利于预防结肠癌。

（4）其他作用。食物纤维可以增加胆酸的排泄，减少胆酸的重吸收，从而降低胆汁和血胆固醇的浓度，有利于预防和治疗动脉粥样硬化、胆结石。食物纤维还可以预防龋齿和治疗肠憩室病。

2. 食物纤维来源多

食物纤维主要来源于植物性食物，以谷类、根茎类和豆类最为丰富，某些蔬菜、水果和坚果中的含量也不少。

食物纤维的好处虽然很多，但食入过多，可使其他营养物质的消化吸收率降低。因此，食物纤维的摄入须适量掌握。多数营养学家的意见是，每人每天的食物纤维供给量不应低于 10 ~ 15 克。一般来说，一个人每日进食 400 克粮食和 500 克蔬菜，所摄入的纤维

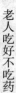

老人吃好不吃药

素就足够生理需要。我国大多数人的饮食构成不会缺少食物纤维。但年老、体弱，或由于其他原因进食谷物、蔬菜太少者，食物纤维的摄入量就可能偏低，这种情况，应适当多吃些水果、粗粮和蔬菜。

蔬菜营养丰富

蔬菜中含有多种营养物质，如维生素、无机盐、微量元素和纤维素等。因此，蔬菜是人类膳食中的重要成分之一。

1. 叶类蔬菜营养多

（1）常吃白菜保健康。白菜是我国资格最老的一种蔬菜。古时候，人们称之为"菘"。西安半坡村遗址曾出土过新石器时代的白菜籽，距今已有近5000年的历史了。三国时的《吴录》载有"陆逊催人种豆菘"。宋代诗人陆游写诗云："雨送寒春满背蓬，如今真是荷锄翁。可怜遇事常迟钝，九月区区种晚菘。"这里的"菘"指的就是现在的白菜。

几千年来，大白菜在我国久传不衰，久食不厌，深受群众所喜爱。究其原因，一是白菜质地鲜嫩、清爽适口，食后给人以舒适之感，俗话说"吃菜要吃大白菜，好菜不过白菜心"就是这个道理；二是白菜含有较多的钙、磷、铁、锌，维生素C、维生素B_1、维生素B_2和纤维素，比很多肉类食物和水果的含量还高，对增强抗病能力十分有益；三是白菜"甘温无毒"，具有"利肠胃，除胸烦，解酒渴，利大小便，和中止嗽"的作用，故可入药以防治部分老年性疾病。

吃菜要吃新鲜菜，千万勿食烂白菜。白菜腐烂后，在细菌的作用下，其中的硝酸盐变成了有毒的亚硝酸盐，可使血液里的低铁血红蛋白变为高铁血红蛋白，从而使血液丧失载氧能力，使人发生低氧中毒。故保存白菜要注意避免腐烂。

（2）不可轻视卷心菜。卷心菜又称大头菜，1000多年前由西域传入我国，其质地脆甜，食用方便，凉拌热炒，荤素皆可，老少皆宜。卷心菜除含有较多的维生素C和微量元素钼、锰外，其蛋白质、脂肪和碳水化合物的含量也比其他蔬菜高。

有调查证明，常年食用卷心菜的人，其胃病和十二指肠溃疡病的发病率较低，故认为卷心菜中含有能够提高胃肠黏膜上皮抵抗力、改善代谢功能、加速溃疡愈合的物质。还有研究认为，卷心菜所含的果胶，有益于动脉硬化、胆石症患者的康复。

（3）老少皆宜食油菜。油菜中含有丰富的营养物质，每100克油菜中含胡萝卜素1.28 ~ 3.15毫克，维生素C37 ~ 51毫克，钙140毫克，铁0.7 ~ 7毫克。成人每日食用500克油菜，便可满足上述营养物质的生理需要。

（4）菜中之王是菠菜。菠菜曾被阿拉伯人誉为"菜中之王"，公元7世纪时，菠菜由尼泊尔传入我国。

菠菜中含有较多的蛋白质、多种维生素、矿物质和微量元素。500克菠菜中含蛋白质12.5克，胡萝卜素17.2毫克，维生素C174毫克和大量的铁，尤适宜老弱病者食用。老年人食用菠菜，可改善胃、胰腺的分泌功能，缓解高血压、糖尿病的病情，防治贫血、胃肠功能失调。中医认为，菠菜能清理肠胃之热毒，故可用于治疗痔疾和便秘。

菠菜在一年四季均可吃到鲜品，特别是严寒隆冬，餐桌上增加一盘翠绿的菠菜，既能点缀气氛，又能使人增加食欲。

（5）空中之蔬话香椿。自古以来，人们把香椿作为时令佳品食用。每当春暖花开之时，香椿树便长出紫红色的嫩芽，这就是人们常说的香椿头。

香椿头气味芳香，营养丰富，每100克中含蛋白质9.8克，钙143毫克，维生素C115毫克，磷135毫克和较多的B族维生素、铁等，对人体健康有益。

（6）纤维之王属芹菜。芹菜原产于地中海沿岸，2000多年前，我国开始栽培。芹菜中以纤维素、钙、磷、铁和维生素含量较高，适宜于高血压、动脉硬化、神经衰弱、便秘、贫血、骨质疏松的病人食用。《神农本草经》云："芹菜止血养精，保血脉，益气，令人肥健嗜食。"因此，芹菜是中老年人的一种良好蔬菜。

（7）韭菜香飘万人家。韭菜有较强的生命力，一生可被割数十次。韭菜芳香味美，古人喜食，今人愿意吃。杜甫有"夜雨剪春韭，新炊间黄粱"的吟咏；陆放翁有"鸡跖宜菰白，豚肩杂韭黄"的诗句。

韭菜中富含纤维素、维生素、微量元素、碳水化合物和蛋白质。中医认为，韭菜熟食性温、生食性热，具有兴奋、活血、化瘀、止血、补中、助肝、通络的作用，可防治多种疾病。韭菜中的粗纤维可治疗便秘，挥发性精油和含硫化合物可降低血脂等。

（8）莴苣浑身都是宝。莴苣又名莴笋，其味清爽，肉质细嫩，荤炒素拌、生熟皆可食用。莴苣叶翠绿清香，凉拌做汤，色泽鲜亮；拌以面糊后油炸食之，更别有一番风味。

莴苣中富含钙、胡萝卜素、维生素C。这些营养素在其叶中的含量高于茎，每100克叶中含钙38毫克，是茎的5倍；含胡萝卜素2.14毫克，是茎的101倍；含维生素C15毫克，是茎的15倍。因此，莴苣是中老年人的良好食品。

中医认为，莴苣性寒，具有利五脏，通经脉，开胸膈，利气，坚筋骨，明目，通乳汁，利小便等功效。

（9）野生佳蔬是荠菜。荠菜又名地菜、荠菜、清明草。荠菜是人们喜欢食用的一种野菜，在我国已有2000多年的历史。现代医学研究证实，每100克荠菜中约含蛋白质5.3克，碳水化合物6克，脂肪0.4克，粗纤维1.12克，钙420毫克，磷73毫克，胡萝卜素3.2毫克，维生素C55毫克和一定量的无机盐和微量元素钾、铁、锰、镁等，对人体健康有益。

荠菜具有止血、降压、健胃、消食之功能；有人也用其防治乳糜尿、泌尿系结石、肾炎水肿、肾结核等。

荠菜味道独特，几乎人人喜食。焯后凉拌，滑嫩爽口，令人屡吃不厌；制作成馅料，包饺子、馄饨，鲜美清香，食后回味无穷。

（10）蕹菜腹空人喜爱。蕹菜又名空心菜、藤藤菜、蕹菜，水陆皆可生长。《南方草木状》称蕹菜为"南方之奇蔬也"。

蕹菜中富含多种营养素，每100克嫩梢和嫩叶中，含蛋白质3.2克，脂肪0.6克，碳水化合物7.4克，钙188毫克，磷49毫克，烟酸1毫克，维生素C 15毫克，铁4.1毫克，在蔬菜中可算得上出类拔萃了。

蕹菜具有解黄藤、砒霜、野菇中毒，治疗小便不利、尿血、鼻衄、咯血和疮痈肿毒等作用。

蕹菜生熟咸宜，荤素皆美。熟食可做汤、煮面、炒食，生食可制作泡菜。

（11）长寿之菜话海带。海带被人们称为"海里的庄稼""长寿菜"，是中老年人的佳蔬良菜。

海带质柔味美营养好，每100克中含蛋白质8.2克，碳水化合物56克，钙177毫克，铁150毫克，碘240微克，胡萝卜素0.57毫克，维生素B_1 0.09毫克，维生素B_2 0.36毫克，烟酸1.6毫克和一定量的磷、钴、氟、纤维素、脯氨酸、褐藻酸、甘露醇等，由于海带所含成分的综合作用，在含动物脂肪的膳食中掺点儿海带，可使血中胆固醇含量降低，对动脉硬化、冠心病、高血压、肥胖症有一定的预防和辅助治疗作用。海带中的碘，可防治甲状腺肿；褐藻酸钠盐可预防白血病，减少放射性元素锶对人体的毒性作用；甘露醇可治疗急性肾衰竭、脑水肿、青光眼等疾病；海带根提取液有平喘作用。

（12）海中良蔬有紫菜。紫菜又名索菜，是一种生长在浅海岩石上的红藻类海生植物。因其薄如纸片，故有人又称其为"纸菜"。每100克紫菜中含蛋白质28.2克，烟酸5.1毫克，维生素B_2 2.07毫克，磷457毫克，碘1800微克，铁32毫克，钙330毫克，维生素C1毫克，胡萝卜素1.23毫克，维生素B_1 0.44毫克和一定量的脂肪、碳水化合物、胆碱、维生素B_{12}等。

紫菜中的营养物质，是一般食品不能比拟的。常食紫菜，可降低血中胆固醇含量，防治动脉硬化，对人体健康颇为有益。

2. 根茎瓜豆营养全

（1）廉价"人参"胡萝卜。胡萝卜对人体具有多种保健功能，故人们誉之为"小人参""菜人参""防癌蔬菜"。荷兰人将其列为"国菜"，日本人把它珍视为"长寿菜"。它在明朝时由欧洲传入我国。

胡萝卜备受人们青睐，一是含碳水化合物量高于一般蔬菜，芳香味甜；二是含有丰富的胡萝卜素。碳水化合物摄入人体后，经消化酶的作用，成为热量的来源之一；胡萝卜素摄入人体后，可转变成维生素 A，维护眼睛和皮肤的健康，防治皮肤粗糙、夜盲症和眼干燥症。

胡萝卜含有降糖物质，是糖尿病人的良好食品；所含的挥发油具有芳香气味，能增进消化，并起杀菌作用；现代医学研究还发现，胡萝卜具有强心、降压、抗过敏作用。

胡萝卜可生食、炒吃，若与牛、羊肉共炖，其味尤其鲜美，并能促进脂溶性维生素的吸收利用。

（2）常吃萝卜保平安。我国是萝卜的原产地之一，古代文献《尔雅》《诗经》和《神农本草经》中均有记载，故萝卜是一种比较古老的蔬菜。

萝卜对人体具有多种功能。它内含辛辣的芥子油，可促进胃肠蠕动，增进食欲，帮助消化；其中的糖化酶可分解淀粉等成分，有利于人体吸收；所含的木质素则可提高巨噬细胞的活力；它含有分解亚硝胺的酶，可增强人体抗癌能力，所谓"萝卜上了街，药铺不用开；冬吃萝卜夏吃姜，不劳医生开药方"就是这个道理。中医认为，萝卜可行气利水、止咳化痰。

萝卜生吃熟吃皆宜。冬春时节，生吃萝卜对人体健康大有裨益。由于萝卜具有很强的行气功能，故身体虚弱的老年人吃萝卜应当适量。

（3）莲下之藕营养高。藕可炒食、凉拌，制成藕粉则味香甜、滑润可口，具有生津开胃、清热补肺、滋阴养血之功效，是老弱者的优良食品。藕含碳水化合物和维生素 C 比较多，每 100 克中分别含 19.8 克和 25 毫克。

（4）菜中皇后议洋葱。洋葱质地甜润白嫩，既可为菜，又可为调料，欧美一些国家将其称为"菜中皇后"。洋葱中含有在蔬菜中极少见的降血压物质前列腺素 A，可用于防治高血压；其中的降糖物质与甲苯磺丁脲相似，可防治糖尿病；所含的植物杀菌素，可用于防治肠炎、痢疾、流脑、百日咳等疾病。

食用洋葱不可过量，否则会因产气过多而发生腹胀。

（5）魔力食品是魔芋。魔芋于 1000 多年前传入我国，因其具有奇特的保健作用和医疗效果，而被人们誉为"魔力食品"。

魔芋的球状茎中，葡萄甘露聚糖量高达 50%，可吸水膨胀，使体积增大 30 ～ 100 倍，给人以饱腹感，是糖尿病、体胖欲减肥者的理想食品。魔芋具有增强胃肠蠕动，润肠通便，排出肠道有毒物质，减少体内胆固醇积累，防治动脉硬化的作用。

我国南方人食魔芋早已成习，如四川的魔芋豆腐，别有风味，家喻户晓。

（6）竹林之蔬寻竹荪。竹荪即竹的嫩茎，古典籍《尔雅》中称之为"竹萌"，也有人称之为"竹胎"。

竹荪分冬笋、春笋、鞭笋 3 类。冬笋是毛竹冬季生于地下而未出土的嫩茎，色洁白，质细嫩，味清鲜；春笋为斑竹和百家竹春季生长的嫩茎，色白质嫩味美；鞭笋为毛竹夏季生长在泥土中的嫩权头，状如马鞭，色白质脆，味微苦而鲜。北宋诗人黄庭坚赞曰："韭黄照春盘，菰白媚秋菜；唯此卷竹苗，市上三时卖。"

自古以来，竹荪一直被视为"菜中珍品"。《诗经》和《礼记》云："其蔌伊何，惟笋及蒲；加豆之实，笋菹鱼醢。"唐代诗人白居易一首《食笋》诗，更是描绘得惟妙惟肖，令人垂涎。诗云："置之炊甑中，与饭同时煮。紫箨坼故锦，素肌擘新玉。每日遂加餐，经时不思肉。久为京洛客，此味常不足。日食勿踟蹰，南风吹作竹。"

竹荪具有较好的营养价值和医疗作用，每 100 克中含蛋白质 4.1 克，脂肪 0.1 克，碳水化合物 5.7 克，钙 22 毫克，磷 50 毫克，铁 0.1 毫克和一定量的维生素。竹荪中蛋白质的质量较好，可分解成为多种人体必需氨基酸。

竹荪具有低脂肪、低碳水化合物、多纤维等特点，食后可促进肠蠕动，帮助消化，去积食，防便秘，利减肥。但中医认为，竹荪性寒凉，脾胃虚寒等病症患者要慎用。

（7）辣椒功过一席谈。辣椒又名榛椒、番椒、辣茄，17 世纪由欧洲传入我国。

辣椒风味奇特，营养价值高。每 100 克中含维生素 C198 毫克，钙 62 毫克，铁 2.5 毫克。其较强的香辣味能刺激唾液和胃液分泌，增加食欲；促进肠蠕动，帮助消化；其辣椒素能促进脂肪代谢，防止体内脂肪积存等。

辣椒不宜过食，过食易造成口腔和胃黏膜充血水肿，肠蠕动增强。故口腔炎症、胃溃疡、高血压、疖肿、痔疮、肛裂病人和职业演员、教师等，不宜食用辣味过浓的辣椒。

（8）菜中之果西红柿。西红柿又名番茄。它那鲜艳的颜色和酸甜可口的味道，深受人们欢迎。西红柿汁多酸甜，生熟均可食用，故被人们誉为菜中之果。西红柿于明代传入我国。典籍《群芳谱》中就有"番柿"的记载。

西红柿中的水分含量达到 90%，用来消暑解渴，可与西瓜媲美；每 500 克西红柿中含蛋白质 2 ~ 8 克，脂肪 1.4 克，碳水化合物 9 克，钙 38 毫克，磷 174 毫克，铁 2 毫克和多种维生素及苹果酸、柠檬酸、番茄素等对人体健康具有重要作用的物质。

西红柿中的维生素 B_1 可保护血管，防治高血压，还可保护皮肤健康，治疗癞皮病，维持胃液的正常分泌，促进红细胞形成；维生素 C 含量较高，可防治牙龈炎、牙周病、鼻衄和其他出血性疾病；维生素 A 可保持皮肤弹性，促进骨骼钙化，防治夜盲症、眼干燥症；柠檬酸等可帮助胃液对脂肪物质的消化；番茄中的营养液，具有利尿和对肝病的辅助治疗作用；其中的细菌抑制物质，可防治真菌性口腔炎等。

未成熟的西红柿中含有"番茄碱"，对人体具有毒性作用，故西红柿必须熟透后才能吃。

（9）营养丰富的茄子。茄子中的营养比较丰富，内含较多的蛋白质、脂肪、碳水化合物、无机盐和维生素。特别是茄子中所含的芦丁和皂苷，可降低血液中的胆固醇，提高微血管的抵抗力，防止小血管出血，对心脏有较好的保护作用。在国际上，有的国家还把食用茄子列为降胆固醇方法之首。

茄子的吃法颇多，凉拌、煎、炸、红烧均可。如凉拌茄泥，风味美、增食欲。

贮存茄子前，切勿用水洗。因为茄子的表皮有一层很薄的蜡质层，可阻断空气中微生物的侵蚀，若水洗破坏了这层保护膜，则茄子容易变质。

（10）甘凉清脆说黄瓜。黄瓜原产于印度热带潮湿的森林地区，2000 年前传入我国。黄瓜碧绿淡雅，青翠欲滴，让人赏心悦目；其味甘凉，人人喜食。

黄瓜的含水量高达 96% ~ 98%，故能生津解渴；其中的纤维素非常娇嫩，能促进肠道中腐败食物的排泄和降低胆固醇；所含的丙醇二酸，可抑制碳水化合物转变为脂肪，故具有减肥作用；有人研究证实，黄瓜捣汁，可用于保护皮肤，具有美容作用；黄瓜中还含有大量维生素、无机盐和微量元素等物质，中老年人食之，对健康有益。

黄瓜可生吃、凉拌、炒食、腌制，特别是夏天，劳动之后，旅途之中，口渴之时，吃一根鲜黄瓜，会顿觉舒适，暑气全消。

（11）减肥佳蔬是冬瓜。冬瓜原产于我国，最早见于东汉的《神农本草经》，可见其历史悠久。自古以来，冬瓜被人们认为是减肥佳品。《食疗百草》云："欲得体瘦轻健者，则可常食之；若要肥，则勿食也。"

冬瓜性寒、味淡、清香爽口，营养价值高。冬瓜肉及瓤具有利尿、清热、化痰、解渴等功效，可治疗水肿、胀满、痰喘、暑热、痈疽、痔疮等；冬瓜皮具有治疗久病津液缺少、口干舌燥等症；冬瓜籽味甘性平，具有清肺热、利胸膈、除烦闷、止咳化痰、去热毒和排脓等功效；冬瓜叶和藤可治蜂蜇、脱肛等。

冬瓜既是佳蔬，又是良药，中老年人常食之，两全其美。

（12）蔬粮皆宜的南瓜。南瓜又名番瓜、倭瓜，既当菜又代粮，故又被称为饭瓜。

南瓜中含有丰富的钙、磷、铁、锌、葫芦巴碱、腺嘌呤、精氨酸等物质，对人体有益。南瓜瓤可清热利湿，解毒，常用于治疗烧伤、烫伤、异物入肉未出；南瓜子味甘性温，可驱绦虫，且对人体无毒；南瓜蒂、藤可治疗习惯性流产、呃逆、哮喘、阴囊湿疹等；南瓜也是糖尿病人的良好食品，不仅可饱腹，而且可降血糖。

（13）棚架之菜丝瓜香。丝瓜又名蛮瓜，原产于印度，唐代末传入我国。

丝瓜中含蛋白质、碳水化合物、钙、磷、铁、胡萝卜素、维生素 C 等，是产热量较高的蔬菜。

丝瓜色泽清绿，瓜肉柔嫩，甜滑清香。盛夏时食用，可祛暑清心。丝瓜以炒、烧、汤食为主，尤以丝瓜汤为味美。

（14）别具风味属苦瓜。苦瓜中含有苦瓜苷和苦味素，是蔬菜中唯一以苦而独具特色的瓜类菜。虽然苦瓜苦，但用其烧鱼、炒肉时，鱼和肉却染不上苦味，故又有"君子菜"之美称。

1000 多年前，苦瓜从印度尼西亚传入我国，因其营养丰富、别具风味而流传至今。苦瓜中尤以维生素 C 含量为多，每 100 克中含 84 毫克。

苦瓜味苦而性凉，故能健胃、增加食欲。当炎热的夏天不思饮食之际，若以苦瓜为食，可开胃爽口，祛暑清心。有一首山歌唱："人讲苦瓜苦，我讲苦瓜甘；甘苦任君择，不苦哪有甜。"

苦瓜中含有类似胰岛素的物质，可降低血糖，因此，苦瓜是治疗糖尿病的食品；所含的奎宁，可治疗疟疾；苦瓜中还含有刺激人体巨噬细胞的蛋白成分，能加强巨噬细胞的吞噬能力，提高人体免疫力。

苦瓜可素吃、荤炖、凉拌、热炒。夏季以苦瓜为原料泡制成凉茶饮用，可除烦渴。若苦味过浓，可将苦瓜切片，稍用盐腌或开水浸泡片刻。

（15）豆中之菜说蚕豆。蚕豆又名胡豆，汉代张骞出使西域时引入我国。

蚕豆营养价值较高，每 100 克中含蛋白质 28.2 克，脂肪 0.8 克，碳水化合物 49 克，粗纤维 6.7 克，钙 71 毫克，磷 340 毫克，铁 7 毫克，维生素 B$_1$0.39 毫克，维生素 B$_2$0.27 毫克，烟酸 2.6 毫克和一定量的磷脂、胆碱、微量元素等，是粮蔬皆宜之佳品。

蚕豆对人体健康有益，但患"蚕豆病"的人及家族中曾有过患蚕豆病的人，不宜食用蚕豆。

（16）金钩银钩说豆芽。豆芽有绿豆芽和黄豆芽等，是一种物美价廉的上乘蔬菜。

豆类经水浸泡出芽，在某些酶的作用下，部分蛋白质水解为氨基酸、多肽，淀粉转化为单糖和低聚糖，提高了生物效价和利用率。如黄豆芽中的蛋白质利用率比黄豆提高了 5% ~ 10%；在发芽过程中，豆中的植酸降解，释放出更多的钙、磷、铁、锌等，有利于人体吸收和利用；发芽后的豆类中，胡萝卜素可增加 2 ~ 3 倍，核黄素增加 2 ~ 4 倍，烟酸增加 2 ~ 3 倍，维生素 B$_{12}$ 增加 10 倍，维生素 C 从无到有并大幅度增加。

豆芽具有利湿清热、降脂破瘀、除胃积散气结的作用。国外有人研究认为，豆芽中含有大量磷酸酶，可缓解因大脑中缺乏此酶而频繁发作的癫痫病。

（17）盘中青青豌豆菜。豌豆因其苗柔弱宛宛而得名；又因其始于胡戎，嫩时色青，故又名胡豆、戎豆、青豆。鲜食豌豆，其味醇厚香甜，若豆未老浆满之时食用，则清香爽口，百吃不厌；豌豆苗绿茵诱人，食之软滑细腻，是南方人喜欢食用的蔬菜。豌豆及豆苗富含营养，每 100 克豆苗中含蛋白质 4.5 克，脂肪 0.7 克，碳水化合物 2.9 克，粗纤维 1.3 克，钙 156 毫克，磷 82 毫克，铁 7.5 微克，对人体健康十分有利。

3. 花类蔬菜营养高

（1）黄花飘香金针菜。金针菜又名黄花菜，每 100 克中含蛋白质 14.1 克，脂肪 1.1 克，碳水化合物 62.6 克，钙 463 毫克，磷 173 毫克，胡萝卜素 3.41 毫克。金针菜肉质肥嫩，香味浓郁，食之清香爽滑，为干菜之珍品。中老年人常食金针菜，有益健康长寿。

金针菜可炒、煮、熘、汤或红烧，其味甚美。鲜金针菜中含秋水仙碱素，在人体内被氧化后可产生剧毒，出现喉干、恶心、呕吐、腹胀、腹泻、尿血、便血等中毒症状，故切勿鲜食。

（2）花中之菜话菜花。菜花是清代由西欧传入我国的。菜花中也含有较多的营养物质，特别是维生素 C 含量较高，每 100 克中含 88 毫克。近年来科学研究发现，菜花中还含有多种吲哚衍生物，如芳香异硫氰酸、二硫酚硫酮等，可抵抗苯并芘等致癌物质的毒性作用，故被列在抗癌食谱中。

菜花中含纤维较少，质地细嫩，容易消化。菜花以急火快炒和凉拌为好，以减少维生素 C 和吲哚衍生物的损失。

4. 菌类蔬菜营养好

（1）平菇味美人人皆宜。平菇是人工栽培的食用菌，一年四季均可食之。每 100 克干品中含蛋白质高达 36 ~ 38 克，含脂肪 3.6 克，碳水化合物 31.2 克，钙 131 毫克，磷 718 毫克，铁 188.5 毫克及其他微量元素 5- 磷酸腺苷、酪氨酸酶等。

平菇中的糖蛋白具有抗癌作用；牛磺酸是人体合成胆汁酸的成分，胆汁酸有助于脂类物质消化，如胆固醇的溶解等。

（2）真菌之王数香菇。香菇又名冬菇，是生长在木材上的一种食用菌。香菇在我国的食用历史已达 4000 余年，到明代则成为宫廷贡品。目前，香菇已被列为保健食品。

香菇香气沁人，风味独特。每 100 克鲜品中含蛋白质 12 ~ 14 克，碳水化合物 59.3 克，钙 124 毫克，磷 415 毫克，铁 25.3 毫克和一定量的维生素。

香菇中的天门冬氨酸和天门冬素，具有降血脂、维护血管功能的作用；所含的 β 葡萄糖苷酶，具有抗癌能力。香菇还可调节人体内的新陈代谢，帮助消化，降低血压，预防肝硬化，消除胆结石，防治佝偻病。

（3）菌中良药黑木耳。黑木耳是一种生长在朽木上的食用真菌，在我国栽培已有千余年历史，被人们誉为"素中之荤"。

黑木耳营养丰富，味鲜滑嫩，古时候南楚人称之为"树鸡"。每 100 克黑木耳中含蛋白质 10.6 克，脂肪 0.2 克，碳水化合物 65 克，钙 357 毫克，磷 201 毫克，铁 185 毫克和较多的维生素、磷脂、植物固醇等。

黑木耳中的胶质有较强的吸附能力，可起清理消化道的作用，适宜于矿山、冶金、毛纺、理发等行业的工作人员食用；所含的抑制血小板聚积的水溶性低分子物质，可影响凝血过程，抑制胆固醇的生成，延缓冠状动脉粥样硬化，是中老年人的保健食品。

黑木耳质地厚嫩，口感像肉，既可作主料成菜，又可作配料点缀花样。食用时用水浸泡洗净，凉拌、热炒、成汤皆可成美味佳肴。

黑木耳由于生长季节、气候条件和采集方法不同，其质量各异。小暑前采集的春耳，朵大肉厚，水发性好；立秋后采集的秋耳，质量稍次于春耳；小暑后至立秋前采集的伏耳，肉质较薄，大小不匀，水发性差。

（4）滋补强身白木耳。白木耳因其皑白如雪，故又名雪耳、银耳，是生长在栗树朽木上的胶质真菌。自古以来，白木耳被人们看作是延年益寿的珍品。每 100 克中含碳水化合物 79 克，钙 380 毫克，磷 250 毫克，铁 30.4 毫克和多种氨基酸及维生素。

白木耳能提高人体免疫力，控制恶性肿瘤；作为滋补强身之品，尤适宜于年老体弱、患高血压、动脉硬化者食用。如"冰糖银耳羹"，其味美浓甜、营养丰富。银耳与大米共煮成粥，更别具风味。

若银耳根部变黑或外观呈褐色，闻之有异味，触之有黏手感时切勿食用，以免发生中毒而出现恶心、呕吐、腹泻、腹痛、头痛、头晕、乏力、肝脏肿大、意识不清等症状。

5. 调味蔬菜有营养

（1）抗菌大王属大蒜。大蒜又名胡蒜，相传是汉代张骞出使西域带回的。大蒜既可调味，又能防病健身，常被人们称赞为"杀菌勇士""天然抗生素""地里长出来的青霉素"。

大蒜除含有多种营养物质外，其主要特点是含有挥发性大蒜辣素，具有很强的杀菌作用，对痢疾杆菌、大肠杆菌、白喉杆菌、结核杆菌、炭疽杆菌、霍乱弧菌、沙门氏菌属、葡萄球菌、黄癣菌、白癣菌、霉菌、阴道滴虫、蛲虫、立克次体等，具有较好的杀灭和抑制作用。1∶15的大蒜稀释液,5～10分钟即可杀死病原微生物。大蒜所含的硫化物,可降低血液中的胆固醇；其中的锗和硒,在人体内可与其他物质合成乙烷硫代磺酸乙酯、二烯丙三硫等生物碱,具有抑制肉毒杆菌代谢,阻断亚硝酸盐类在消化道中的形成与累积,防治癌症的作用；大蒜素还能激活巨噬细胞的吞噬能力,增强人体的免疫力。中老年人若常食大蒜,可刺激胃液分泌,增进食欲,帮助消化。

虽然大蒜有许多用途和好处,但一次不能吃得过多。中医认为,大蒜辛温,多吃可动火、耗血、有碍视力,凡阴虚火旺以少吃为宜；现代医学研究认为,高血压、糖尿病、肥胖症、痛风、胃及十二指肠溃疡、胃炎、胃酸过多症和口舌咽喉疾患者要慎食或禁食。

食用大蒜后会产生一股难闻的气味,故有的国家规定,刚吃过大蒜到戏院看戏是犯法的；也有的国家规定,理发师在上班期间严禁吃大蒜。若吃大蒜后嚼上一点儿茶叶、用浓茶漱口,或嚼几粒熟花生米,可减轻或消除大蒜的难闻之味。据报道,日本有人培植出一种没有难闻气味的大蒜,如果推广开来,则可消除大蒜的这一缺点。

（2）蔬药兼用话大葱。葱与蒜、姜、辣椒共称为"四辣",且居四辣之首。葱原产于西伯利亚,后传入我国。我国栽培葱的历史已近3000年。《礼记·曲礼》上已有葱的记载。明朝《农政全书》云："二月别小葱,六月别大葱,七月可种大小葱。"相传神农氏尝百草找出葱后,用于日常饭菜调味,故古籍中葱又有"和事草"之雅称。

自古以来,葱就与人体健康联系在一起。每100克葱中含蛋白质14克,脂肪0.3克,碳水化合物41克,胡萝卜素16毫克和部分微量元素、维生素C、无机盐等,俗话"大葱蘸酱,越吃越胖"。

大葱中含有植物杀菌素即葱素,有较强的杀菌作用。中医认为,大葱性味辛平甘温,能治寒热外感和肝中邪气,其葱叶、葱白、葱汁、葱须、葱花均可入药。葱叶能利五脏、益眼睛,疗水病足肿；葱白连叶捣烂与蜂蜜调和敷下腹部,可通小便；葱叶煎汤洗渍可消湿气足肿；葱白可除风湿身痛麻痹、虫积、心痛、妇人妊娠溺血；葱汁能散瘀血、止血、止痛、治头痛耳聋、消痔漏、解药毒；葱须有治疗便血等功效。

大葱生食熟吃,作蔬入药均可。其种类繁多,不胜枚举,尤其是山东章丘产的大葱,身长体重、嫩白青翠,远销国内外,可谓之"葱中之王"。

（3）生姜辛辣益寿年。自古至今,人们爱姜,原因是它既供食用,又作药用。明末清初著名思想家王夫之一生爱姜,晚年隐居乡下,自号"卖姜翁",所住草堂叫作"姜斋",所写《卖姜词》中云："最疗人间病,乍炎寒。"《礼记》中有"楂梨姜桂"的字句。《论语》中有"每食不撤姜"的记载。《史记》中还有"千畦姜业,其人与千户侯"的论述。

生姜中含有辛辣和芳香气味的挥发油如姜醇、姜烯、姜油萜、姜酚、龙脑、枸橼醛等,可增强血液循环、刺激胃液分泌、促进消化吸收。中医认为,生姜微温,发汗解表,温中止呕；干姜辛热,温中散寒,除脾胃虚寒；煨姜辛温,温中止泻,胃腹冷痛；姜汁微温,化痰镇咳,止恶心呕吐；姜皮辛凉,利尿消肿。

生姜作为调料,其味辛辣芳香,溶解到菜肴之中,可增强其鲜味；如用于炖鸡鸭鱼肉,可使肉味醇香；用姜末与醋共调,蘸食清蒸螃蟹,可去腥增鲜,平衡螃蟹的寒凉作用；用姜汁浸渍冰冻的肉类、禽类、海产品,具有返鲜作用。

腐烂的生姜会产生黄樟素等有毒物质,食用后可使人体肝细胞变性,影响肝脏功能,故切不可误食,以免中毒。此外,黄樟素也是一种致癌物质。

（4）香菜香味人尝香。香菜又名芫荽、胡荽、香荽,原产于地中海沿岸国家,后传入欧洲,汉代张骞出使西域时带入我国。

香菜除含有挥发油、维生素等营养物质供人们食用外,自宋代始便已入药。中医认为,香菜味辛性温,入肺胃经,能诱发麻疹风疹,有促进血液循环、祛风解毒、健胃的功效。名医华佗认为,患口臭、狐臭、龋齿及生疮之人,不可吃香菜,吃了会加重病情。李时珍则说,凡服一切补药和白术、牡丹者,均不宜食用香菜。

香菜作为调料撒在菜或汤里,具有特殊的香气；作为蔬菜,炒食凉拌,别具一格；

作为点缀品制作拼盘，可增加餐桌上的气氛。有诗为证：香菜香味人尝香，香气飘香香万家。

味美健身的鲜果

果品类食物以其艳丽多姿的形色，芬芳浓郁的果香，鲜美醇厚的味道，深受人们的喜爱。古人即有"遍尝百果能成仙"的说法。当然，这"仙"字是祛病延年、健康长寿的意思。

我国著名的医药学家李时珍对果品的作用，曾作了高度的概括。他说："木实为果，草实为蓏。熟则可食，干则可脯。丰俭可以济时，疾苦可以备药。辅助粒食，以养民生。"果品能为人们提供丰富的营养物质，而且对人们的身体健康具有重要的作用。

1. 百果先荣说樱桃

樱桃"先百果而熟"，在一年中它是上市最早的鲜果，因此有"春果第一枝"的美称。

成熟的樱桃，红若宝石，形如珍珠，体态玲珑，极为艳丽。它肉甜味美，吃起来甜中带酸，浓香袭人，别具一格。樱桃不仅形味皆佳，而且营养丰富。每100克樱桃含碳水化合物8克、蛋白质12～16克、钙6毫克、磷31毫克、铁6毫克。其含铁量居各种水果之首。樱桃所含的胡萝卜素比苹果、橘子、葡萄高4～5倍，维生素C的含量也比较丰富。

樱桃还具有补虚、益气和祛风湿之功效，对四肢麻木和风湿性腰腿疼等疾患有一定的治疗作用。

樱桃虽然好吃，但其性大热而发湿，食之过多，往往生热上火。热性病人应该忌食。

2. 红杏出墙肌玉润

杏树在我国已有4000余年的栽培历史，是入夏后最早上市的鲜果。

杏的营养价值比较高，每100克鲜杏肉约含蛋白质0.9～12克，比苹果、香蕉、葡萄等都高。由于品种不同，杏含碳水化合物量大致在5～15克，含各种果酸1～6克，钙、磷、铁含量也是水果中比较高的。每100克杏肉中含胡萝卜素179毫克、维生素C7毫克，还含有儿茶酚、黄酮类及苦杏仁苷。这些物质对人体均具有各种直接或间接的防癌抗癌效能。南太平洋上的岛国斐济，那里从没有过一个癌症病人，据调查，这与他们喜欢吃杏的特殊饮食习惯有关。

杏除了可供鲜食外，还可制成蜜饯、杏脯、果酱等。杏仁也可水浸后煮食或炒食。但一次食杏不可过多，否则，容易诱发疖肿或腹泻，对牙齿也不利。还需注意的是，苦杏仁含有苦杏仁苷，可以分解出毒性很强的物质氢氰酸，若食入较多，则可使人体组织失去输氧能力，严重者会危及生命。

3. 消渴益寿多食桃

桃，原产于我国青藏高原，其栽种和食用历史已有3000余年，后逐步传入欧洲和世界各地，目前，已经是华夏桃李满天下了。经过我国劳动人民的长期培育，桃的优良品种不断增加，主要有水蜜桃、佛桃、蟠桃、玉露桃、碧桃等。特别优异的有河北深州的蜜桃，浙江奉化的玉露桃，山东的肥城桃，它们共同的特点是个大而皮薄，甘甜而清香。另外，黄金桃为传统的优良品种，唐代时就已作为贡品，其特点是果肉金黄，肉质细密，汁多味甜，而且有浓郁的芳香味。

桃不仅果味甜美，而且含有丰富的营养物质。每100克桃肉中，含蛋白质0.8克、脂肪0.1克、碳水化合物107克，所含的碳水化合物是易于人体消化吸收的果糖、葡萄糖、蔗糖。桃肉还含有多种维生素和果酸以及钙、磷、铁等矿物质，尤其是铁的含量较多，是苹果和梨的 4～6 倍。这些物质对人体都是非常有益的。

鲜桃不宜多吃，多吃会生热上火，尤其是未成熟的桃更不能多吃，否则，会使人腹胀、生疖肿。如果将鲜桃加工成果脯，适量常食，可收补身体、益颜色之功。桃仁中含有氢氰酸，毒性很强，只宜药用，不可食用。

4. 果中珍品猕猴桃

猕猴桃，古称藤梨、羊桃，其营养极为丰富。可惜在我国大地沉睡了几千年，长期来一直是猴子的"仙果"，直到近百余年才真正被人们所了解和食用。

猕猴桃的品种很多，以中华猕猴桃品质最好，成熟后果肉黄白或绿色，柔软多汁，是一种低热能高营养的果品。每 100 克果肉中含碳水化合物 8～14 克（主要是葡萄糖和果糖）、果酸 1.4～2.0 克、蛋白质 1.6 克、脂肪 0.3 克、磷 42.2 毫克、钠 3.3 毫克、钾 320 毫克、钙 56.1 毫克、铁 1.6 毫克；维生素 C 的含量也相当丰富，每 100 克果肉含量达 300～420 毫克，约为柑橘的 51 倍，蜜桃的 70 倍，鸭梨的 100 倍，苹果的 200 倍。猕猴桃还含有人体不可缺少的微量元素碘、锰、锌、铬等。

猕猴桃不仅能补充人体营养，所含的果酸还可以促进人的食欲，帮助消化。猕猴桃能阻断致癌物质亚硝基吗啉在人体内合成，预防某些癌症；还可以降低人体血液中胆固醇及三酰甘油含量，对高血压、心血管疾病等有明显的治疗作用。另外，猕猴桃对肝炎、尿结石等亦有一定的治疗作用。因此猕猴桃是中老年人很好的一种保健食品。

5. 地面红果是草莓

草莓因其果色艳丽，肉嫩汁多，甘醇爽口，具有独特的芳香，颇受人们喜爱。草莓的营养比较丰富，每 100 克鲜品中含蛋白质 1.0 克、碳水化合物 6～20 克，还含有钙、磷、铁和多种维生素；尤以维生素 C 的含量较多，每 100 克鲜品中含量达 35 毫克。草莓中还含有多种果酸，能增进食欲，帮助消化。草莓中所含的果胶和纤维素，能加强肠道的蠕动和分泌机能，促进脂肪的正常代谢和加速胆固醇从人体排出，是老年人的保健佳果。

草莓属于浆果，成熟后不宜运输和贮存，宜鲜食。

6. 滋阴润肺话秋梨

梨在我国栽培和食用的历史已达 3000 余年，是一种具有较高营养价值和医疗作用的果品。

梨的总产量居我国水果产量的第二位，因而有人称之为"百果之宗"。因其含水分较多，果肉乳白多汁，又有"玉乳"之称；因其甘甜香脆，肉酥汁丰，亦有人称之为"蜜父""快果"。

梨的品种甚多，在我国比较著名的有：京白梨、南果梨、香水梨、苹果梨、鸭梨、大鸭梨、莱阳梨、雪花梨以及新疆库尔勒的香梨等。

梨因其汁多爽口，香甜脆嫩而受人喜爱。宋代梅尧臣就曾赞美梨口感如"冰熨齿"，渴饮时如"蜜过喉"。

梨含水分在 86% 以上，还含有多种维生素和无机盐以及蛋白质、脂肪，尤其是果糖、葡萄糖、蔗糖及苹果酸的含量非常丰富。

梨最突出的医疗作用是治疗热痰咳嗽，另外还有保肝、助消化、促进食欲、降火清心、降血压和解疮、解酒的作用。

梨味虽美，但不可多食，因其性寒，吃多了会损伤脾胃。特别是产后体虚、脾胃虚弱或大便溏泻、腹部冷痛者更应慎重食用，否则，会使病情加重。

7. 凌霜之果是柿子

柿子的老家在我国。虽然品种很多，但大致可分为甜柿与涩柿两类。甜柿成熟后不需脱涩即可食用，皮薄肉脆，甘甜鲜美，以河北顺平县黄石洣的火柿、湖北的罗田甜柿较为优良。涩柿以盖柿、镜面柿和山西、陕西的橘蜜柿、蜜罐柿、鸡心柿、青岛的金瓶柿，以及太行山南部地区的绵瓢柿等为佳品。

柿子含有丰富的营养物质，每 100 克成熟的柿子果肉中含蛋白质 0.4～0.9 克，碳水化合物 10 ~ 14 克，脂肪 0.1 ~ 0.2 克，钙 147 毫克，磷 19 毫克，铁 0.8 毫克，维生素C43 毫克，胡萝卜素 0.85 毫克。每 100 克鲜柿子中，碘的含量可达 49.7 毫克，缺碘性甲状腺肿大者，经常吃些柿子是非常有益的。

柿子食用方法很多，脱涩生食，甘甜脆嫩；亦可待其变软后吸吮柿汁，甘甜凉爽，沁人肺腑；还可以将其冻硬，在凉水中稍化一下，带着冰碴吃，甜凉脆美。但食用柿子时需注意，不可多食，1 次以 1 ~ 2 个为宜。因柿子中含有较多的单宁物质，它具有收敛性，吃多了会感到口涩、舌麻、大便干燥。在吃柿子前后不可吃醋和红薯，也不要空腹吃柿子。因柿子中含有柿胶酚及较多的可溶性红鞣质，在胃酸的作用下，会很快凝结成硬块，即胃柿石。如果柿石较小，可随粪便排出体外，如果柿石较大，就会形成高位梗阻，常需进行手术。由于柿子性味甘寒，又含有较多的鞣酸，也不能与螃蟹同吃。因蟹肉中的蛋白质遇柿子中的鞣酸后会沉淀，凝固成不易消化的物质，长时间滞留在人的肠道内发酵，会出现腹疼、呕吐等症。

另外，在食用柿饼时切不可将外面的白粉（即柿霜）擦掉。《本草纲目》称柿霜为柿之精液，因柿霜中含葡萄糖、果糖、蔗糖和甘露醇等。

8. 祖先自古爱食枣

我国人民食用枣的历史已达数千年之久。古人曾说过："北方大枣味有殊，既可益气又安躯。"由此看出，枣是一种补中益气、强身健体的滋补佳品。枣的品种很多，驰名中外的当推山东乐陵的金丝小枣，核小皮薄，果肉细嫩，含碳水化合物量高达 65% 上。

枣中含有丰富的营养物质，每 100 克鲜枣果肉中含蛋白质 1.2 克，碳水化合物 20 ~ 30 克，维生素C300 ~ 600 毫克。干枣产热量较高，每 100 克可产热量 1250 多千焦，接近葡萄干，且钙、磷、B 族维生素和烟酸的含量均高于葡萄干。由于枣中含有大量的维生素 C 和烟酸，对于防癌、抗癌和维持人体毛细血管的功能都有一定的作用。

枣不但能生食，还可制成熏枣、焦枣、醉枣，还可酿酒、制醋，干枣可制泥代糖，制作各种糕点，而且是用途广泛的药物。枣性平，味甘，能补脾和胃，益气生津，调营养，解药毒，有保护肝脏、增强肌力等功效。常食大枣，可使全身气血调和，能疗咳嗽声哑、咽喉刺痛、肺伤吐血等。

枣虽脆甜可口，但也不可多食。《本草纲目》中说："枣为脾之果，脾病宜食之。若无故频食，则损齿，贻害多矣。"腐烂的枣更不能食用，因枣腐烂后会产生甲醛和甲酸，吃了这类烂枣，轻则引起头晕，重则可危及生命。

9. 润肠通便数香蕉

香蕉在我国栽培食用的历史有 3000 余年，其芳香味美，肉质软糯，是人们非常喜爱的一种食物。神话传说佛祖释迦牟尼由于吃下香蕉后获得了智慧。因此，人们还把香蕉尊为"智慧之果"。

香蕉的营养价值较高，每 100 克中含蛋白质 1.2 克，脂肪 0.5 克，碳水化合物 19.5 克，粗纤维 0.9 克，还含有钙、磷、铁和维生素 B_1、维生素 B_2、烟酸、维生素 C、胡萝卜素及维生素 E。

香蕉含的碳水化合物中果糖与葡萄糖为 1：1，这一天然组成，非常适合脂肪痢和中毒性消化不良者食用。青香蕉中还含有一种能保护胃黏膜的物质，食后有利于溃疡的愈合。印度科学家把青香蕉磨成粉，每次给胃溃疡病人服 4 克，取得了较好的疗效。

香蕉虽然好吃，也不可贪食。食用过多，会引起胃肠功能紊乱。由于香蕉性寒，脾胃虚寒者应少食，胃酸过多者当忌食。

10. 柑橘全身都是宝

橘子甜酸适度，营养丰富，全身是宝，在公元前 2000 年前的夏禹时期，扬州的柑橘就已成为贡品。

橘子中含有多种营养成分，除蛋白质和脂肪的含量较少外，葡萄糖、果糖、蔗糖、苹果酸、柠檬酸的含量都很丰富，还含有一定量的钙、磷、铁、维生素 B_1、维生素 B_2、烟酸、烟酸。柑橘中维生素 C 和胡萝卜素的含量较高，每 100 克中含维生素 C 34 毫克、胡萝卜素 0.55 毫克。这些营养物质，对调节人体新陈代谢与生理机能大有好处，特别适宜老年人和心血管病患者食用。

我国的柑橘种类很多，可列为上乘之品的有肉细汁多味极甜的焦橘；皮薄汁多味甜祛火的瓯柑；果大汁多酸甜爽口的椪柑；果大核小肉肥汁甜的温州蜜柑；皮薄肉细味甜无核的南丰蜜橘；无核肉细芳香味甜的雪峰蜜橘。另外，浙江的黄岩蜜橘，川闽的红橘，湖南的年橘，广东新会的大红橘也都是橘中上品。

橘子虽富有营养，但一次不可吃得太多。尤其是口舌生疮、食欲不振、大便硬结等患者，食后会使症状加重。

11. 珍珠玛瑙说葡萄

葡萄别名草龙珠、山葫芦。据说，因可酿酒，人若饮之，陶然而醉，故名葡萄。

葡萄中含有人体能直接吸收的葡萄糖和果糖，还有丰富的蔗糖和果酸以及磷脂、胡萝卜素、维生素 B_1、维生素 C 和氨基酸等。葡萄中无机盐的含量在 0.4% 左右。

葡萄干是一种高级营养品，每 100 克中含蛋白质 1 ~ 4.1 克，碳水化合物 70 ~ 80 克，钙 30 ~ 114 毫克，磷 40 ~ 85 毫克，铁 2 ~ 5 毫克，并含有多种维生素。葡萄干以新疆吐鲁番的无核白为最好，翠绿色，味甘美，在国内外颇负盛誉。老年人及体弱者，每日食几粒，能起到补益气血、延年益寿之功效。

12. 山楂药效赛神仙

山楂因其酸甜爽口，很受人们喜爱，在我国栽培的历史已经有 3000 余年。

山楂具有很高的营养价值。每 100 克鲜果中维生素 C 含量高达 89 毫克，钙 85 毫克，胡萝卜素 0.82 毫克。山楂中果酸的含量极为丰富，主要有酒石酸、柠檬酸、山楂酸，还含有碳水化合物、脂肪、蛋白质和磷、铁、烟酸等物质。

山楂能促进消化液的分泌，增进食欲，帮助消化。它所含有的三萜类和黄酮类成分，具有强心、降压、利尿、镇静、降低血清胆固醇含量的作用。在黄酮类中还有一种化合物有抗癌作用。另外，山楂中的内酯和苷类成分具有扩张血管、促进气管排痰平喘之功效。

山楂的食用方法较多。可洗净生食；或蘸饴糖做成糖葫芦，酸甜适口；亦可切片煎汁代茶饮等。但平素脾胃虚弱者不宜食山楂；服用人参等补气之物时，亦不能食山楂，因其可以"破气"。另外，食用山楂要适量，食后要及时漱口，以防对牙齿的损害。

13. 芳香馥郁话苹果

苹果与葡萄、柑橘、香蕉被列为世界四大水果，在我国，其栽培历史也有 4000 余年。

苹果除含有丰富的碳水化合物外，其他营养素含量均为一般。但由于贮存期长，仍然是我国人民经常食用的水果之一。在苹果产区流传着这样一条谚语："饭后一苹果，老头赛小伙。"这说明苹果具有良好的保健作用。苹果中所含的果酸，可帮助消化；苹果中的有机酸和果酸质，对人口腔中的细菌还有杀灭作用；所含的钾盐、镁盐对心血管有保护作用。苹果还含有锌，是缺锌儿童的良好果品。

苹果在生长过程中要进行多次农药灭虫，有些农药比较稳定，会残存在果皮上，吃苹果时应该削皮。

14. 酷暑盛夏吃西瓜

西瓜大约是 1000 年前由西方传入我国，故而得名西瓜，是我国人们夏季的主要瓜果。

西瓜凉甜可口，在所有瓜果中西瓜的果汁最充足，含水量高达 96.6%。在炎热的夏天，吃些西瓜，既可去暑散热，又能利尿解渴。西瓜营养丰富，在它的汁液里，几乎包含着人体所需的各种营养成分，有大量的蔗糖、果糖和葡萄糖，有丰富的 B 族维生素、维生素 C 和胡萝卜素，还有多种有机酸和钙、磷、铁等无机盐和微量元素，以及蛋白质和脂肪等。西瓜瓤汁含有蛋白酶，可把不溶性蛋白质转变成可溶性蛋白质；所含的糖苷具有降低血压的作用。西瓜皮含有葡萄糖、枸杞碱、氨基酸、番茄素和丰富的维生素 C 等营养物质，具有利尿、降压、促进人体新陈代谢、减少胆固醇沉积、软化和扩张血管的作用。

吃西瓜时，需注意一次不可吃得太多，因其性寒凉容易损伤脾胃。生西瓜和坏西瓜不能吃，一是口味不佳，二是易损伤胃肠。

15. 果中之王推荔枝

荔枝是我国岭南的一种特产果品，素有"果中之王"的称号，多被历代列为朝廷贡品。唐代诗人张九龄在《荔枝赋》序中说："南海郡出荔枝焉……状甚瑰丽，味特甘滋，百果之中，无一可比。"

荔枝之所以被称为"果中之王"，备受人们的厚爱，一是因为它形色皆美，成熟的荔枝"外壳红缯，膜如紫绢，果肉如冰似雪，浆液甘酸如醴酪"；二是因为荔枝含有丰富的营养物质，果肉中含葡萄糖高达66%，还含有果糖、蔗糖和丰富的维生素C、胡萝卜素、B族维生素、柠檬酸、苹果酸、游离氨基酸等，这些物质对人体十分有益；三是因为荔枝具有补脑健身和开胃益脾补气的作用，对老弱病者及产妇尤为相宜。另外，荔枝有降血糖作用，是糖尿病人适宜的果品之一。

荔枝在我国的品种很多，名贵品种即达56个。但尤以妃子笑和广西桂平的丁香为最好。妃子笑色深红，个大皮薄肉厚，味美香甜。丁香则核小如米粒，味奇香，有"一家吃荔三家闻香"之说，被誉为"天下第一荔"。

荔枝虽是滋补佳品，但食用无度亦会影响健康。《食疗本草》上指其"多食则发热疮"。一次食用荔枝过多，还可能造成体内糖代谢紊乱发生中毒性低血糖昏迷。

16. 气味芳醇属菠萝

菠萝也叫凤梨。不仅以其气味芳香、果肉甜美和艳丽的美观外形而诱人食欲，更以它丰富的营养和对人体的功益而博得人们的喜爱。

菠萝的果肉中含有丰富的果糖、葡萄糖、氨基酸和有机酸等。每100克菠萝肉中含有碳水化合物9.3～12.2克、蛋白质0.4～0.6克、脂肪0.3克、维生素0.4克、钙18毫克、磷12～28毫克、铁0.5毫克、维生素C 24毫克，还有B族维生素和胡萝卜素等。菠萝中还含有菠萝蛋白酶，它能分解纤维蛋白和酪蛋白，除具有消化作用外，还能将阻塞于组织的纤维蛋白和血块溶解掉，可以治疗炎症、水肿和血肿。胃溃疡、肾脏病和凝血机能不全的病人不宜食用，以防病变部位受菠萝蛋白酶的作用，使病情加重。另外，在吃鲜菠萝时，应将果刺及果皮削尽，将果肉切成块状，在稀盐水或糖水中浸渍后再吃，以防发生过敏反应和避免其所含的苷类物质对口腔黏膜的刺激。

强身滋补的干果

1. 核桃本是养人宝

核桃原产于波斯，汉代张骞从西域引种到我国，因此又叫胡桃。

核桃仁含有较丰富的营养物质，是一种强身滋补品，每100克中含60～70克脂肪。其脂肪的主要成分是人体所必需的亚油酸，还有少量的亚麻油酸和磷脂。常食核桃仁不但不会升高血胆固醇，还能减少肠道对胆固醇的吸收，对动脉硬化、高血压、冠心病患者大有好处。核桃仁所含的磷脂能增强细胞的活力，提高脑神经功能，促进造血和毛发生长。每100克核桃仁中含有15～20克的蛋白质。人体所必需的8种氨基酸的含量都很丰富。每100克核桃仁中还含碳水化合物10克，磷329～386毫克，烟酸17毫克和部分钙、铁、胡萝卜素、维生素B_1、维生素C等。尤其是核桃中含有人体不可缺少的微量元素锌、锰、铬。锌可抵消镉的致高血压的作用。锌和锰是构成脑垂体、胰腺及性腺的关键成分，还有加强心肌功能的作用。铬有促进葡萄糖利用和胆固醇排出的作用。这几种元素对保持人的心脏健康，维持正常的内分泌功能，延缓衰老都有一定的作用。核桃仁含有如此丰富的营养，是一般食品无法相比的。据研究，吃50克核桃仁，约等于喝500克的牛奶，或吃250克的鸡蛋。因此，民间有"常吃核桃返老还童"之说。

老年人吃核桃要注意,食量不可过多。用其滋补身体和防治动脉硬化,以每天吃 3 ~ 5 个为宜。如果用其润肠通便,1 次可吃核桃仁 25 ~ 50 克。但由于核桃仁含油量高,腹泻便溏者宜少食,否则会使泄泻加重。

2. 果中栗子最有益

我国是栗子的故乡。在距今 6000 余年前,我们的祖先便已采集、食用栗子了。

栗子含有丰富的营养物质。每 100 克栗子中含蛋白质 5 克、脂肪 2 克、碳水化合物 40 ~ 45 克。生栗子中维生素 C 的含量可高达 40 ~ 60 毫克,熟栗子也含 25 毫克左右。栗子还含有一定量的钙、磷、铁等无机盐和胡萝卜素、B 族维生素。

栗子历来被作为补肾强筋、健脾养胃的食物。老年胃虚和腰酸、腿软、大便溏泻者多吃点儿栗子大有好处。宋代苏东坡的弟弟苏子由,曾患有腰腿病,坚持每天吃栗子,过了一段时间,病疴痊愈。苏东坡赋诗曰:"老去自添腰脚病,山翁服栗旧传方,客来为说晨兴晚,三咽徐收白玉浆(白玉浆指生栗子)。"另外每天早晚各吃生栗 1 ~ 2 个,细嚼慢咽,久之对老年肾亏、小便频数者有一定治疗作用。

栗子的吃法很多,可鲜食、炒食、煮食,亦可磨面作糕。糖炒栗子,香甜可口,富有营养,老少皆宜。

3. 滋补大王说龙眼

龙眼,是我国特有的果品,因其形似龙之目,故名龙眼;又因其在八月成熟,八月旧称桂月,加上龙眼的形状是圆的,故又名桂圆。

龙眼具有较高的滋补营养价值,是国内外市场上很受欢迎的珍贵果品之一。

龙眼几乎含有人体所需要的各种营养素。每 100 克干品中含碳水化合物 65 克,包括大量的葡萄糖以及蔗糖、果酸等,含蛋白质 5 克、磷 118 毫克、铁 4.4 毫克、钙 30 毫克,还含有多种含氮物质、维生素 C 及 B 族维生素。无怪乎清代著名医学家王土雄赞其为"果中神品"。明代医药家李时珍亦说:"食品以荔为贵,而滋益则以龙眼为良。"中国医学认为,龙眼具有开胃益脾、养血安神、壮阳益气、补虚长智的功用。龙眼属甘温之品,内有痰火或湿滞时不宜食用。

4. 松子优良小食品

松子,又叫海松子,是红松树的种子。古人把松子视为延年益寿的长寿果,并誉之为"果中仙品"。唐代李殉在《海药本草》中说:"海松子温肠胃,久服轻身,延年不老。"

现代科学研究证明,松子虽非"仙品",但其营养和医疗价值确非一般。据分析,每 100 克松子仁中含蛋白质 16.7 克、脂肪 63.5 克、碳水化合物 9.8 克、钙 78 毫克、磷 236 毫克、铁 6.7 毫克,还含有挥发油和多种维生素。松子仁所含的脂肪,多是人体所必需的亚油酸、亚麻油酸等不饱和脂肪酸。中老年人经常适量吃些松子,不但可以增加营养,而且可以起到滋补强身的作用。

肉食营养丰富

肉类食物分为畜肉和禽肉两大类。肉类能供给人体优质的蛋白质、脂肪、无机盐和丰富的维生素。肉类食品滋味鲜美,营养丰富,而且人的机体对肉类中营养素的吸收率比较高,是人们日常生活中的主要食物之一。

肉类的营养价值因其品种不同而有很大的差异。瘦肉是蛋白质的良好来源,一般含蛋白质 10% ~ 20%,而且其氨基酸组成接近于人体的需要,还含有较多的铁、铜、硫、磷等无机盐和 B 族维生素。肥肉则主要是向人们提供脂肪,供给人体热能和必需脂肪酸,其脂肪含量可高达90%。畜禽的内脏含有丰富的维生素和较多的胆固醇。

1. 营养丰富的猪肉

猪肉纤维细软，含有较多的肌间脂肪，经热加工后味道鲜美，质感可口，是我国人们食用量最多的一类肉食。

猪肉营养丰富。每100克中含蛋白质9.5克，精瘦肉含量则达16.4克。猪肉中的蛋白质质量很高，含有人体所必需的8种氨基酸和其他氨基酸。猪肉中脂肪的含量每100克中为59.8克，瘦肉中的含量为32克。猪肉中维生素B_1的含量是肉类中最多的，每100克中含量达0.53毫克，是牛羊肉的7倍。此外，猪肉中还含有部分碳水化合物、钙、磷、铁和维生素B_2、烟酸等对人体有益的物质。

有人对猪肉皮的认识不足，其实，猪肉皮也是一种营养价值很高的食物。每100克肉皮中，含蛋白质26.4克（约是猪肉的28倍），含脂肪22.7克，碳水化合物4克，还含有钙、磷、铁等无机盐。肉皮中的蛋白质主要由角蛋白、白蛋白、球蛋白、弹性蛋白和胶原蛋白组成。胶原蛋白含量很高，几乎占有整个真皮层。胶原蛋白对人的皮肤、肌腱、软骨、骨骼和结缔组织的正常组成，都具有重要的作用，对延缓人机体的衰老和预防某些癌症，有特殊的意义。

猪肝是很多人喜爱的食品。猪肝不仅营养丰富，而且有增进人体抵抗疾病和某些癌症发生的作用。猪肝中含蛋白质比猪肉高1倍以上，而且脂肪的含量比猪肉低10倍。猪肝中维生素B_1的含量比猪肉高70倍，维生素B_2高16倍，烟酸高3倍，维生素A的含量远远超过奶、蛋、鱼类。猪肝中还含有丰富的铁和铜。每100克中含铁量达25毫克，比猪肉高16倍，而且人体对这些铁的吸收率比较高，可达20%。此外，猪肝中还有维生素B_{12}、叶酸和维生素C等。维生素A和维生素C具有提高人体抵抗力和抗御癌症的作用。铜、铁、维生素B_{12}和叶酸对促进正常血细胞的形成，有着重要的作用。

猪肝中含有较多的胆固醇，对高脂血症、动脉硬化患者不利。只要是体内胆固醇代谢正常的老年人，隔日吃50克猪肝还是可以的，不必投鼠忌器。

猪肉含脂肪量较多，特别是肥膘肉，吃多了会使人发腻，而且有使血胆固醇升高的可能。因此，老年人应控制肥膘肉的摄入。

2. 富含蛋白质的牛肉

牛肉味道鲜美，所含营养成分容易为人体消化吸收，而且有较高的食疗价值。

牛肉是一种优良的高蛋白食物。每100克中含蛋白质20.1克，脂肪10.2克。牛肉蛋白质的含量比猪瘦肉约高16.9%，比羊肉约高81%；脂肪的含量比猪瘦肉和羊肉均低18.2%左右。牛肉中烟酸的含量在畜肉食物中位居榜首，每100克中高达6毫克；钾的含量在肉类食物中也名列前茅，每100克中含量高达378毫克。此外，还含有钙、磷、铁和维生素B_1、维生素B_2、维生素A。由此可以看出，牛肉是蛋白质含量高，脂肪量低，烟酸和钾的含量十分丰富的一种肉食，是中老年人，特别是心血管病患者的优良肉类食物。

在食用牛肉时，需注意，不同部位的肉质相差悬殊，应采取不同的方法烹制，才能很好地利用。里脊、外脊、上脑、三叉等部位肉质较嫩，宜于熘炒；前后腱子、肋条、胸口等部位，由于肉质丝粗筋多，宜于焖、炖、酱、卤；脖子、脯腹、揣窝等部位肉质较老，筋膜较多，宜于搅碎做馅。

保存牛肉时应注意，不要使其受风吹，并且严忌忽冷忽热，否则，肉会发干变黑，容易腐败变质。

3. 冬令滋补的羊肉

羊肉也是我国人民主要的食用肉类之一。由于羊肉性温热，肉质细嫩；因此是冬令时节很好的滋补品。特别是形体虚寒的人食之，可收到补虚壮阳之功效。

羊肉的营养也比较丰富，每100克中含优质蛋白11.1克、脂肪28.8克。羊肉中烟酸的含量也较高，每100克中达4.9毫克，还含有钙、磷、铁等无机盐和维生素A及B族维生素。

羊肉一般分为绵羊肉和山羊肉两种。由于羊的品种不同，其肉质的风味也不同。绵羊肉呈暗红色，肉质坚实，肌纤维细而软，肌间很少夹杂脂肪，其脂肪有微弱的膻味。山羊肉的颜色则呈较淡的暗红色，肉质较松软，而且肌纤维较粗，皮下脂肪很少，但其脂肪有明显的膻味。

用羊肉可以做出许多风味独特的佳肴，最出名的有涮羊肉与烤羊肉串和大葱爆炒羊肉片。如北京的涮羊肉、新疆的烤羊肉串等久负盛名，但这些吃法均有可能造成对人体的危害。首先无论是涮、烤还是炒一定要将鲜肉制熟，不能为贪鲜而夹生食用。因为生羊肉中含有一种酪酸梭状芽孢杆菌，不易被胃酸和肠消化液杀灭，食入后可引起人四肢无力和昏迷，甚至会导致死亡。如果羊染上旋毛虫病，其肉里含有旋毛虫包囊，人吃了这种夹生肉，旋毛虫就会在人体内繁殖，其幼虫钻入人的血管和淋巴，随着血液和淋巴循环，最后散居在人的肌肉里，造成腹痛、腹泻、恶心、呕吐和肌肉疼痛，皮肤出现荨麻疹或圆斑。如果旋毛虫进入人的肺和心肌后果将会更加严重。

另外，烧烤羊肉时，不可将肉烤焦。烤焦的肉中还会产生一些致癌物，食后对人体健康不利。明火熏烤的羊肉串，因产生对人体有害的物质较多，切记不可多食。

4. 暖身健体的狗肉

狗肉一经煮熟，其味道醇厚，芳香四溢，令人馋涎欲滴。广东流传着"狗肉滚三滚，神仙站不稳"的谚语，这就充分道出了狗肉香味对人的诱惑力。

狗肉的营养价值很高，除含有丰富的蛋白质、脂肪和多种维生素等营养成分外，还含有嘌呤类、肌肽和钾、钠、氯等物质。狗肉中含有多种氨基酸和脂类，食后可使人体内产生较高的热能。体质虚弱、腰疼足冷及患关节炎的人在冬天吃些狗肉，对身体大有益处。

食用狗肉时要注意，一是疯狗肉、死狗肉绝不可吃；二是狗肉必须烧熟煮透后再吃，以避免狗肉中可能存在的旋毛虫对人体造成危害；三是狗肉性热，不宜多吃，以免伤脾胃，尤其是患有热性病和感冒发热的人，都不宜食用。

5. 保健抗衰的兔肉

兔肉对人体的益处越来越被人们所重视，目前在世界市场上，特别是在欧洲，不少超级市场兔肉一上市，很快就被人们抢购一空。在日本则把兔肉誉为"美容肉"。

兔肉，无论是家兔肉还是野兔肉，都具有很高的营养价值。兔肉中含有丰富的蛋白质，每100克中含量高达21.2克，在畜肉中含量是最高的，而且是优质蛋白。兔肉脂肪含量很低，每100克中只有0.4克，在所有肉类食品中含量是最低的。兔肉中含胆固醇的量很少，而卵磷脂的含量却较多。卵磷脂具有抑制血小板聚集的作用，可阻止血栓形成，保护血管壁，从而起到预防动脉硬化的作用。兔肉还含有比其他动物肉都多的麦芽糖、葡萄糖以及硫、钾、磷等元素。

兔肉肌纤维细腻而疏松，水分较多，肉质细嫩，食后易于消化吸收，其营养价值和味道都可以和鸡肉媲美。吃兔肉既能增强身体，又不至于使身体发胖。所有这些营养特点，对中老年人的保健是非常适合的，因而兔肉在世界上被公认为"保健肉"。

6. 富有营养的鸡肉

鸡肉是禽类食品中最常见的品种之一，历来为人们所喜爱。俗话说："宁吃飞禽一两，不吃走兽一斤。"清代《随园食单》上写道："鸡功最巨，诸菜赖之。"还有人把它尊为"羽族之首"。

鸡肉的营养丰富。每100克鸡肉中含蛋白质21.5克，比猪肉高1倍以上，是羊肉的2倍。鸡肉中脂肪含量仅为25%左右，而且不饱和脂肪酸含量达29.9%，其脂肪酸的构成比例接近人体需要。鸡肉还含有钙、磷、铁及丰富的维生素 E、维生素 B_1、维生素 B_2、烟酸。鸡肝中维生素 A 的含量特别高，几乎是猪肝的6倍。因此，鸡肉是人们比较理想的食物，特别适合中老年人和心血管病患者食用。常吃鸡肉还能抗御老年斑的出现。

鸡肉炖、炒、蒸、炸、扒都有其独特的风味。但食用鸡肉时需注意以下几点：第一，不要食用病死鸡，以防中毒。第二，患感冒等热性病时不要吃鸡，因鸡肉性温热，食用后易使病情加重或使病情迁延。第三，吃鸡时不要单喝鸡汤，鸡煮的时间再长，鸡肉里的营养成分仍然大大超过鸡汤。第四，患有脑血管病、高血压病和经常出现偏头痛的人，不宜吃鸡肝。

7. 人皆赞誉的鹌鹑

鹌鹑，本为野禽，由于其营养价值较高，目前已经逐渐驯化养殖。

我国食用鹌鹑的历史已经很久。北宋诗人张来有诗云："肥兔和奔鹑，日久悬庖屋。"民间也一直流传着"要吃飞禽，还数鹌鹑"的说法。特别是近世以来，更有人给它以"动物人参"的称誉。

鹌鹑无愧于人们如此的称赞，肉鲜味美，所含的营养极其丰富。鹌鹑肉的蛋白质含量每 100 克中高达 222 克，比任何一种畜类肉的含量都高，也高于鸡、鸭、鹅等经常食用的禽肉。它还含有多种维生素、无机盐、卵磷脂、激素和多种人体所必需的氨基酸。

鹌鹑肉是典型的高蛋白、低脂肪、低胆固醇食物，是中老年人，尤其是动脉硬化、高血压病、冠心病和肥胖症患者理想的保健食物。

第二节　吃对食物，健康长寿

为什么说老人吃黑木耳好处多

黑木耳味甘气平，有滋养脾胃、补血润燥、活血通络的功效，适用于痔疮出血、便血、痢疾、贫血、高血压、便秘等症。《本草纲目》中记载，木耳性甘平，主治益气不饥等，有补气益智、润肺补脑、活血止血之功效。

现代医学研究表明，如果每人每天食用 5 ～ 10 克黑木耳，它所具有的抗血小板聚集作用与每天服用小剂量阿司匹林的功效相当，因此人们称黑木耳为"食品阿司匹林"。阿司匹林有副作用，经常吃会造成眼底出血，而黑木耳没有副作用，更受人们青睐。同时，黑木耳具有显著的抗凝作用，它能阻止血液中的胆固醇在血管上的沉积和凝结，对延缓中年人动脉硬化的发生发展十分有益，不仅对冠心病，对其他心脑血管疾病以及动脉硬化症也具有较好的防治和保健作用。

黑木耳中含有两种物质：丰富的纤维素和一种特殊的植物胶原，这使得它具有促进胃肠蠕动，促进肠道脂肪食物的排泄、减少对食物中脂肪的吸收，从而防止肥胖的作用；还能防止便秘，有利于体内大便中有毒物质的及时清除和排出，从而起到预防直肠癌及其他消化系统癌症的作用。老年人特别是有便秘习惯的老年人，如果能坚持食用黑木耳，常食木耳粥，对预防多种老年疾病、抗癌、防癌、延缓衰老都有良好的效果。

黑木耳中的含铁量非常高，比菠菜高出 20 倍，比猪肝高出约 7 倍，是各种荤素食品中含铁量最高的。中医认为，黑木耳味甘性平，有凉血、止血作用，主治咯血、吐血、衄血、血痢、崩漏、痔疮出血、便秘带血等，因其含铁量高，可以及时为人体补充足够的铁质，所以它是一种天然补血食品。

黑木耳对胆结石、肾结石、膀胱结石等内源性异物也有比较显著的化解功能。黑木耳所含的发酵物质和植物碱，具有促进消化道与泌尿道各种腺体分泌的特性，并协同这些分泌物催化结石，滑润管道，使结石排出。同时，黑木耳还含有多种矿物质，能对各种结石产生强烈的化学反应，剥脱、分化、侵蚀结石，使结石缩小、排出。对于初发结石，每天吃 1 ～ 2 次黑木耳，疼痛、恶呕等症状可在 2 ～ 4 天内缓解，结石能在 10 天左右消失。对于较大较坚固的结石，其效果较差，如长期食用黑木耳，亦可使有些人的结石逐渐变小变碎，排出体外。

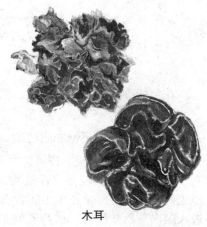

木耳

最后提醒一下中老年朋友，黑木耳不宜鲜食。因为在鲜木耳中含有卟啉物质，食后经日光照射可引起蔬菜日光性皮炎。黑木耳经加工干制后，所含卟啉物质便会被破坏而消失。

中老年人适量吃些玉米有什么好处

中老年人常吃些新鲜玉米，对健康有益。鲜玉米中大量的天然维生素 E，有促进细胞分裂、延迟细胞变老、降低血清胆固醇、防止皮肤病变的功能，还能推迟人体老化，减轻动脉硬化和脑功能衰退的症状。

玉米中的维生素 A，对防治中老年常见的干眼症、气管炎、皮肤干燥及神经麻痹等有辅助疗效。

新鲜玉米中富含赖氨酸（干玉米中极少），不仅是人体必需的营养成分，而且还能控制脑肿瘤的生长，对治疗癌症有一定作用。研究发现，多吃些鲜玉米可抑制抗癌药物对人体产生的副作用。

鲜玉米中的纤维素含量比精米、精面高 6～8 倍。经常吃一些玉米粒，能使大便通畅，防治便秘和痔疮，还能减少胃肠病的发生，预防直肠癌。

玉米须对各种原因引起的水肿都有一定的疗效，有利尿的作用，可用于辅助治疗慢性肾炎或肾病综合征。

许多高血压患者喝用玉米须煮的水，是因为玉米须对末梢血管有扩张作用，可用于降压。

玉米须能促进胆汁排泄，所以可作为利胆药，用于没有并发症的慢性胆囊炎或胆汁排出障碍的胆管炎。和退黄的茵陈配合，还可以治疗肝炎导致的黄疸。

玉米须还能加速血液凝固过程，提高血小板数目，能够抗溶血，可以作为止血药兼利尿药，应用于膀胱及尿路结石，还可以用于急性溶血性贫血。

另外，玉米须还有开胃作用，中医常用它煮水熬米粥治疗手术后、化疗后和重病后食欲不振的病人，效果很好。通常用法是煎汤后内服，常用量是每天 50～100 克。

在这里提醒一下中老年人，玉米熟吃更佳，烹调尽管使玉米损失了部分维生素 C，却获得了更有营养价值的更高的抗氧化剂活性。另外，吃玉米时应把玉米粒的胚尖全部吃进，因为玉米的许多营养都集中在这里。

老人常吃花生的好处有哪些

花生的确是一种物美价廉、营养全面的保健食品，中老年人常吃花生有很多益处：

1. 美容
花生脂肪中的不饱和脂肪酸、甾醇能使肌肤润泽、细腻，使头发丰厚、有光泽。

2. 延缓脑功能衰退，提高智力
花生含谷氨酸较多。谷氨酸是大脑中含量最多的氨酸基，神经细胞的兴奋和抑制物质主要来自谷氨酸；花生中还含有一定数量的卵磷脂，它能经肠道酶的作用转化为胆碱，进入脑内与乙酸结合，成为乙酰胆碱，是促进思维、加强记忆的重要补脑物质。

3. 健身长寿

花生含天门冬氨酸较多，因而具有解除疲劳的作用；花生米中果糖为左旋糖，比其他糖含更多羟基，不仅能被肝脏贮存，而且能很快被机体利用，且不会形成脂肪积累；花生脂肪中含较丰富的维生素 E，能防止不饱和脂肪酸被氧化，消除"自由基"，具有抗衰老作用。

4. 防治各种出血性疾病

花生红衣具有抗纤维蛋白溶解，促进骨髓制造血小板，加强毛细血管收缩，调整凝血因子缺陷等作用。它不仅有止血效能，而且对出血的原发病有一定的治疗效果。

5. 降血压、止血，降低胆固醇

花生油脂中的不饱和脂肪酸和甾醇，以及花生壳中的木樨（俗称桂花）草素，都具有降低胆固醇的作用。民间也有用花生壳治高血压的偏方：干花生壳洗净，水煎，每次服煎液 50 ~ 100 克。此外，花生还具有抑制血小板凝聚、防止血栓形成、保护血管壁等功能。

吃花生的时候还要注意，最好是连着外面的红衣一块吃，不但能够补充营养同时还具有补血的功效。另外，花生容易变质，变质后则易产生致癌性很强的黄曲霉毒素，故要妥善保管。如花生已霉变，则不可食用。

土豆是老人兼菜兼粮的好食品吗

大家对土豆都不陌生，它粗糙的外表、并不美观的形状都不足以吸引人们的目光。但是它价廉物美，是人们餐桌上常见的菜肴，或烹炒，或凉拌，或蒸煮，味道都不错，是重要的粮食、蔬菜兼用作物。土豆的营养价值非常高，功效多样，堪称"健康卫士"。老年人经常食用，好处多多。

中医认为，土豆具有和胃调中、益气健脾、强身益肾、消炎、活血、消肿等功效，可辅助治疗消化不良、习惯性便秘、神疲乏力、慢性胃痛、皮肤湿疹等症，另外，不用担心营养的单一，因为土豆所含的蛋白质、各种微量元素和矿物质比一般食物要丰富得多。

胃溃疡、胃癌、食道癌可用土豆来治疗。将生土豆榨成汁让病人喝，可治疗胃溃疡、胃癌、食道癌。胃溃疡、胃癌的患者应空腹喝，只喝几口就可以了。食道癌的病人要躺在床上，慢慢地将土豆汁咽下，连咽几口，让整个食道都布满土豆汁，每天 2 ~ 3 次，喝 1 ~ 2 个星期就可以明显地给局部溃疡、癌变的部位消炎、消肿、止痛。

另外，营养专家指出，每天吃 1 个土豆即可使患中风的概率下降 40%。

貌不惊人的土豆有这么多神奇的功效，所以，中老年人要想获得健康，不用总是买那些昂贵的保健品，很多健康长寿的密码就隐藏在我们常见的食物中，就像土豆，价格很便宜，营养保健的功效却毫不逊色。

怎样才算科学吃姜

姜是中老年人的健康食物之一。它不仅是一种不可或缺的调味品，还是不可多得的中药材。但是，吃姜也是大有学问的，生姜并不是可以随便吃的，姜既然有药理作用，就应该注意它的用法和禁忌。那么，怎样才算是科学吃姜呢？

1. 不要去皮
有些人吃姜喜欢削皮，这样做不能发挥姜的整体功效。鲜姜洗干净后即可切丝分片。

2. 夜间不要吃姜
民间有"晚吃姜赛砒霜"的说法，生姜不宜在夜间食用，其姜酚刺激肠道蠕动可以增强脾胃，在夜晚则成了影响睡眠伤及肠道的一大问题，故夜晚不宜食用。

3. 生姜治感冒也要看类型
从治病的角度看，生姜红糖水只适用于风寒感冒或淋雨后有胃寒、发热的患者，不能用于暑热感冒或风热感冒患者，也不能用于治疗中暑。服用鲜姜汁可治因受寒引起的呕吐，对其他类型的呕吐则不宜使用。

4. 不要吃腐烂的生姜
老年人常说"烂姜不烂味"，但这种说法是不科学的。腐烂的生姜会产生一种毒性很强的物质，可使肝细胞变性坏死，诱发肝癌、食道癌等。

5. 吃生姜并非多多益善
夏季天气炎热，人们容易口干、烦渴、咽痛、汗多，生姜性辛温，属热性食物，根据"热者寒之"原则，不宜多吃。在做菜或做汤的时候放几片生姜即可。

6. 并不是所有人都适合吃姜
凡属阴虚火旺、目赤内热者，或患有痈肿疮疖、肺炎、肺脓肿、肺结核、胃溃疡、胆囊炎、肾盂肾炎、糖尿病、痔疮者，都不宜长期食用生姜。

红薯的营养价值有哪些

红薯，又名甘薯、番薯、山芋、地瓜等。它味道甜美，营养丰富，又易于消化，可供给大量的热量，有的地区将它作为主食。此外，红薯含有糖类、蛋白质、脂肪、胡萝卜素、维生素 C、维生素 B_1、维生素 B_2、烟酸、钙、磷、铁等成分，营养十分丰富。

在我国历史上的帝王中，乾隆是著名的寿星。据传，在其晚年时患了老年性便秘症，虽经太医们千方百计治疗，疗效都不理想。初冬的一天，因便秘而造成胃口欠佳的乾隆，散步路过御膳房，当时北京的皇宫里烧饭取暖都用白炭火。两个帮厨的小太监正在白炭炉边烤番薯，甜香扑鼻。平时吃尽山珍海味的乾隆好奇地循香走去，并向小太监要了一块红薯，津津有味地吃起来。自那天乾隆吃了番薯后，便三天两头命御厨们做些番薯食品，煮番薯、番薯汤、烤番薯、番薯糕……令太医们奇怪的是，后来乾隆的便秘症竟不治而愈了。

现代医学研究表明，红薯还可以增强皮肤的抵抗力。皮肤也是人体免疫系统的一员，是人体抵抗细菌、病毒等外界侵害的第一道屏障。维生素 A 在结缔皮肤组织过程中起重要作用。而补充维生素 A 最好的办法就是从食物中获取 β‑胡萝卜素，红薯是获得这种营养的最快途径，它含有丰富的 β‑胡萝卜素，且热量低。

每百克红薯含热量532千焦,粗纤维0.5克,脂肪0.2克,碳水化合物29.5克,另含无机盐和维生素等物质。红薯中含有大量胶原和黏多糖物质,不但有保持人体动脉血管弹性和关节腔润滑的作用,而且可预防血管系统的脂肪沉积,防止动脉粥样硬化,减少皮下脂肪。此外,红薯含有大量膳食纤维,能刺激肠道,增强肠道蠕动,通便排毒,有利于减肥。

《本草纲目》中说红薯"性平,味甘;补虚益气、健脾强肾、补胃养心"。因此,红薯适宜脾胃气虚、营养不良、习惯性便秘、慢性肝病和肾病及癌症等患者食用,但患有胃肠疾病及糖尿病的中老年人应忌食红薯。另外,红薯含有气化酶,吃后有时会有胃灼热、吐酸水、肚胀排气等症状出现,但只要一次别吃得过多,而且和米、面搭配着吃,并配以咸菜或喝点儿菜汤即可避免。食用凉的红薯也可致上腹部不适。

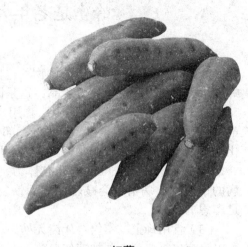

红薯

豆腐渣也能帮中老年人防病保健

豆腐渣作为制豆腐时滤去浆汁所剩的渣滓,人们对此是再熟悉不过了,许多中老年人认为它是豆制品的下脚料且口感较差,没有什么营养价值。但现代营养学研究表明:豆腐渣并非仅仅是加工豆腐过程中所产生的"渣滓",它还是老年人防病保健的"良药",老年人常食之,对身体健康大有裨益。

1. 能够增强胃肠蠕动

老年人由于胃肠蠕动功能下降,食物中所含膳食纤维及水分较少,易造成粪便量少而产生便秘,而豆腐渣中含有大量食物纤维,常吃豆腐渣能加大粪便体积,促进肠蠕动,使粪便松软、有利于排便,可防治便秘、肛裂、痔疮和肠癌等肛肠疾病。

2. 预防骨质疏松

骨质疏松严重威胁老年人的健康、生命,是发病率较高、危害较大的老年病。研究表明,豆腐渣中的钙含量也很高,据资料表明,100克豆腐渣中含钙100毫克,几乎和牛奶等同,且容易消化吸收,常食豆腐渣对防治中老年人的骨质疏松症是极为有利的。

3. 预防癌症和心血管疾病

癌症和心血管疾病已成为医学上的两大难关,是威胁老年人生命的主要危险因素,而豆腐渣中的食物纤维能吸附随食物摄入的胆固醇,从而阻止人体对胆固醇的吸收,有效地降低血中胆固醇的含量。对预防血液黏稠度增高、高血压、动脉粥样硬化、冠心病、中风等的发生都是非常有效的。豆腐渣中还含有较多的抗癌物质,经常食用能大大降低乳腺癌、胰腺癌及结肠癌的发病率。

4. 有效控制血糖

豆腐渣除含食物纤维外,还含有粗蛋白质、不饱和脂肪酸,这些物质有利于延缓肠道对糖的吸收,降低餐后血糖的上升速度,对控制糖尿病病人的血糖十分有利。

蜂蜜是老年人的健康长寿珍品吗

蜂蜜是含有多种营养素的食物，包括维生素、矿物质、氨基酸、钙、铁、镁、锌等。蜂蜜是中老年人的健康长寿珍品，这是因为：

（1）蜂蜜对肝脏有保护作用，食用蜂蜜后，对食欲不佳、肝病、胃肠功能障碍等症状，都有显著改善。蜂蜜中不含脂肪，大部分由单糖（葡萄糖和果糖）组成，不需要经过消化就可以被人体吸收，非常适宜老人食用，所以被人称为"老人的牛奶"。

（2）食用蜂蜜，可迅速补充体力，也可以增强对疾病的抵抗力，即使在患有传染病的情况下，病情也会减轻，病后恢复得快。因此，对于消化能力较差的老人，蜂蜜是理想的食品。

（3）食用蜂蜜，不仅对牙齿无妨碍，蜂蜜中的抗菌成分，还能够杀死口腔内的细菌，可以治疗口腔溃疡，并加速伤口愈合。

（4）蜂蜜具有促愈合作用和对抗耐药菌的潜能。蜂蜜中过氧化氢的极低水平都能刺激运输氧和营养血管生成，促使产生新结缔组织的纤维母细胞生长。将蜂蜜当作皮肤伤口敷料时，细菌无法生长，能治疗中度的皮肤伤害，特别是烫伤。

（5）神经衰弱患者，只要在每天睡眠前，口服一汤匙（约25毫升）蜂蜜（加入一杯温开水内），可以促进睡眠。

（6）蜂蜜含有大量单糖，具有强健体魄、提高智力、增加血红蛋白、改善心肌等作用，久服可延年益寿，对神经衰弱、高血压、冠状动脉硬化、肺病等均有疗效。

（7）秋天经常服用蜂蜜，不仅有利于这些疾病的康复，还可以防止秋燥对于人体的伤害，起到润肺、养肺的作用，从而使人健康长寿。

为什么说吃鸭肉可助老年人延缓衰老

鸭肉属于禽类白肉，和红肉相比，蛋白质含量高，但脂肪含量很低，同时，鸭肉富含维生素E，能够帮助老年人利尿消肿、养胃、助消化，并有延缓衰老的作用。因此，老年人餐桌上不妨多加点儿鸭肉。

虽说鸭肉对老年人益处多多，但如果烹饪方法不当，就会对老年人的健康产生不利影响。鸭肉的脂肪含量少，要想做得"香"，在烹调时就要加入较多的油，像烤鸭、板鸭都是看起来油亮亮的，但这些烹饪方法做出来的鸭肉不适合老年人食用。

下面介绍一种适合老年人吃的粳米鸭肉粥：将250克鸭肉洗净，用料酒、盐煨20分钟，放在清水中熬成鸭汤，然后把100克粳米放在汤中煮成粥即可。做好后加点儿新鲜的蔬菜叶即可。用鸭肉和粳米搭配做成鸭肉粥，不用放油，在煮鸭肉时还要把漂在鸭汤上的浮沫和油花撇掉，这样一来，老年人的脂肪摄入就会保持在一个较合适的量上。

鸭肉粥还有养胃的功效，对脾胃消化能力差的老年人，是非常适合的。对老年人来说，鸭肉粥的另一个功效是利湿消肿。老年人循环能力较弱，有时一觉醒来，会发现"胖头肿脸"，走路时间长了，腿脚也会"变粗"，如果不是器质性疾病造成的，可能就是生理性的水肿，要过一段时间才会慢慢消失，要是天天喝一碗鸭肉粥，大约10天，这种水肿就会消失了，因为水肿大都容易在早晨起床发生，所以鸭肉粥最好在前一天晚餐食用。

值得提醒的是，鸭肉是凉性的，对于有些体寒的老年人，如一着凉就腹泻、手脚冰冷，可以预先将粳米做一下处理，将粳米炒至微微发黄，这样粳米就是性温之品，能够中和鸭肉的凉性，将其保健的作用最大化。

适当吃些香油对老年人的健康有益吗

老人体质差，新陈代谢也会减慢，加之高血压、高血脂等老年疾病的影响，血管壁会慢慢老化变脆，失去弹性。因此，许多老年人不吃带"油"字的食物。其实，这完全没必要，老人适当吃些香油，还能起到软化血管的作用。

香油中富含维生素 E 及亚麻酸，其中，维生素 E 具有抗氧化作用，能维持细胞膜的完整性和正常功能，具有促进细胞分裂、软化血管和保持血管弹性的作用，因而对保护心脑血管有好处。香油中的亚油酸、棕榈酸等不饱和脂肪酸，容易被人体吸收，有助于消除动脉壁上的沉积物，同样具有保护血管的功效。

此外，香油有浓郁的香味，可在一定程度上刺激食欲，促进体内营养成分的吸收。

老人食用香油时，可先滴几滴在凉菜或菜汤中，然后搅拌均匀食用，也可拌在做好的热菜或米饭中。一般情况下，每日的食用量控制在 2 ~ 5 毫升。香油中油脂含量丰富，热量多，所以老人还应根据自己的身体调整食用量，有高血压、糖尿病、高脂血症的患者尤其不宜多食。

茼蒿的医疗作用有哪些

湖北有一道"杜甫菜"，用茼蒿、菠菜、腊肉、糯米粉等制成。为什么叫作杜甫菜呢？这其中还有这样一个传说：杜甫一生颠沛流离，疾病相袭，他在四川夔州时，肺病严重，生活无着。年迈的杜甫抱病离开夔州，到湖北公安，当地人做了一种菜给心力交瘁的杜甫食用。杜甫食后赞不绝口，肺病也减轻了很多。后人便称此菜为"杜甫菜"，以此纪念这位伟大的诗人。

杜甫菜能有这种食疗效果，是因为其中有茼蒿。据《本草纲目》记载，茼蒿性温，味甘、涩，入肝、肾经，能够平补肝肾，宽中理气，主治痰多咳嗽、心悸、失眠多梦、心烦不安、腹泻、脘胀、夜尿频繁、腹痛寒疝等病症。

现代医学也证明茼蒿有以下医疗作用：

（1）促进消化。茼蒿中含有有特殊香味的挥发油，有助于宽中理气、消食开胃、增加食欲，并且其所含粗纤维有助肠道蠕动，促进排便，达到通腑利肠的目的。

（2）润肺化痰。茼蒿内含丰富的维生素、胡萝卜素及多种氨基酸，性平、味甘，可以养心安神、润肺补肝、稳定情绪，防止记忆力减退；气味芬芳，可以消痰开郁，避秽化浊。

（3）降血压。茼蒿含有一种挥发性的精油，以及胆碱等物质，具有降血压、补脑的作用。

洋葱有哪些营养价值

洋葱成菜，既可单独烹调，又可作为调味底料，是深受中老年人喜爱的一种大众蔬菜。洋葱具有保健作用，研究发现，多吃洋葱有利于降脂。

洋葱的重要价值，主要在于降脂作用。20 世纪 70 年代初有则趣闻：一个法国人将吃剩的洋葱给一匹患有凝血病的马吃了，不久发现马的凝血块消失，病也痊愈了。这一意外的疗效，引起了医学家们的重视，后经药理研究证实，洋葱中含有一种洋葱精油，可降低高血脂病人的胆固醇，提高高血脂病人体内纤维蛋白溶酶的活性，对改善动脉粥样硬化很有益处。

美国的科学家还发现洋葱中含有前列腺素A，能降低人体外周血管阻力，降低血压，并使血压稳定，对血管有软化作用，具有舒张血管的功能。洋葱还含有较多的谷胱氨酸，这是一种抗衰老物质，能推迟细胞的衰老，老年人久食能延年益寿。洋葱性平味甘，有清热化痰、解毒杀虫、和胃下气的功效。

现代医学研究证明，洋葱对高血压、高血脂、糖尿病、动脉硬化，甚至癌症均有调理、治疗作用。

老年人多吃菇类有哪些益处

菇类是菌体最大、最高等的真菌，能供人类食用的有500多种，人们比较熟悉的有蘑菇、香菇、平菇、金针菇、木耳、银耳、猴头菇等。所有菇类都具有独特的香味、相当高的营养价值和药用价值。在美国菇类被称为"上帝食品"，在日本被誉为"植物性食品的顶峰"，我国则把菇类称为"山珍"，菇类被公认是三高一低（高蛋白、高维生素、高矿物质、低脂肪）的健康食品。老年人多吃菇类益处多多。

菇类营养丰富，味道鲜美，它和粮食、肉类等合理搭配是人类极好的食谱。新鲜蘑菇含蛋白质3%~4%，比大多数蔬菜高得多，干蘑菇则高达40%，大大超过肉、鱼、禽、蛋中的蛋白质含量，且其氨基酸组成平衡，尤其是赖氨酸和亮氨酸丰富。菇类是多种维生素的宝库，含有丰富的维生素 B_1、维生素 B_2、维生素 B_{12} 和维生素 C 等，蘑菇含维生素 B_1、维生素 B_2 比肉类高，含维生素 B_{12} 比奶酪和鱼还高，是膳食中维生素 B_{12}（植物性食品一般不含）的最佳来源，对素食者来说更具重要意义。专家认为，成年人每天吃25克鲜蘑菇，就可满足一天维生素的需求。另外，菇类还含丰富的钠、钾、钙、铁、锌、碘等无机盐和三磷腺苷、酪氨酸酶等。随着研究的深入，菇类中还含有降血脂、降血糖及对细菌、病毒有抑制作用的特殊物质，有的还有抗癌效应。因此，现代营养学对菇类的健身作用又有新的评说。

菇类所含多糖物质具有免疫功能。菇类含有己糖醇、木糖醇、海藻糖及甘露醇等多糖体。最近研究证明，菇类多糖体是目前最强的免疫剂之一，具有明显的抗癌活性，可使肿瘤患者降低的免疫功能得到恢复。这类物质对癌细胞并没有直接的杀伤力，它的奥秘在于刺激机体内抗体的形成，从而提高并调整机体内部的防御体系，也就是中医所说的扶正固本作用。菇类多糖能增强体内网状内皮细胞吞噬癌细胞的作用，促进淋巴细胞转化，激活T细胞、B细胞形成抗体。此外，它还能降低甲基胆蒽诱发肿瘤的发生率，并对多种药物具有增效效应。癌症患者在接受治疗期间，多吃菇类既可增加营养，又能调整脏腑功能，为患者提供同疾病做斗争的物质基础。免疫功能低下的人，吃菇类也有助于防止癌症的发生。

菇类所含植物固醇具有降血脂作用。植物固醇的生理效应能降低血清胆固醇水平。菇类中含有丰富的"香菇素"即属植物固醇。据实验，人吃进动物脂肪后，一般血清胆固醇都有暂时升高现象，以促进脂肪的消化，若同时进食香菇，则血清胆固醇非但不高，反而略有下降，且不影响脂肪消化。这是因为植物固醇能调节脂肪、蛋白质、糖类和盐的甾类激素。临床应用表明，植物固醇对降低血清胆固醇浓度，防治动脉硬化的发展，具有确实的疗效，且无不良反应。

菇类含有抗病毒的"干扰素诱生剂"。在正常情况下，人体对病毒有一套防御机制，当机体受病毒侵袭时，受到刺激的细胞，马上会释放出一种低分子糖蛋白，嵌入病毒颗粒内，使病毒的增殖受到抑制，这种物质称为干扰素。已知菇类中含有能刺激人体细胞的白细胞释放干扰素，故被称为"干扰素诱生剂"，如香菇、双孢蘑菇等含的双链核糖核酸等。因此，常吃菇类对病毒引起的疾病，如流感、肝炎、麻疹、腮腺炎、红眼病、脑炎等，均有很好的免疫功能。

红枣是老年人的养生佳品吗

我国民间一直有"一天三枣，终身不老"的说法，这是对枣的营养价值的肯定。李时珍在《本草纲目》中说，枣味甘、性温，能补中益气、养血生津，用于治疗"脾虚弱、食少便溏、气血亏虚"等疾病。中老年人常食大枣可治疗身体虚弱、神经衰弱、脾胃不和、消化不良、劳伤咳嗽、贫血消瘦、养肝防癌。

红枣是一种营养佳品，有"百果之王"之美誉，常入药。其具体功用可分为以下几种：

1. 健脾益胃

脾胃虚弱、腹泻、倦怠无力的人，每日吃红枣七颗，或与党参、白术共用，能补中益气、健脾胃，达到增加食欲、止泻的功效；红枣和生姜、半夏同用，可治疗饮食不慎所引起的胃炎如胃胀、呕吐等症状。

2. 补气养血

红枣为补养佳品，食疗药膳中常加入红枣补养身体、滋润气血。平时多吃红枣、黄芪、枸杞，能提升身体的元气，增强免疫力。

3. 安神解郁

女性躁郁症、哭泣不安、心神不宁等，用红枣和甘草、小麦同用，可起到养血安神、疏肝解郁的功效。

4. 减少老人斑

红枣中所含的维生素 C 是一种活性很强的还原性抗氧化物质，参与体内的生理氧气还原过程，防止黑色素在体内慢性沉淀，可有效地减少色素老年斑的产生。

5. 保肝护肝

红枣中所含的糖类、脂肪、蛋白质是保护肝脏的营养剂。它能促进肝脏合成蛋白，增加血清红蛋白与白蛋白含量，调整白蛋白与球蛋白比例，有预防输血反应、降低血清谷丙转氨酶水平等作用。用红枣 50 克、大米 90 克，熬成稠粥食用，对肝炎患者养脾护肝大有裨益。用红枣、花生、冰糖各 30 ~ 50 克，先煮花生，再加红枣与冰糖煮汤，每晚临睡前服用，30 天为一疗程，对急慢性肝炎和肝硬化有一定疗效。

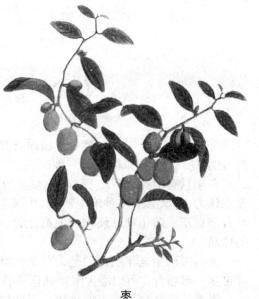

枣

老年人常吃茄子有哪些好处

茄子是一种物美价廉的蔬菜，还是心血管病人的食疗佳品，特别是对动脉硬化症、高血压、冠心病和坏血病患者非常有益，有辅助治疗的作用。老年人常吃茄子，还可预防高血压引起的脑出血和糖尿病引起的视网膜出血。

茄子之所以有此功效，与它所含的特殊的化合物有很大关系。茄子中含有皂苷，具有降低胆固醇的功效。巴西科学家用肥胖兔子做试验，结果发现食用茄子汁的兔子比没有食用茄子汁的兔子的体内胆固醇含量低10%。此外，茄子中富含维生素P，尤以紫茄子中含量为高。维生素P能增强人体细胞间的黏着力，对微血管有保护作用，能提高微血管对疾病的抵抗力，保持细胞和毛细血管壁的正常渗透性，增加微血管韧性和弹性。茄子还可提供大量的钾。钾在人体中有着重要的生理功能，能维持细胞内的渗透压，参与能量代谢过程，维持神经肌肉正常的兴奋性，缺钾则易引起脑血管破裂。钾还可帮助平衡血压，防治高血压。另外，茄子中的一些重要植物化合物可以预防氧化破坏作用，从而避免由氧化作用引起的心血管疾病。

中老年人在烹饪茄子时需要注意以下两点：

（1）在食用茄子时，有的人习惯削皮，殊不知，茄子皮中含有大量的营养成分，且一些有益健康的化合物在茄子皮中含量也较高。在食用茄子时，最好连皮吃。

（2）茄子在烧或炒的过程中很容易吸油，常吃吸油过多的茄子会危害人体健康，因此在烹饪茄子时最好使用清蒸的方法。如果非要使用烧或炒的方法烹饪茄子，以下两个方法能够降低茄子的吸油量：

①不放油，用小火干炒一下，蒸发掉茄子中的水分，再用油烧或炒。

②先将茄子在蒸锅内蒸一下，再用油烧或炒。

另外，专家告诉我们，准备做手术的中老年人在手术前一个星期内不能吃茄子，因为如果在手术前吃茄子，其手术后苏醒的时间就会延长，从而影响其手术后的康复。另外，茄子性寒滑，脾胃虚寒、容易腹泻的中老年人也不宜多吃。

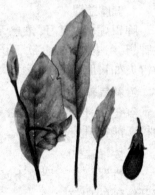

茄

芹菜对中老年人有哪些功效

芹菜营养十分丰富，其中蛋白质含量比一般瓜果蔬菜高1倍，铁元素含量为番茄的20倍左右，常吃芹菜能防治多种疾病。

芹菜具有消炎、降压、镇静、消热止咳、健胃利尿等作用，经常食用能除烦热、下瘀血。专家认为，芹菜含有多种维生素，其中维生素P可降低毛细血管的通透性，增加血管弹性，具有降血压、防止动脉硬化和毛细血管破裂等功能，是高血压患者和中老年人夏季保健的佳品。

值得提醒中老年朋友的是，芹菜的降压作用炒熟后并不明显，最好生吃或凉拌，连叶带茎一起嚼食，可以最大限度地保存营养，起到降压的作用。

嫩芹菜捣汁加少许蜜糖服用，可防治高血压；糖尿病病人取芹菜汁煮沸后服用，有降血糖作用；经常食用鲜奶煮芹菜，可以中和尿酸及体内的酸性物质，对治疗痛风有较好效果；若将150克连根芹菜同250克糯米煮稀粥，每天早晚食用，对治疗冠心病、神经衰弱及失眠头晕诸症均有益处。

不少家庭吃芹菜时只吃茎不吃叶，这是极不科学的，因为芹菜叶中营养成分远远高于芹菜茎，营养学家曾对芹菜的茎和叶进行13项营养成分测试，发现芹菜叶中有10项指标超过了芹菜茎。其中胡萝卜素含量是茎的6倍，维生素C的含量是茎的13倍，维生素B₁是茎的17倍，蛋白质是茎的11倍，钙含量是茎的2倍。

为什么说胡萝卜是明目抗衰老的良品

胡萝卜含有蛋白质、脂肪、糖类、胡萝卜素等多种营养物质。因营养成分丰富，故在民间有"小人参"之雅称。

胡萝卜性平，味甘，具有健脾消食、补血养肝、下气止咳之功效。

胡萝卜可清除致人衰老的自由基，所含的B族维生素和维生素C等营养成分有润皮肤、抗衰老的作用。

胡萝卜能提供丰富的维生素A，具有促进机体正常生长与繁殖、维持上皮组织、防止呼吸道感染及保持视力正常、治疗夜盲症和干眼症等功能。

胡萝卜素能增强人体免疫力，有抗癌作用，并可减轻癌症病人的化疗反应，对多种脏器有保护作用。中老年女性食用胡萝卜可以降低卵巢癌的发病率。

胡萝卜内含琥珀酸钾，有助于防止血管硬化，降低胆固醇，对防治高血压有一定效果。胡萝卜的芳香气味是挥发油造成的，能促进消化，并有杀菌作用。

在烹制和食用胡萝卜时，要注意以下几点：

（1）要多放油，最好同肉类一起炒。不要生吃胡萝卜，生吃胡萝卜不易消化吸收，90%胡萝卜素因不被人体吸收而直接排泄掉。

（2）烹制胡萝卜的时间要短，以减少维生素C的损失。

（3）胡萝卜不宜做下酒菜。研究发现，胡萝卜中丰富的胡萝卜素和酒精一同进入人体，会在肝脏中产生毒素，引起肝病。在食用胡萝卜后更不宜马上饮酒。

（4）胡萝卜忌与醋同煮、同食，否则会破坏胡萝卜素；也忌与白萝卜同煮、同食，以防降低营养价值。

为什么说萝卜是中老年人的保健佳品

有句俗话说得好："萝卜干嘎嘣脆，常吃活到百十岁。"萝卜富含维生素和纤维素，常吃不但可以均衡营养，还可以带走身体中的有害物质，是中老年的养生佳品。

我国是萝卜的故乡，栽培食用历史悠久。早在《诗经》中就有关于萝卜的记载。李时珍曾赞扬萝卜道："可生可熟，可菹可酱，可豉可醋，可糖可腊可饭，乃蔬菜中之最有利益者。"民间也有很多关于萝卜的谚语，如"吃萝卜喝茶，气得大夫满街爬"。可见萝卜对人体健康的益处早已得到了大家的认可。

萝卜性凉味辛甘，入肺、胃二经，可消积滞、化痰热、下气宽中、解毒，用于食积胀满、痰咳失音、吐血、衄血、消渴、痢疾、头痛、小便不利等症。实践证明，萝卜还具有防癌、抗癌功能，原因之一是萝卜含有大量的维生素A、维生素C，它是保持细胞间质的必需物质，起着抑制癌细胞生长的作用，美国及日本医学界报道，萝卜中的维生素 A 可使已经形成的癌细胞重新转化为正常细胞；原因之二是萝卜含有一种淀粉酶，能分解食物中的亚硝胺，可大大减少该物质的致癌作用；原因之三是萝卜中有较多的木质素，能使体内的巨噬细胞吞噬癌细胞的活力提高 2 ~ 4 倍。萝卜中所含萝卜素即维生素 A，可促进血红素增加，提高血液浓度。萝卜含芥子油和粗纤维，可促进胃肠蠕动，推动大便排出。因此，常吃萝卜可降低血脂、软化血管、稳定血压，预防冠心病、动脉硬化、胆石症等疾病，对人体健康是非常有益处的。

在吃法上，萝卜既可用于制作菜肴，炒、煮、凉拌等俱佳；又可当作水果生吃、味道鲜美；还可腌制为泡菜、酱菜。像如皋人将萝卜晒成干食用，更具风味，不仅鲜香脆口，而且消食开胃。

需要注意的是，萝卜为寒凉蔬菜，故阴盛偏寒素质者、脾胃虚寒者不宜多食。胃及十二指肠溃疡、慢性胃炎、单纯甲状腺肿、先兆流产、子宫脱垂等患者忌食萝卜。萝卜严禁与橘子同食，否则易患甲状腺肿大。

第三节　老年人的饮食宜忌

哪七种食物不宜吃得太新鲜

一些中老年人认为，食用任何食物都要保证新鲜。但其实，有些食物如果吃得太过新鲜，是不利于身体健康的。以下这七种食物就不宜吃得太过新鲜。

1. 鲜黄花菜

又名金针菜，未经加工的鲜品含有秋水仙碱，秋水仙碱本身无毒，但吃下后在体内会氧化成毒性很大的二秋水仙碱。研究表明，只要吃3毫克秋水仙碱就足以使人头痛、腹痛、恶心、呕吐，吃的量再大可出现血尿或便血，20毫克可致人死亡。干品黄花菜是经蒸煮加工的，秋水仙碱会被溶出，故而无毒。

2. 鲜海蜇

新鲜的海蜇含水多，皮体较厚，还含有毒素。若要将毒素随水排尽，需要经过食盐加明矾盐渍三次（俗称三矾）使鲜海蜇脱水三次。到海蜇产地旅游，会遇到兜售不经处理或只经1～2次盐渍处理的海蜇，千万别去品尝或选购。只有当三矾海蜇呈浅红或浅黄色，厚薄均匀且有韧性，用力挤也挤不出水，这种海蜇才能够被食用。

3. 鲜木耳

鲜木耳含有一种卟啉的光感物质，人食用后若被太阳照射可引起皮肤瘙痒、水肿，严重的可致皮肤坏死，若水肿出现在咽喉黏膜，会出现呼吸困难。干木耳是经曝晒处理的成品，大部分卟啉在暴晒过程中被溶解，在食用前，干木耳经过水的浸泡，剩余毒素会溶于水，使水发的干木耳无毒，因而可以放心食用。

4. 鲜咸菜

新鲜蔬菜都含有一定量的无毒的硝酸盐，在盐腌过程中，它会还原成有毒的亚硝酸盐。亚硝酸盐可引起青紫等低氧症状，还会与食品中的仲胺结合形成致癌的亚硝胺。一般情况下，盐腌后4小时亚硝酸盐开始明显增加，14～20天达高峰，此后又逐渐下降。因此，咸菜要么吃4小时内的暴腌咸菜，否则宜吃腌30天以上的。

5. 猪肝

猪肝是猪体内最大的解毒器官，各种有毒的代谢产物在肝中聚集，倘若加热不彻底和不充分，可能造成一些有毒物质的残留，人进食后可能诱发疾病。其次，急速烹炒难以杀灭猪肝内的某些病原菌或寄生虫卵，从而导致进食后损害人体健康。

6. 桶装水

市售的桶装水，不论是蒸馏水、逆渗透水、矿泉水及其他纯净水，在装桶前大多要用臭氧做最后的消毒处理，因此在刚灌装好的桶装水里都会含有较高浓度的臭氧。臭氧会对人体造成危害。因此不要趁新鲜喝桶装水，而要将这些桶装水再放1～2天，让臭氧自然消失，这时再喝就无饮毒之虑了。

根据规定，生产的桶装水必须经检验合格后方可出厂，而这个过程需48小时，因此，在选择桶装水时，一定要选择按规范检验出厂的桶装水。

7. 牛奶

很多老年人有这样一个误区：越是现挤出来的牛奶，喝着越有营养。甚至出现了一种"新鲜"的卖牛奶的方法：农民牵着奶牛上街现挤现售。老百姓觉得这样既能够吃到最新鲜的牛奶，还省了钱，又可防止牛奶掺水掺假，因此买家甚多。其实，这种卖牛奶的方法非但没有想象的那么好，而且是一种不健康的方式。正规的乳品厂对奶牛及操作卫生都有一定的要求，且鲜奶都需经巴氏消毒后出厂。万一原料被某种微生物污染，都可被有效消毒。而上面描述的售奶方式则有很多健康隐患：其挤奶的环境是否卫生？容器是否洁净消毒？挤奶员的健康状况及双手的清洗消毒是否良好？现挤现售牛奶的奶牛是否患病？如果这牛感染了布氏杆菌、结核杆菌、金黄色葡萄球菌、口蹄疫病毒等致病微生物，那么吃新鲜者无疑会被感染或发病，健康的损害是可想而知的，因此特别新鲜的牛奶是万万不可尝的。

老年人不要空腹进食的食物有哪些

中老年人不宜空腹进食的食物有以下几种：

1. 牛奶、豆浆

这两种食物中含有大量的蛋白质，空腹饮用，蛋白质将"被迫"转化为热能消耗掉，起不到营养滋补作用。正确的饮用方法是与点心、面饼等淀粉食品同食，或餐后两小时再喝，或睡前喝亦可。

2. 糖

糖是一种极易消化吸收的食品，空腹大量吃糖，人体短时间内不能分泌足够的胰岛素来维持血糖的正常值，使血液中的血糖骤然升高容易导致眼疾。而且糖属酸性食品，空腹吃糖还会破坏机体内的酸碱平衡和各种微生物的平衡，对健康不利。

3. 酸奶

空腹饮用酸奶，会使酸奶的保健作用减弱，而饭后两小时饮用，或睡前喝，既有滋补保健、促进消化作用，又有排气通便作用。

4. 白薯

白薯中含有单宁和胶质，会刺激胃壁分泌更多胃酸，引起胃灼热等不适感。

5. 大蒜

大蒜中的大蒜素有强烈的辣味，空腹吃大蒜会对胃壁和肠壁产生刺激，导致胃绞痛。

6. 柿子、西红柿

含有较多的果胶、单宁酸，上述物质与胃酸发生化学反应生成难以溶解的凝胶块，易形成胃结石。

7. 冷饮

空腹状态下暴饮各种冷冻食品，会刺激胃肠发生挛缩，久之将导致各种酶促化学反应失调，诱发肠胃疾病。在女性月经期间还会使月经发生紊乱。

8. 香蕉

香蕉中有较多的镁元素，空腹吃香蕉会使人体中的镁骤然升高而破坏人体血液中的镁钙平衡，对心血管产生抑制作用，不利于身体健康。

9. 山楂、橘子

山楂和橘子含有大量的有机酸、果酸、山楂酸、枸橼酸等，空腹食用，会使胃酸猛增，对胃黏膜造成不良刺激，使胃胀满、嗳气、吐酸水。

10. 鲜荔枝和甘蔗

空腹吃鲜荔枝和甘蔗，可能会因为体内突然渗入过量高糖而发生高渗性昏厥。

哪些老人不宜喝鸡汤进补

鸡汤作为"天下第一汤"，是补虚益气的佳品，历来为人们所钟爱。但是，在现实生活中，有不少中老年人不适宜喝鸡汤。

1. 高胆固醇血症

血液中胆固醇升高的病人，多喝鸡汤，会促使血胆固醇进一步升高。血胆固醇过高，会在血管内膜沉积，引起动脉硬化、冠状动脉粥样硬化等疾病。

2. 高血压

经常喝鸡汤，除引起动脉硬化外，还会使血压持续升高，难以下降。而长期高血压，又可引起心脏的继发性病变，如心肌肥厚、心脏增大等高血压性心脏病。

3. 肾脏功能较差

鸡汤内含有一些小分子蛋白质，患有急性肾炎、急慢性肾功能不全或尿毒症的患者，由于肾脏功能较差，肾脏对蛋白质分解产物不能及时处理，喝鸡汤就会引起高氮质血症，从而进一步加重病情。

4. 胃酸过多者

鸡汤有较明显的刺激胃酸分泌的作用，患有胃溃疡、胃酸过多或近阶段有胃出血病史的人，一般也不宜多喝鸡汤。

5. 胆道疾病患者

胆囊炎或胆石症经常发作者不宜多喝。因为鸡汤内脂肪的消化需要胆汁参与，会刺激胆囊收缩，从而加重病情。

哪些老年人不宜喝牛奶

虽然牛奶是健康饮品，但在某些特殊情况下的老年人不宜喝牛奶。

（1）缺铁性贫血患者：食物中的铁需在消化道中转化成亚铁才能被吸收利用。若喝牛奶，体内的亚铁就与牛奶的钙盐、磷盐结合成不溶性化合物，影响铁的吸收利用，不利于患有贫血的老年人恢复健康。

（2）反流性食道炎患者：反流性食道炎是由于下食道括约肌收缩力下降，胃及十二指肠液返流入食道所引起的。研究证实，含有脂肪的牛奶会影响下食道括约肌的收缩，从而增加胃液或肠液的反流，加重食道炎症状。人体的食道有三个狭窄部位，就像长江的"三峡"一样。如老年人忽视饮食上的注意事项，也会造成堵截，增添多种麻烦。

（3）腹部手术后的患者：老年人做完腹部手术后，多有肠胀气现象，牛奶中含有较多脂肪和酪蛋白，在胃肠内不易消化，发酵后可产生气体，使肠胀气加重，不利于肠蠕动功能的恢复。

（4）消化道溃疡患者：牛奶虽可缓解胃酸对溃疡面的刺激，但因其能刺激胃肠黏膜分泌大量胃酸，会使病情加重。

（5）乳糖酸缺乏患者：牛奶中乳糖含量较高，但必须在消化道乳糖酸作用下分解为半乳糖和葡萄糖后才能被人体吸收。如果乳糖酸缺乏，食用牛奶后就会引起腹痛、腹泻。

（6）胆囊炎和胰腺炎患者：牛奶中脂肪的消化需要胆汁和胰脂酶的参与，饮用牛奶将加重胆囊和胰腺的负担，进而加重病情。

（7）平时有腹胀、多屁、腹痛和腹泻等症状者：这些症状虽不是牛奶引起，但饮用牛奶后会使这些症状加剧。

（8）牛奶过敏者：有些老年人喝牛奶后会出现腹痛、腹泻等症状，个别严重过敏的老年人，甚至会出现鼻炎、哮喘或荨麻疹等。

为什么煮粥、烧菜时不要加碱

许多中老年人在煮粥和烧菜的时候都有放碱的习惯，以便让食物软烂、熟得快。但是这种做法无意中会让米和菜中的养分流失掉。因为养分中的维生素 B_1、维生素 B_2 和维生素 C 等都是喜酸怕碱的。

大米和面粉中含量较多的维生素 B_1。有人曾做过试验，在 400 克米里加 0.06 克碱熬成的粥，有 56% 的维生素 B_1 被破坏。如果经常吃这种加碱煮成的粥，就会因缺乏维生素 B_1 而发生脚气、消化不良、心跳、无力或水肿等症状。

豆子里含量有丰富的维生素 B_2。一个人每天只要吃 150 ～ 200 克大豆，就足够满足身体对维生素 B_2 的需要了。豆子不易煮烂，放碱后当然烂得快，但这样会使维生素 B_2 几乎全部被破坏。而人体内缺乏它，就会引起阴囊瘙痒发炎（即绣球风）、烂嘴角和舌头发麻等症状。

蔬菜和水果中含有丰富的维生素 C，维生素 C 本身就是一种酸，碱对它起破坏作用。人体内如果缺乏维生素 C，会使牙龈肿胀出血，得坏血病。

为什么老年人不能吃太多全麦食品

所谓"全麦食品"，指的是用没有去掉麸皮的小麦、大麦或燕麦磨成面粉所做的食物。全麦食物不仅含有小麦胚，还保留了麸皮中的大量维生素、矿物质、纤维素。全麦中丰富的小麦胚可以降低胆固醇和三酰甘油的含量，减少低密度脂蛋白（LDL）的含量，对好的胆固醇（HDL）无影响，水溶性膳食纤维也可降低胆固醇，两者可以有效地预防动脉硬化。水溶性膳食纤维还具有排泄钠的作用，能有效调节血压，预防高血压。

虽然食用全麦食品对身体有益，但也不宜吃太多，原因如下：

（1）全麦食品比较"粗"，所需咀嚼的时间长，不易消化和吸收，吃多了也易伤脾胃。

（2）长期大量食用可能会造成钙、铁、锌等营养素的流失。

（3）全麦粉的热量比一般面粉只少10%左右，而且由于口感不好，商家多会加入更多的黄油、糖使之闻起来很香，这样反而会增高热量，吃多了会因摄入热量过多而致肥胖。

因此，全麦食品也不宜吃得太多，每天50～80克为宜。老年人食物应该多样化，才能保证营养全面、均衡。

为什么中老年人不宜吃过多油炸食品

一代名医李时珍在日常饮食中很注重烹调方法，一般很少用油炸，而主张采用熬汤或煲粥的方式烹调美食，这是因为油炸会破坏食物中的营养元素，减低食物的免疫功效，而熬汤等做法能最大限度地防止食物营养流失。因此，在日常生活中除特殊需要油炸的食物外，尽量用其他方法烹制为好。

从保健角度来看，每周吃上一两次油炸食品，问题不大，但如果天天吃，或是把它们作为正餐食用，则对健康不利。

油炸食物的种类很多，荤食、素食、甜食、咸食都有。它们都是油性大的食物，即含脂肪量高的食物。常吃高脂食物不但可使血脂升高，促使动脉硬化，而且易使人发胖。

油炸食物的营养价值低。油脂和被炸食物经过高温后，油和食物中的维生素A、胡萝卜素、维生素E等遭到破坏，损失达50%。在高温中油脂被氧化，所含必需脂肪酸也受到破坏。经过高温的油脂，其产生的能量也明显减低，而且还会妨碍人体的吸收。

街头每天早上供应的油条、油饼、糖糕、菜角、麻花、猫耳朵等，大多使用反复煎熬的油，油脂经过反复高温，会发生许多变化，其中脂肪酸的聚合，可产生二聚体、三聚体等十多种有害物质；有机物的不完全燃烧，还可产生强致癌物。常吃反复煎炒油炸的食物，有可能使人肝脾肿大、消化道发炎、腹泻，甚至癌变。

为什么中老年人不能吃太多豆腐

中医理论认为，豆腐味甘性凉，入脾、胃、大肠经，具有益气和中、生津润燥、清热解毒的功效，可用于治疗赤眼、消渴、烧酒毒等。豆腐虽好，但中老年人也不宜过量食用。豆腐吃得太多会对身体造成以下危害：

1. 使肾功能衰退

在正常情况下，人吃进体内的植物蛋白质经过代谢变化，最后大部分成为含氮废物，由肾脏排出体外。人到老年时，肾脏排泄废物的能力下降，此时若不注意饮食，摄入过多的植物性蛋白质，势必会使体内生成的含氮废物增多，加重肾脏的负担，使肾功能进一步衰退。

2. 引起消化不良

豆腐中含有极为丰富的蛋白质，一次食用过多不仅阻碍人体对铁的吸收，而且容易引起蛋白质消化不良，出现腹胀、腹泻等。

3. 导致碘缺乏

制作豆腐的大豆含有一种叫皂角苷的物质，它不仅能预防动脉粥样硬化，还能促进人体内碘的排泄。长期过量食用豆腐容易引起碘缺乏。

4. 促使痛风发作

豆腐含嘌呤较多，嘌呤代谢失常的痛风病人和血尿酸浓度增高的患者多食豆腐易导致痛风发作，所以，痛风病患者要少食豆腐。

老年人和肾病、缺铁性贫血、痛风病、动脉硬化患者更要控制豆腐的食用量。中医认为，豆腐性偏寒，胃寒者和易腹泻、腹胀、脾虚者以及常出现遗精的肾亏者不宜多食。

为什么说蔬菜吃过量有害无益

蔬菜里含有丰富的维生素、矿物质，食物纤维也很丰富。吃适量的蔬菜可以促进肠道蠕动，促进排便，提供机体所需的微量营养素，发挥其抗氧化作用，保证人体各器官的正常功能。但是摄入过量也会有害，具体危害包括：

1. 阻碍体内钙、锌的吸收

大量摄入蔬菜会阻碍体内钙、锌吸收，中老年人尤其要注意避免因为过度素食导致的缺铁性贫血和缺钙。

2. 造成蛋白质营养不良

如果为"节食""饱腹"而大量食用蔬菜，减少或禁食肉类、鱼类，还会影响机体摄取和吸收所必需的脂肪酸、优质蛋白质，造成营养不良。

3. 易形成结石

某些蔬菜含较多的草酸，与其他食物中的钙结合，容易形成草酸钙结石，如菠菜、芹菜、番茄等都含有较多的草酸，这也是很多喜欢吃素的女性易患结石病的原因之一。

4. 导致胃肠疾病

不易消化粗纤维含量高的蔬菜，如芹菜、春笋等，大量进食后很难消化，胃肠疾病患者不宜多食。粗纤维还容易使肝硬化患者造成胃出血或食管静脉曲张出血等，加重病情。

为什么老年人不能贪吃荔枝

荔枝不仅味美，而且其营养十分丰富，含有大量的果糖、维生素、蛋白质、柠檬酸等，对人体有补益作用。然而中医认为荔枝属湿热之品，民间有"一颗荔枝三把火"之说。所以尽管美味可口，中老年人也不能多吃，否则很可能患上荔枝病。

荔枝病的实质是一种"低血糖症"，荔枝中含大量的果糖，果糖经胃肠道黏膜的毛细血管很快吸收入血后，必须由肝脏内的转化酶将果糖转化为葡萄糖，才能直接为人体所利用。如果过量食入荔枝，那么就有过多的果糖进入人体血液，"改造"果糖的转化酶就会供不应求。在这种情况下，大量的果糖充斥在血管内却转化不了能被人体利用的葡萄糖。与此同时，进食荔枝过量影响了食欲，使人体得不到必需的营养补充，致使人体血液内的葡萄糖不足，就会导致荔枝病。

荔枝病通常的临床表现为：头晕心悸、疲乏无力、面色苍白、皮肤湿冷，有些患者还可出现口渴和饥饿感，或发生腹痛腹泻症状，个别严重患者可突然昏迷，阵发性抽搐，脉搏细弱而速，瞳孔缩小，呼吸不规则，呈间歇性或叹息样，面色青灰，皮肤发绀，心律失常，血压下降等。一旦发生荔枝病，应该积极治疗，如仅有头晕、乏力、出虚汗等轻度症状者，可服葡萄糖水或白糖水，以纠正低血糖，补充生命必需的葡萄糖。如果出现抽搐、虚脱或休克等"荔枝病"重症者，应及时送医院治疗，静脉推注或静脉点滴高浓度的葡萄糖，可迅速缓解症状，治愈后不留后遗症。

为什么中老年人不宜吃罐头

人们总是认为以营养食物为原料制作出来的食品和食物有同样的功效，其实这是一个饮食误区，最常见的例子就是罐头。罐头在加工过程中会添加色素和糖剂，这些成分往往对身体是不利的，抑制免疫系统正常工作，从而损害人们的健康。

无论是鱼、肉类罐头，还是水果、蔬菜等罐头，为延长保存期，罐头食品在制作过程中要加入防腐剂（常用的如苯甲酸）。一般而言，罐头食品所加防腐剂经过检验对人体无毒害作用，少量短期食用是相对安全的，若经常食用则对肝、肾均有损害。

另外，罐头中还含有添加剂，这是为了使食品味美。在加工过程中，罐头中加入的添加剂包括香料、色素、人工调味剂等，会影响身体的健康，甚至还可因某些化学物质的逐渐积累而引起慢性中毒。

再者，罐头加工后使维生素 C、维生素 B$_1$、维生素 B$_2$ 与烟酸、泛酸、维生素 A 等营养物质有不同程度的损失，据研究，罐头食品经过加热处理后，50% 以上的维生素 C 被破坏掉了。所以，吃罐头食品也不利于维生素 C 的补充。

哪些老年人不适宜吃辣椒

辣椒内含有一种辣椒素，有极强的刺激性，辛辣味就是由它产生的。辣椒吃到嘴里有辣烫感，到了胃里有烧灼感，甚至解大便时也会觉得肛门热辣辣的，就是因为里面含有辣椒素的缘故。辣椒素还有刺激鼻腔黏膜和眼结膜的作用，所以人闻到辣味会打喷嚏，流眼泪。辣椒的辣味在烹调时，会把人呛得透不过气来。因此，很多中老年人不适宜吃辣椒。

（1）患有心脑血管疾病的中老年人。辣椒素使循环血量剧增，心跳加快，心动过速，短期内大量服用，可致急性心力衰竭甚至猝死。

（2）患有肠胃疾病的中老年人。由于辣椒素的刺激，黏膜充血水肿、糜烂，胃肠蠕动剧增，从而引起腹痛、腹泻等，亦影响消化功能的恢复。

（3）患有肾病的中老年人。辣椒素是通过肾脏排泄的，因而有损肾细胞，严重者可引起肾功能改变，甚至出现肾衰竭。

（4）患有慢性胆囊炎、胆石症、胰腺炎的中老年人。

由于辣椒素的刺激，引起胃酸分泌增加，胃酸多了可引起胆囊收缩，胆道口括约肌痉挛，造成胆汁排出困难，从而诱发胆囊炎、胆绞痛及胰腺炎。

（5）患有痔疮的中老年人。由于辣椒素的刺激，痔静脉充血水肿，进一步加重痔疮，甚至形成肛门脓肿。另外辣椒又可加重便秘，使痔疮病情加重。

（6）服用中药的中老年人。食用辣椒素会影响中药疗效，因此服用中药的同时，应禁食辛辣食物。

哪些老人不宜吃香蕉

香蕉，肉质柔软，吃起来香甜可口，是老年人喜爱的佳品。现代医学表明：香蕉中含有多种维生素，如胡萝卜素、硫胺素、烟酸、维生素C、维生素E、维生素P等，其中维生素E能增加血管壁的弹性。香蕉中含有较多能降低血压的微量元素钾离子，较适合于高血压患者食用。

但是，香蕉中含有较多的钠盐，肾功能不良的人多吃香蕉等于多吃钠盐。据国内外有关文献报道，肾功能不全的病人，食用香蕉过量，会增加肾功能的负担，延缓病情的好转，并有引起病情恶化的可能。

由此可见，香蕉虽然营养丰富，但是肾脏病患者食用时就要慎重对待，切莫过量食用。

绝对不吃含胆固醇食物好吗

专家建议，中老年人尤其患有冠心病、高血压、动脉硬化、脑血管疾病的患者，应注意慎食或不食猪油、黄油、动物内脏及鹌鹑蛋、墨鱼等高胆固醇食物，而且，每日胆固醇的摄入量以控制在300毫克以下为宜。但是，有些中老年人因此陷入另一个极端，那就是一点儿也不吃含有胆固醇的食物。这样做其实对健康也是不利的。原因如下：

1. 胆固醇是人体必不可少的物质

胆固醇参与细胞与细胞膜的构成，对生物膜的透性、神经髓鞘的绝缘性及保护细胞免受一些毒素的侵害起着不可低估的效用。人体的免疫系统只有在胆固醇的协作下，才能完成其防御感染、自我稳定和免疫监视三大功能。胆固醇还是类固醇激素的基本原料，这些激素与人的生理反应、水和电解质代谢、生殖繁衍关系密切，若其原料匮乏，势必影响人体的健康发育。胆固醇过低还会造成机体功能紊乱，免疫功能下降，精神状态不稳，血管壁变脆，脑出血的危险性增加等。

2. 在抗御癌症方面有重要作用

科学实验表明，体内血胆固醇水平过低的人，患结肠癌的机会是胆固醇水平较高的人3倍。

胆固醇含量丰富的食品能降低那些与动脉硬化和心血管疾病有关的有害胆固醇，关键是要少量摄入含饱和脂肪酸与胆固醇的食物。因此，专家建议，中老年人不能绝对不吃含胆固醇的食物，适量摄入高胆固醇食品对身体有益无害。

为什么鸡头鸭头要少吃为妙

许多中老年人喜欢吃鸡头、鸭头、鹅头以及鱼头等。确实，鱼、禽类的头很好吃，而且营养价值也很高。可是，这些"头"的害处也不少。就拿鸡头来说，俗话说：十年的鸡头赛砒霜。这意思是说，鸡越老，它的头毒害就越大。其原因是，鸡在啄食中会吃进含有害重金属的物质，这些重金属主要储存于脑组织中，鸡龄越大，储存量越多，毒性越强。鸡头不宜多吃，鸭头、鹅头等，也不宜多吃，其道理大同小异。那么鱼头呢？据有关医学专家说，近年来整体环境恶化，导致水源污染，使有害物质侵入鱼体；加之有的养殖者在饲料里添加化学物质，更增加了鱼体内的有害物质。而这些物质主要蓄积在鱼油相对集中的鱼头内，难以排出。所以，奉劝那些喜欢吃"头"的中老年人，还是少吃此类食品为好。

老年人绝对不吃肥肉好吗

健康专家经科学研究发现，只要烹调得法，肥肉是一种长寿食品，同时也是防癌的食品，因此中老年人适当吃些肥肉对身体均有益处。

动物脂肪中含有一种能延长寿命的物质——脂蛋白，这种物质非但不会促进血管硬化，反而可以预防高血压等血管疾病。缺少这类营养可能导致贫血、癌症与营养不良等疾病。

另外，肥肉里含有丰富的脂肪，脂肪不仅可以帮助人体储存热能，还可以保护脏器，构成细胞，补充蛋白质，提供人体所必需的脂肪酸。如果身体缺乏脂肪，就会出现体力不足，免疫功能下降等不良症状。

只有在摄入过多或人体代谢紊乱时，肥肉才是导致动脉硬化的"危险因素"。因此，中老年人需要适量进食一些肥肉，保持脂肪在体内的进出平衡，既不可积累过多，也不应入不敷出。

老年人喝豆浆有哪些禁忌

中医理论认为，豆浆性平味甘，滋阴润燥，"秋冬一碗热豆浆，驱寒暖胃保健康"，常饮豆浆，对中老年身体大有裨益。但是饮用豆浆一定要科学合理，否则很容易诱发疾病。那么，中老年人饮用豆浆要注意什么呢？

1. 忌喝未煮熟的豆浆

豆浆中含有两种有毒物质，会导致蛋白质代谢障碍，并对胃肠道产生刺激，引起中毒症状。预防豆浆中毒的办法就是将豆浆在100℃的高温下煮沸，然后就可安心饮用了。

2. 忌在豆浆里打鸡蛋

忌在豆浆里打鸡蛋，是因为鸡蛋中的黏液性蛋白质和豆浆中的胰蛋白酶结合，会产生一种不能被人体吸收的物质，大大降低人体对营养的吸收。

3. 忌冲红糖

豆浆中加红糖喝起来味甜香，但红糖里的有机酸和豆浆中的蛋白质结合后，可产生变性沉淀物，大大破坏营养成分。

4. 忌装保温瓶

豆浆中有能除掉保温瓶内水垢的物质，在温度适宜的条件下，以豆浆作为养料，瓶内细菌会大量繁殖，经过 3 ~ 4 小时就能使豆浆酸败变质。

5. 忌空腹饮豆浆

饮豆浆的同时吃些面包、糕点、馒头等淀粉类食品，可使豆浆中蛋白质等在淀粉的作用下，与胃液较充分地发生酶解，使营养物质被充分吸收。

6. 忌与药物同饮

有些药物会破坏豆浆里的营养成分，如四环素、红霉素等抗生素药物。

第四节　如皋老人的长寿之道

日啖白果七八颗，何愁今生不长寿

银杏树的果实又叫白果，它是种子植物中最古老的物种之一，因此又被人誉为"活化石"。李时珍的《本草纲目》中就记载，白果能止咳平喘、补肺益肾、敛肺气、止带浊、缩小便。如皋人的身体力行又告诉我们，常吃白果还可以活到天年。

科学家用仪器分析后发现，白果中含有蛋白质、脂肪、糖类、钙、铁、磷、胡萝卜素及多种氨基酸等人体所需的营养成分，能改善血液循环，修复人受损的血管，让大脑、心脏获得充足的营养，防止血栓的发生，更能增强老年人的记忆力和机体免疫力，减缓细胞老化，预防老年痴呆症。因此，如皋人吃白果能够长寿绝不是一个神话。

如皋人吃白果可谓是花样百出，炒、蒸、煨、炖、焖、烩、烧、熘等各种方法齐上阵，做出形形色色的美味佳肴。爱吃甜食的，就用白果肉煮水，加少许糖；也可以与栗子、莲心等一起煮成甜羹。爱吃咸味的，就将白果红烧或与蹄筋等共煮，非常美味。爱吃素的人，把白果和蘑菇、竹荪等一起炒，或者一起煮汤，味道也相当不错。

白果的银杏叶，您千万不要扔掉，如皋人会拿它们来做枕头芯。因为，用3年以上银杏叶做成的枕头芯，会在您养神睡觉时散发出一股股淡淡的幽香，枕着它，您不仅心里平和无忧、一觉睡到自然醒，长期使用还可以防止高血压、脑中风、糖尿病等疾患的发生。

晨吃三片姜，赛过人参汤

我国北宋著名文学家、美食家苏东坡在《东坡杂记》中曾记载了一则常年食生姜而延年益寿的故事。

苏东坡在任杭州太守时，有一天他到净慈寺去游玩，拜见了寺内住持。这位住持年逾80，仍鹤发童颜，精神矍铄。苏东坡感到惊奇，便问他有何妙方可以求得延年益寿。住持微笑着对苏东坡说："老衲每天用连皮嫩姜切片，温开水送服，已食四十余年矣。"

生姜可以延年益寿，颐养天年，并不是这位住持的首创，儒家大师孔子早在春秋战国时期就已认识到食用生姜具有抗衰老的功能。他一年四季食不离姜，但不多食，每次饭后食姜数片而已。在那个饱尝战祸，颠沛流离的年代，孔子活到了73岁，恐怕和他重视食用生姜有着密切的联系。

在日常生活中，人们都把生姜当作调味品。因为生姜具有独特的辛辣芳香气味，可以去鱼肉腥味。此外，生姜还含有挥发油、姜辣素（老姜成分较高）、树脂、纤维、淀粉等成分。生姜在我国已有两三千年的历史，长沙马王堆一号汉墓的陪葬物中就有生姜。

生姜可以祛病养生。生姜不仅是调味佳品，还是宝贵的中药材。《本草纲目》认为，生姜"可蔬、可和、可果、可药，其利博矣"。据《神农本草经》记载，生姜性味辛温，入肺、脾、胃经，有解表散寒、温中止呕、化痰止咳功能。常用来治风寒感冒、胃寒呕吐、寒痰咳嗽等。据现代药理研究，生姜含有姜醇、姜烯、姜辣素等多种成分，具有解热、镇痛、抗炎、镇静、催眠、抗惊厥、兴奋心脏等作用。

生姜含有的辛辣姜油和姜烯酮，对伤寒、沙门氏菌等病菌有强大的杀灭作用。"冬吃萝卜夏吃姜，不劳医生开药方"，民间广泛流传的这一俗语，对生姜虽有溢美之嫌，但它的确道出了生姜祛病养生的中药保健功效。

生姜可以防止动脉血管硬化。生姜可以降低胆固醇，抑制前列腺素的合成，减少血小板的聚集。美国学者认为，在生姜提取物中含有与阿司匹林作用相似的抗凝血成分，其抗凝作用甚至超过阿司匹林。服用生姜可以防止血小板集聚，防止血栓形成，还不产生任何副作用，对维护血管的弹性，防止动脉硬化，预防心肌梗死有特殊的功效。

生姜可以治疗胃溃疡、类风湿性关节炎等病症。在对老鼠的动物实验中，让老鼠口服盐酸和乙醇，使之发生胃溃疡，然后再喂以生姜提取物，结果老鼠的胃溃疡受到了明显的抑制。每天口服鲜姜5克或生姜粉0.5～15克，可以治疗类风湿性关节炎，不仅可减轻疼痛、肿胀，而且还能改善关节的活动。

生姜还有美容作用。生姜中含有一种"姜辣素"，对心脏和血管有一定的刺激作用，可使心跳加快、血管扩张、血液循环加快、流动到皮肤的血液增加。这可能与中医所说的生姜能"宣诸络脉"有关。络脉布于体表，受经脉的营养，以滋养肌肤，皮肤暗黑在很大程度上是络脉不通畅引起的。生姜能使络脉通畅，供给正常，容光自然会焕发。生姜泡澡可以通过发汗、排汗达到消耗热量、燃烧脂肪、瘦身健美的目的。

生姜具有抗衰老的功能。现代医学研究证明，生姜含有比维生素E作用大得多的抗氧化成分。这种成分能减轻人体自由基活跃所产生的被科学家比喻成"体锈"的有害产物，老年斑就是这种"体锈"的外部表现。常吃生姜有助于使老年斑推迟发生或逐渐消失。

生姜可以预防胆结石。生姜中所含的姜酚，能抑制前列腺素的合成，并有较强的利胆作用。因此胆囊炎患者常食生姜，可防止胆结石的形成，预防胆结石症的发生和发展。

小小花生是名副其实的"长生果"

花生又名长生果、落花生，被誉为"田园之肉""素中之荤"。花生的营养价值非常高，其中含有的优质蛋白质易为人体所吸收。花生仁中还含有十几种氨基酸，其赖氨酸含量比粳米、面粉高出4～7倍。赖氨酸可提高智力，促进生长和抗衰老。花生仁中的某些物质还能润肤，延缓机体细胞衰老和预防动脉硬化。

关于花生的主要功效，《本草纲目》中记载："花生悦脾和胃润肺化痰、滋养补气、清咽止痒"。而中医认为，脾胃是人的后天之本，脾胃功能非常重要。花生可以调理脾胃，增强脾胃功能，对人体健康非常有利，能延缓衰老，益寿延年。所以，民间把花生称为长生果。具体说来，花生的功效主要有以下几种：

1. 淡化色斑

花生富含维生素 B_6，维生素 B_6 具有褪除黑色素斑痕的作用。

2. 健齿

食用花生不产生腐蚀酸，有利牙齿健康。

3. 减肥

花生是高脂高热量食物，但是并不会增加体重。因为花生高蛋白、高纤维、质地易碎，容易增加饱腹感并持续较长时间，花生饱腹感长于高碳水化合物食物五倍时间，可抑制饥饿，从而减少对其他食物的需要量，降低总能量摄入，避免吃过量。花生吸收效率不高，也是避免增加体重的一个原因。

另据《中国医药报》报道，花生中的 β - 谷固醇可抑制口腔细菌的生长，并具有一定的抗癌作用。中医临床有时也会用花生治疗慢性胃炎、支气管炎等消化和呼吸道疾病。因此，口气不好的人可以每天少量、反复咀嚼花生一次，能有效抑制口臭。

很多人都喜欢吃油炸花生米或爆炒花生米，其实这种方式对花生米中的维生素 E 和其他营养成分破坏非常大。而且花生本身就含有大量的植物油，高温烹制后，花生的甘平之性就会变成燥热之性，经常食用容易上火。所以，吃花生的最好方式是煮着吃，这样既能保住营养又好吸收。

此外，还有四种人不适合吃花生。

（1）高脂血症患者

花生含有大量脂肪，高脂血症患者食用花生后，会使血液中的脂质水平升高，而血脂升高往往又是动脉硬化、高血压、冠心病等病疾的重要致病原因之一。

（2）胆囊切除者

花生里的脂肪需要胆汁去消化。胆囊切除后，贮存胆汁的功能丧失。这类病人如果食用花生，没有大量的胆汁来帮助消化，常可引起消化不良。

（3）消化不良者

花生含有大量脂肪，肠炎、痢疾、脾胃功能不良者食用后，会加重病情。

（4）跌打瘀肿者

花生含有一种促凝血因子。跌打损伤、血脉瘀滞者食用花生后，可能会使血瘀不散，加重肿痛症状。

此外，花生含油脂特别多，患有肠胃疾病或皮肤油脂分泌旺盛、易长青春痘的人，不宜大量食用。

（1）花生养胃益智粥

材料：花生米、山药、粳米、冰糖。

做法：山药切丁，花生米开水烫泡 1 ~ 2 分钟，去皮晾干，捣碎粳米与花生、山药加水熬煮，快熟时放入冰糖即可。

功效：益气养胃，健脑益智。

（2）花生小豆鲫鱼汤

材料：花生米 200 克，赤小豆 120 克，鲫鱼一条。

做法：将花生米、赤小豆分别洗净，离去水分；鲫鱼剖腹去鳞和肚肠；将花生米、赤小豆及洗净的鲫鱼同放一个大碗中加入料酒、精盐少许，用大火炖，等沸腾后，改用小火炖到花生烂熟即可。

功效：健脾和胃、利水消肿。

延年益寿话保健，茯苓全方位保护您

茯苓的功效十分多：健脾、安神、镇静、利尿，可以说能全方位地增强人体的免疫能力，被誉为中药"四君八珍"之一。

茯苓生长在哪里呢？一般的大树枯死或被砍伐后，往往会从枯死的躯干或残留的根上生出新的小枝叶来，中医认为这是大树未绝的精气要向外生发。如果大树枯死后，上面不长小的枝叶，就意味着附近的土壤下有茯苓，是茯苓吸取了大树的精气，使它没有能力再生发小的枝叶。

茯苓生长在土壤中，而且是在大树根部附近，它的生长位置告诉我们，它能收敛巽木之气，让其趋向收藏。

"人过四十，阴气减半"。如果人的肝木之气得不到足够的阴精制约，就会渐渐偏离常道在体内妄行，导致头晕、手足摇动等肝风太过的症状出现。而茯苓色白，应坎水之精，恰好能够收敛巽木的外发之气，使它潜藏于坎水之中。所以，茯苓对于中老年人绝对是延年益寿的良药。在古代，人们对茯苓推崇备至，因为他们认为那是大树之精化生的奇物，有十分好的养生功效。相传慈禧太后一日患病，不思饮食。厨师们绞尽脑汁，以松仁、桃仁、桂花、蜜糖等为原料，加以茯苓霜，再用淀粉摊烙外皮，精心制成夹心薄饼。慈禧吃后十分满意，让这种饼身价倍增。后来此法传入民间，茯苓饼就成了北京名小吃，名扬四方了。

《本草纲目》说茯苓能补脾利湿，栗子补脾止泻，大枣益脾胃。这三者同煮，就可以用于脾胃虚弱，饮食减少，便溏腹泻。

白茯苓有多种食用方法，最简单的是把茯苓切成块之后煮着吃，还可以在煮粥的时候放进去。另外，可以把茯苓打成粉，在粥快好的时候放进去，这样人体更容易吸收。

（1）茯苓栗子粥

材料：茯苓15克，栗子25克，大枣10个，粳米100克。

做法：加水先煮栗子、大枣、粳米；茯苓研末，待米半熟时徐徐加入，搅匀，煮至栗子熟透。可加糖调味食用。

另外，茯苓可以宁心安神，麦冬养阴清心，粟米除烦热。这三者同煮就可以用于心阴不足，心胸烦热，惊悸失眠，口干舌燥。

（2）茯苓麦冬粥

材料：茯苓、麦冬各15克，粟米100克。

做法：粟米加水煮粥；二药水煎取浓汁，待米半熟时加入，一同煮熟食。

对于中老年人，茯苓具有补益功效，但对于正处在生长发育期的儿童与青少年就不太适合。孩子处在发育阶段，生机益然，正需要肝木之气的生发之性，而茯苓趋向收敛，会阻碍孩子的生长。给未成年人吃茯苓，就等于在扼杀他们的生发之机，给健康带来不利的影响。未成年人只有在生病等特殊的情况下，经过医生的准确辨证后才能服用茯苓，家长千万不要自作主张煎煮茯苓给孩子吃。

经常吃草莓，健体、寿累积

古今中外的营养专家都认为，常吃草莓对人体健康大有益处。

熟透的草莓红似玛瑙，不仅果肉细嫩多汁，酸甜爽口，而且营养价值很高。其外观呈心形，鲜美红嫩，果肉多汁，酸甜可口，香味浓郁，具有一般水果所没有的宜人芳香，是水果中难得的色、香、味俱佳者，因此常被人们誉为"果中皇后"。

草莓易于被人体吸收利用，食用时无任何禁忌，吃多了既不会受"凉"也不会上"火"，是婴儿、老人、体弱者理想的营养健美果品。草莓除鲜食外，还可加工制成果汁、果酱、果酒、罐头和速冻食品。

草莓是一种营养价值高，且为人们喜爱的低糖、低热量水果。其主要营养成分有糖、维生素、矿物质、有机酸和果胶等。早在李时珍的《本草纲目》中对草莓就有明确的记载，味甘酸、性凉，有清暑、解热、生津止渴、消炎、止痛、润肺、健脾、补血、通经、利尿、助消化、促进伤口愈合等功效。

现代医学研究证明，草莓有降血压、抗衰老作用，对防治动脉粥样硬化、高胆固醇、冠心病、脑溢血、贫血症、痔疮等都有一定的疗效，对胃肠病也有良好疗效。草莓还具有抗癌作用。美国华盛顿农业研究中心水果实验室的专家说，草莓中有一种物质能抗癌。意大利的医学家指出，新鲜草莓里含有一种化学物质可以阻止癌细胞的形成。

据测定，草莓果肉中含有糖、蛋白质、脂肪、维生素、钙、磷、铁等，其中维生素C的含量比梨、苹果、葡萄等高出 7 ~ 10 倍，磷和铁等人体所必需的矿物质元素也比上述水果高 3 ~ 5 倍。草莓中含有少量的胡萝卜素，是合成维生素 A 的重要物质，具有明目等作用。草莓还含有一定的膳食纤维，有帮助消化、通畅大便之功效。

草莓不仅能有效地预防感冒，而且对防治皮肤黑色素沉着、痣和雀斑有特效；牙龈出血者常吃草莓可健全牙龈，预防牙周病的发生；草莓汁与牛奶混合后涂于皮肤表面，能清除油腻，使皮肤洁白。

草莓又是良好的园林和庭院花草，近年来普遍引种。它的生长期长，季节变化明显。早春二三月，新叶破土而出，形成翠绿的"地毯"；三、四月白花朵朵镶嵌在绿叶层里，如同白玉嵌入翡翠，繁星点点，一派春天气息；五六月红果累累，使绿色草层生机益然；深秋红叶铺满大地，观赏价值很高。此外，草莓还可以盆栽观赏，赏绿叶、白花、红果，最后还可尝果，既饱眼福，又饱口福。

选购草莓应以色泽鲜亮、颗粒大、清香浓郁、蒂头叶片鲜绿、表面无损伤者为优。颜色过白或过青都表示尚未成熟。

市场上有些草莓看上去个头很大、颜色漂亮，可买回来一吃却索然无味。原来这些个头异常的草莓，是由于在种植过程中喷施了膨大剂造成的。膨大剂是一种植物生长调节剂，通过促进果实中的细胞分裂和体积增大达到增产的目的。它一般在草莓生长的特定时期使用，除了能促进草莓果实增大，还能较好地保证草莓的质量。可是，有些果农为使草莓提前上市，获得更高的经济效益，违反技术操作规程，在种植过程中滥用膨大剂，不仅使草莓口感和质量下降，还可能对人体造成潜在的危害。要辨认出哪些草莓经过膨大剂、催红剂等处理，并非很难。只要看它的大小是否均匀、果实形状是否正常、色泽是否自然就可以了。另外很重要的一点是，最好吃应季草莓，不要为尝鲜过早购买提前上市的草莓。

还应注意的是，草莓属于低矮的草茎植物，且表面凹凸不平，在栽培施肥时易受到污染，表面可能带有一些细菌、病毒和农药残留。加之草莓在采摘、运输过程中，往往会沾上污物、尘埃。所以，人们在食用草莓时，必须进行彻底清洗。否则草莓表面的病菌便会乘虚而入，侵袭人体，危害健康。

清洗时，应将草莓放在流水下边冲边洗，随后放入清洁的容器内，将高锰酸钾按1：5000 的比例稀释，将草莓放入消毒液中浸泡 5 ~ 10 分钟（若无高锰酸钾，用食盐溶液也可），最后再用凉开水浸泡 1 ~ 2 分钟后即可食用。

专家指出，因为草莓含糖量低，糖尿病患者也可以吃，但是每次最多宜吃 5 ~ 6 颗。

当草莓上市的季节，广大中老年人不要忘记"经常吃草莓，健体寿积累"这条长寿俗语。

预防老年人疾病，黑木耳显身手

黑木耳，生长在朽木上，古人称之为"树的鸡冠"，而且其形似人耳，色黑或褐黑，故名黑木耳。黑木耳营养极为丰富，据史料记载，它是古代帝王独享之佳品。由于其营养丰富，滋味鲜美，被人们誉为"素中之荤"。

黑木耳味甘气平，有滋养脾胃、补血润燥、活血通络的功效，适用于痔疮出血、便血、痢疾、贫血、高血压、便秘等症。《本草纲目》中记载，有补气益智、润肺补脑、活血止血之功效。现代医学研究表明，如果每人每天食用5～10克黑木耳，它所具有的抗血小板凝集作用与每天服用小剂量阿司匹林的功效相当，因此人们称黑木耳为"食品阿司匹林"。阿司匹林有副作用，经常吃会造成眼底出血，而黑木耳没有副作用，更受人们青睐。同时，黑木耳具有显著的抗凝作用，它能阻止血液中的胆固醇在血管上的沉积和凝结，不仅对冠心病，对其他心脑血管疾病以及动脉硬化症也具有较好的防治和保健作用。

黑木耳中含有两种物质：丰富的纤维素和一种特殊的植物胶原，这使得它具有促进胃肠蠕动，促进肠道脂肪食物的排泄、减少对食物中脂肪的吸收，从而防止肥胖的作用；还能防止便秘，有利于体内大便中有毒物质的及时清除和排出，从而起到预防直肠癌及其他消化系统癌症的作用。老年人特别是有便秘习惯的老年人，如果能坚持食用黑木耳，常食木耳粥，对预防多种老年疾病、防癌、抗癌、延缓衰老都有良好的效果。

黑木耳中的含铁量非常高，比菠菜高出20倍，比猪肝高出约7倍，是各种荤素食品中含铁量最高的。中医认为，黑木耳味甘性平，有凉血、止血作用，主治咯血、吐血、衄血、血痢、崩漏、痔疮出血、便秘带血等。其含铁量高，可以及时为人体补充足够的铁质，是一种天然补血食品。

黑木耳对胆结石、肾结石、膀胱结石等内源性异物也有比较显著的化解功能。黑木耳所含的发酵素和植物碱，具有促进消化道与泌尿道各种腺体分泌的特性，并协同这些分泌物催化结石，滑润管道，使结石排出。同时，黑木耳还含有多种矿物质，能对各种结石产生强烈的化学反应，剥脱、分化、侵蚀结石，使结石缩小、排出。

对于初发结石，每天吃1～2次黑木耳，疼痛、恶呕等症状可在2～4天内缓解，结石能在10天左右消失。对于较大、较坚固的结石，其效果较差，如长期食用黑木耳，亦可使有些人的结石逐渐变小、变碎，排出体外。

艾草——长寿之乡如皋的救命神草

艾草，草本植物，芳香且有益健康。在我国，采艾治病迄今已有3000多年的历史。艾，性温，无毒。据《本草纲目》载："服之则走三阴，逐一切寒湿，灸之则透诸经而治百种病邪，起沉疴之人为康泰。"

如皋艾草久负盛名，被认为是驱邪、治病、延年益寿的神草。艾草生长在广袤的山野之间，生命力极强，在长寿之乡如皋遍地栽种。坊间，特别是端午节前后，如皋多有鲜艾出售，人们买回家去，呈放于供神的中堂两边，或房间妆台之旁，奇香可数月不减，蚊蝇嗅之即逃。

传说东汉方士费长房在海边眺望远方时，发现江海之滨的风水宝地如皋有恶鬼病魔作祟，即指派徒儿桓景带上驱邪之草——艾草前往，为江海大地的子民消灾降福，延年益寿。桓景身背神剑乘仙鹤来到如皋，把艾草分送给那里的渔民、农民，人们拿到药草，果然治好了各种各样的疾病。

史载，以返老还童而闻名的古代仙人老莱子平常就很喜欢艾草的香味，所以他的屋中经常放有艾草，地上也铺满晒干的艾草。他是一位非常孝顺和顽劣的仙人，即使已经70岁了，还会穿上小孩子的花衣服来取悦父母，有时就躺在地上，模仿小婴儿啼哭的样子。传说老莱子就是因为常常把艾草用水煎来服用，才慢慢出现返老还童迹象的，所以艾草也被叫作仙人草。

艾草中含有丰富的促人长寿物质。每100克艾草中含有72毫克的胡萝卜素，它被认为具有抗癌、防止老化的作用。除了胡萝卜素外，艾草还含有维生素A、维生素B₁、维生素C和8%的蛋白质，同时铁元素和纤维素含量也很丰富。

艾草中所含的叶绿素成分，除了可以预防癌症外，还具有净血、杀菌、畅通血路的功效。而艾草中所含的腺嘌呤，可以使心脏强壮，防止功能退化，对预防脑部疾病等有很强的效果。

艾草很早就走进人们的生活。早在《诗经》时代，艾草即被用于灸术。因为艾草性温、味苦、无毒，能通十二经、理气血、逐湿寒、止血下痢，所以人们一般是把艾草点燃之后去薰、烫穴道，使穴道受热而经络疏通。现在台湾流行的"药草浴"大多就是选用艾草做药材。如皋民间常用艾草枯叶卷成长条，点燃轻熏关节，治疗筋肉关节疼痛。早年间妇女生产，必用艾草煮汤煎服，排瘀血和补中气。

艾草除了被用作药材外，还可以做成各种美味食物，吃了让人延年益寿。在长寿之乡如皋，赋闲在家的老人们喜欢以艾草为原料，做成各种传统的长寿食物。食用艾草的方法很多，最简单的是将艾草的嫩芽摘下来，直接放入口中咀嚼，或者是将艾草的嫩芽做成糕点，也可以跟蔬菜一起煮成艾草汤。

"海菜"海中长，多吃寿命长

海菜是在海洋中生长的各种可食性植物的统称。海菜被誉为海洋中的"黑色食品"，营养丰富，含有人体需要的多种物质。人们最为常见的当然属于海带。海带是大叶藻类植物，又名海草、昆布等，生活在海水中，柔韧而长如带子，故得其名。海带是一种褐藻，藻体褐色，一般长2～4米，最长可达7米，其成品褐绿色，表面略有白霜。海带是一种营养丰富、价格低廉且常年可食的海产蔬菜，其风味独特，色调别致，凉拌、荤炒、煨汤均可，是家庭佐膳佳品。

海带具有较高的营养保健价值，被誉为"海上蔬菜""长寿菜""含碘冠军"。早在1500多年前的晋朝，我国的医学家就知道海带可治"瘿病"（甲状腺肿）。明朝李时珍的《本草纲目》说，海带主治12种水肿、瘿瘤聚结气、瘘疮。唐宋以来，海带被誉为延年益寿的补品，这是有一定道理的。

常吃海带可抗癌。美国一放射矿区甲状腺肿和白血病发病率较高，为了防治甲状腺肿，该矿区居民掀起了吃海带热。结果不仅大部分甲状腺肿得以治愈，而且还出人意料地对治疗白血病产生良好的疗效。近年来，专家发现癌症病人的血液多呈酸性，血液趋于酸性可能是癌症预兆之一。随着生活水平的提高，大量缺乏钙的酸性食品、肉类涌上了餐桌，使血液趋于酸性，因而可导致癌症发生。而海带素有"碱性食物之王"的美誉，如果多食海带，就可以防止血液酸化，防治癌症。

常吃海带可防高血压。海带中含有一种海带多糖，能降低人体血清中胆固醇、三酰甘油的浓度。此外，海带多糖还具有抗凝血的作用，可阻止血管内血栓的形成。海带中还富含纤维素，可以和胆酸结合排出体外，减少胆固醇合成，防止动脉硬化。近年来，医学家们发现缺钙是发生高血压的重要原因，而海带含钙量极为丰富，对高血压的防治无疑会大有好处。

常吃海带可以治疗糖尿病。海藻中的活性多肽，其功能同胰岛素相似，对糖尿病患者有较好的治疗和保健功能。糖尿病人食用海带后，能延缓胃排空与通过小肠的时间，可减免胃的饥饿感，又能从中吸收多种氨基酸与矿物质，因此是理想的饱腹剂，可以帮助糖尿病患者控制饮食，有利于控制血糖水平。

吃海带可以治便秘。海带中 1/4 的成分是藻朊酸，藻朊酸与食物纤维素同样不被身体消化就进入大肠，可刺激肠蠕动，有促进排便的作用。因此，海带可以扫除肠道中的食物残渣，起到清洁作用，又预防便秘。

肾脏有病的人应多吃海带。据《中国食品报》报道，海带表面有一种白色粉末，略带甜味，叫甘露醇。海带含有较高的甘露醇，具有良好的利尿作用，可治疗肾衰竭、药物中毒、浮肿等。另外，海带中还含有一种叫藻酸的物质，这种物质能使人体中过多的盐排出体外，不仅对高血压患者有好处，对肾病也有独特的预防作用。

常吃海带可以美发。近年来研究发现，黄头发的产生主要是由于酸毒症的存在，而白头发的产生主要是由于酸毒症的发展所致。海带属碱性食品，可改善酸毒症，所含的营养物对美发也大有裨益。因此，常吃海带，对头发的生长、润泽、乌黑、光亮都具有特殊的功效。

多吃海带还能御寒。在冬天，有一些人很怕冷，这与每个人体内甲状腺分泌的甲状腺素多少有很大关系。碘是分泌甲状腺素的主要原料，而海带中含有大量的碘。因此冬天怕冷的人如果常吃些海带，有利于体内分泌更多的甲状腺素，可有效地提高身体的御寒能力。

我国的海带资源尤为丰富，漫长的海岸线，众多的浅海生态区和滩涂都为海带等藻类的养殖提供了有利的条件。我国海带的年产量最保守地估算也在 300 万吨左右。其中，黄海和渤海沿岸的海带和紫菜不但产量大，而且质量优良。

海菜海中长，多吃寿命长。由于海产品生产的快速发展，无论是海边还是内地，都能买到各种海产品，特别是海带，不但供应充足而且价格便宜。只要我们充分认识海菜在延缓衰老、抗御疾病中的作用，就会自觉、科学地食用海菜。

老年人长寿的密码藏在食物里

人人都想长寿，所以从古代就开始研究长寿秘方。可以说，我国医学典籍在这方面的知识和药方是非常丰富的。所谓的长寿食品，其作用、机制以及实际效果尚有待全面的科学验证，但它们都是含有丰富营养素的有益健康的食品，这是确定无疑的。

1. 有益老年健康的植物类食物

常见的有枸杞子、黑豆、菱角、大枣、猕猴桃、胡麻仁、胡桃、葡萄、莲子等。古代医药书中还记载着很多植物类食物具有延年益寿的功效，如芡实、高粱米、山药、刺五加、龙眼、桑葚子、柏子仁等。一般来说，古代中医和民间所认为的长寿植物类食物都具有补气益血、调补内脏的功效。从现代药理研究来说，这类食物大都具有降血糖、血脂、血压以及保护心血管、增加免疫功能、调节内分泌和抗肿瘤等作用。

2. 有利老年健康的动物类食物

常见的有蜂蜜、花粉、龟、鳖等。古今中外还有很多医书记载和民间流传着某些动物类食品也具有一定的延年益寿的功效，如鹿茸、人乳、酸牛奶、马奶酒、蚂蚁、牡蛎等。一般来说，中医和民间所认为的长寿动物类食品都具有益肾填精、补养气血的功效。从现代医学研究来说，大都具有增强抗病能力、强壮机体、降低血糖、调节内分泌、促进细胞再生以及抗肿瘤等功效。当然，有的食物的抗衰老作用尚未被现代医学研究所证实。

给自己留点儿喝茶的工夫，乐活到"茶寿"

茶寿是福建武夷山区的茶农们对108岁的雅称。为什么叫茶寿呢？首先是因为茶农们对茶的热爱。另外我们来看这个"茶"字，上面的草字头即双"十"，相加则为"二十"；中间的"人"分开即为"八"，底部的"木"即"十"和"八"，相加即"十八"，中底部连在一起构成"八十八"，再加上字头的"二十"，一共是108，故此得名。

其实，茶本身就是延年益寿之品，有"灵丹妙药"之效。宋代著名诗人苏东坡主张人有小病，只需饮茶，不要服药。如果我们每天能够抽出时间来好好地品上几杯茶，也许真的可以快乐健康地活到"茶寿"。唐代的医学家陈藏器指出"诸药为各病之药，茶为万病之药"，高度地评价了茶对人的保健作用。具体来说，茶的作用主要包括：

（1）提神醒脑。茶叶有提神醒脑的作用。唐代大诗人白居易就用"破睡见茶功"的诗句，来赞扬茶叶的这种作用。茶叶之所以提神，是因为茶叶中含有咖啡因，而咖啡因具有兴奋中枢神经的作用。

（2）利尿强心。俗话说："茶叶浓，小便通。三杯落肚，一利轻松。"这是指茶的利尿作用。饮茶可以治疗多种泌尿系统的疾病，如水肿、膀胱炎、尿道炎等；对于泌尿系统结石，茶叶也有一定的排石作用；常喝茶对预防冠心病也有好处，这是因为茶叶中所含的咖啡因和茶碱可直接兴奋心脏，扩张冠状动脉，使血液充分地输入心脏，提高心脏本身的功能。

（3）生津止渴。《本草纲目》中说："茶苦味寒……最能降火。火为百病，火降则上清矣。"唐朝《本草拾遗》亦云："止渴除疫，贵哉茶也。"尤其是在夏天，茶是防暑、降温、除疾的好饮料。

（4）消食解酒。饮茶能去油腻、助消化。这是由于茶中含有一些芳香族化合物，它们能溶解脂肪，帮助消化肉类食物。茶之所以解酒，是因为茶叶能提高肝脏对物质的代谢能力，增强血液循环，有利于把血液中的酒精排出体外，缓和与消除由酒精所引起的刺激。

（5）杀菌消炎。实验证明，茶叶浸剂或煎剂，对各型痢疾杆菌皆有抗菌作用，其抑菌效果与黄连不相上下。

（6）降压、抗老防衰。茶多酚、维生素C和维生素P，都是茶叶中所含的有效成分，这些有效成分能降脂、降血压和改善血管功能。茶的抗老防衰作用，是茶叶中含有的维生素E和各种氨基酸等化学成分综合作用的结果。

除上述作用外，茶叶还具备保健、医疗作用，因此，坚持经常喝茶，有益于身体健康。但喝茶也有讲究，要科学饮茶。若饮茶不当往往会带来许多不良后果。下面我们就逐个盘点一下喝茶的误区。

（1）空腹饮茶。茶叶中含有咖啡因，空腹饮茶，肠道吸收咖啡因过多，会引起心慌、尿频等不适，还会阻碍维生素B_1的吸收和利用。空腹饮茶还可因大量茶水冲淡胃液，影响消化酶的作用，使饮食无味，食欲减退。

（2）饱食后饮茶。吃完饭立刻喝茶，茶叶中的鞣酸会同食物中的蛋白质、铁元素等发生凝固，影响蛋白质和铁的吸收。

（3）睡前饮茶。睡觉前饮茶，因茶水中咖啡因的作用，致使大脑中枢神经兴奋性增高，难以安静入睡，影响睡眠效果和身体健康。

（4）服药时饮茶。茶水中含有一种叫单宁酸的物质，如服药后喝茶或用茶水服药，可与某些药物发生化学反应，降低治疗效果。

（5）喝浓茶。茶水过浓，其中含的有机物质过多，特别是咖啡因的含量过高，对健康有一定影响。另外，咖啡因可遏制肠道钙的吸收和促进尿中钙的排泄，容易引起缺钙而导致骨质疏松症，即使最好的香茶，也只宜淡淡地品。

（6）隔夜茶不能饮用。这种说法流传很广，其根据主要是：隔夜茶中含有二乙胺，而二乙胺是一种致癌物质，所以隔夜茶不应再饮用。但是这种说法并不准确，因为只有当茶因放置过久而变质时才会产生大量的二乙胺，而在短短一夜间不可能变质。另外，"隔夜"这个词本身也过于含糊，晚间泡的茶放到第二天早晨是十多个小时，而如果是早晨泡的茶放到夜晚也是十多个小时，晚间的气温相对低些，茶水变质的可能性反而更小些。所以，判断茶水是否变质不应以隔夜为标准，而要看放置时间的长短。即使是白天，放置过久的茶水也不宜饮用。

每天一袋奶，喝得科学便能老而不衰

牛奶是营养价值非常高的一种食物，具有补充钙质，增强免疫力、护目、改善睡眠、美容养颜和镇静安神等保健功效。每天喝一袋奶，可提高我们身体的免疫力，为健康增加保护屏障。宋代陈直也极力主张喝牛奶。他认为，牛奶性平，能补血脉，益心气，长肌肉，从而使人康强润泽，老而不衰。早在《本草纲目》中就有记载，牛奶能补虚损、润五脏、养血分。

然而，牛奶并非简单一喝就能产生营养价值，只有科学地喝牛奶，才能喝得更健康，发挥它的营养价值。现提出以下几点注意事项：

1. 早上饮用，切忌空腹

一般晨起后会感到口干，有些人就拿牛奶解渴，一饮而尽，好不酣畅。如此"穿肠而过"，胃来不及消化，小肠来不及吸收，牛奶的营养价值也就无从体现。况且，如果单纯以一杯牛奶作为早餐，热量也是不够的。为此，早上饮用牛奶时一定要与碳水化合物同吃。具体吃法可以用牛奶加面包、点心、饼干等，干稀搭配。可先吃点儿面包、饼干，再喝点儿牛奶；也可以在牛奶中加大米、麦片或玉米等做成牛奶粥。牛奶中所含的丰富的赖氨酸可提高谷类蛋白质的营养价值，也可使牛奶中的优质蛋白质发挥其应有的营养作用。

2. 小口饮用，有利消化

进食牛奶时最好小口慢慢饮用，切忌急饮。对碳水化合物要充分咀嚼，不要狼吞虎咽。这样，可以延长牛奶在胃中停留的时间，让消化酶与牛奶等食物充分混合，有利于消化吸收。

3. 晚上饮用，安神助眠

很多人会问何时饮用牛奶好。按照一般的习惯，以早上或晚上饮用者居多。一般地说，如果每天饮用2杯牛奶，可以早晚各饮1杯。如果每天饮用1杯奶，则早晚皆可。晚上饮用牛奶可在饭后两小时或睡前一小时，这对睡眠较差的人可能会有所帮助。因为牛奶中含有丰富的色氨酸，具有一定的助眠作用。

4. 冷饮热饮，任君自便

牛奶煮混后，其营养成分会受点儿影响，如B族维生素含量会降低，蛋白质含量会有所减少，但总的损失不会很大。饮用方式要看各人的习惯和胃肠道对冷牛奶的适应能力而定。一般而言，合格的消毒鲜奶只要保存和运输条件符合要求，完全可以直接饮用。

如果需要低温保存的消毒鲜奶在常温下放置超过 4 小时后，应该将其煮沸后再饮用，这样比较安全。

5. 特殊人群，巧选品种

有些人喝了牛奶以后，会出现腹胀、腹痛、腹泻的症状，医学上称之为"成人原发性乳糖吸收不良"。患有此症者可选食免乳糖的鲜奶及其制品，或直接喝酸奶。对高脂血症和脂肪性腹泻患者而言，全脂牛奶也不十分适宜，可改喝低脂或脱脂牛奶。老年人容易骨质疏松，可以喝添加钙质的高钙牛奶。

我们提倡喝牛奶，但并不是每个人都能喝的，有些人喝了牛奶后不但不能保健康，而且还会给自己带来麻烦。那么，哪些人不能喝牛奶呢？

（1）经常接触铅的人：牛奶中的乳糖可促使铅在人体内吸收积蓄，容易引起铅中毒，因此，经常接触铅的人不宜饮用牛奶，可以改饮酸牛奶，因为酸牛奶中乳糖极少，多已变成了乳酸。

（2）乳糖不耐者：有些人的体内严重缺乏乳糖酶，因而使摄入人体内的牛奶中的乳糖无法转化为半乳糖和葡萄糖供小肠吸收利用，而是直接进入大肠，使肠腔渗透压升高，大肠黏膜吸入大量水分。此外，乳糖在肠内经细菌发酵可产生乳酸，使肠道 pH 值下降到 6 以下，从而刺激大肠，造成腹胀、腹痛、排气和腹泻等症状。

（3）牛奶过敏者：有人喝牛奶后会出现腹痛、腹泻等症状，个别严重过敏的人，甚至会出现鼻炎、哮喘或荨麻疹等。

（4）反流性食管炎患者：牛奶有降低下食管括约肌压力的作用，从而增加胃液或肠液的反流，加重食管炎。

（5）腹腔和胃切除手术后的患者：病人体内的乳酸酶会受到影响而减少。饮奶后，乳糖不能分解就会在体内发酵，产生水、乳酸及大量二氧化碳，使病人腹胀。腹腔手术时，肠管长时间暴露于空气中，肠系膜被牵拉，使术后肠蠕动的恢复延迟，肠腔内因吞咽或发酵而产生的气体不能及时排出，会加重腹胀，可发生腹痛、腹内压力增加，甚至发生缝合处胀裂，腹壁刀口裂开。胃切除手术后，由于残留下来的胃囊很小，含乳糖的牛奶会迅速地涌入小肠，使原来已不足或缺乏的乳糖酶更加不足或缺乏。

（6）肠道易激综合征患者：常见的肠道功能性疾病，特点是肠道肌肉运动功能和肠道黏膜分泌黏液对刺激的生理反应失常，而无任何肠道结构上的病损，症状主要与精神因素、食物过敏有关，其中包括对牛奶及其制品的过敏。

（7）胆囊炎和胰腺炎患者：消化牛奶中的脂肪，必须供给胆汁和胰腺酶。牛奶加重了胆囊与胰腺的负担，结果使症状加剧。

（8）平时有腹胀、多屁、腹痛和腹泻等症状者：这些症状虽不是牛奶引起，但饮用牛奶后会使这些症状加剧。

常吃南瓜疙瘩汤，祥云不忘祝寿来

如皋盛产南瓜。每年金秋时节，家家户户的菜园、门前和屋顶上都结满黄澄澄的南瓜，放眼望去，好像有一片金色的云彩笼罩在长寿之乡上空。

南瓜的吃法很多，南瓜粥、南瓜饼、南瓜汤都是如皋人餐桌上常见的食物，但如皋长寿老人最喜欢的还是南瓜疙瘩汤。

如皋老人做南瓜疙瘩汤的方法很简单：将南瓜剔子，洗净后切块，用素油翻炒，加盐，再加水焖煮，熟后，把面粉调制的面疙瘩加入南瓜汤中，直到面疙瘩熟透。如果想营养更丰富一些，可以在调制面疙瘩的时候加鸡蛋。也可以在南瓜疙瘩汤中加几颗白果仁，或放些油菜、菠菜、西红柿，味道更为鲜美。南瓜疙瘩汤既能当主食来吃，又能当汤来喝，所以在长寿村很受欢迎。

中医认为，南瓜性温味甘，入脾、胃经。具有补中益气、消炎止痛、解毒杀虫的功能，可用于气虚乏力、肋间神经痛、疟疾、痢疾、蛔虫、支气管哮喘、糖尿病等症的治疗。《本草纲目》和《医林纪要》都把南瓜列为"补中益气""益心敛肺"的佳品。清代名医陈修园也称南瓜是"补血养颜之妙品"。相传，晚清名臣张之洞就多次建议慈禧太后多吃南瓜以葆青春不老，慈禧太后欣然采纳，每隔三五天吃一次南瓜，不到3个月，就容光焕发，气色非凡。

如皋老人除了把南瓜制作成疙瘩汤外，还喜欢用南瓜与粳米熬成南瓜粥，对胃和十二指肠溃疡病有显著的治疗效果。另外，他们把南瓜与豆腐一起炖煮，让自己两便通畅。此外，他们还用南瓜煮汤喝，每天早、晚各1次，连吃1个月，就可把自己的高血压降下来。

南瓜虽好，但一次不宜多吃，尤其是胃热病人要少吃，吃多了会引起肚腹胀痛。

常吃荞麦饼，健康到老不是梦

如皋长寿村的老人用荞麦面、熟芝麻面和熟花生米屑为原料，配以切碎的雪里蕻咸菜做馅，制作成口口生香的荞麦饼，是其他地方难得一见的特色长寿食品。荞麦是我国的传统作物，但产量不高，全国种植的地方并不多。但在长寿之乡如皋，它一直作为特色长寿作物被普遍种植。

如皋人之所以把荞麦作为长寿食品，是因为荞麦中含有丰富的荞麦碱、芦丁、烟酸、亚油酸以及多种维生素和微量元素等，这些都是大米、白面等"细粮"所不具备的。其中铬是防治糖尿病的重要元素，芦丁有降血压、降血脂的功能，B族维生素、维生素E及硒有良好的抗衰老和抗癌作用。《本草纲目》中就说荞麦"实肠胃，益气力，续精神，能炼五脏滓秽。作饭食，压丹食毒，甚良"，还称荞麦"甘，平寒，无毒"。

东陈镇是如皋种植荞麦最多的地方，那里的农民几乎家家户户都要种荞麦，每户少则一二分地，多的甚至要种一二亩。每年收获的荞麦自家磨面食用，所以这个地方的长寿老人明显多于其他不种或很少种荞麦的地区。由于喜食荞麦，这里的老人很少有患高血压、糖尿病以及呼吸系统疾病的。

如皋人除了把荞麦制作成荞麦饼外，还喜欢把荞麦面调成糊状，加上盐、葱花和鸡蛋，调匀，在锅上摊成薄薄的煎饼。清明时节，他们还会在摊荞麦煎饼的时候洒上新摘的杨柳嫩叶，使得煎饼有一种特别的清香味道。

"城南城北如铺雪，原野家家种荞麦。霜晴收敛少在家，饼饵今冬不忧窄。"这是宋代大诗人陆游咏荞麦的诗句。荞麦收获的季节，陆游看到田野里满是收割荞麦的人，觉得冬天不愁吃到荞麦饼，不禁喜上心头，便做此诗。

简单糁儿粥，多喝就能延年益寿

糁儿粥是深受如皋人喜爱的粥食，这样的叫法似乎只有如皋才有。它是用玉米面、大麦糁和元麦糁等做主料熬成的。如皋民谣说："糁儿粥，米打底，喝了能活九十几。大麦青，元麦黄，多吃杂粮人长寿。"这又一次体现了如皋人饮食倾向"粗""杂"的特点。

玉米性平味甘，归胃经和大肠经，有止血、利尿、利胆、降压的作用，对小便不通、膀胱结石、肝炎、黄疸、胃炎、鼻炎、胆囊炎、高血压等病具有一定的治疗功效。

调查发现，如皋90岁以上的老人全都喜欢吃玉米，这充分说明长期食用玉米，有良好的滋补身体和延年益寿的功效。事实上，秘鲁山区、格鲁吉亚以及我国长寿之乡广西巴马等地区的人们都把玉米作为日常的主要食品。2004年，"首届中国长寿之乡联合论坛"在如皋召开，世界各地的长寿研究专家汇聚一堂，大家一致认为，玉米是最好的长寿主食。

如皋"三麦"指的是大麦、小麦和元麦，它们都是如皋糁儿粥的原料。

《唐本草》称，大麦具有"平胃止渴、消食疗胀"的作用。《本草纲目》也说它能消积进食、平胃止渴、消暑除热、益气调中、宽胸大气、补虚劣、壮血脉、益颜色、实五脏、化谷食。

小麦是现代人最重要的主食之一，它的营养价值也很高。中医认为，它味甘性凉，能养心安神、消除烦躁。《本草再新》把它的功能归纳为养心、益肾、和血、健脾四种。

如皋人所称的"元麦"其实是大麦的变种，北方人称"裸大麦""米麦"或"糖麦"，西藏、青海等地称"青稞"。元麦的食用价值和药用价值都很高，它的营养价值等同或高于大麦。在如皋的农村，当元麦成熟的时候，田间劳作饥饿了的农民常常会摘下元麦的穗头，用手轻揉，弄出饱满水灵的元麦粒，吹去尘土，拣去麦芒，直接入口，幽幽麦香，留在齿间。

把元麦磨碎，即元麦糁。玉米糁和元麦糁是如皋糁儿粥的最常用原料。如皋人常吃的麦片其实就是玉米或元麦加工而成的。

如皋人熬糁儿粥喜欢用米打底，即用1/3的粳米加2/3的糁，和水熬制而成。方法是把淘洗干净的米倒入锅中，加水煮开，约15分钟后，加入用水调和好的糁，或直接把糁均匀洒扬在锅中，边扬糁，边搅拌粥锅，待粥沸腾后，用小火熬稠即可。

糁儿粥里面还可以加其他的辅食，像加山芋做成的山芋粥，在城市和农村都深受欢迎。

"糁儿粥，米打底"体现的是一种纯朴的民间营养概念。大米、玉米、大麦、小麦、元麦几种作物都具有健胃功效。大米性平、玉米性平、大麦性凉、小麦性凉，它们相互补充，相互配合，构成了独特的长寿营养食品。北魏的贾思勰在《齐民要术》中说："炊糁佐以粳米为餐，补精益气。"唐代医学家孙思邈在《千金要方》上也谈到糁儿粥在食疗和养生方面的积极作用。因此，喝这种粥食的如皋老人能长寿，就不是什么奇怪的事了。

多吃名副其实的长寿菜——蕨菜

蕨菜又称长寿菜，也有称为龙爪、龙头草等，是我国古老的蔬菜之一。它是野生植物，素有"山菜之王"的美称，产自深山，全国均有分布，东北、西北、内蒙古较多。《本草纲目》中有："蕨菜性寒，味甘、微苦；消热化痰、降气滑肠、健胃"，现代研究认为，蕨菜富含蛋白质、脂肪、糖类、矿物质和多种维生素，并对细菌有一定的抑制作用，能起到清热解毒、杀菌消炎的作用。

蕨菜食用的方法很多，可以将蕨菜洗净用开水焯一下，后炒食或冲汤；还可干制，将其稍加蒸煮，晒干，食时用水浸泡。蕨菜性味寒凉，脾胃虚寒者不宜多食。

据历史记载，当年康熙皇帝每年夏天都要到热河行宫木兰围场去打猎，路经6旗36营。每次皇帝来，这些旗营的头人都要拿着金银财宝去进贡，以表忠心。有一次，金凤营的头人海通，没什么可进贡的，便提着一小袋蕨菜前去进贡，说："这菜不仅味道鲜美，而且去痰生津、清气上升、浊气下降，常吃眼清目明，肤色润滑，长命百岁。"海通还用几片山鸡肉和碧玉色的蕨菜做出一道菜，并拼成一个"寿"字，康熙一品尝，果然香气沁透脾胃，口感脆、嫩、滑，一时食欲大开，神清气爽。

长寿膳食四字诀：淡、杂、鲜、野

分析如皋长寿老人的膳食习惯，发现了几个亮点，那就是"淡、杂、鲜、野"四个字。不要小看这简单的几个字，里面蕴涵的养生之道值得我们好好思考。

（1）淡。如皋人延续了传统的饮食习惯，喜欢粗茶淡饭，素食为主，远离大吃大喝、暴饮暴食，拒绝重油重糖、大鱼大肉和辛辣的食物。明代医学家李时珍，曾在《本草纲目》中写下这样一段话："胡椒大辛热，纯阳之物……时珍自少食之，岁岁病目，而不疑及也。后渐知其弊，遂痛绝之，病目亦止。"

据说李时珍年轻时经常患眼病，却始终找不出病因。后来渐渐发觉年年复发的眼疾竟与自己平时特别爱吃的胡椒有关。于是在停食胡椒一段时间，眼病康复后又试吃了一两粒，很快就觉得双目干涩、视力模糊。为此，特在撰写《本草纲目》中收录胡椒时予以指出，以示后人。

如皋人的餐桌上最常见的就是青菜、萝卜、豆腐。很多百岁寿星爱吃的蔬菜就是青菜、韭菜、菠菜。如皋人无论多忙，天天都要有个"下锅菜"，大鱼大肉倒不一定天天有，但绿叶蔬菜是一天不缺的。

如皋俗谚道："冬吃萝卜夏吃蒜，生姜四季保平安。""大麦糁儿加把米，吃了活到九十几。""青菜清火，豆腐定心，萝卜化痰，芹菜生津。"如皋人将这些言语身体力行，真正形成了自己的健康饮食特色。

（2）杂。如皋人的饮食非常丰富，他们既吃大米、面粉等细粮，又食玉米、大麦、元麦等粗粮。他们吃的稀粥主要是粳米、玉米面、大麦糁。粗粮、细粮、蔬菜、水果、花生、白果等，既有正餐，又有小吃，还有零食。人们口袋里往往会装一把花生、蚕豆之类炒货，随时取食。他们摄入全面、均衡的营养，以满足身体各部位的需要。"样样都吃不拣嘴"是如皋寿星的长寿之道。

（3）鲜。如皋人吃东西崇尚一个"鲜"字：肉要当天宰的，虾要当天捞的，鱼要活蹦乱跳的，文蛤要现劈的，蔬菜要带露拔的，毛豆要早上剥的，豇豆要早上摘的，芋头要当场刮的，豆腐、茶干绝对要当天做的。这样原汁原味的新鲜食物营养成分破坏得才最少。也许如皋人并不明白太多关于膳食营养方面的科学知识，但是他们祖祖辈辈传下来的就是最健康、最令人羡慕的科学膳食之道。

（4）野。俗谚说："如皋人，生得怪，有菜不吃吃野菜。"其实这是大自然对如皋人的恩赐。如皋滨江临海，四季分明，气候湿润，日照充足，适宜野菜生长，所以如皋人饭桌上一年四季都有新鲜的野菜佐餐。春天的香椿头、枸杞头、榆树头、马齿苋、野苋菜，夏天的芦笋、小蒜，秋天、冬天的胡萝卜缨、荠菜、毛老虎、狗脚瓣、伢儿拳头、鹅儿头、紫花草、家灰条等，都是新鲜自然的美味。

特别受如皋人欢迎的黄花（苜蓿）营养丰富，炒腌皆可，美味鲜香，不可多得。诗人陆游就曾有诗称："苜蓿何不日满盘！"

如皋人还喜欢吃一种野生的蕈子，一种黑褐色的"土蘑菇"，不仅口感上比人工培育的蕈子好吃，而且营养非常丰富，是补脑健身的美食佳品。

归纳如皋人的膳食四字诀，我们可以体会到如皋人亲近自然、舒适惬意的生活状态和悠然自得的心境，这是最可贵的，也是最能让人贴近健康的。

荤素搭配，长命百岁不是梦

有人爱吃荤菜，但又怕胖，有没有两全其美的方法？当然有，那就是荤菜素菜一起烧，荤菜吃得少，素菜营养也更好。从营养学上讲，荤素搭配有互补性，而从中医保健角度来看，合理的荤素搭配还能加强食疗功效。

比如很多老年人都缺锌。调查表明，这些缺锌的老人平日饮食都是以谷物和蔬菜为主，动物蛋白摄入量不足，也就是吃荤菜比较少。可见，老年人不能多吃荤，但也不能吃得太少。

那么荤素究竟怎样搭配才好呢？在食物的摄取中，蛋白质应占总热能的 15%，动物蛋白质与植物蛋白质之比为 1：2。动物蛋白质食品以奶、蛋、鱼、瘦肉为好，植物蛋白质食品以豆类食品为好。脂肪占总热能的 25%，其中动物脂肪应占 1/3。碳水化合物即日常主食应占热能的 60%～65%。还要注意增加钙、磷、铁等矿物质和维生素的摄入，多吃新鲜蔬菜水果。

土豆烧牛肉、板栗烧鸡、鱼肉豆腐、鸭肉山药等都是很好的荤素搭配菜肴。除此之外，再为大家推荐几款荤素搭配非常好的美味佳肴。

（1）胡萝卜炖羊肉

羊肉营养丰富，《本草纲目》说它有补阳生暖的功效，但有膻味。胡萝卜富含胡萝卜素，但属脂溶性食物。将两者合炖，胡萝卜能除羊肉的膻味，胡萝卜素则溶解在羊肉的油脂中，在小肠中转化为维生素 A 而被吸收。这道菜色美味佳，对人体有补益功效，是维吾尔族、哈萨克族、蒙古族等民族的家常菜肴。

（2）猪血炖豆腐

猪血富含铁质，且易被人体吸收利用。豆腐的营养价值很高，素有"植物肉"之称。将两者合炖，红白相间，色美质嫩，味道独特，营养价值更高。

（3）韭菜炒虾仁

韭菜含多种维生素和挥发油，营养佳，味道美，有补肾助阳的功效。虾仁富含蛋白质和多种微量元素，也有补肾壮阳的功能。将两者合炒，不仅味道更加鲜美，而且补肾助阳的功效更好。

其实，不但食物要荤素搭配，就是炒菜做饭用的食用油也要把握好荤素搭配的比例。因为植物油中主要成分是不饱和脂肪酸，它在人体内容易形成过氧化脂质，有促进癌细胞生长的作用。营养学家认为，食物中的不饱和脂肪酸与饱和脂肪酸应该保持一定比例。根据植物油与猪油中含不饱和脂肪酸与脂肪酸量计算，每人每月以食植物油 250 克和猪油 500 克较为适宜。

老年人饮食当"薄味静调"

"早晨开门七件事，柴米油盐酱醋茶"，这句话形象地说明了盐是我们生活中很重要的一部分。吃饭时菜里如果不放盐，即使山珍海味也味同嚼蜡。盐不仅是重要的调味品，也是维持人体正常发育不可缺少的物质。人吃盐过少会造成体内的含钠量过低，引发食欲不振、四肢无力、晕眩等现象；严重时还会出现厌食、恶心、呕吐、心率加速、脉搏细弱、肌肉痉挛、视力模糊、反射减弱等症状。

现代人菜里放的盐越来越多，还是觉得没味，所以很多麻辣、酸辣食品特别受欢迎。

其实，吃太多的盐对人体来说并不是什么好事，民间自古就有"烧菜少放盐，岁岁寿命延"的说法。尤其是老年人，更应当食得淡一点儿。李时珍在《本草纲目》中就嘱咐人们要饮食清淡。

老人应以淡食为主，远离酒肉以及各种味道厚重的食物。清代著名医学家叶天士曾经说过，"老年饮食当薄味静调"。他认为老人的脾胃不如年轻人，不能经常被厚味所刺激，尤其是要戒酒，因为大量饮酒会伤及脾胃。痰湿堆积体内，人就容易发胖，胖人多痰，身体肥胖的人最容易患痰火、中风之类的病症。

现代医学也认为，老年人应该尽量少摄入食盐，如果食物太咸，盐中的钠离子过剩，就会增加循环血液量和钠的潴留，时间长了就会导致血管收缩、血压升高，造成脑血管障碍。高血压、高血脂、冠心病等都是老年人易患的疾病，这些疾病也跟食物过咸有关，因此老年人一定要注意食盐的摄入量，每天不能超过 6 克，最好多喝汤粥这些易消化的食物。有些老年人习惯吃咸的食物，一下子吃淡很不适应，这时候可以慢慢减少食盐的摄入量，坚持每天少吃一点儿，天长日久就习惯了。含盐量较多的食物，如腊肉、腊鱼、香肠、咸菜、咸蛋等，老年人应尽量远离。

世界卫生组织建议，健康人通过饮食摄取盐，每人每日最佳食盐量不应超过 6 克。长期食盐量低于 6 克，可使 25～55 岁人群的收缩压降低 9 毫米汞柱，到 55 岁时冠心病死亡率可减少 16%。因此，有专家提出："远离高血压，从限盐开始。"这与我们民间谚语的说法是一致的。下面我们就推荐一些限盐的方法。

（1）烹饪时，尽量少用盐，多利用蔬菜本身的强烈风味，例如青椒、西红柿、洋葱、香菇、香菜和清淡的食物一起烹煮。西红柿炒蛋就是好例子。

（2）少吃泡面，少吃快餐食品。

（3）炒菜时不要加酱油，做好后依个人爱好酌量添加。

（4）吃足够的蔬果，多吃橘子、豆芽，它们能促使盐中的钠排到体外。

另外，肾脏病人也要注意少吃盐，因为肾功能不好的人排尿少，多余的盐分排不出去，便会吸收水分来稀释这些盐分，结果使人体组织中积水，导致水肿。患肝硬化腹水的人也不能多吃盐，不然腹水便很难消退。心力衰竭的病人同样不能多吃盐，不然水肿也难消退。盐会把水分保留在血液中，升高血压，因此高血压病人也要注意不能吃得太咸。

"七守八戒"要牢记，活到天年乐陶陶

人的生命是既坚强又脆弱的，在很多灾难面前我们所能承受的远远超出了自己的想象，有时候只是一个小小的感冒，就可能让人撒手人寰，这是生命的无奈。那么我们所能做的，就是在自己能够掌控的范围内，从最简单的做起，过健康的生活，悠然自得地活到天年。

膳食是健康生活的重要方面，要想吃得健康，首先应该牢记"七守八戒"的原则，这是最基本的。我们先说"七守"，其实就是七个需要注意的方面。

（1）多喝水、喝汤，不喝或少喝含糖饮料、碳酸饮料和酒。李时珍在《本草纲目》中就发出"药补不如食补，食补不如水补"的感叹。

（2）吃东西要有节制，不要暴饮暴食，每餐最好只吃七八分饱。《本草纲目》指出："饮食不节，杀人顷刻。"告诫人们尤其是中老年人，不可食之过饱，更不可暴饮暴食。

（3）尽量采用健康的烹调方式。能生吃的不熟吃（番茄例外），能蒸煮的不煎炒，能煎炒的不炸烤，少放盐和味精。

（4）多吃鱼类、海鲜、肉类、蛋类、坚果、种子、天然植物油、绿叶蔬菜和低糖水果等热量比较低的食品。

（5）少吃会让自己过敏的、含有害物质的食品，如油炸食品、氢化油食品或腌制食品等。

（6）严格控制糖和淀粉的摄入，不吃或少吃细粮，少吃血糖生成指数高的食物，多吃粗粮（未进行精加工的食物）。吃饭时最好先吃含膳食纤维多、血糖生成指数低的食物，如绿叶蔬菜、坚果和肉类。

（7）增补多种营养素。增补抗氧化剂，包括维生素A、维生素C、维生素E以及含原花青素高的食物，如可可和绿茶。增补矿物质，包括钙、镁、铁、锌、硒、铬等。

除此之外，还要牢记健康膳食"八戒"。

（1）戒贪肉。膳食中如果肉类脂肪过多，会引起营养平衡失调和新陈代谢紊乱，易患高胆固醇血症和高脂血症，不利于心脑血管疾病的防治。

（2）戒贪精。如果长期食用精米、精面，体内摄入的纤维素少了，就会减弱肠蠕动，易患便秘等病症。

（3）戒贪杯。长期贪杯饮酒，会使心肌变性，失去正常的弹力，加重心脏的负担。如果老人饮酒多，还易导致肝硬化。

（4）戒贪咸。摄入的钠盐量太多，会增加肾脏负担，容易引起高血压、中风、心脏病及肾脏衰弱。

（5）戒贪甜。过多吃甜食，会造成机体功能紊乱，引起肥胖症、糖尿病等，不利于身心保健。

（6）戒贪硬。胃肠消化吸收功能不好的人，如果贪吃坚硬或煮得不烂的食物，久而久之容易导致消化不良或胃病。

（7）戒贪快。饮食若贪快，食物没有得到充分的咀嚼，会增加胃的消化负担。同时，还易发生鱼刺或骨头卡喉的意外事故。

（8）戒贪饱。饮食宜七八分饱，如果长期贪多求饱，既增加胃肠的消化吸收负担，也会诱发或加重心脑血管疾病，发生猝死等意外。

据研究，人的自然寿限是120～150岁，现在的绝大多数人都活不到这个年纪。其实只要严格遵照上述原则，你就能自然活到天年，走完生命的完美旅程。

老人饮食遵照"3＋3"原则

零食可不是小朋友或年轻人的专利，老年人适当地吃些零食，对热量的补充和营养平衡是很有好处的。专家建议，老年人每天除了三顿正餐外，还要有三顿加餐，一些小零食作为加餐最合适不过了。

老年人吃零食要吃得科学，65岁以上老人早餐后2～3小时，约上午10时吃一次零食。除此之外，还可以选择维生素含量高的苹果、香蕉、橘子、猕猴桃、西瓜等新鲜水果。

午饭后休息一会儿，等到下午3点左右吃点儿种子类的零食是个不错的选择，如葵花子、西瓜子、花生、核桃仁、松子等。《本草纲目》说西瓜子："炒食，补中宜人，清肺润肠，和中止渴。"不过，种子类的零食虽然能够提供丰富的蛋白质、脂肪及多种微量元素，但唯一的缺点是热量太高，因此不宜吃得过多。瓜子、花生、松子限制在10粒左右，核桃仁2个就足够了。

年轻人为保持身材，不主张睡前进食，但老年人在睡前吃少量零食对身体有益。125毫升的酸奶加2片饼干，不仅能帮助老人更快入眠，还可以达到补钙、预防胆结石的功效。

人过中年以后的进食方式就应该像羊吃草那样，饿了就吃点儿，每次不多吃，胃肠总保持不饥不饱的状态。每天饮食遵照"3+3"原则，做到三顿正餐和三顿加餐，营养均衡。

专家特别提醒，对于肥胖或有糖尿病的老年人来说，含糖量较高的各种糖类和巧克力最好还是敬而远之。

多亲近远亲食物，你会百病不生

所谓远亲食物，就是在空间和生物学关系上以及物种进化过程中距离人类相对较远的食物。比如，在与人类的关系上，野生食物远于人工种植的食物，海洋中的食物远于陆地上的食物。这些远亲食物中保留了近亲食物所不具备的对人体有益的珍贵物质，而这些物质大多在物种进化的过程中丢失了。

如皋人常说："吃四条腿的不如两只脚的，吃地下跑的不如天上飞的，吃天上飞的不如水里游的，吃水里游的不如地上种的。"其实这就是对于亲近远亲食物的生动表述。

如皋人常吃的远亲食物有这样几种：香菇、海带、黑木耳、螺旋藻等。明代著名医药家李时珍著的《本草纲目》中载："香菇乃食物中佳品，味甘性平，能益胃及理小便不禁"，并具"大益胃气"之功效。

如皋人餐桌上以香菇为原料的菜肴很多，有香菇冬笋、香菇炒菜心、香菇炒肉片、香菇炒三丝、香菇豆腐汤、香菇煨鸡等。他们用香菇加大枣共煮，治疗脾胃虚弱、营养不良、气血亏损等症引起的面容枯槁、肌皮失调、气血不正；用香菇、木耳、豆腐和瘦肉一起煮的汤，对肝阳上亢的高血压、动脉硬化、高血脂特别见效，这道汤也被称为味道鲜美的"长寿汤"。

如皋濒临黄海，海带是寻常人家的常备食物。《本草纲目》记载："海带可治瘿病（即甲状腺肿）与其他水肿症，有化痰、散结功能。"如皋老人用绿豆、海带和大米炖熬的绿豆海带粥，是降血压的绝好食方。另外，用干荔枝10枚与海带、海藻同煮，加黄酒、葱、姜、大料、桂皮、盐等佐料，可治疗单纯性甲状腺肿大。而以海带、鳖甲、大枣、猪肉炖成的长寿汤更是如皋老人每周必食的。

如皋人多选择山林产的黑木耳作为家中常备菜。在炒肉片和肉禽炖品中加入黑木耳，不但使菜肴鲜美，还能强身健体。在如皋人的家传秘方中，将红枣、木耳合成一种补血的木耳红枣汤，月经前一个礼拜到月经结束这段时间每天或隔天食用，能改善女性的脸色。用黑木耳和红枣、粳米、冰糖熬成稀粥，可以滋阴润肺，治疗咳嗽、咯血、气喘等症。但在如皋，患有慢性腹泻的病人吃木耳十分谨慎，因为黑木耳滋润，易滑肠，会加重腹泻症状。

螺旋藻属蓝藻类，墨绿色，因呈螺旋形而得名，是地球上最早出现的原始生物之一，更是距离人类十分遥远的远亲食物。它的营养成分非常丰富，长期食用，可以保护心血管、肝、肾，对贫血、风湿等慢性疾病有很好的治疗效果，还能美容、调节免疫力、抗辐射、抗疲劳，而且没有任何副作用。新鲜的螺旋藻只要用水冲洗干净后即可食用，如皋老人一般是加水饮用，也有人与果汁、稀饭等食物同时饮用或涂抹在面包、馒头上食用，常吃螺旋藻的如皋老人气色很好、精神焕发。

中国人有句古话叫"远亲不如近邻"，说的是生活上遇到困难时，再好的亲戚也比不上附近的邻居。但在养生这个问题上，就得说"近邻不如远亲"，远亲食物才是我们身体最需要的，多多亲近它们，你的身体就能百病不生。

如皋老人个个都是营养搭配专家

在如皋，人们常年延续以米饭、糁儿粥、各种面食作为主食的习惯，杂粮和薯类对于他们来说也是生活中必不可少的食物。

可不要小看这简单的米饭、糁儿粥，研究表明，单一食用大米时，蛋白质的利用率一般，如果以 2/3 大米加 1/3 的玉米，蛋白质的利用率就能大幅度提高。如果以玉米、面粉、大豆粉各 1/3 制成混合食品，那么营养价值可提高 8 倍。玉米很补身体，李时珍在《本草纲目》中说"玉米甘平无毒，主治调中开胃"。如皋人在熬玉米糁儿粥时，总是喜欢加入大米或山芋、红豆、芋头等，这简简单单的家常食物既体现了"粗细搭配"的长寿美食观，又与科学饮食原则不谋而合，如皋老人不愧个个都是营养专家。

如皋人在对食物的选择上也非常用心，通过天长日久的积累，他们掌握了食物搭配的利与弊、宜和忌。用他们的话说，只有吃得合适才能有营养，搭配错了就会伤身。

比如，他们不把白糖和鸡蛋同煮，也不把鸡蛋与豆浆同食。他们说鸡蛋和白糖同煮，吃了会胀肚。豆浆性味甘平，单独饮用有很强的滋补作用，但和鸡蛋一起吃，就会犯冲，吃了对身体不好。

逢年过节，如皋人的饭桌上常有兔肉和螃蟹。不过，如果吃了兔肉，这桌菜里肯定没有鸡蛋。因为兔肉性味甘寒酸冷，鸡蛋甘平微寒，两种寒性食物凑在一起，吃了肯定会拉肚子。而在吃螃蟹时，如皋人一定会搭配生姜，因为螃蟹性凉，是体质偏寒偏虚之人的发物，生姜性热，两种东西一起吃，可以使寒热平衡，身体不受伤害。

另外，他们还懂得不管是寒性体质还是热性体质，螃蟹都不能与柿子、梨、羊肉同吃。柿子和蟹肉在胃中会形成一种难以消化的东西，让人腹痛，甚至腹泻不止。梨为凉性食物，与寒性的螃蟹同食，会损伤脾胃。羊肉性味甘热，而螃蟹性寒，二者同食不仅减弱了羊肉的温补作用，而且有碍脾胃，伤人元气。吃完螃蟹后也不能立即喝凉水或凉茶，否则就会腹泻。

如皋人并不懂得食物相生相克的大道理，但是他们凭着自己多年的生活习惯，知道应该吃什么、怎么吃，搭配得当，什么样的食物都可以为身体所用，成为益寿延年的好东西。

多接触有生命力的东西，你的生命力也会变强

有人可能会问，为什么现在我们的生活水平提高了，可以选择的食物多了，品味越来越高了，可是我们的病也越来越多了，而且很多疾病都是以前没有过的呢？其实我们现在的生活太好了，很多食物都不是应季的食物，外面飘着大雪，在屋子里面就能吃到西瓜。而这些食物都不是有生命力的东西，是在农药的保护下，在化肥的刺激下，突飞猛进生长的。这样速成的东西怎么会有营养呢？就像我们现在吃的洋快餐一样，不用等马上就能吃到。这些速成的食物没经过长时间烹饪，怎么会有营养？那些煮炖很长时间的汤才是最有营养的，这些东西是最有生命力的。

我们吃东西，不仅仅是吸收它们的营养和能量，而且会吸收其中所蕴含的生命信息，也就是生命力。例如，为什么松子比葵花子的营养价值高，这是因为松子结在生长了多年的松树上，而葵花子只是结在一年生草本植物上。李时珍著《本草纲目》记载："松子性甘温，主治头眩、润皮肤、肥五脏、润肺止咳等症"，是最佳的天然保健营养食品。还有，你愿意吃两三年的小桑树上的桑葚，还是愿意吃百年老桑树上的桑葚呢？你愿意

喝两三年的茶树上摘下来的茶叶，还是愿意喝千年茶树上的茶叶呢？你肯定都会下意识地选择后者，因为后者是更强生命力的象征，它们所蕴含的信息不一样。

平时生活中，我们都愿意跟有热情、激情和生命力较强的人聊天和来往，因为你能从他的身上吸收到生命的力量，让自己焕发一种激情和积极向上的力量。谁也不愿意接触沮丧、沉闷、抑郁的人，因为你只能从他身上吸取到不快乐的因素，让自己也颓丧。

虽然我们没有条件每天吃那些合乎节律生长的蔬菜和肉类，但是我们会尽量去维护这个规则，时刻提醒自己"冬吃萝卜夏吃姜，不用医生开药方"。我们尽量在生活中找到那些古老的有生命力的东西，通过接触和体会，我们也能获得生命力的信息，使自己的生命力强大起来。

老年人平补最能延缓衰老、祛病延年

老年人身体器官功能逐渐减退，血流速度减慢，血流量也有所减少，多有不同程度的贫血。随着年龄增长会出现肌肉萎缩、落齿、咀嚼能力差、头发白而稀少、耳聋、眼花、健忘、夜尿多、失眠、骨质疏松等症状。中医认为，这些都是肝肾不足的结果。此外，老年人肠胃功能减弱，常发生营养不良，易出现头昏眼花、精力不足、容易感冒、皮脂腺萎缩等症状。针对这些情况，可适当地用滋补肝肾的中药和补品来补益身体，既增加抗病能力，又能延缓衰老、祛病延年。

老年人在食物的选择上不宜多食油炸、黏性大及不易消化的食物，也不宜多食含胆固醇高的食物，如猪油、牛油、羊油、肥肉、动物内脏等。平常可选用人参、何首乌、枸杞、杜仲、冬虫夏草、蜂蜜、核桃仁、鸽肉、海参等补药和补品，以及苋菜、西红柿、柑橘、黄豆、牛奶、鸡蛋、青菜、胡萝卜、菠菜、油菜、扁豆及含钙、磷、铁、维生素多的其他食品，以保护老年人肠胃的消化功能。

老年人患病以虚证为多，所以药多用"补"。然而无论多么好的药，只有"对路"才能发挥它的作用，否则有可能"事倍功半"，甚至"南辕北辙"。老年人是否需进补，要根据每个人的具体情况而定。一部分老年人虽年事已高仍身强体壮、精神矍铄，这类老人原则上不提倡进补。但绝大部分老年人随着年龄的增长，精血不断衰耗，脏腑生理功能减退，体内气血阴阳平衡能力及对外界反应能力降低。因此，有人认为"虚"是引起衰老的原因，也是导致老年人疾病的根本。所以适当进补可以起到预防疾病、延年益寿的作用，尤其是对于病后、术后及平素体质较差、容易患病的老年人，适当进补更具有重要意义。

对于平素身体虚弱，但无大病之人宜用平补或食补。即选择药性平和的药物或将亦药亦食之品做成药膳，在进食的同时进补，从而起到强身防病的作用，但要注意用量适当。对于病重之人，在用药攻邪的同时，亦应注重补虚。特别是对于亡阴、亡阳者宜峻补，应选用高效、速效补剂以挽其危重。对于真元大亏、五劳七伤者宜选用味厚药物以填其精髓。老年人患外感热病之后，常出现阴液耗伤，此时宜补而兼清，即在扶正的同时兼清透余邪。如单纯用滋补之品易导致余邪不去，有闭门留寇之嫌。对于病后、术后之人，因疾病或手术的"打击"常导致老年人极度虚弱，此时急宜进补，但要注意根据老年人的体质及气血盛衰、虚损程度选择不同的补药。对阴虚者，养阴药不可过于滋腻；对阳虚者，补阳药不可过于刚燥；对于气血俱虚者，用药当通补结合，以免滞塞不通。

老年人由于新陈代谢的功能逐渐减弱，排泄功能日益降低，废物停留体内的时间延长，势必造成气血流行阻滞，影响身体健康。这时，适当进补能促使机体气血流畅，消除代谢废物，使脏腑、气血恢复和维持正常的功能，从而保持动态平衡。专家发现，人体衰弱的主要原因不是"虚"，而是气血失畅失衡、瘀血作祟，所以主张以动养生。如果将补药与活血药合在一方之内，动静结合，补而不滞，既能消除补药的黏腻之弊，又可发挥补药的功效，可谓一举两得。

老筋长，寿命长——练筋才能更长寿

在中国传统养生文化中，筋占据了重要的地位，古人修炼的很多武功都与筋有关，比如我们经常在影视剧里看到的分筋错骨手、分筋擒拿法、收筋缩骨法等，甚至还有一本专门用来练筋的书，那就是我们非常熟悉的《易筋经》。如果要想废掉一个人的武功，挑断"脚筋"就可以了。

为什么筋这样重要？我们还是先来了解一下什么是筋。《易经》云："筋乃人之经络，骨节之外，肌肉之内，四肢百骸，无处非筋，无处非络，联络周身，通行血脉而为精神之辅。"可见，最初的"筋"是指分布于身体各部分的经络。后来经过时代的演变，筋的定义也发生了改变，逐渐成了韧带和肌腱的俗称，也就是我们现在所说的筋。

筋附着在骨头上，起到收缩肌肉、活动关节和固定的作用，人体的活动全靠它来支配。可以说，如果人体没了筋，就会成为一堆毫无活力的骨头和肉。中医认为，肌肉的力量源于筋，所谓"筋长者力大"，筋受伤了自然使不出力气来，尤其是后脚跟这根大筋，支撑着身体全部的重量。这样我们就明白了，为什么一个武功高强的人挑断脚筋之后就会成为一个废人，因为他已经使不出力气来了。

筋的最基本功能是伸缩，牵引关节做出各种动作，筋只有经常活动，也就是抻拉，才能保持伸缩力、弹性，这就是我们通常所说的练筋。古代有许多功夫高手能够年过百岁而不衰，与练筋是分不开的。不过需要注意的是，练筋还需要特殊的方法，多吃能舒筋活血的食物，如雪莲。《本草纲目》记载，雪莲具有舒筋活血、散寒除湿之功效，多以全草入药，主要用于治疗风湿性关节炎，民间素有"东北人参，新疆雪莲"之说。另外告诫大家的是，我们平常所做的跑步、登山等运动活动的主要是肌肉，由于肌肉组织的粗纤维之间有很多的毛细血管，其活动需要大量的供血来完成，这样会使脉搏加快，造成人体低氧而呼吸急促，这时体内的筋还远远达不到锻炼的目的。因此，需要一种能锻炼筋而尽量不锻炼肌肉的运动。

腰酸背痛腿抽筋，只因寒邪伤人

抽筋在医学术语上叫痉挛，在寒的属性里叫收引。收引，就是收缩拘急的意思。肌肤表面遇寒，毛孔就会收缩。寒邪进一步侵入经络关节，经脉便会拘急，筋肉就会痉挛，导致关节屈伸不利。因为寒是阴气的表现，最易损伤人体阳气，阳气受损失去温煦的功用，人体全身或局部就会出现明显的寒象，如畏寒怕冷、手脚发凉等。若寒气侵入人体内部，经脉气血失去阳气的温煦，就会导致气血凝结阻滞，不畅通。我们说不通则痛，这时一系列疼痛的症状就出现了，头痛、胸痛、腹痛、腰脊酸痛。

因此我们在养生的时候要特别注意防寒。寒是冬季主气，寒邪致病多在冬季。因而冬季应该注意保暖，避免受风。单独的寒是进不了人体的，它必然是风携带而入的。所以严寒的冬季，北风凛凛，我们出门要戴上棉帽，围上围巾，就是为了避免风寒。

值得注意的是，冬季外界气温比较低，人容易感受到寒意，在保暖上下的工夫也会大一些，基本上不会疏忽。而阳春三月，"乍暖还寒时候"，古人说此时"最难将息"，稍微一不留神，就会着凉，伤寒。因而春季要特别注意着装，古人讲"春捂秋冻"，就是让你到了春天别忙着脱下厚重的棉衣。春天主生发，万物复苏，各种邪气在这时候滋生。春日风大，风中席卷着融融寒意，看似脉脉温暖，实则气势汹汹，要特别小心才是。

那么炎炎夏日也需要防寒吗？当然需要。夏天我们经常饮食凉的食物和饮料，冰镇西瓜、冰镇啤酒、冰激凌、冰棍等，往往又在空调屋里一待一天。到了晚上下班出门，腿脚肌肉收缩僵硬，腿肚子发酸发沉，脑袋犯晕，甚至连走道都会觉得别扭，感觉双腿不像是自己的。这时候寒邪就已经侵入你的体内。

如果你真的腰酸背痛腿抽筋了，也不要急着补钙，先教给你两个小窍门，试一试再说。

1. 芍药甘草汤

腰酸背痛其实是肌肉酸痛，腿抽筋是筋脉痉挛。脾主肌肉，肝主筋脉，肌肉和筋脉有了问题，就要找准主因，调和肝脾。《本草纲目》中讲，芍药性酸，酸味入肝，甘草性甘，甘味入脾，因而这味芍药甘草汤被誉为止痛的良药，并且一点儿都不苦口。芍药甘草汤配制容易，芍药和甘草这两味药在一般的中药店都能买到，取白芍 20 克，甘草 10 克，或用开水冲泡，或用温火煮，可当茶水饮用。注意，这里说的芍药、甘草一定是生白芍、生甘草，不要炙过的，炙过的药性就变了。

2. 按揉小腿

小腿抽筋的时候，以大拇指稍用力按住患腿的承山穴，按顺、反时针方向旋转揉按各 60 圈；然后大拇指在承山穴的直线上下擦动数下，令局部皮肤有热感；最后以手掌拍打小腿部位，使小腿部位的肌肉松弛。几分钟甚至几秒钟后，小腿抽筋症状即可消失。不过标虽然暂时除了，病根还在，由表及里，本还没有痊愈。敲打按揉一些经络穴位，固然可以散结瘀阻、活络气血，但从病因根本上来论，还是要把寒彻底地从体内祛除，这样才能身轻如燕，健步如飞。

骨气即正气，养好骨气享天年

伴随中医养生学的复兴，各种保健方法层出不穷，但相对于补肾、养胃、护心、润肺等养生法而言，很少有人会把目光放在养骨上。主要有两个原因：一是传统养生学中关于养骨的方法本来就少，很多人懒得去开拓、创新，只是将一些过去的理念翻炒；二是因为养骨是一种"慢工"中的"慢工"，短时间内很难见效。

事实上，骨骼对一个人健康长寿的重要意义，绝不亚于身体上的任何一个器官。在我们的身体里，全部的骨和它们的相关结构组成了一个庞大的骨骼系统，包括 200 多块骨头和 300 多个连接骨头的关节。这个强大的骨骼系统像身着盔甲的战士一样保护着我们的脑、内脏及体内器官，不仅使我们的身体可以储存矿物质，还帮助我们的身体进行造血。一旦骨头出了问题，不仅会将其他器官暴露出来，很容易造成损害，还会影响人体的造血功能，导致人体气血不足，阴阳失衡，直接危及我们的生命。

说到养骨，我们不得不谈一谈"骨气"。这个词在日常生活中极为常见，但很少有人将其与养生长寿联系起来。在一般人看来，所谓"骨气"其实就是我们平常所说的"正气"，指一种刚强不屈的人格。我们平常说一个人有骨气，骨头硬，就是指这个人不屈服，敢于站出来维护自己的主张。但是你有没有想过，为什么有些人有骨气，有的人则没有？为什么古人把这种行为称为"有骨气"，而不是别的什么？骨气和人的健康长寿究竟有没有关系？

在中医理论中，"气"是构成人体、维持延续各种生命活动的基本物质，它来源于摄入的食物养分以及吸入的清气，其作用是维持身体各种生理功能。所以血有血气，肾有肾气，那么骨自然也就有骨气。正是由于骨气的存在，才促使骨骼完成生血与防护的功能。人死后，虽然骨骼还在，但骨气已经没了。同样的道理，许多老年人正是因为骨气减弱了，才会很容易受伤。因此，我们也可以说养骨实际上是在养骨气。我们在影视剧中经常看到有些武林高手虽然年纪已经很大，依然身体硬朗、声如洪钟，这就说明他们的骨气保养得很好。

由此可知，养骨对于一个人的长寿是至关重要的。现代医学研究发现，一般老年人都有不同程度的骨质疏松症。那为什么人老之后骨质会疏松呢？《黄帝内经》中说，五脏之中，肾主藏精，主骨生髓。肾精可以生化成骨髓，而骨髓是濡养我们骨骼重要的物质基础。人过了五六十岁，肾气开始减弱，肾精不足，骨头中的骨髓就相对减弱，进入一种空虚的状态。骨髓空虚了，周围的骨质得不到足够的养分，就退化疏松了。

尽管骨质疏松是人体一种正常的生理过程，但并不是说它是不可避免的。如果我们从少年开始，特别是在进入骨骼发育并逐渐定型的成人阶段，每天保证足够的身体锻炼，并至少坚持饮用300克的牛奶或食用富含钙质的乳制品，那么当我们步入老年后，骨质疏松大多是能够预防的。

当然，对于那些已经出现骨质疏松的老年人也并非不能挽救，从以下几个方面进行调理，骨质疏松症是完全可以缓解乃至根治的。

1. 多喝骨头汤，注重养肾

平时多喝点儿骨头汤，最好是牛骨汤，因牛骨中含大量的类黏朊。熬汤时，要把骨头砸碎，以一份骨头五份水的比例用文火煮，煮1～2小时，使骨中的类黏朊和骨胶原的髓液溶解在汤中。另外，还可以多吃一些坚果，像核桃仁、花生仁、腰果，这些果子都是果实，植物为了延续后代，把所有精华都集中到那儿，有很强的补肾作用。"肾主骨生髓，脑为髓之海"，肾精充盈了，骨髓、脑子就得到补充了。

2. 多参加体育活动，以走路为主

随着年龄的增长，运动减少也是老年人易患骨质疏松症的重要原因。肌肉对骨组织是一种机械应力的影响，肌肉发达则骨骼粗壮。因此，在青壮年期，应尽量参加多种体育活动，到了老年，最好的锻炼是每天走路，走到身上微微有汗，气血开始运动起来就行了。这时内在的废弃物已经排出了。这就达到目的了，不要大汗淋漓。

3. 补钙要科学

在饮食上，骨质疏松的患者首先应选择含钙、蛋白质高的食品，如排骨、蛋、豆类及豆制品、虾皮、奶制品，还有海带、海菜、乳酪、芹菜、木耳等。其次，适当补充维生素D。再次，应多吃蔬菜、水果，保证足够的维生素C。

素食养骨，从里到外滋养骨骼

随着生活水平的不断提升，我们往往摄入过多的酸性食物，而且还有不断增多的趋势。这些食物主要包括肉类、快餐食品、甜食、咖啡、尼古丁、酒精等。再加上现代人缺乏运动、心理压力大，使人体新陈代谢的速度放慢，身心承担过重。新陈代谢差时，无法很好地将重要的食物营养素转化为能量、将毒性物质排出体外。结果体内废物和毒素不断囤积，新摄入的养分又无法及时转变为能量，身体进入一个不良的循环，整个机

能开始下降，疾病也就来了。

从养骨的角度来说，也许很多人都还停留在"吃什么补什么"的思维中，想补充钙质就立刻想到炖骨头汤等。实际上，养骨未必需要特别摄入动物类的食物，这有两方面的原因。第一，动物类食物属于酸性食物，在大多数家庭的餐桌上，酸性食物已经偏多了，如果为了补骨而额外添加摄入，不但骨汤里的钙质在不平衡的酸碱度环境里根本无法被身体吸收，还增加了体内酸性负担，破坏天然的新陈代谢。第二，现在市场上大多数的肉类食品都来自于专门圈养的动物。为了更快地进入市场，饲养者给动物吃含有过量营养素，甚至激素的饲料，以至于这些添加剂始终停留在动物的骨、肉里，被人体摄入，这已经成为导致许多慢性病的主要因素。所以在这里给大家提个醒，要转变一下传统的观念，多吃素食同样可以补骨、养骨。

多吃素食好处很多，例如它能够保持肠胃畅通、降低心血管负担，还能够促进全身新陈代谢。在养骨方面，很多专家经过多年实践积累，总结出一些有效的食疗方法。下面提供几个素食养骨良方。

1. 山杞粥

材料：山药 30 ~ 60 克，粳米 100 克。

做法：先煎山药、枸杞，取汁与粳米煮成粥即可服用，一日 2 次。

功效：适用于肾虚腰痛，偏阳虚，腰膝疼痛，怕凉，遇劳痛增，下肢不温。

2. 补肾壮骨汤

材料：海带 500 克（用水泡发、洗净，切成丝状），黄豆芽 150 克。

做法：加入适量的油、盐、姜等调味品，每天煮汤喝。

功效：肾气不足，骨质疏松。

3. 天杞酒

材料：黄精、炒白术、枸杞子各 250 克，松叶 300 克，天冬 250 克。

做法：上述材料共研成粗粉，浸入适量米酒内，过滤后即成。

功效：补精益髓，强筋壮骨，抗衰老，延年益寿。适用于精血不足，脾气衰弱，常常倦怠乏力、头昏目眩、早衰白发、腰背无力。

用法：每天 3 次，一次 30 毫升。

软化血管就是跟生命盟约

很多人认为，动脉硬化是人们生活富裕、生活水平提高后的必然结果，这种想法并不是很正确的。动脉硬化并不是物质文明提高造成的，而是精神文明不足、健康知识缺乏造成的。动脉硬化病变几乎人人都会发生。如果我们提高自我保健意识并掌握卫生保健知识，动脉硬化的发生就会减少，其危害也会不断降低。

引起动脉血管病变、加速动脉硬化病程的因素有以下几种。

（1）抽烟：抽烟会损坏血管壁，使其容易累积脂肪。尼古丁进入血液循环会使动脉硬化。长期吸烟会增加罹患冠状动脉疾病的概率 2 ~ 3 倍。

（2）肥胖：体重超重者常会有好胆固醇浓度偏低、三酰甘油浓度偏高的问题。

（3）懒骨头：缺乏运动可能会降低好胆固醇浓度。

（4）高血压：血流压力大，动脉血管壁容易受伤，招来白细胞、血小板修补，胆固醇也黏附过来，血管壁容易变厚、变硬、变脆弱。

（5）糖尿病：因胰岛素代谢异常，半数的糖尿病人有血脂异常问题，导致血管伤害，造成每3个糖尿病人就有2个患心脏血管疾病。

动脉硬化是可以预防的，动脉硬化可以由重到轻，从轻到重；从无到有，从有到无，是可以逆行变化的。比如说经常走路使动脉从硬化变到软化，这是个最有效的办法。步行运动锻炼对体重、血压、胆固醇的降低都很有好处，过量剧烈运动有时会造成猝死，很危险。

软化血管的食物：

（1）大豆：含有一种叫皂苷的物质，可以降低血液中胆固醇的含量。

（2）生姜：含有一种含油树脂，具有明显的降血脂和降胆固醇的作用。

（3）大蒜：含挥发性激素，可消除积存在血管中的脂肪，具有明显的降脂作用。

（4）洋葱：在降低血脂、防止动脉粥样硬化和预防心肌梗死方面有良好的作用。

（5）茄子：含有较多的维生素P，能增加毛细血管的弹性，对防治高血压、动脉硬化及脑溢血有一定的作用。

（6）木耳：能降低血液中的胆固醇，可减肥和抗癌。

（7）燕麦：具有降低血液中胆固醇和三酰甘油的作用，常食可防动脉粥样硬化。

（8）红薯：可供给人体大量的胶原和糖胺聚糖类物质，可保持动脉血管的弹性。

（9）山楂：具有加强和调节心肌，增大心脏收缩幅度及冠状动脉血流量的作用，还能降低血清中的胆固醇。

（10）茶叶：有提神、强心、利尿、消腻和降脂之功。

（11）海鱼：有降血脂的功效。临床研究表明，多食鱼者其血浆脂质降低。有预防动脉硬化及冠心病的作用。

（12）蜜橘：多吃可以提高肝脏的解毒能力，加速胆固醇的转化，降低血清胆固醇和血脂的含量。

（13）大蒜：最新研究发现，大蒜素会在人体中产生硫化氢，能软化血管、促进血液流通。

常食药粥最能软化血管，不妨试试下列食谱：

（1）玉米粉粥：玉米粉50克，粳米50克，先将玉米粉加清水适量调匀，待粳米煮粥将成时加入同煮至稠即可。每日服食1～2次。具有益肺宁心、调中开胃等功效。适用于动脉硬化、高脂血症、冠心病、心肌梗死等心血管疾病患者服用。长期服用对软化血管功效显著。

（2）大蒜粥：紫皮大蒜30～50克，粳米100克。将大蒜去皮，放沸水中煮1分钟左右后捞出。再取粳米，放入煮蒜的水中煮成稀粥，然后将蒜放入，同煮为粥即可服食。每日1～2次。大蒜粥具有软化血管、降血压、降血脂等作用。

（3）何首乌粥：何首乌30～50克，粳米50克，大枣5个。先将何首乌放入砂锅内，加清水适量煎取浓汁，去渣后与粳米、大枣同煮为粥即可服食。每日1次。适用于老年人肝肾不足、阴血亏损、头晕耳鸣、须发早白，以及高血压、动脉硬化、大便干燥等症。

（4）甜浆粥：新鲜豆浆500克，粳米50克。将粳米淘洗干净后与豆浆一起煮粥，粥成后加冰糖少许。每日1～2次。甜浆粥具有健脾、养胃、润肺、补虚等作用。适宜于年老体弱、营养不良者，对动脉硬化、高血压、冠心病有较好的防治作用。

蔬果净血方——排出体内废物及毒素的不二选择

很多人会问，老寿星有没有一些真传或秘方？或许寿星们习以为常的养生方法对于不懂养生的人来说也算是一种"真传"或"秘方"吧。

一些新鲜的蔬果汁是老人们日常食谱的一大重要组成部分。也许你认为这没什么，但是从养生角度而言，它们的作用是很大的。

从科学角度讲，人体血红细胞的衰老变异一般都要先于其他组织细胞的衰老病变。人的组织器官发生衰老病变，往往都伴随着血红细胞的衰老变异。血红细胞的衰老变异是造成相关循环障碍最直接、最根本的原因。所以从某种程度来讲，万病之源始于血。

人体正常的血液是清洁的，但环境污染的毒物，食物中残留的农药和激素，肉、蛋等酸性食物产生的酸毒，以及人体新陈代谢中不断产生的废物，都可进入血液中形成血液垃圾，使血液污浊。污浊的血液不仅损害我们的脸面，蓄积体内还会产生异味，损伤组织器官，形成多种慢性病，如糖尿病、冠心病及高血压等。更严重的是，毒素还能破坏人体免疫功能，使人体正常细胞突变，导致癌症的发生。可见，想要健康长寿，净血就显得非常重要了。

前面我们提到蔬果汁是净化血液的不二之选。你肯定要问哪种蔬果汁效果显著、应该怎么做，这里向大家介绍一种胡萝卜综合蔬果汁。

材料：胡萝卜1根，番茄1个，芹菜2根，柠檬1个。

做法：胡萝卜与柠檬去皮，与其他材料一起榨汁饮用。

胡萝卜汁内含有大量的胡萝卜素，这种物质在人体内会转化成维生素E，进而清除人体自由基，并阻碍其生成，提高机体免疫能力，可预防肿瘤、血栓、动脉粥样硬化以及抗衰老等。《本草纲目》记载胡萝卜可调补中焦、和肠胃、安五脏。番茄性甘、酸、微寒，能生津止渴、健胃消食、凉血平肝、清热解毒、净化血液。两者与芹菜、柠檬合制成汁，可降低胆固醇、净化血液。因此，建议中老年人常喝这种蔬果汁。

老年人血稠，四点须注意

不少老年人起初体检时被医生诊断为血稠，但平时不注意保养，也不懂得如何保养，最终导致脑血栓、心肌梗死等重病，甚至撒手人寰。

临床上有很多疾病，如动脉硬化、脑血栓、心肌梗死、高血压、糖尿病、阻塞性视网膜炎以及慢性肝肾疾病等都与血稠有着密切的关系。所以，如果检出血稠，我们一定要好好保养。

首先，也是最重要的一点，要养成爱喝水的好习惯。血液中水分的多少对血液黏稠度起着决定性的影响。这类老人可以早、中、晚各饮一杯淡盐水或凉白开水，特别是在血稠发生率较高的夏季，更要多喝水。平时饭菜宜清淡，少吃高脂肪、高糖食物，多吃些粗粮、豆类及豆制品、瓜果蔬菜。可常吃些具有血液稀释功能、防止血栓、降低血脂的食物，如草莓、菠萝、西红柿、柿子椒、香菇、红葡萄、橘子、生姜、黑木耳、洋葱、香芹、胡萝卜、魔芋、山楂、紫菜、海带等。

其次，生活要做到有规律。作息有时，劳逸结合，保证充足睡眠，做到不吸烟、不酗酒。

再次，要坚持适度的运动锻炼。选择适合自己的锻炼项目，如散步、快走、慢跑、做体操、打球等，可有效地增强心肺功能，促进血液循环，改善脂质代谢，降低血液黏稠度。

最后，要保持一颗淡泊宁静、随遇而安的平常心，让情绪处于愉悦之中。

需要注意的是，如果出现了较明显的血稠症状，特别是已经患有高血压、动脉硬化、糖尿病的患者，必须及时就医，在医生的建议下进行药物干预，如西药肠溶阿司匹林、茶色素等，中药丹参、川芎、当归、红花等。但万不可自行其是，以免出错。

第三章

饮食并重，
老年人合理饮水不生病

第一节　老年人的饮水饮茶

水是生命之源，不渴也要喝

步入 60 岁之后的老年人，体内水分随着年龄的增长逐渐减少 30% ~ 40%，会出现慢性脱水现象。而人体细胞水分减少，会引起营养障碍，皮肤变得干燥，皱纹增多；体内水分不足则会影响消化液的产生，使老人感觉头晕、精神萎靡，消化功能障碍，产生慢性便秘等。

与此相对应的是，老年人的饥渴感觉中枢往往变得十分迟钝，总是不觉得渴。有的老人还会说"我整天不喝水也不觉得渴"。而一般人又认为，喝水是为了解渴，口不渴就可以不喝水。

其实，这种观念是不对的。不渴不等于身体不需要水，如果老年人长时间不喝水，就会使体内血液循环中的水分减少，血液黏稠度增加，易导致脑、心血管形成血栓、心肌梗死。脑血栓多发生在清晨，就是因为老年人一觉醒来，体内水分在一夜之间失去太多的缘故。体内水分含量减少，还会影响肾脏排泄功能对废物的清除。因此，老年人为了健康，要养成每天口不渴也要喝点儿水的习惯。为保证人体内水分的平衡，老年人必须以液体饮料和白开水补上 1200 毫升的水分，才能基本上达到平衡。当然，老年人过多、过量饮水也不好，长期过量饮水，会加重心脏、肾脏的负担，甚至引起水中毒。因此，老年人饮水宜少量多次，饮水还必须主动，不要感到非常口渴时再饮水。

老年人饮水的五个"良辰吉时"

1. 睡前

研究表明，老年人晚间睡前不饮水，可导致血浆浓缩、血液黏稠度升高和血小板凝聚能力亢进，从而可促进体内血栓形成。而对于老年人或患心脑血管缺血性疾病的人，晚间睡前饮杯水，则可以预防致死性梗死。

不少老年人不习惯睡前饮水，是怕夜间起床排尿。其实，老年人膀胱萎缩，容量减少，不饮水照样也要起床排尿。

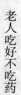

2. 半夜

老年人由于肾脏收缩功能减退，夜间尿多，很容易导致体内缺水，易使血液黏稠，心脑血流阻力加大，易引发心脑血管病变。对于患有心脑血管病的老人来说，因血管内膜发生变化，血液黏滞性偏高，易形成缺血性脑中风，夜间缺水更加大了这种危险。因而，老人半夜饮水很重要。

3. 起床后

老年人在夜间睡眠时，因排尿、出汗、呼吸，使体内相对缺水，导致血液浓缩、血流缓慢、机体代谢物积存。所以，早晨起床以后，应当先空腹喝一杯白开水或茶水，既可及时补充水分，又可起到稀释血液的作用，不但有利于促进新陈代谢，而且对缓解心脑血管疾病大有好处，有预防高血压、脑血栓、心肌梗死等疾患发生的作用。

4. 跑步前

饮水后跑跑步，水分可使胃肠道保持清洁，还有助于肝脏的解毒以及肾、内分泌功能的改善，提高免疫功能，预防感冒、咽喉炎、关节炎和某些皮肤病。

5. 用餐前后

有的老年人认为，饭前饭后饮水会冲淡唾液、胃液，削弱它们的消化作用。其实，用餐前后喝点儿水不仅不会削弱消化，反而会帮助消化，只是喝水一定要少、速度一定要慢，并切忌喝冰水。

喝水学问大，六条应照做

（1）不要喝生水：特别是农村的天然水源，如湖、河、井水中往往含有大量的致病微生物。

（2）不要喝反复烧开的水：因为开水久煮后，一部分水会变成蒸汽跑掉，原来溶解在水中的一些矿物质和无机盐及其他化学元素，还有一些金属元素如汞、铝等有害物质的含量也就相应增加。特别是硝酸根离子在长时间的煮沸过程中，会被还原成亚硝酸根离子，引起血液中毒。长期饮用这样的水，无疑对老年人是十分有害的。

（3）不要经常饮用过热的水：否则，会使口腔、食道和胃黏膜发生炎症，而长期发炎下去，可引起黏膜的质变，发生癌变。

（4）解渴的佳品是最普通的新鲜凉开水：我国民间早就有清晨空腹饮一杯（250～300毫升）新鲜凉白开水的习惯。凉白开水近似生物活性细胞中的水，极易透过细胞膜而产生奇妙的生物活性，对老年人的健康非常有益。不过凉白开水放久了，会使其生物活性丧失甚至变质，此时饮用，有害无益。

（5）饮水最好定量：老年人一次如果喝大量的水容易使血容量猛增，加重心肾负担。所以，每日最少要饮3～4次，不要不渴时不饮，渴急了猛饮一通。

（6）大量出汗后不要立即狂饮，应掌握科学的饮水方法：先用少量水含在口中，让口腔、咽喉、呼吸道和食道上段的黏膜先湿润一下，然后再多次少量地喝些淡钾盐温开水或淡钾盐温茶水等含钾盐的饮料。这样，老年人既能解渴，又能及时补充体内的水分和钾盐分，减轻出汗后引起的疲劳、乏力等综合症状。

为什么说水疗是治愈百病的廉价灵药

大多数老年人判断体内缺水的信号是"口干"，其实很多慢性疼痛，比如腰部疼痛、偏头痛、肠炎疼痛等，都是身体因缺水而发出的危机信号。换句话说，疼痛是体内缺水的缘故，可以用水来治疗。

以肠炎性疼痛为例。左腹下方出现的肠炎性疼痛是身体缺水的一种信号。这种疼痛往往与便秘有关，是持续缺水造成的。

大肠的主要功能之一是吸收大便中的水分，以免在消化食物的过程中失去太多水。必须有一定量的水才能排便顺畅。在脱水状态下，食物残渣的含水量自然小于正常含水量，由于食物残渣蠕动的速度减缓，大肠就得加强吸收挤压作用，大肠中的固体残渣的最后一点儿水分也被吸走。因此，便秘不畅是脱水症的并发症。如果摄入较多食物，输送到大肠的固体废物就会增加，加重排便的负担。这一过程就会引起疼痛。如果我们能摄入足量的水，左腹下方由便秘不畅引发的疼痛就会消失。

再有就是一些冠心病病人，由于出汗、活动、夜尿增多、进水量过少等原因可致血液浓缩、循环阻力增高、心肌供血不足，导致心绞痛。早晨由于生理性血压升高、动脉内的斑块易松动脱落、血小板活性增高等原因，容易诱发急性心肌梗死。若能于每晚睡前及晨间各饮一杯（250毫升）温开水，可使血黏度大大降低，流速加快，有效预防和减少心绞痛及心肌梗死的发生。

缺血性脑梗死所致的中风占急性脑血管病的半数以上，尤以老年人为多，且常发生于夜间。由于动脉粥样硬化，管腔狭窄，夜间迷走神经功能亢进，血流减慢，血液变稠，极易发生缺血性脑梗死，不常饮水及夜尿增多的老人若能在睡前及半夜各饮一杯开水，可降低血黏度，在很大程度上能预防或减少缺血性中风。

另外，水还可以预防癌症。国外专家研究认为，每日饮水2.5升可减少致癌物与膀胱内壁接触的数量及时间，使膀胱癌的发病率减少一半儿。此外，每日清晨饮一杯开水可清洁胃肠道，清除残留于消化道黏膜皱襞之间的食糜，促进肠蠕动，软化粪便，加速排泄，减少食糜及粪便中有害物质及致癌物对胃肠道黏膜的刺激，既可通便，防止习惯性便秘的产生，又可预防和减少消化道的癌症。

水是世界上最廉价、最有治疗力量的奇药，中老年人一定要及时、科学地饮水，这样才能缓解病痛，促进健康长寿。

饮水有何重要性

李时珍说："水为万化之源，水去则营竭。人可以经年不食，然不可三日无水。"合理科学的饮水是健康生活方式中的重要组成部分。

首先，人的各种生理活动都需要水，如水可溶解各种营养物质，脂肪和蛋白质等要成为悬浮于水中的胶体状态才能被吸收；水在血管、细胞之间川流不息，把氧气和营养物质运送到组织细胞，再把代谢废物排出体外，总之，人的各种代谢和生理活动都离不开水。

其次，水在体温调节上有一定的作用。当人呼吸和出汗时都会排出一些水分。比如炎热季节，环境温度往往高于体温，人就靠出汗使水分蒸发带走一部分热量，以降低体温，使人免于中暑。而在天冷时，由于水储备热量的潜力很大，人体不致因外界温度低而使体温出现明显的波动。

最后，水还是体内的润滑剂。它能滋润皮肤。皮肤缺水，就会变得干燥、失去弹性，显得面容苍老。体内一些关节囊液、浆膜液可使器官之间免于摩擦受损，且能转动灵活。眼泪、唾液也都是相应器官的润滑剂。

更重要的是，水是医疗三大法宝之一。因为病人为了排出身体病源代谢物和多余的废物，则需大量饮水以便产生大量尿液、汗液，通过生理现象，将病源排出体外，同时，促进药物的代谢、减少药物的毒副作用。

另外，水能打通经络，水是良好的导电体，如果身体缺水，经络就会产生导电不良的现象，而使气血瘀滞，无法将身体所需的能量送达各器官组织，从而使代谢物无法正常排出，导致气血不畅，生理紊乱，以致体弱、生病。

很多人一旦生病就花上一大笔医药费，或是为了保证生命的延续，维持健康而努力吃些"健康食品、无农药蔬菜、水果、无添加剂的食品"，但效果甚微。药补不如食补，食补不如水补。人体七大营养素中，水占第一位，中老年人应该及时认清饮水的重要性，并且注意补充水分。

老年人为什么会出现慢性缺水

水对我们的生命起着重要的作用，它是生命的源泉，是人类赖以生存和发展的重要物质资源之一。人的生命一刻也离不开水，水是人生命需要最主要的物质。如果机体一旦丧失水分至 20% 时，生命就无法维持。

科学研究表明，中老年人体内固有的水分易随着年龄的增长而逐渐减少，很容易出现慢性缺水现象，如皮肤皱纹、干燥，口舌津液不足和精神不振等。中老年人容易发生体内慢性缺水，是因为人过中年后血浆肾素和肾上腺素水平呈进行性下降，心钠素分泌增加，从而导致体内钠离子不断丢失，使人体对失水的口渴反应减低，加之平时饮水不足所致。

科学家曾做过这样一项科学实验，实验目标分为 A 组和 B 组，A 组为 20 ~ 30 岁的年轻人，B 组为 65 ~ 75 岁的健康老年人。科学家要求这两组人员分别断水 24 小时，这两组人员血液含盐量均增高，失水都占体重的 2%。喝水后的 1 小时，B 组人员平均饮水 0.25升后，就没有了口渴的感觉，A 组人员的平均饮水量则达到了 0.6 升。喝水之后检查，A组的缺水现象很快消失，B 组则仍呈脱水状态。这一实验表明，老年机体对脱水不十分敏感，而脱水症状也较难纠正。而脱水症状不能及时改善，就意味着身体健康的隐患。

中老年人慢性缺水会对身体造成严重的损害。慢性缺水会使尿量及汗腺分泌减少，影响代谢产物的排泄，造成有害物质在体内蓄积，使人体老化加速，皮肤显得枯萎干瘪、灰暗无光泽等。长期慢性缺水，可使血液变得黏稠浓缩，血管腔狭窄，毛细血管血流量减少，血液循环受到影响，导致心肌梗死、心律失常、脑血栓等疾病和症状。

因此，中老年人一定要注意及时补充水分。

缺水为什么会引起白内障

人体内含水量可随年龄增大而逐渐下降，而医学研究发现，发生过脱水或患严重腹泻的中老年人换上白内障的可能性更大。据统计数据显示，发生过一次脱水的老年人，其患白内障的概率高出常人 4 倍；若有两次脱水或严重腹泻等，其患白内障的概率则高出正常人的 21 倍。

　　为什么缺水会引发白内障呢？专家指出：水是人体不可缺少的重要组成部分，蛋白质在水的参与下才能进行新陈代谢。人眼内的液体含量较高，当人体缺水时就会发生生化改变，引起眼晶状体蛋白变性，最终引起晶体混浊而致得白内障。

　　因此，要老年人要预防白内障，不仅要重视饮食营养，从膳食中摄取足够的水分外，还要多喝开水。

缺水与健康长寿有何关系

　　水对维持生命活动和身体健康非常重要。如果水摄入不足或缺水过多，就会使体内处于脱水状态，使消化、循环、神经、泌尿等多个系统功能受损，以致生命活动难以维持。身体出现局部缺水，首先会抑制身体的某些功能，并最终使之彻底丧失。长期脱水，会导致身体某些元素大量缺乏，造成多种营养匮乏现象。而在正常情况下，这些物质在体内应有足够的存储量。这正是许多慢性疾病的根源。脱水会使身体逐渐失去对抗破坏性化学元素的能力，进而无法回归到正常的化学物质模式。

　　机体失水后，可使粪便中水分减少，易导致便秘；机体代谢产物如果长期不能及时排出，许多有毒物质在体内蓄积，血黏度增高，体内过氧化状态增强，可增加患氧化损伤性疾病（如肿瘤、糖尿病、白内障、痛风等）的概率。

　　脱水分为三种情况：

　　（1）轻度脱水：失水量为体重的 2% 左右；

　　（2）中度脱水：失水量为体重的 4% 左右；

　　（3）重度脱水：失水量为体重的 6% 以上。

　　当人体失水达到体重的 1% 时，人就会感到口渴，还会影响体温调节功能，对体能产生影响。

　　当人体失水达到体重的 2% 时，人就会感到重度口渴，伴随压抑感、食欲下降等轻度不适。

　　当人体失水达到体重的 3% 时，人就会感觉口干，并且血稠度增高、排尿量减少。

　　当人体失水达到体重的 4% 时，人的体能将减少 20% ～ 30%。

　　当人体失水达到体重的 5% 时，人就会出现头痛、烦躁、困乏、难以集中精力的症状。

　　当人体失水达到体重的 6% 时，人体体温会严重失调，并发生过度呼吸而导致肢体末端麻木和麻刺感。

　　当人体失水达到体重的 7% 时，就可能发生晕厥。

　　缺水会严重影响健康，因此，中老年人要保证足量饮水。

长期饮用净化水有什么不好

　　净化水，也称纯净水，是指通过相应的过滤材料，根据不同的最终用水需求，以物理或化学的方式，去除水中的铁锈、泥沙、余氯、有机物、有害的重金属离子、细菌、病毒等物质的水。饮水机已经成为很多家庭及公司的日常必需品，但是专家指出，老年人长期饮用纯净水会危害身体健康：

1. 长期饮用纯净水会使人体内缺少微量元素

目前市场上销售的纯净水主要通过蒸馏和逆渗透技术来加以净化。这些技术原来是应用在工业上的，在祛除水中有害杂质的同时，也将一些对人体有益的元素一起摒除。如镁、锌、铁、碘等矿物质和无机盐。健康的饮用水必须含有一定的矿物质。人体所需的十多种微量元素，主要来源之一就是饮用水。长期饮用纯净水者即使调整食物结构，有些微量元素也很难从食物中获得。

2. 长期饮用纯净水会导致人体酸性化

长期饮用纯净水破坏酸碱平衡。纯净水是弱酸性水，长期饮用会使酸碱平衡失去协调，导致人体酸性化。而美国一位科学家表示，酸性体质乃是百病之源！可见，纯净水的潜在危害非同小可。

3. 饮用水容易滋生细菌

桶装密封的纯净水，一旦启封与空气接触，如不在短期内用完，24 小时后，就开始滋生细菌。如保管不当，还会引起二次污染。纯净水一旦受到污染，细菌会很快繁殖，因为纯净水对细菌毫无抵御能力。据卫生防疫部门检验，桶装纯净水并不保险，在夏季48 小时以内、冬季 1 周内饮用比较安全，超过这个期限，纯净水即开始滋生细菌，并逐步使水变质。

饮用陈旧水对健康有哪些危害

水是生命之源，人类离不开水但并不是说什么水都可以无所顾忌地喝下去，下面这四种陈旧水，老年人可千万别喝：

一是老化水，即死水，也就是长时间贮存不动的水。其中的有毒物质会随着贮存时间的增加而增加，常饮这种水，会使未成年人细胞新陈代谢明显减慢，影响身体生长发育，加速中老年人衰老，引起食道癌和胃癌的发生。

二是千滚水，即在炉上沸腾了一夜或很长时间的水及电热水器中反复煮沸的水。这种水中不发挥性物质，如钙、镁等重金属成分和亚硝酸盐含量很高。久饮这种水会干扰人的胃肠功能，出现暂时腹泻、腹胀；有毒的亚硝酸盐，还会造成机体低氧，严重者会昏迷惊厥，甚至死亡。

三是蒸锅水，即蒸馒头等蒸锅水，特别是经过多次反复使用的蒸锅水，亚硝酸盐浓度很高。常饮这种水，或用这种水熬稀饭，会引起亚硝酸盐中毒；水垢经常随水进入人体，还会引起消化、神经、泌尿和造血系统病变。

四是重新煮开的水，这种水烧了又烧，水分再次蒸发，亚硝酸盐会升高，常喝这种水，亚硝酸盐会在体内积聚，引起中毒。

为什么说老年人饮用水首选白开水

自来水是直接取自天然水源（地表水或地下水），经过一系列的加工处理净化消毒后再输入到各自用户的水，是我国最普遍的生活用水。白开水是用自来水加热后得到的水。中老年人饮用水应该首选白开水。这是因为白开水有以下的优点：

（1）白开水中含有一定量的矿物质。自来水经加热沸腾后，既能够达到无菌要求，又能够改善水质的高硬度，同时也能够使水中的矿物质得到保留。

（2）白开水经济实惠，制取简单，方便食用。老年人多喝白开水可以预防心肌缺血、肺缺血、脑血管堵塞、心肌梗死等疾病，这一类疾病最容易在夏季发生，特别是七八月份是该病的高发季节。此类疾病与血液黏稠度较高有关。血液黏稠度在临床上简称为血黏度，当人的血黏度增高时，血液流动缓慢，机体组织获得的氧气和营养物质相对减少，当血黏度增高到一定程度时，血液会发生凝血，即出现血液凝集块，造成血管栓塞，从而引起缺血性心脑血管疾病。

防止血黏度增高最简单有效的方法就是早、中、晚各饮一杯白开水。这样一来不仅能稀释血液，降低血黏稠度，促进血液循环，还能减少血栓危险，防止心脏病"高峰期"的心脑血管疾病的发生。

长期饮用矿泉水可益寿延年吗

矿泉水中含有许多对人体有益的矿物质，长期饮用，可以祛除疾病，延年益寿。

战国时期广东高州市大坡镇坑塘区口垌村头，有一块酷似乌龟的大石头，从石头上流出一股清泉，人称龟水，附近村民常饮用此水。此地区以长寿著称，这里的1051人中，70岁以上者145人，80岁以上者58人，还有3个百岁寿星。据专家分析，坑塘人长寿，与饮用矿泉水有关。

世界有名的"鲁鲁洛之水"（出自法国与西班牙边境的鲁鲁洛村）被人们称之为"奇迹之水"。专家证实，"鲁鲁洛之水"中含有多种矿物质，是一种理想的天然矿泉水。据说许多患有疑难杂症的人只要服用该水之后，便能很快痊愈。

虽然矿泉水对身体有益，但饮用矿泉水也是有讲究的。由于水中含钙、镁程度不同，有些矿泉水硬度较低，另一些则较高。不同地区的人可以选择不同硬度的矿泉水，这样可以平衡人体内的矿物元素，更有益于健康。专家建议，西北地区的人最好选用硬度较低的矿泉水，而东南地区的人最好选用硬度较高的矿泉水。

睡前一杯水可以预防脑血栓吗

脑血栓是老年人的一种常见疾病，它的发生同高血压、动脉硬化以及老年人的血液黏度增高密切相关。睡前喝杯水可在一定程度上防止脑血栓。

脑血栓的发病时间多在清晨至上午之间，而人的血液黏度在早晨4点至8点达到最高，以后逐渐降低，这说明血黏度增高同脑血栓的发生有一定关系。

所以，中老年人在深夜入睡前喝下约200毫升水，能够让第二天早晨体内的血黏度有所下降。

医学专家也普遍认为，晚上饮水的确可以降低血黏度，维持血流通畅，防止血栓形成，当然，脑血栓发生的原因是多方面的，血黏度增高只是众多因素之一，但至少可以肯定，养成睡前饮水的习惯对预防脑血栓的发生会起到一定的作用。

哮喘发作时为什么身体会失水

临床上，常碰到一些患有支气管哮喘的老年人在哮喘发作时呼吸困难，不能平卧，即使口服了多种药物，甚至于用过糖皮质激素，疗效也不明显；还有的患病老年人在喝足量水或在输液后，症状会很快减轻，这是什么原因呢？

原来，患有支气管哮喘的老年人在哮喘发作时，实际上已处于失水的酸中毒症状。病人呼吸加快加深，呼气时会失去不少水分；哮喘发作时，病人大汗淋漓，也会失水；由于气喘得厉害，病人顾不上正常的饮水和进食，使失水更加严重。这样，病人在小支气管内的痰液就变得黏稠不易咳出，甚至堵塞小支气管，造成呼吸困难，进而形成恶性循环，治疗也变得困难。

所以当哮喘发作时，除依据病情使用平喘、祛痰等药物外，老年人还应注意摄取营养丰富且易消化的食物，并要有意识地多饮水。但患有严重心功能不全者就不宜多饮水，因为过多饮水会加重心脏的负担，反而不利于哮喘病人的康复。

老年人如预感天气将要变化或当晚病人有可能发作哮喘，临睡前用杯子盛90℃左右的热水大半杯，用牛皮纸封住杯口并露一孔，之后将鼻子紧贴孔口连吸热气，并尽可能深吸 3 ~ 5 分钟，这样坚持就能见效。

为什么老年人夏天不宜大量喝水

在天热口渴的夏天，中老年人一定要注意适度饮水，过量饮水对健康有害无益。原因如下：

（1）进入血液的水分增多，血液的总量也随之增加，会给心脏带来过大的负担，久而久之会影响心脏的正常功能。

（2）出汗过多容易引起身体虚弱。

（3）排尿增多容易给肾脏带来过重的负担。

因此，中老年人在夏天一定要注意饮水适量，不可过多。

什么是老年人正确的饮水方式

合理科学的饮水对中老年的健康起着至关重要的作用，不科学的饮水方式不仅起不到养生保健的作用，还会对身体造成危害。所以，中老年人一定要掌握正确的饮水方式。

（1）每日饮水量要达到 1200 毫升。由于老年人每日蔬菜水果的摄取量较少，摄取的食物量也有所减少，蛋白质、脂肪、碳水化合物的代谢水产生的数量达不到 300 毫升，因此，老年人应适当增加饮水量，每日饮水至少 1200 毫升。

（2）水温在 30℃以下最好。30℃以下的温开水比较符合肠胃道的生理机能，不会过于刺激肠胃道造成血管收缩或刺激蠕动。

（3）早上盐水好，晚上蜜水好。古语有"朝朝盐水、暮暮蜜糖"的说法。按照中医理论，咸属水归肾经，如果早上喝一杯淡盐水，可以保养一天的精神。到了傍晚的时候，再用温开水（不超过60℃）冲一杯蜂蜜喝，这样可以濡养脾胃，促进健康。

（4）少量多饮。喝水过多、过少都不利健康。一下子饮水过多，即使没有水中毒，大量的水积聚在胃肠中，也会使人胸腹感到胀满，还会冲淡胃液，导致胃肠的吸收能力减弱。而饮水过少，不能令身体真正吸收、利用。正确有效的饮水方法是一口气将一整杯水（200～250毫升）喝完，而不是随便喝两口就算了。

（5）未渴先饮。有些人没有养成定时喝水的习惯，只有口渴了才想起来要喝水。口渴，实际上是体内已严重缺水，人体很多器官可能已经受到脱水的伤害，因此不要等到身体告诉您它"缺水"了才喝。

（6）不要喝得太快太急。喝水太快太急，无形中会把带着的很多空气一起吞咽，容易引起打嗝或是腹部胀气。肠胃虚弱的人，喝水更要慢。剧烈运动后的喝水方法是，先用水漱漱口，润湿口腔和咽喉，然后喝少量水，停一会儿，再喝一些，让机体慢慢吸收。

（7）中老年人在锻炼前后、洗澡前后等，均需注意水分的补充。尤其是患中暑、发热、呕吐、腹泻等病症时以及大汗后，体内损失水分增多，更应及时予以补充。

老年人患病饮水要注意哪些问题

老年人患某种疾病的时候，需要喝多少水，怎样选择饮水时间是非常重要的，而且不同的疾病有不同的饮水方式：

（1）冠心病、高血压病人：除正常饮水外，临睡前和清晨空腹各饮水200毫升，这样可稀释血液，降低血液的黏稠度，减少发病次数。

（2）胆结石、痛风、肾结石病人：需要大量饮水，最好保持每天饮水2000～3000毫升。对痛风病人来说，这样可以降低其尿酸的浓度，增加尿酸的排出；对胆结石、肾结石病人来说，可增加结石排出的机会。

（3）心肾功能不全病人：要记录出入水量，根据病情适当控制进水，千万不要随意饮水，以免增加心肾负担，加重病情。

（4）长期便秘病人：清晨空腹时，喝温淡盐水260～450毫升，可促进胃肠蠕动，有利于排便顺畅。

（5）糖尿病病人：可出现多饮、多尿症状，此时，不应限制水分，否则会加重体内水电解质代谢紊乱，使血液中渗透压增高，甚至导致高渗性昏迷。对糖尿病病人要进行综合治疗，血糖下降后，病人自然就不会多饮、口渴了。

第二节　茶水喝出高质量

茶里放姜能让老年人身体安康吗

民间有"冬天一碗姜糖汤,去风去寒赛仙方""冬有生姜,不怕风霜"的说法。生姜性温,其所含的姜辣素,能刺激胃肠黏膜,使胃、肠道充血,消化能力增强,能有效治疗因吃寒凉食物过多而引起的腹胀、腹痛、腹泻、呕吐等,让身体迅速变暖。

在五味中,生姜味辛。辛主散,故能发汗、祛风散寒。在吃过生姜后,会有发热的感觉。这是因为它能使血管扩张,血液流动加速,促使身上的汗毛孔张开,从汗毛孔渗出的汗液,不但把多余的热带走,同时还把病菌放出的毒素、人体内的寒气一同排出体外,所以身体受了寒凉,吃些生姜就能及时驱寒。

红茶具有高效加温、强力杀菌的作用,生姜和红茶相结合,就成了驱寒除湿的姜红茶。此外,冲泡时还可加点儿红糖和蜂蜜。

下面为中老年朋友介绍两种不同功效的姜茶。

1. 治疗感冒

把 10 克姜洗净之后切成 5 等份,与 5 ~ 10 克红茶放入 300 毫升水中煮沸 5 ~ 10 分钟,除去渣滓及茶叶,加 30 克冰糖搅匀后饮用。

这种姜茶喝 1 次即可驱走轻微的感冒,症状较重者一连 3 天每日喝 1 次,可缓解流鼻涕、咳嗽、发热、喉咙痛、头痛等症状。

2. 缓解晕车

取指头大小 1 块鲜姜,去皮,切丁,加点儿蔗糖放入杯中,倒入滚水,泡 15 分钟后饮用。专家建议乘车船之前喝 1 杯姜茶,能够缓解晕车晕船带来的恶心感。

值得提醒中老年朋友的是,患有痔疮或其他忌辛辣的病症最好减少吃姜。

老年人如何自制保健茶

为中老年朋友介绍几种保健茶,不仅制作方便,经常饮用还有助于身体健康。

1. 葡萄茶

材料：鲜葡萄汁 100 毫升,鲜生地汁 50 毫升,鲜藕汁 100 毫升,蜂蜜适量。

制法与用法：将以上3种汁液调和，煮沸，加入蜂蜜，饮之。

功效：清热凉血，利尿通淋。适用于防治尿道炎、膀胱炎、砂淋等症。经常饮用，可以延年益寿、美容益智。

2. 人参大枣茶

材料：吉林参（或高丽参）6克，大枣5枚。

制法：放入炖盅内隔水炖服；或沸水泡闷。

用法：代茶饮用。

功效：具有补脾，益气，养血，生津之功效。老年人常饮，可以延年益寿，悦颜美容，增强体力；并且此茶适用于病后、劳累后作为调补之用。

3. 观音茶

材料：山药、黏黄米、黑芝麻、藕粉、白糖各500克，莲子肉（去心）250克。

制法：将芝麻、山药、莲肉用文火微炒（山药、莲肉以炒至色黄为度），黏黄米以面粉炒。再将以上四物研为细粉，与藕粉调和，备用。

用法：每次取30～60克，沸水冲泡，代茶饮之。

功效：补脾益肾。适用于滋补身体，久服能润肤美容，延年益寿。

4. 参莲茶

材料：人参5克，建莲肉9克，陈米（炒）3克。

制法：人参切片，莲肉打碎。水煎成浓汁。

用法：代茶频饮。

功效：益气健脾，保健防老。适用于老年人未老先衰，气虚脾亏，气怯食少等。

5. 八仙茶

材料：细茶500克，净芝麻375克，净小茴香150克，净花椒75克，粳米、黄粟米、黄豆、绿豆、赤小豆（均炒至香熟）各750克，泡白干姜、炒白盐各30克。

制法：将以上诸物共研细末，并加面粉适量，炒至黄熟，拌匀，收贮于瓷罐中，备用。

用法：每次取9～15克，沸水泡闷，代茶饮之。

功效：益精悦颜，保元固肾，抗衰防老。适用于老年人做保健饮料。

6. 白米茶

材料：白米（粳米尤佳）500克，春头糠末50克。

制法：先将白米研碎，煮熟后，捞去饭，放入春头糠末，再煮沸。

用法：空腹频饮。

功效：米茶是性质平和的滋补保健饮料，有益脾生津，下气开胃之功效。适用于病后食欲不振，呕吐，泄泻及老年人噎病，陈积壅塞，咽食入口即如有物梗阻，塞涩难下（包括癔症性吞咽障碍）。长期饮用，能够补脾益气、美容益智、延年益寿。

什么是老年人饮茶十二忌

茶文化在中国历史悠久，饮茶的益处也是数不胜数。因此，不少老人都养成了喝茶养生的习惯。可是一切事物都有两面性，喝茶也有禁忌和讲究，特别是老年人，由于身体器官功能开始逐渐减退，加上患有一些慢性疾病，如果没有节制，可能有损健康。所以，老年人在饮用茶的时候有以下这十二忌：

（1）不要饭后立即饮茶：饭后立即饮茶，茶中的鞣酸可使食物中的蛋白质凝固成颗粒。老年人因肠胃功能下降，对这种颗粒很难消化吸收，容易引起消化不良及某些营养物质的缺乏。

（2）不要空腹饮茶：有些老年人起床后便立即饮一杯茶，这种饮茶习惯，对健康无益。空腹饮茶会冲淡唾液，影响胃液分泌，影响消化和吸收。

（3）不要睡前饮茶：茶叶中含有咖啡因、茶碱、可可碱等，具有较强的兴奋大脑的作用，如果睡前饮茶过多，势必难于入睡，并增加排尿次数。这不仅影响睡眠，日久还会造成失眠。患有神经衰弱、消化性溃疡、冠心病或高血压病的老人更应注意。

（4）不要饮隔夜茶：茶水放置时间过久，容易被病原微生物污染，茶水中的复杂成分也易发生变化，饮隔夜茶可导致胃肠疾病。

（5）不要用茶水服药：因为茶水中的鞣质可与药物结合而沉淀，会改变药性，阻碍吸收，影响药效。所以，服药应用白开水。

（6）不要饮浓茶：因为茶叶中的咖啡因浓度高，会导致过度兴奋，容易造成心跳过速、心律失常等。所以，患有冠心病、肺心病、高血压病的老年人，更应注意。饮茶要清淡，也不要饮得太多。

（7）不要用滚开水泡茶：用滚开水泡茶会把茶叶中的鞣酸全部浸泡出来，而把维生素等有益成分破坏；用滚开水浸泡的茶也不香，还有碍食物消化。因此，应把开水灌入暖瓶放 1 ~ 2 小时后再泡茶，随泡随饮。

（8）忌饮低于 10℃ 的冷茶。

（9）不要饮用冲泡次数过多的茶。茶叶中的维生素 C 和氨基酸，第一次冲泡有 80% 被浸出，第二次冲泡有 95% 以上都已浸出。过多冲泡会使茶中一些难溶的微量有害物质浸出，有损健康。因此，冲泡 2 ~ 3 次为宜。

（10）不要饮用冲泡时间过久的茶。茶叶冲泡时间过久，茶叶中的茶多酚、维生素、蛋白质等会氧化变质，成为有害物质。

（11）冬天尽量少饮茶：近日，美国的一项最新研究结果显示，老年人在寒冷环境中调节体温或保持体温的能力，与他们每天从饮食中摄取的铁元素多少有关。茶属于碱性物质，本身就会消耗人体内的铁元素，所以在冬天喝茶不利于保持体温。

（12）不要在酒后饮茶。浓茶对心脏起兴奋作用，而酒精对心血管系统也有一定的刺激作用。喝醉了酒，再喝浓茶不但不能解酒，反而会加重对心脏的刺激。

奶香四溢，了解五类营养哲学

1. 牛奶

新鲜的、经低热处理的牛奶比长时间存放的牛奶对老年人的健康更有益。因为能长时间存放的牛奶须经高温加工，这样必然要丢失许多有益的物质。

老年人对蛋白质的消化力比较强，多喝牛奶可保证有足量的蛋白质摄入。多喝牛奶，可以让老年人获得如亚麻酸和花生四烯酸等人体必需的不饱和脂肪酸。亚麻酸有显著的降低血胆固醇作用，花生四烯酸可以降低三酰甘油，对于防止动脉粥样硬化和高血压都有好处。

牛乳脂肪是脂溶性维生素 A、维生素 D、维生素 E、维生素 K 的含有者和传递者。老年人喝牛奶可以补充包括上述维生素在内的人体所需的所有维生素，特别是维生素 A 和维生素 B_2。

牛奶中含有 4.6% ~ 4.7% 的乳糖，能促进人体肠道内有益的乳酸菌生长，维持肠道的正常消化功能；还有利于老年人对钙的吸收，可防止机体因缺钙而产生的骨质疏松等病症；消化后变成葡萄糖可以补充能量。

牛奶中也含有 0.7% ~ 0.75% 的矿物质，如钾、钙、磷、硫、镁、锌、铜、碘、锰等 12 种必要的矿物质。与其他食物相比，老年人更易吸收和利用牛奶中的钙和磷。

另外，老年人患肝、胆疾病和糖尿病时喝牛奶，奶中的乳蛋白能促进细胞生成；高血脂老人可以饮脱脂牛奶，牛奶中的乳清酸可以清除附在血管壁上的胆固醇；轻度肾功能损害的老人喝牛奶，可以提高肾脏的排泄功能。

2. 酸奶

酸奶是老年人早晚最理想的食品，早上喝酸奶可以补充蛋白质和能量，晚上喝酸奶时加上两勺麦片可以促进激素分泌。酸奶中还含有乳酸菌，能够清除人体消化器官内的有害菌群，防止炎症的滋生和蔓延，从而加强抵抗力。

3. 活性乳

食用活性乳制品时，关键要看是否具有活性菌，并又不含水果或其他添加剂。因为如果加进水果或其他添加剂就必须添加稳定剂，以防止水果和添加剂在有菌的环境中迅速变质，而稳定剂显然不利于老年人的健康。老年人也最好不要食用可以长期存放和脂肪含量过高或过低的活性乳。

4. 奶酪

对老年人来说，最好的奶酪是白色的无异味软奶酪。胃肠学专家并不推荐老年人食用脂肪含量高的黄色硬奶酪，而那些脱脂奶酪也不太好，因为生产者在其中添加了化学稳定剂。

5. 豆奶

豆奶含有 2% ~ 3% 的蛋白质，接近于鲜牛奶，其氨基酸组成也较合乎人体需要，特别是赖氨酸比例较高，有利于弥补老年人饮食中粮谷类食品的不足。

豆奶中脂肪含量不高，其组成多为不饱和脂肪酸，可降低胆固醇在人体内的吸收。

豆奶的铁含量较鲜牛奶高 20 倍以上，其维生素 B_1、维生素 E 的含量与牛奶不相上下。

老年人或病人每天早餐一个面包或一个鸡蛋，再加上一瓶豆奶，就可使营养全面丰富。

喝茶品茗，悠然养生

汉末华佗曾有言："苦茶久饮益体"；梁代陶弘景说："久饮茶可以轻身换骨"；李时珍在《本草纲目》中讲过"茶主治喘急咳嗽、去痰垢"，"茶令人少睡，有力⋯⋯茶行小便"。现代医学研究发现，茶中含有很多对人体有益的成分，对老年人的健康尤其有利。

茶中主要的生物碱（咖啡因、茶碱）可以使人精神振奋，消除疲劳，冠状血管扩张，改善血液循环，并能抑制肾小管的再吸收，有强心利尿的功效。茶中的鞣酸可以帮助消化，还可以与误入胃中的毒物结合、沉淀，以延迟毒物的吸收。

茶叶中还含有维生素 C 及"茶丹宁"，对于加强毛细血管韧性，防止动脉粥样硬化，预防高脂血症及冠心病都有一定的功能。茶中还含有维生素 A 原，维生素 B_2 和微量元素。茶叶中营养物质和药学成分的含量虽然低于一般蔬菜及食品，但经常饮茶，也是增加一种营养或辅助治疗的手段。因此，对老年人来说，应该提倡饮茶。

老年人在选茶时应量力而行，不必皆求名品，可根据个人喜好选用。但总体看来，未经高温炒烤和混有添加物的绿茶，对老人较为适宜，因为此种绿茶的降脂和抗癌作用更为明显。

当然，老年人也可根据喜好选用红茶或花茶，更可根据病情和体质配制药茶。如常气短汗出的气虚者，可加人参片；常口干舌燥的阴虚者，可加麦冬；血脂过高者，可加三七叶；夏日暑盛时，可加苦丁茶等。

必须遵循的五种健康"茶道"

老年人饮茶，应掌握"清淡为好，适量为佳，即泡即饮，饭后少饮，睡前不饮"的原则。具体方法如下：

1. 老年人不要饮头道茶

因为现代茶叶在种植、加工、包装的过程中难免会受到农药、化肥、尘土等物质的污染。头道茶其实是洗茶的水，应尽快倒出后再冲入开水，这样泡出的茶水才是最卫生的茶。

2. 茶叶不宜冲泡次数过多

普通的茶用沸水冲泡，茶叶中的维生素 C 和氨基酸，在第一次冲泡时，有 80% 被浸出，第二次冲泡后，有 95% 以上被浸出，所以，茶一般以冲泡 2 ~ 3 次为宜。冲泡次数过多等于喝白开水，而又往往会使一些难溶的微量有害物质也逐渐被浸出。

3. 不要饮用劣质茶或变质茶

茶不易妥善保管，易吸湿而霉变，而有些老年人出于爱茶节约，舍不得丢弃已霉变的茶。殊不知，变质的茶中含有大量对人体有害的物质和病菌，是绝对不能饮用的。

4. 可以在早饭后泡一缸茶水，待口渴时慢慢品呷，并不断续水

这样的一缸茶水，上午饮，咖啡因和鞣酸浓度较大，能提神消食；至中午，茶水渐淡，无碍午睡；而到了下午，基本以饮水为主，仅借茶叶余香，对晚间睡眠无不良影响。因此，特别适合老年人。

5. 饮茶需考虑自身状况

（1）体质较好、热力较高的老年人宜饮绿茶；胃寒、体质较弱的老年人宜饮红茶。

（2）腹泻和便秘的老年人不宜饮红茶。

（3）缺铁性贫血的病人忌饮茶，茶叶中的单宁与铁在消化道内会形成不溶解的铁单宁复合物，不能被小肠黏膜上皮细胞所吸收，从而阻碍了老年人对铁的摄取。而其他类型的贫血病人则宜饮绿茶。

（4）肝脏病人忌饮茶。茶叶中的咖啡因等物质绝大部分经肝脏代谢，若老年人肝脏有病，饮茶过多超过肝脏代谢能力，就会有损肝脏组织。

（5）患有神经衰弱的老年人应慎饮茶，可以在白天的上午及午后各饮一次茶，上午饮花茶，午后饮绿茶，晚上不饮茶。这样，就会白天精神振奋，夜间静气舒心，利于入睡。

（6）严重的溃疡病患者慎饮茶，否则易使胃酸分泌量加大，增加对溃疡面的刺激。但轻微患者可以在服药 2 小时后饮些淡茶，加糖红茶、加奶红茶都有助于消炎和胃黏膜的保护。饮茶也可以阻断体内的亚硝基化合物的合成，防止癌前突变。

（7）尿结石患者忌饮茶，因为尿路结石通常是草酸钙结石，由于茶含有草酸，会随尿液排泄的钙质而形成结石，若尿结石患者再大量饮茶，会加重病情。

（8）心率过快、期前收缩或心房纤颤的冠心病患者，大量喝浓茶会使心跳加快，导致其发病或加重病情，因此只能喝一些淡茶；而心率在 60 次 / 分钟以下的患者，可以多喝一些茶，反而能提高心率，有配合药物治疗的作用；心肌梗死患者则宜饮绿茶。

老人喝咖啡，时尚"六讲究"

咖啡是当今世界上消费量最大的一种饮料。近年来，我国也悄悄出现了一股"咖啡热"，相当一部分老年人，尤其是一些老年知识分子，也养成了喝咖啡的习惯。

咖啡中含有咖啡因，饮后能使人振奋精神，消除疲劳，提高脑的活动能力，并能增进食欲，促进消化等。但老年人如饮咖啡不当，也可对身体健康产生不利影响。因此，应注意以下几点：

（1）所饮咖啡不宜过浓，晚上不宜喝咖啡。浓咖啡会使老年人心跳加快，引起期前收缩、心律不齐及过度兴奋、失眠等，从而影响休息和恢复体力。

（2）常饮咖啡的老年人，应注意补钙。据测定，喝2杯咖啡将损失15毫克的钙。因此，常饮咖啡的老年人，每天需补充100毫克的钙，或喝牛奶1～2杯，也可吃豆类、黄花菜、芝麻酱、虾皮、海带等含钙丰富的食物，以弥补因喝咖啡引起的钙损失。

（3）有饮酒习惯的老年人，饮酒后不宜喝咖啡，因为咖啡因能增加酒精引起的损害。

（4）患有动脉硬化、高血压、心脏病的老年人，最好不要喝咖啡。研究表明，心脏病患者平均每天饮用1～5杯咖啡，发生心肌梗死的机会要比不喝咖啡者高50%；平均每天饮用6杯以上者，其发病机会还要高1倍。此外，喝咖啡的人，饭后2小时之间，其血中的游离脂肪酸会增加，血糖、乳酸、丙酮酸也都升高，这是因为咖啡因有升高血脂的作用。

（5）患有溃疡病的老年人，也不宜喝咖啡。因为咖啡有刺激胃酸分泌的作用，而胃酸又可引起溃疡病加重，导致疼痛、出血等。

（6）患有糖尿病的老年人，喝咖啡时不宜放糖。

适合老年人的四种防暑佳品

老年人因皮肤功能减退、体温调节功能下降，很容易发生中暑，所以，老年人应合理地安排夏天的饮料，以预防中暑。

下述几种饮料对老年人较为合适：

1. 山楂

可消食健胃，生津止渴，尤适用患有冠心病、高脂血症的老年人食用。每天食用15～30克。水煮，待凉后服用，或以山楂精冲服，如放置冰箱后冷饮效果更佳。

2. 决明子

有祛风散热、清肝明目、利水通便的作用，尤其适用于患有便秘、高脂血症的老年人。每天用15～30克炒黄、水煮，待冷或置于冰箱后饮用。

3. 酸枣汁

有养血益阴、生津止渴、宁心安神、清热利尿、解暑止渴的功效。

4. 鲜竹叶

取200克鲜竹叶（含心），鲜荷叶（含心）300克，生甘草90克，薄荷（鲜品200克，干品50克），先用5升水将甘草煮沸，倒入大容器内，同时将其余的药放入，盖好待冷透后饮用，还可加适量五味子和绿豆。

茶疗的十七个 "金玉良方"

（1）萝卜茶：先将白萝卜100克洗净切片煮烂，略加盐调味（勿放味精），再将茶叶5克冲泡5分钟后倒入萝卜汁内服用，每天2次。有清热化痰、理气开胃之功，适用于咳嗽痰多、纳食不香等症。

（2）银耳茶：先将银耳20克洗净，加水与冰糖20克（勿用绵白糖）炖熟；再将茶叶5克泡5分钟，取汁和入银耳汤，搅拌均匀服用。有滋阴降火、润肺止咳之功，适用于阴虚咳嗽。

（3）橘红茶：橘红3～6克、绿茶5克，用开水冲泡再放锅内水蒸20分钟后服用，每日1剂，随时服用。有润肺消痰、理气止咳之功，适用于咳嗽痰多、黏而咳痰不爽之症。

（4）玫瑰花茶：干玫瑰花放入茶杯中，冲入热水饮用。玫瑰花性温味甘，适合肝胃气痛、胸口胁下胀满疼痛、易怒者饮用。

（5）荷楂菊茶：以荷花、山楂、金银花、菊花加水煮沸饮用。荷花性味甘平，清肺热，去湿消肿；山楂酸甘，行瘀血；金银花甘寒，清热。但容易疲倦、大便溏稀、脸色苍白者不适合饮用。

（6）杞菊药茶：枸杞子、白菊花、绿茶各10克，用沸水泡10分钟饮用。菊花味甘苦；枸杞性味甘平，滋阴润燥，视力不好、口干、头晕目眩者适合服用。但手足冰冷、脾虚易腹泻者不宜饮用。

（7）生姜茶：绿茶5克，生姜8片，葱白5～8根，混合后用沸水冲泡5分钟。每日1～2剂，有祛风发汗之功效，适用于风寒感冒。

（8）银花茶：金银花20克，茶叶5克，用沸水冲泡5分钟。每日2剂，多次服饮，可清热解毒，辛凉解表。

（9）蜂蜜茶：蜂蜜5毫升，茶叶3克，混合后用沸水冲泡5分钟。每日3剂，饭后饮。可润肺、益胃、通便。

（10）浓糖茶：茶叶50克，红糖50克，加水煎至汤发黑时服饮。每日1剂，可收敛、消积，适用于腹泻。

（11）杜仲茶：杜仲叶6克，高级绿茶6克，混合后用沸水冲泡5分钟。每日1剂，可补肝肾、降压、强筋骨，适用于高血压及心脏病。

（12）山楂茶：山楂片25克，绿茶1克，混合后用沸水冲泡5分钟。每日1剂，3次服用，可消食、降脂，适用于冠心病。

（13）香蕉茶：茶叶10克用沸水冲泡后去渣取汁，香蕉50克去皮后切碎与蜂蜜少许同和茶汁。每日1剂，多次服用，可降压、润燥、滑肠，适用于冠心病、高血压和动脉硬化。

（14）葱枣茶：大枣25克，甘草5克，用水煎沸15分钟，趁热加入葱须25克、绿茶0.5～1克。每日1剂，温服。可清热，治疗呕吐腹泻。

（15）竹叶茶：竹叶10克，茶叶5克，混合后用沸水冲泡5分钟。每日1剂，频服。可清热、泻火、利尿、通淋，适用于急性尿路感染、小便淋涩不通。

（16）桂圆茶：桂圆肉20克蒸熟，绿茶1克用沸水冲泡5分钟后，去渣取汁，拌匀。每日1剂，可补气血、益心脾。

（17）薏米茶：薏米50克（若用于癌症，用量为100克）加水煎至熟后，趁沸加入绿茶3克拌匀。每日1剂，多次服饮。可解毒、排脓、健胃、去湿、抗癌，特别适用于肠癌和胃癌。

五种饮料不只解渴，更为养生

1.延年茯苓饮

原料：茯苓、白术各90克，党参、炒枳实各60克，生姜120克，陈皮45克。

制法：将上述药材共切碎，加水煎熬3次，合并煎液，浓缩。

饮法：分3次服，每日1次。

功效：适用于体虚，痰湿素盛，胸闷咳嗽，痰浊黏腻，身倦肢乏，饮食减少，大便溏薄者调服。久服可化痰延年。

2.桂枣芡实饮

原料：桂圆肉、炒酸枣仁各10克，芡实12克。

制法：将桂圆肉、炒酸枣仁、芡实同置于砂锅中，加水适量，用文火煎煮。

饮法：取汁饮用。

功效：养血安神，益肾固精，适用于心悸、怔忡、失眠、神倦乏力等。感冒者不宜饮用。

3.人参蜂蜜饮

原料：人参3克，蜂蜜15克。

制法：先将人参文火煎煮半小时，得煎液150～200毫升（人参渣嚼服），加入蜂蜜15克调匀即成。

饮法：每日分数次空腹时饮用。

功效：人参味甘，大补元气，搭配蜂蜜，既能防止人参上火之弊，又能增强其补气强身、延年益寿的作用。

4.生脉饮

原料：人参10克，麦冬15克，五味子6克。

制法：混合后，水煎取汁。

饮法：不拘时温服。

功效：补气、清热、收涩三效均佳。故对体倦气短、口渴多汗、脉虚弱或久咳气弱、口渴自汗者疗效显著，且药液甘酸可口，为老年人夏日及热病的优良饮料。

5.老年保健饮

原料：粳米、炸核桃仁各60克，生核桃仁50克，牛奶200克，白糖适量。

制法：先将粳米洗净，浸泡1小时，捞起滤干水分；与两种核桃仁及牛奶混合磨成浆；过滤，取汁备用。煮好适量的糖水，把滤汁慢慢倒入糖水中，边倒边搅拌均匀，煮沸即可饮用。

饮法：可作为老年人家庭常备饮料。

功效：常饮可调节老年人机体的新陈代谢，延年益寿。本饮偏温，故咳痰黄稠、口干咽燥、舌苔黄厚者忌服。

第三节　老年人的饮酒健康

醇香美酒浅饮慢酌

逢年过节，亲朋相聚，老年人举杯畅饮，以酒助兴，这无可非议。而且，老年人少量饮用酒精浓度在20%以下的果酒、葡萄酒、料酒、米酒、啤酒等，对身体健康是有益的。正如《本草备要》所说："少饮则和血运气，壮神御寒，遣兴消愁，避邪逐秽，暖水脏，行药势"。

美国科学家认为，葡萄酒可以作为某些疾病的辅助治疗剂，尤其对老年人或身体虚弱、患有失眠症、精神不振的人是良好的滋补剂。而红葡萄酒的抗病毒作用又高于白葡萄酒。但每次饮用葡萄酒的量不宜超过100毫升，过量反倒化利为害了。

啤酒中的啤酒花具有杀菌和防腐作用，并有清热解毒、镇静、健胃和利尿之功。有的医生还用"啤酒疗法"治疗肺结核、神经衰弱、胃肠消化功能紊乱和血液系统疾病、高血压及心脏病等，尤其对习惯性便秘的疗效更为显著。

资料表明，适量饮酒可以提高血液中高密度脂蛋白的含量，减少脂类在血管壁上的沉积，对防治动脉粥样硬化有一定作用。

然而，无论如何，老年人饮酒过量是有害无益的，会"伤神耗血，损胃烁精，动火生痰，发怒助欲，至生湿热诸病"，是"丧生之源"。因为酒精进入人体后，首先通过胃肠道进入血液循环，其中90%要经过肝脏代谢，其他10%则通过肾脏、肺脏等代谢。因此，长期或大量饮酒会影响肝脏功能，损伤肝细胞，造成老年性肝功能衰退或肝脏萎缩。

有的老年人嗜酒如命，饭可以一日不吃，酒却不可一日不饮，以致对身体造成极大的危害。调查表明，长年大量饮酒的老年人中，患脂肪肝的人占30%～50%，患肝硬化的人占10%～20%。

心脏病患者过量饮酒更为有害，因为酒精可以造成心动过速，从而增加心脏耗氧量，使心功能异常。对患有冠状动脉粥样硬化的老年人，过量饮酒，则会导致心肌缺血，发生心绞痛、心肌梗死、心律失常，甚至危及生命。此外，老年人在服药前后，以及服药同时切不可饮酒。因为，酒精能影响药物疗效，甚至产生严重后果。

综上所述，可以认定，老年人大量或长期饮高度酒，对身体健康十分有害，为健康长寿着想，必须改掉不良的饮酒习惯，即使是饮低度酒，也应适量。

（1）人参酒：吉林人参 15 克，白酒 500 克。可用于肺虚脾弱，神倦食少、疲乏无力，适用于老年或体弱者。

（2）党参当归酒：西党参 50 克，全当归 30 克，白酒 500 克。可用于气血两虚，面色萎黄、头晕乏力、食欲减退等症。

（3）枸杞桂圆酒：枸杞子 40 克，桂圆肉 30 克，白酒 500 克。可用于肝肾不足，精神萎靡，失眠健忘等。

（4）首乌熟地酒：首乌 40 克，熟地 30 克，白酒 500 克。可用于贫血体弱、头晕耳鸣、肾亏遗精等症。

（5）当归杜仲木瓜酒：当归 30 克，杜仲、木瓜各 10 克，白酒 500 克。可用于腰膝酸痛、四肢麻木、关节不利等。

（6）杞地人参酒：枸杞子 80 克，熟地黄 80 克，红参 15 克，茯苓 20 克，首乌 50 克，白酒 1000 克。熟地、枸杞子、首乌填精补血；红参补元气；茯苓利尿祛湿浊，五味同用补肝肾、益精血、补五脏、延年益寿。

（7）甘草酒：将甘草洗净切碎浸入酒中，即可成甘草酒。有强心利尿的作用，并能防治咳嗽、气喘。

（8）五味子酒：五味子中含有挥发油、有机酸、维生素 C 等，能调节心脏血管的功能，并有滋补神经系统的作用，对患头晕、失眠、心悸、梦遗的老年人有较好的治疗效果。

（9）桂圆酒：将龙眼肉切碎浸入酒中，1 个月左右即可饮用。一般身体虚弱的老年人均可饮用，对健忘失眠、心慌气短、面黄贫血的老年人更有补益作用。

（10）健阳酒：当归 9 克，枸杞子 9 克，破故纸 9 克，好烧酒 1000 克，容器封固，隔水加热半小时，取出容器静置 24 小时，次日即可饮用。可补肾助阳，温益精血，适用于肾阳虚及精血不足、腰痛、遗精、头晕、视力下降等症。

（11）乌须黑发药酒：当归 120 克，枸杞子 120 克，生地黄 120 克，人参 120 克，莲子 120 克，五加皮 60 克，黑豆 250 克，桑葚子 120 克，槐角子 30 克，何首乌 120 克，没石子一对，旱莲草 90 克，五加皮酒 1500 克（应用单味南五加皮酿制或浸出而成的药酒，不可使用其他复方五加皮酒，以免使配方成分混杂，影响服用效果），容器封固，21 天后，压榨、过滤取澄清酒液，其药晒干为末，制成药丸，如梧桐子大。每日适量饮用，并可适量送服药丸。可固敛精气，滋补肝肾，益气养血，乌须黑发，适用于肾气不固、肝肾不足、气血虚弱所致的腰酸、头晕、遗泄、须发早白、乏力等症。

泡药酒时，药材一般可浸泡 3 次。药酒配好后要连续服完，不要间断，一般要服 2000 毫升左右，疗效才会明显。

为什么中老年人饮酒要适量

中老年人少量饮酒有兴奋作用，促进消化液的分泌，可使血管扩张，血液循环加强，还能兴奋神经，解除疲劳。所以，老年人适当喝点儿啤酒、葡萄酒，对增强人的体质是很有益的。

中老年人如果饮酒过量，会对身体造成很大的危害：

1. 高血压、动脉硬化、脑血管意外

乙醇会使肾上腺素分泌增加，肾上腺素能使血管收缩、血压升高，长期嗜酒易患高血压。

2. 呼吸系统疾病

过量饮酒会引起哮喘，增加肺炎的易感性。酒精性肺炎的特征是：长期发热、炎性分泌物吸收慢，常见伴有脓胸、自发性气胸，甚至败血症等。

3. 消化系统疾病

胃炎、酒精性肝硬化、胆囊炎、过敏性肠炎。暴饮还会导致急性胰腺炎。

4. 智力减退、思维能力下降、老年性痴呆

长期饮酒的人，大脑容积会逐渐缩小，影响大脑功能，使智力减退。饮酒会导致铝元素在体内积存，加速人体老化。老年性痴呆者的大脑组织中铝的积存量比正常人高 2 ～ 4 倍。脑中铝的积存量越高，大脑神经细胞功能越差。

5. 损害男性生殖系统

慢性酒精中毒者发生睾丸萎缩的概率为 65%，发生前列腺萎缩的概率为 58%，出现精子抗原和睾丸抗原的自身抗体者占 15% ～ 17%。相当一部分酒精中毒者性功能减弱，发生阳痿的有 17% ～ 38%，发生不同程度性欲减退的有 34% ～ 65%。

6. 癌症

酒中的重要成分乙醇本身并不会直接引起恶性肿瘤，但有抑制免疫系统和促癌作用。饮酒诱发的有关癌症有：口腔癌、肝癌、胰腺癌以及乳腺癌。

总之，中老年人少量饮酒有益健康，但饮酒成癖则会损害健康。

为什么服药期间不宜饮酒

服药期间饮酒，不仅影响药物的疗效，还可引起多种新的并发症，严重的甚至危及生命。究其原因，是由于乙醇可与许多药物产生相互作用：一方面，乙醇可影响药物的吸收和药物代谢酶的活性；另一方面，某些药物也会干扰乙醇的正常代谢，造成乙醛蓄积中毒。一般说来，下面 9 类药物不宜与酒同服。

1. 抗生素类药物

呋喃唑酮（痢特灵）、甲硝唑、先锋霉素等药物可干扰乙醇的正常代谢，造成乙醇蓄积中毒，引起头痛、头晕、恶心、呕吐、呼吸困难、血压下降等一系列症状。

2. 解热镇痛药

阿司匹林、对乙酰氨基酚（扑热息痛）、索米痛片（去痛片）等和乙醇均对胃肠黏膜有刺激及损害作用，两者合用，如同是"雪上加霜"，极易引起急性胃黏膜病变或使溃疡病复发，导致消化道出血。而且，由于阿司匹林有抑制血小板聚集及抗凝作用，酒药并用极易造成胃黏膜大出血，而且一旦出血就难以控制，后果极其严重。

3. 镇静安眠药

乙醇可使安定、氯氮（利眠宁）、水合氯醛、苯巴比妥等药物的吸收增加、代谢减慢，血液中的药物浓度明显提高，使药物的镇静及呼吸抑制作用大大增强，同时，乙醇本身对中枢神经也有抑制作用。如果病人在服用此类药物的同时又饮酒，将会导致严重的中枢抑制作用，出现神志恍惚、昏迷、呼吸衰竭，甚至死亡。

4. 降血糖药物

乙醇可刺激胰腺中的 β 细胞，增加胰岛素的分泌，若在使用降糖药物格列本脲（优降糖）、二甲双胍、胰岛素等期间大量饮酒，很容易造成低血糖反应，出现头晕、心慌、出冷汗等症状，严重者可发生低血糖昏迷而危及生命。

5. 抗癫痫药物

饮酒可降低抗癫痫药物的疗效，这是由于乙醇可激活药物代谢酶，加速药物的代谢，使血液中的药物浓度降低。服抗癫痫药时饮酒会诱发癫痫发作，如服用苯妥英钠的癫痫病人嗜酒，常导致癫痫发作难以控制。

6. 抗心绞痛药物

乙醇与硝酸甘油、异山梨酯（消心痛）等抗心绞痛药物一样，具有扩张血管作用，倘若两者合用，将会加剧头痛、颜面潮红等不良反应，严重时可引起血压下降甚至晕厥。

7. 降血压药物

酒与胍乙啶、利舍平、复方降压片等降压药同用会引起严重高血压、心肌梗死，甚至造成休克或死亡。

8. 抗凝血药物

酒可使华法林、双香豆素及茚二酮类抗凝血药的半衰期缩短，抗凝血作用减弱，因而医生往往不得不对嗜酒者加大服药剂量。但应警惕：病人戒酒时要注意相应减少抗凝剂的用量，以免发生大出血。

9. 单胺氧化酶抑制剂

如异烟肼、帕吉林、甲卡巴肼等皆属此类药物。甜酒（尤其是葡萄酒）含有丰富的酪胺，在正常情况下酪胺可被体内的单胺氧化酶破坏，但若饮酒的同时服用了单胺氧化酶抑制剂，则会造成体内酪胺大量蓄积，后者可兴奋交感神经，使肾上腺素、去甲肾上腺素大量释放，引起血压骤升，剧烈头痛、呕吐、心悸等剧烈反应（高血压危象），严重时可导致脑出血。

近年来，因为药、酒同用引起不良反应的病例屡见不鲜。鉴于酒与药物之间的相互作用十分复杂，而且有些情况是难以预知的，因此，中老年人在服药期间应当忌酒。

老年人适度饮酒有哪些注意事项

老年人喜好喝酒，可以有限制的喝一点儿，但在喝酒时需要注意以下几点：

1. 少喝冷酒

人们大多都知道，酒的度数高则易醉，易伤人，而对酒的温度高低则很少有人注意。即使在数九寒天下大雪的时候，也很少暖酒，仍是倒出即饮。其实这样做会伤元气，四时饮酒都应先暖再饮。

2. 不宜空腹喝酒

空腹时饮酒，酒精吸收过快，肝脏内的两种酶相对不足，即来不及充分发挥其"解酒"作用，所以容易醉酒。

3. 不要睡前饮酒

不少人认为睡前饮酒可以助眠，尤其是失眠者，不少人常用饮酒来帮助入睡，其实这种做法非常有害。饮酒虽可暂时抑制大脑中枢神经系统的活动，使人加快入睡，但酒后的睡眠节律与生理性睡眠完全不同。酒后大睡时，大脑活动并未停止，甚至比不睡时还活跃得多，因而酒后醒来的人常会感到头昏脑涨。经常夜间饮酒，还可能会患上酒精中毒性精神病、神经炎及肝脏疾病等。

4. 烟酒不能合并

尼古丁和酒精的结合对身体健康更是害上加害，尼古丁虽能降低酒精浓度，却不能减少酒精分解时产生的乙醛，使酒中的乙醛对大脑以及肝脏、心脏和其他器官产生更多毒害。

老年人饮酒的四个最佳是什么

喜好喝酒的老年人在饮酒时不妨注意以下四个最佳：

1.最佳品种

酒有白酒、啤酒、果酒之分，从健康角度看，当以果酒之一的红葡萄酒为优。法国人少患心脏病即得益于此。据研究人员介绍，红葡萄酒中有一种植物色素成分，此种物质以抗氧剂与血小板抑制剂的双重"身份"保护血管的弹性与血液畅通，使心肌不致缺血，常饮红葡萄酒患心脏病的概率会降低一半儿。

2.最佳时间

每天下午两点以后饮酒较安全。因为上午几个小时，胃中分解酒精的酶——酒精脱氢酶浓度低，饮用等量的酒，对肝、脑等器官伤害较大。此外，空腹、睡前、感冒或情绪激动时也不宜饮酒，尤其是白酒，以免心血管受损。

3.最佳饮量

人体肝脏每天能代谢的酒精约为每千克体重1克。一个60千克体重的人每天允许摄入的酒精量应限制在60克以下。低于60千克体重者应相应减少，最好掌握在45克左右。换算成各种成品酒应为：60度白酒50克、啤酒1千克、威士忌250毫升、红葡萄酒虽有益健康，但也不可饮用过量，以每天2～3杯为佳。

4.最佳佐菜

空腹饮酒有损健康，选择理想的佐菜既可饱口福，又可减少酒精之害，从酒精的代谢规律看，最佳佐菜当推高蛋白和含维生素多的食物，如新鲜蔬菜、鲜鱼、瘦肉、豆类、蛋类等。注意，切忌用咸鱼、香肠、腊肉下酒，因为此类熏腊食品含有大量色素与亚硝胺，与酒精发生反应，不仅伤肝，而且损害口腔与食道黏膜，甚至诱发癌症。

为什么说白酒对中老年人益少害多

白酒的主要成分是酒精，即乙醇，其含量在60%以上。此外不含什么营养成分。根据人体对酒精的代谢功能，在医学上有一个限定的饮酒安全量。一般认为，正常成年人每天能代谢的酒精量最多不能超过150克。对体重60千克的人来说，每月饮60度的白酒，不能超过250克。这是最大的限度。饮用白酒过量对中老年人的身体有如下害处：

1.伤肺

据临床统计，酗酒者肺结核发病率比不饮酒者高9倍。饮酒过量会导致器官发炎，也会降低呼吸道的防御功能。

2.伤肝

饮用白酒之后人体的常见反应是全身发热，但这并不是因为白酒增加了人体的热量，相反，饮用白酒会消耗人体内的大量葡萄糖。实验表明：饮用白酒500克，要消耗体内一日摄入热量的1/2～2/3。同时，酒精所产生的热要通过肝脏代谢，可引起肝病变，甚至发生肝炎、脂肪肝和肝硬化。统计表明：饮酒15年以上，并每天饮酒80～160克的人，有大约50%发生肝硬化，最后导致肝癌变。

3.记忆力衰退

饮酒无度还可使人的视力模糊，智力迟钝，尤其对近事记忆减退明显。

4. 致癌

白酒中含有癌症引发剂多环烃及亚硝基胺，它们具有亲电分子特性，直接作用于脱氧核糖核酸，使细胞基因突变；长期大量饮酒会使肝脏及其他组织中的微粒体酶增加，从而可激化某些潜在性的致癌物质；长期大量饮酒可引起某些有机酸、维生素的缺乏，从而促使癌症的发生。

为什么说老人宜喝适量红葡萄酒

老年人饮白酒应特别慎重。专家特别提醒，患有心、脑血管，肝、胃、十二指肠等脏器的疾病的中老年人在患病和服药期间最好不要饮酒。

身体健康的中老年人适宜喝适量的量葡萄酒。葡萄酒已被世界卫生组织列为保健饮品。该组织建议人们每天喝一杯葡萄酒，以有利于畅通血脉，开胃健脾，祛病强身，延年益寿。

葡萄酒是采用新鲜葡萄酿造而成的，比较完全地保留了葡萄中的营养成分，具有一高（营养价值高）三低（酒精含量低、含糖量低、热量低）的特色。葡萄酒中含有大量的有益于人体的元素，老年人喝葡萄酒有诸多益处：

（1）葡萄酒能提高血液中高密度脂蛋白浓度，而高密度脂蛋白可将血液中的胆固醇运入肝内，进行胆固醇——胆酸转化，防止胆固醇沉积于血管内膜，从而防治动脉硬化。

（2）葡萄酒中含有钾、钙、镁、铁、硒等微量元素。钾有保护心脏的作用，钙可被人体直接吸收，镁和硒有预防冠心病的功效。法国人爱喝葡萄酒，人们发现法国老人心脏病患病率很低。葡萄酒中的原花色素对心血管病的防治起着重要作用。在动脉管壁中，原花色素能够稳定构成各种膜的胶原纤维，避免产生过多的组氨，降低管壁透性，防止动脉硬化。

（3）葡萄酒中的白藜芦醇，有阻碍环氧化酶的作用，防止癌症发生。葡萄酒中的酚类化合物具有极强的抗氧化活性，能中和人体内自由基，保持血管弹性，防止衰老。

（4）葡萄酒最好在进餐时饮用，这样不仅能增加食欲，帮助消化，而且能更好地被人体吸收利用。

经常饮用葡萄酒的人，绝对不要忘记喝水，每天喝水 1 ~ 1.5 升。葡萄酒和一定的水融合，其防病作用和营养功能就会发挥得更加充分。

第四章

老年人得病不要慌，吃对食物帮你忙

第一节 食补得法，胜于药补

不同体质，补法也不同

饮食疗法，即用食物来治疗疾病，在我国起源很早。《周礼》就记载有"食医"科。唐代孟诜专门搜集食物治病的经验，写成《食疗本草》。元代皇家厨师忽思慧的《饮膳正要》除研究食物疗法、烹调技术外，还讨论了养生与饮食及饮食卫生等问题。其他有关医药著作也常涉及饮食疗法，尤其对老年人平时的养生保健更是着重强调食补的必要性。因此，金元名医张从正指出："养生当论食补，治病当考药攻"，甚至有"药补不如食补"之说。

但是，食补并不代表就要大肆进食山珍海味、人参鹿茸，而应该根据老年人自身的体质特点和食物的性味进行选择。

（1）阴虚怕热者：宜适当选吃芝麻、龟、鳖（团鱼）、淡菜、海参、黑木耳、银耳、梨、橙子、西红柿、胡萝卜、慈姑、藕、菱角、梅子、百合、豇豆、竹荪、猪瘦肉等。

（2）阳虚怕冷者：宜适当选吃牛肉、羊肉、狗肉、鹿肉、荔枝、大枣、韭菜、油菜、芥菜、南瓜、蘑菇、姜、大豆、蚕豆、蚕蛹、牛奶等。

（3）阴虚消瘦者：吃法同阳虚怕冷者相似。

（4）阴阳两虚者：两种人的食物混食。鹿茸粉蒸鸡蛋对于阳虚和阴阳两虚的瘦人都适宜，但须防血压增高，故不宜长期服用。

（5）阴阳气血不虚、身体壮实者：应不择食，什么都吃。

（6）痰湿者：宜适当选吃白萝卜、芹菜、蕹菜、香菜、菠菜、苋菜、小白菜、青菜、冬瓜等，多吃绿叶蔬菜，减少米、面主食，少吃或不吃酒、肉、糖。

（7）体虚消瘦者：宜适当多吃牛奶、鸡蛋、鸡汤、淮山药、大枣、鱼类。

肥胖老年人的减重方法

肥胖，对于老年人的危害是不言而喻的，而如何有效控制甚至减轻是至关重要的。

轻度肥胖，每月减 0.5 ~ 1 千克体重，应每日减少 525 ~ 1050 千焦热量；或每日减少 25 ~ 50 克粮食，并散步 15 分钟到半小时；严格限制零食、糖果、甜饮料，要戒酒，忌蔗糖及油炸食品；增加膳食纤维摄入量以满足饱腹感，可食用豆类、蔬菜、水果、麦麸、

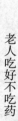

果胶，以此来影响碳水化合物与脂代谢，有利减肥。

中度肥胖，要加大消耗，每周减少 0.5～1.0 千克体重，每日减少 535～1070 千焦热量，即每日要减少 150～250 克粮食与 20 克脂肪；或减少 150 克粮食，而运动量加到每日散步等运动 1 小时。

减肥时要循序下降，热量虽然减少，但蛋白质数量和质量不可减少过多，故蛋白质热比要达到 20%～25%，而碳水化合物热比达 40%～50%，脂肪热比 20%～30%，还要注意矿物质、维生素含量不足时以制剂补足。

为防止伴有糖尿病、心律不齐的肥胖老人由于饥饿引起低血糖、心律不齐，应准备饼干等小食品待用。

消瘦老年人的饮食调理

俗话说，"有钱难买老来瘦"，似乎瘦对于老年人来说就是健康的标志。其实，有很多老年人的瘦都是一种病理表现，不可一概而论，应注意适时调整。

调整前要分清老年人的消瘦是体质性的还是营养不良性的：前者常有家族史，老人虽瘦，但精神、食欲、体力都正常，就不要勉强一定要吃出个胖子来；如系营养不良引起的，表现在体重进行性减轻、肌肉萎缩、易疲劳、抵抗力差等，化验有贫血、血浆白蛋白较低、淋巴细胞偏低等，则应加以调理，以增强体质，增进健康。

（1）找出原因：是否有潜在的慢性病，如肿瘤、糖尿病、慢性肝病、慢性胃肠疾病等增加消耗或影响吸收的疾病，然后及时予以治疗。若是衰老引起的消化吸收障碍，牙齿脱落、味觉减退等，则应增加花样，切细炖烂，使之刺激食欲又易于消化吸收。

（2）注意选择食物种类

①适当补充些锌，以改善食欲。

②增加蛋白质的摄入，特别是动物性蛋白质。

③甜食易于吸收，脂肪类热量高，应适当多吃些。

④富含膳食纤维的食物既占了体积又影响其他营养素吸收，应适当控制。

⑤每日多吃几餐，尽量使总进食量增加。

（3）试试三种食疗方

参芪炖鸡：党参 30 克，黄芪 30 克，母鸡肉 150 克，红枣 5 颗，生姜 3 片，放入碗内加水适量盖严，隔水炖 2 小时，加盐、味精调味，吃肉饮汤。

当归生姜羊肉汤：当归 30 克，生姜 15 克，羊肉 150 克，加水适量，煮至羊肉烂为止，加盐等调味，吃肉饮汤。

甲鱼骨髓汤：甲鱼 1 只（去内脏及爪），猪脊髓 150 克，生姜 3 片，一起放入锅内，加水适量，先用旺火煮沸，再用文火煮烂为止，加盐等调味，吃肉饮汤。

怕冷老年人冬天应吃四类食物

在寒冷的冬季，有些老年人由于身体阳气不足，因而特别表现出畏寒怕冷。这些老年人可以在饮食上选用一些补气助阳的食物，促使代谢加快，分泌功能增强，可有效地改善畏寒现象。

（1）肉类：肉类中以狗肉、羊肉、牛肉、鹿肉、獐肉、公鸡肉、鸭肉、鹌鹑肉、鲫鱼肉、乌龟肉、章鱼肉、草鱼肉的御寒效果为最佳。它们富含蛋白质、碳水化合物及脂肪，产热量多，有益肾壮阳、温中暖下、补气生血之功。

（2）根茎类：老年人怕冷与机体内无机盐缺乏有关。胡萝卜、山芋、青菜、大白菜、藕、菜花、大葱、土豆等根茎类蔬菜中含有大量的矿物质，可将它们与肉类御寒食物掺杂食用。

（3）含铁食物：缺铁性贫血的老人也容易怕冷，因此应多食一些含铁的食物，如动物血、蛋黄、驴肉、猪肝、牛肾、羊舌、黄豆、芝麻、腐竹、黑木耳等。

（4）含碘食物：甲状腺素具有产热效应，而甲状腺素由碘和酪氨酸组成。酪氨酸可由体内"生产"，碘却得靠外界补充。海带、紫菜、贝壳类、牡蛎、沙丁鱼、菠菜、鱼虾等食物含碘丰富，老年人不妨选择食用。

益智健脑，老年人的七条营养方案

老年人要补脑，应多食富含蛋白质、卵磷脂和多种维生素以及矿物质的食物。

1. 常吃大豆
大豆中含有大量优质蛋白质，与鸡蛋、牛奶的蛋白质差不多。大豆中还含有营养价值很高的卵磷脂，这种卵磷脂是构成脑代谢和神经组织的重要物质。另外，大豆中的核黄素、钙、磷、铁的含量也很丰富，因此，它是老人健脑益智的优良食品。

2. 常吃鸡蛋
鸡蛋是最优良的蛋白质之一，其蛋黄中含有大量的卵磷脂、钙、磷、铁及维生素 A、维生素 D、B 族维生素。只要每日摄取 1～2 个鸡蛋，就能满足老年人对必需氨基酸的需要。

3. 常吃鱼虾
鱼虾类含蛋白质也很高，鱼类脂肪多为不饱和脂肪酸，易消化，吸收率高达 95%，并且钙、磷含量也比肉高。

4. 适量吃肉
肉含有香味物质，可以刺激食欲，促进消化液分泌。但肉类脂肪多为饱和脂肪酸，含卵磷脂又较少，不宜多吃。在蛋乳供应不足时，可多吃一些瘦肉，因瘦肉为完全蛋白质。

5. 常吃蔬菜、水果
蔬菜和水果是钙、磷、铁、胡萝卜素等的主要来源。

6. 常吃坚果类
花生、核桃、松子、芝麻等食物都含有丰富的蛋白质、不饱和脂肪酸、卵磷脂、维生素等，经常食用，对补脑健脑很有好处。

7. 选择四个食疗方
（1）松子抗衰膏：将松子仁 200 克，黑芝麻 100 克，核桃仁 100 克同捣成膏状，入砂锅中，加入料酒 500 毫升，文火煮沸约 10 分钟，倒入蜂蜜 200 克，搅拌均匀，继续熬煮收膏，冷却装瓶备用。每日 2 次，每次服食 1 汤匙，温开水送服。

（2）姜枣龙眼蜜膏：先将龙眼肉 250 克，大枣肉 250 克，洗净，放入锅内，加水适量，煎煮至熟烂时；加入蜂蜜 250 克，鲜姜汁 2 汤匙，文火煮沸，调匀；待冷后，装瓶即可。每日 2 次，每次取 1 汤匙，开水化开，饭前食用。

（3）地黄乌鸡：将雌乌骨鸡 1 只（重约 1000 克）宰杀，去毛、内脏，洗净，备用；

生地黄150克洗净，切成条状，加150克饴糖拌匀，装入鸡腹内；将鸡仰置瓷盆中，隔水用文火蒸熟即成。分2日食用，吃肉喝汤。感冒发热，或湿热内蕴而见食少、腹胀、便溏者，不宜食用。

（4）杞精炖鹌鹑：将鹌鹑1只宰杀，去毛及内脏，洗净；枸杞子、黄精各30克装入鹌鹑腹内，加水适量，文火炖酥，加盐、味精适量调味即成。弃药，吃肉喝汤，每日1次。

驻颜有术，常吃七种抗衰老药膳

1.强美灵汤
原料：黑芝麻60克，胡桃仁60克，北杏仁20克，生薏米30克，冰糖30克。

做法：全部用料洗净，入砂锅内，加水适量，文火煎煮7小时。

用法：饮汤食胡桃仁、黑芝麻，每日1剂。每日早、晚空腹服食。

功效：乌须发，驻颜，抗衰老。

2.乌发糖
原料：核桃仁250克，黑芝麻250克，赤砂糖500克。

做法：将红糖放入锅内，加水适量，用武火烧开，移文火上煎熬至稠厚时，加炒香的黑芝麻、核桃仁搅拌均匀停火即成乌发糖。将乌发糖倒入涂有熟菜油的搪瓷盘中摊平、凉凉，用刀划成小块，装糖盒内备用。

用法：早、晚各食3块。

功效：健脑补肾，乌发生发。适用于头昏耳鸣、健忘、脱发、头发早白等症。

3.芝麻白糖糊
原料：芝麻500克，白糖适量。

做法：将芝麻拣净，放入铁锅内，用文火炒香后凉凉，捣碎后装入瓦罐内备用。

用法：每次2汤匙，放入碗中，再加白糖适量，用开水冲服。

功效：补阴血，养肝肾，乌须发，长肌肉，填精髓。适用于肺燥咳嗽、皮肤干燥、肝肾阴虚的头发早白及老人便秘等症。

4.黄芪鳝鱼汤
原料：黄芪30克，鳝鱼300克，生姜1片（切丝），红枣5颗（去核），大蒜2瓣。

做法：黄芪、红枣洗净，大蒜洗净切段，鳝鱼杀后去肠杂、洗净、斩件。起油锅放入鳝鱼、姜、盐、炒至鳝鱼半熟，将全部用料放入锅内，加清水适量，武火煮沸后，文火煲1小时，调味。

用法：饮汤吃鳝鱼肉。

功效：补气养血、健美容颜。用于气血不足之面色萎黄、消瘦疲乏等。

5.田鸡鱼胶炖枸杞
原料：枸杞子30克，田鸡300克，鱼胶30克，猪腰1个，大蒜5瓣。

做法：枸杞子洗净；田鸡取腿起肉去骨；鱼胶用开水浸软剪丝；猪腰洗净切开，去脂膜，切片；大蒜头去皮。全部用料放入炖盅内，加开水适量，炖盅加盖，文火隔水炖2小时，调味。

用法：饮汤食田鸡、猪腰。

功效：补气血、养容颜。用于气血不足、失于调养，症见神疲体倦、肌肤不泽、面部皱纹者。

6.二冬参地炖猪脊髓

原料：天冬15克，麦冬15克，熟地25克，生地25克，人参10克，猪脊髓200克。

做法：将麦冬、天冬、熟地、生地、人参洗净，麦冬、人参切薄片，把全部用料放入炖盅内，加开水适量，炖盅加盖，文火隔水炖3小时，调味。

用法：饮汤吃猪脊髓、人参。

功效：滋阴补髓，颐养容颜。用于气血不足、容颜无华，或阴虚内热之潮热心烦、肾阴亏虚面有暗斑者。

7.黄精生地鸡蛋汤

原料：黄精50克，生地50克，鸡蛋3个，冰糖20克。

做法：黄精、生地洗净，切片；鸡蛋煮熟，去壳。同放入砂锅内，加清水适量，武火煮沸后，放入冰糖，文火煲半小时。

用法：饮汤吃蛋。每天1料。

功效：滋润养颜。用于颜面枯槁无华、毛发干枯脱落、面皱肤糙等。

补精益气，多食九种延年药膳

1. 参芪红枣乳鸽汤

原料：党参60克，黄芪50克，红枣6颗（去核），乳鸽2只。

做法：党参、黄芪、红枣洗净；乳鸽杀后，去毛及内脏，切块。诸料一齐放入砂锅内，加清水适量，武火煮沸后，再改用文火煲2小时，调味。

用法：饮汤吃乳鸽肉。隔天1料，连用5料为1疗程。

功效：补气健脾。用于久病体弱、面黄食少、气短乏力、神疲形瘦者，老年人经常服用可延年益寿。

2. 参茸枸杞炖乌龟

原料：人参10克，鹿茸片10克，枸杞子15克，乌龟1只（约300克）。

做法：乌龟宰杀去内脏，洗净切块；人参、鹿茸、枸杞子和龟肉一同放入砂锅内，加清水适量，武火煮沸，再文火隔水炖3小时，调味。

用法：饮汤吃龟肉。

功效：补精髓、益气血。用于腰膝酸软无力、须发早白、遗精盗汗、气短懒言、形容憔悴等。

3. 长寿益元汤

原料：黄芪25克，党参25克，当归15克，肉桂6克，茯苓15克，枸杞子15克，乌骨鸡肉200克。

做法：黄芪、党参、当归、肉桂、茯苓、枸杞子洗净，用干净纱布包裹扎紧；乌骨鸡肉洗净，切肉丝。一同放入砂锅中煮50分钟，去药包，加盐、味精调味。

用法：饮汤吃鸡肉。每日1料，连用5~8天为1疗程。

功效：补益元气、滋阴养血。用于营养不良、久病体虚之脸色无华、年迈形衰者。

4. 强身延寿汤

原料：党参25克，白术10克，茯苓15克，当归10克，川芎6克，熟地黄10克，白芍10克，枸杞子20克，甘草6克，生姜6克，红枣10颗（去核），乳鸽1只。

做法：将上述药材洗净，用干净纱布包裹扎紧；白鸽去毛及内脏。一同放入砂锅内，加清水适量，先用武火煮沸，再改用文火炖煮2~3小时，去药包，调味。

用法：饮汤吃鸽肉。每日1料。

功效：补肾健脾，益气养血。用于诸虚百损，常服强身健体，延年益寿，返老还童。

5.人参炖鸡汤

原料：人参12克，老母鸡1只，姜、葱、米酒、盐各适量。

做法：人参切薄片；鸡宰杀去毛及肠杂，切块洗净。二味同放入砂锅内，加水适量，下诸调料，武火烧开，除去汤面上的浮沫，改用文火慢炖2～3小时。

用法：佐膳食用。

功效：大补元气，健脾养胃。用于久病或体虚神疲乏力者。老年人常食可强身延年。

6.养元鸡子

原料：鸡蛋2枚，小茴香6克，菟丝子15克，桑寄生15克，蜜炙黄芪15克。

做法：鸡蛋打入碗中备用；小茴香、菟丝子、桑寄生、蜜炙黄芪入砂锅中，加水适量，煎煮2小时，趁沸时滤取药汁冲调蛋花，可依个人口味调以白糖或盐。

用法：每晚睡前服1次。

功效：补肾健脑，强壮元阳。常服可治疗肾虚所致的早衰。

7.莲子鸡丁

原料：净鸡脯肉250克，莲子60克，香菇10克，火腿肉10克，蛋清、淀粉、调料适量。

做法：将鸡脯肉切丁，用蛋清、淀粉拌匀；香菇泡软，同火腿肉切成小菱形块；莲子去心，蒸熟备用。先将鸡丁在油锅中煸至七成熟，沥去油，加入莲子、香菇、火腿及适量调味品，翻炒几下出锅即成。

用法：分数次佐餐食。

功效：健脾补肾，养心强身。适宜于食欲不振、消化不良、肢软无力、眩晕健忘、心烦失眠、遗尿、遗精者食用。健康老年人常食，能增强体质、益智延年。

8.菟丝鳝段

原料：干地黄12克，菟丝子12克，净鳝鱼肉250克，净笋10克，黄瓜10克，木耳3克，酱油、味精、盐、淀粉、料酒、胡椒面、姜末、蒜末、香油、白糖各适量，蛋清1个，高汤少许。

做法：将菟丝子、干地黄煎两次，取汁过滤；水发木耳；调水淀粉；鳝鱼肉切成片；笋切片；黄瓜切方片。将鳝鱼片放入碗内加水淀粉、蛋清、盐、药汁煨好，放温油中划开，待鱼片泛起，滗入笊篱。原勺留油，炸蒜末、姜末，下笋片、黄瓜片、木耳、鱼片，加盐、味精、白糖、料酒、高汤，淋香油出勺装盘，撒上胡椒面即成。

用法：佐餐食。

功效：菟丝子古人认为它是"补肾养肝，温脾助胃之药也"，具有益精髓、坚筋骨、止遗泄之作用。再配合滋阴补血的地黄及益气健脾的鳝鱼制成此菜肴，久服可明目轻身延年。

9.莲子银耳羹

原料：莲子肉30克，银耳20克，冰糖少许。

做法：取莲子肉、银耳，加入清水适量，文火煮烂，放少许冰糖。

用法：每日清晨食用。

功效：莲子肉善入脾胃二经，能补脾胃之虚。白木耳善入肺胃二经，能滋养肺胃之阴，二药相用，能气阴双补。

缓解疲劳，应吃六种强身药膳

1.双参猪瘦肉美味汤

原料：人参10克，海参（水发）150克，香菇20克，猪瘦肉150克，荷兰豆仁50克，竹荪60克，盐、上等鱼露、香油各适量。

做法：海参洗净切小块，香菇切丝，猪瘦肉切片，竹荪切片，人参切小片，荷兰豆仁洗净。将全部用料放砂锅中，加清水适量炖煮，至猪瘦肉熟烂，加入鱼露、味精、香油调味即成。

用法：食用佐膳。每天1料。

功效：大补气血，增进食欲。用于久病气弱不复或年老体衰、胃纳不佳、精神萎靡、身体疲倦者。

2.参灵甲鱼

原料：党参、浮小麦各15克，茯苓10克，灵芝6克，甲鱼200克，火腿50克，红枣5颗（去核），葱、姜各20克，鸡汤、盐、味精各适量。

做法：将甲鱼切块，同以上各味药及调料同放入大碗内，加水适量，放蒸锅内蒸至甲鱼熟烂即可。

用法：吃肉喝汤。

功效：益气健脾，消除疲劳。

3.虫草红枣炖甲鱼

原料：冬虫夏草10克，活甲鱼1只，红枣15克，料酒、盐、葱、姜、蒜、鸡清汤各适量。

做法：将甲鱼宰杀，去内脏，洗净，剁成4大块，放锅中煮沸捞出，割开四肢，剥去油洗净；冬虫夏草洗净；红枣用开水浸泡。甲鱼放汤碗中，上放冬虫夏草、红枣，加料酒、盐、葱段、姜片、蒜瓣和鸡清汤，上笼隔水蒸2小时取出即成。

服法：佐餐食。

功效：滋阳益气，补肾固精，抗疲劳。适用于腰膝酸软、月经不调、遗精、阳痿、早泄、乏力等症。健康老年人常食，可增强体力、防病延年、消除疲劳。

4.丁香火锅

原料：丁香6克，蛤蜊肉200克，鱼圆100克，墨鱼2条，虾仁100克，粉丝、芹菜、冻豆腐、葱、味精各适量，鸡汤4碗。

做法：将蛤蜊肉、虾仁洗净备用；鱼圆切片；墨鱼除去腹内杂物洗净后，在开水锅里速烫一遍，然后切成2片；粉丝用热水泡软，切成几段；芹菜切成寸段；冻豆腐切成小块；葱切小段。将以上各料先各放一半儿入锅，汤也加入一半儿，并可加入适量葡萄酒，盐少量，旺火烧5～6分钟后，即可趁热吃，边吃边加。

用法：佐餐食。

功效：丁香具有强烈的芳香，有兴奋强身作用。身体疲劳时，吃丁香火锅能使人精神振奋，增强全身活力，消除疲劳。

5.三稔煲荠菜

原料：三稔4～5枚，荠菜500克。

做法：将三稔切开；荠菜洗净，同煎汤，不加油，加盐少许调味。

用法：1次饮服。

功效：清热，止渴，除烦，抗疲劳，利小便。适用于风热感冒及头痛发热、咳嗽、痰黄稠、口干舌燥、口鼻气热、大便秘结、小便短黄等症。日常体力劳动或体育活动后肌肉酸痛，服之可透汗解肌、祛除疲劳、恢复精力。

6.黄精蒸鸡

原料：黄精、党参、山药各30克，母鸡1只（重约1000克），姜、川椒、盐、味精各适量。

做法：将鸡宰杀，去毛及内脏，洗净，剁成1寸见方的块，放入沸水锅烫3分钟捞出，洗净血沫，装入气锅内，加入葱、姜、盐、川椒、味精，再加入黄精、党参、山药，盖好锅盖，上笼蒸3小时即成。

用法：空腹分顿食用，吃鸡喝汤。

功效：益气补虚。适宜于体倦无力、精神疲惫、体力及智力下降者服食。

注意：湿热内盛者不宜食用；感冒时暂停。

宁心安神，常补六种养心药膳

1. 玄参猪肝

原料：玄参15克，猪肝500克，姜、葱、白糖、酱油、原汤适量。

做法：玄参先煮30分钟后，再放入猪肝同煮5分钟，捞出切片，然后用姜、葱、白糖、酱油、原汤等炒猪肝片。

用法：佐餐食。

功效：滋阴降火，对肝肾阴虚引起的咽干口燥、心烦少寐有良效。

2. 松子核桃膏

原料：松子仁、核桃仁各30克，蜂蜜250克。

做法：松子仁、核桃仁用水泡过去皮，然后研成末，放入蜂蜜和匀即成。

用法：每日2次，每次取1汤匙，用滚开水冲服。

功效：益精润燥、补脑安神。核桃有抗衰老、健脑、强心等重要作用。松子仁是补五脏、补虚损、益智力佳品。蜂蜜也是润养补益之品，有明显的抗衰老和益智作用。适宜于腰膝酸软、健忘失眠、心神不宁、大便干燥者服。

注意：大便溏泻者慎食。

3. 白醋鸡蛋

原料：陈白醋1.5克，鸡蛋1个。

做法：将鸡蛋打入碗中，将白醋放入其中。将有白醋鸡蛋的碗置笼屉上，蒸熟即成。

用法：趁热服食，可加少量蜂蜜调味。每日晨起1碗蒸蛋，连服半月以上。

功效：养心安神。适用于气虚、心血不足引起的心悸、失眠等症。

4. 参砂蒸蛋

原料：苏条参（或潞党参）、淮山药各30克，朱砂6克，鸡蛋1个。

做法：先将苏条参(潞党参)、淮山药研成细末，与朱砂拌匀备用。每次用6克混合药末，与鸡蛋在碗内搅均匀，蒸锅上蒸熟即成。

用法：每日晨起1碗蒸蛋，连服半月以上。

功效：补气养血，安神。适用于气血虚、心脾不足之心悸、失眠、食少纳呆等症。

注意：血脂高、肝有器质性病变者不宜服用。

5. 桂圆童子鸡

原料：童子鸡1只（重约1000克），桂圆肉30克，葱、姜、料酒、盐各适量。

做法：将鸡去内脏、洗净，放入沸水中氽一下，捞出，放入钵或汤锅；再加桂圆、料酒、葱、姜、盐和清水。上笼蒸1小时左右，取出葱、姜即可。

用法：佐餐食。

功效：补气血，安心神。适用于贫血、失眠、心悸。健康老年人食用能使精力更加充沛。

6.玫瑰枣仁心

原料：猪心 1 个，枣仁 20 克，玫瑰花 10 克。

做法：将猪心去脂膜，洗净；枣仁略炒与玫瑰花共研末，灌入猪心中。将灌药的猪心盛碗中，隔水蒸或上笼屉蒸至熟透。

用法：食用时去猪心内药末，切片，拌调料服。

功效：养心血，宁心神。适用于心血不足所致的心悸怔忡、失眠健忘等症。

免疫抗衰，应喝二十种药粥

粥是我国的日常膳食。老年人可根据自己的身体状况选择粥的种类，凡精气衰微、诸虚百损，皆可用粥治疗，坚持经常服用，定能取得祛病延年之效。

（1）葱白粥：将粳米 60 克淘净，入沸水中，熬成粥，投入洗净的葱白 30 克和盐少许，混匀即可。早晚皆可温服，可发汗解毒。

（2）韭菜粥：将韭菜 50 克洗净切碎待用，再将粳米 100 克淘净煮沸，加入韭菜同煮至烂。早晚各服一次。此粥辛辣，温胃助阳，有促进生发作用。但阴虚体质、身患疮疡者不宜食用。

（3）生姜红枣粥：鲜生姜或干姜 6 ～ 9 克，粳米或糯米 100 ～ 150 克，红枣 2 ～ 4 颗。将生姜洗净切碎，与米、枣同煮成粥。有温胃散寒、温肺化痰的作用，但阴虚者慎食。

（4）大蒜粥：将紫皮大蒜 30 克去皮，与粳米 100 克同煮，将熟时放入盐、生姜、香菜等调味食用，有去痨下气、降血压血脂、温补肠胃、杀菌止痢之功效。

（5）莲子粥：莲子 50 克、粳米 100 克，入锅同煮至烂熟，用冰糖调味食用。具有清热除烦、健脾涩肠、养心安神之功效。

（6）芝麻粥：芝麻 50 克炒熟研末，待粳米 100 克煮成粥后，拌入芝麻末同食。可滋补肝肾，治虚风眩晕、大便燥结等。

（7）薄荷粥：将薄荷 15 克煎 15 分钟取汁备用，粳米 100 克煮成粥时加入薄荷汁，并加入冰糖适量。常食助消化，治感风热、头痛、目赤、咽喉肿痛、口疮、牙痛及食滞气胀等。

（8）芹菜粥：取大米 250 克，加适量清水，煮至半熟，再加入洗净切碎的连根芹菜120 克，煮粥至熟食用。可以清肝火、降血压、止晕。

（9）菊花粥：先将菊花 50 克煎汤，再将菊花汤与粳米 100 克同煮成粥。常食，清热散风、明目、解毒，治老年风热头痛、眩晕耳鸣、目赤等。

（10）荠菜粥：先将粳米 100 克入锅内加水煮沸，再放入荠菜 100 克同煮粥。可利尿、明目、消肿，治疗目赤疼痛等症。

（11）桂圆粟米粥：将桂圆肉 15 克洗净，与粟米 100 ～ 200 克同煮。先用武火煮开，再用文火熬成粥。桂圆肉性味甘温，能补益心脾，养血安神。

（12）核桃粥：将核桃肉 20 克洗净捣碎，与粳米 100 ～ 200 克同煮成粥。能润肺止咳，补肾固精，润肠通便。但有痰火、积热或腹泻者忌食。

（13）芡实粥：芡实 30 ～ 50 克，粳米 100 ～ 200 克，同放入锅中，加水煮开后，改用小火熬。芡实性味甘平，能固肾涩精、健脾止泻，适合老年人食用。

（14）山药栗子粥：栗子 50 克去壳后，与山药 15 ～ 30 克、红枣 2 ～ 4 颗、粳米100 克同煮成粥。山药性味甘平，能补脾胃、益肺肾，尤其适用于脾肾气虚者。但一次不宜多食，否则容易食滞，造成消化不良。

（15）紫苏粥：紫苏 1 份，炒至微黄略有香气时入锅煎煮，取汁，与粳米共煮成粥。常食，理气宽胸、解郁化痰，治咳嗽、气喘等。

（16）鸡肉皮蛋粥：先将鸡肉 200 克切成小块，加水煲成浓汁，用浓汁与粳米 200 ~ 300 克同煮。待粥将熟时加入切好的皮蛋 2 个和煲好的鸡肉，加适量的调味品。有补益气血、滋养五脏、开胃生津的作用，适用于气血亏损的老年人。

（17）薏米扁豆粥：取炒白扁豆 100 克、薏米 100 克、粳米 100 克，入锅内同煮至熟烂。具有健脾益胃、消暑止泻之功，尤适宜于脾胃虚弱的老年人。

（18）地黄粥：生地黄 30 克，加适量水煎汁成 50 毫升，再加入到煮至半熟的大米粥中，然后放入花椒 40 粒（布包）、生姜 1 片同煮，粥熟后加盐调味食用。适用于心烦目赤、小便短赤、骨节疼痛、头痛目眩等症。

（19）葛根粥：葛根 30 克，水煎去渣取汁，加入大米 100 克煮粥。适用于发热、风寒、头痛、咳嗽等。

（20）防风粥：防风 30 克，加适量水煎汁与大米 100 克共煮粥服食。有发汗、祛风抗湿、止痛之效，主治周身骨关节疼痛、头痛目眩等症。

第二节　患病中老年人的饮食注意事项

老年糖尿病患者该怎么吃

今天糖尿病已经成为常见病、多发病，越来越多的中老年人患有糖尿病。而作为糖尿病患者，除了常规服药与治疗外，饮食也很重要，科学饮食可有效控制血糖，提高生活质量。

中老年糖尿病患者宜吃的食物有：

（1）五谷杂粮。粗杂粮如莜麦面、荞麦面、燕麦面、玉米面，富含 B 族维生素、多种微量元素及食物纤维。中老年糖尿病患者长期食用可收到降低血糖、血脂的效果。

（2）豆类及豆制品。豆类食品富含蛋白质、无机盐和维生素，且豆油含不饱和脂肪酸，具有降低血清胆固醇及三酰甘油的作用。

（3）苦瓜、洋葱、香菇、柚子、蕹菜、南瓜等。以上食物既可做菜食亦可收到降低血糖的作用，是糖尿病人理想的食物。

（4）海带、木耳、鱼等食物。

中老年糖尿病患者不宜吃的食物：

（1）易于使血糖迅速升高的食物。如白糖、红糖、冰糖、葡萄糖、麦芽糖、蜂蜜、巧克力、奶糖、水果糖、蜜饯、水果罐头、汽水、果汁、甜饮料、果酱、冰激凌、甜饼干、蛋糕、甜面包及糖制糕点等。

（2）易使血脂升高的食物。如牛油、羊油、猪油、黄油、奶油、肥肉等，对富含胆固醇的食物，更应特别注意，应该不食或少食，防止动脉硬化性心脏病的发生。

（3）不宜饮酒。因为酒中所含的酒精不含营养素，只供热能，每克酒精产热约 7 千卡（29.4 千焦），长期饮用对肝脏不利，而且易引起血清三酰甘油的升高。少数服磺脲类降糖药的病人，饮酒后易出现心慌、气短、面颊红燥等反应。注意，患者空腹饮酒易引起低血糖，所以，为了患者的健康安全还是不饮酒为佳。

另外，为了防止糖尿病，不仅要注意吃什么，应该吃什么，还要注意以下几点：

1. 饮食习惯和技巧

（1）改变进餐顺序。

（2）饭前先吃一点儿生黄瓜或西红柿。

（3）吃饭先喝汤。

（4）吃饭先吃些用餐的菜。

（5）再吃主食和蔬菜。

（6）改变进餐方法。

（7）吃完碗中饭立即放下筷子，离开餐桌，不要养成吃完了还不愿下桌的习惯。

（8）不打扫剩菜饭。

（9）立即刷牙。

2.改变进餐习惯

（1）少吃零食。

（2）少荤多素。

（3）少肉多鱼。

（4）少细多粗。

（5）少油多清淡。

（6）少盐多醋。

（7）少烟多茶。

（8）少量多餐。

（9）少吃多动。

（10）少稀多干。

3.改变进餐品种

（1）吃菜吃带叶、茎类蔬菜，少吃根、块茎的菜。

（2）不吃油炸食物或过油的食物。

（3）不要吃勾芡食物。

（4）不要吃含淀粉高的食物。

（5）血糖控制好的在两餐中间吃水果，但不要喝果汁。

（6）喝汤去掉上面的油。

（7）吃肉丝比吃肉片、肉排、红烧肉好。

（8）吃带刺鱼比吃鱼块好，因为可以减缓进餐速度，增加饱腹感。

（9）吃带骨头肉比吃肉块好，既满足食欲要求，吃进的肉量又不大。

（10）吃鸡肉要去掉鸡皮及肥肉。

4.改变烹调方法

（1）吃氽、煮、蒸、拌、卤的菜比吃炒菜好，可以减少油的摄入。

（2）吃面条要多做菜。

（3）吃鱼吃清蒸鱼、酸菜鱼或炖鱼，炒菜多放调料少放油。

老年肥胖症的饮食要注意什么

肥胖症是指脂肪不正常地囤积在人体组织，使体重超过理想体重的 20% 以上的情形。所幸，肥胖并非不治之症，它可以通过改善饮食、增强运动等方式扭转局势，恢复标准体重，恢复健康。合理饮食在减肥中起着最为关键的作用。

老年肥胖症患者的营养饮食治疗基本原则有如下几点：

（1）饮食结构的合理搭配。肥胖主要是由于人们饮食无规律、暴饮暴食、脂肪摄入过多所致。预防肥胖，需要人们在平时的饮食中做到营养平衡，合理安排蛋白质、脂肪和碳水化合物的摄取量，保证无机盐和维生素的充足供应，蛋白质应占总能量的15% ～ 20%，脂肪占总能量的 20% ～ 25%，碳水化合物应限制在总能量的 40% ～ 55%。完全采用素食是不利于健康的。多吃新鲜蔬菜和水果，多采用蒸、煮、炖、拌、卤等烹饪方法，避免油煎、油炸和爆炒等方法。还要注意一日三餐定时定量。

（2）饮食以低热量食物为主。针对肥胖的营养治疗，要以低热量饮食为原则。应多食卷心菜、菜花、萝卜、菠菜、黄瓜、生菜、胡萝卜、芹菜、南瓜、洋葱、藻类。苹果、葡萄柚、草莓、甜瓜、西瓜是很好的食物。应限食香蕉、樱桃、玉米、红薯、玉米粥、菠萝、无花果、葡萄、绿豆、梨、山芋和白米等。

（3）饮食切忌过急。进食速度过快不利健康，会增加心脏病的发病率，并且极易使快速减肥反弹，还可导致胆固醇增高，损伤重要器官。

（4）肥胖症者限制脂肪、辛辣及刺激性食物及调味品；平时要少吃零食、甜食和含糖饮料以及含糖量较高的水果；肥胖患者应限制脂肪和富含淀粉的食物。

（5）老年肥胖患者不论有无糖尿病或高血压都要限制饮酒，并控制盐的摄入量。如合并高血压，每天食盐摄入量应少于 3 ~ 6 克。

总之，老年肥胖患者的饮食必须注意营养平衡，饮食结构应多样化，以植物性食品为主，适当限制蛋白质，严格限制脂肪、酒类及含糖饮料，提高纤维素饮食，降低食盐摄入量。

老年心脑血管疾病患者该如何吃

心脑血管疾病是严重危及人生命、健康的顽症。它与饮食之间存在着密切的联系，可以说，饮食结构的合理与否在很大程度上影响着患心脑血管疾病的概率。因此，中老年心脑血管疾病人应把合理控制饮食作为稳定病情和辅助药物治疗的重要手段，在日常饮食中要做到三少和三多。

三少是：

1. 少食

就是限制进食的数量和种类。心脑血管疾病人多半儿体重超重，因此应有意识地控制每日热量摄取量，减轻体重。建议每次进食不宜过饱，以免加重胃肠负担，引发心脑血管疾病。此外还应少食辛辣刺激性食物及过凉过热的食物，以减轻胃肠刺激。

2. 少脂

就是尽量少食用高脂肪和高胆固醇食物，如油类、肥肉类食品、动物内脏等。过多的脂肪可以造成肥胖、高血脂，长期高血脂是引起动脉硬化的主要因素，因此，要控制脂肪的摄入量。胆固醇含量多少直接影响人体健康，过高会发生冠心病、脂肪肝、高脂血症等病，应适当加以控制。在饮食方面，应避免动物性食品，少吃肥肉、奶油、黄油等脂肪类食物，少吃动物肝脏、脑、鱼子、墨斗鱼等含胆固醇高的食物。

3. 少盐

吃盐过多，会导致钠水潴留，增加血容量，加重心脏负担，对预防心脑血管疾病不利，因此每日食盐量最好不要超过 6 克。

三多是：

1. 多补充膳食纤维素

膳食纤维素是一种不能被人体消化、吸收的物质，但它能促进胆酸从粪便中排出，减少胆固醇在体内生成，有利于冠心病的防治。纤维素主要存在于蔬菜中，以竹荪、霉干菜、芹菜、韭菜为代表，粮食作物中以黄豆、燕麦含量较多。国内认为，每天纤维素应吃 15 ~ 30 克，才能满足需要。据国外报道，如每天摄入 26 克纤维素，就可降低女性患心脑血管疾病的危险，同时心肌梗死的危险也相对降低。

2. 多补充维生素

丰富的维生素有助于心脏健康。如维生素 C 能改善冠状动脉的血液循环，保护血管内皮细胞的完整性，还能促进胆固醇生成胆酸，从而降低血中有害的胆固醇。维生素E具有很强的抗氧化作用，能阻止不饱和脂肪酸发生过氧化，保护心肌，预防血栓。烟酸能扩张末梢血管，防止血栓形成，还能降低血中胆固醇含量。绿叶蔬菜中富含维生素C；肉类、谷物、花生、酵母中富含烟酸；油脂、豆类、蔬菜中富含维生素E。

3.多补充微量元素

微量元素数量不多，但作用很大，心脑血管疾病人同样离不开。硒能保护心脏，防止病毒感染，是心脏的守护神。还能强化胰岛细胞，预防糖尿病，还能抑制胆固醇吸收，从而减缓或阻止冠心病的发生、发展。此外，钙、镁、钾、碘等矿物元素也对保护心脏有益。

老年脑出血患者应该如何吃

脑出血指非外伤性的原发于脑实质内的出血。它往往具有起病急骤、病情凶险、死亡率极高的显著特点，是急性脑血管病中最严重的一种，为目前中老年人致死性疾病之一。预防脑出血首先防治高血压，在饮食中应保证蛋白质和维生素C的摄入，以增强血管的柔韧性。

预防脑出血，人们在平时的饮食中不仅要清淡少盐、低糖、低脂，还要多吃富含维生素K的食物，如金花菜、菠菜、西红柿、卷心菜、胡萝卜、黄豆、动物肝及鱼、蛋类等。

脑出血者要控制脂肪、蛋白质的摄入量，多吃豆油、茶油、芝麻油、花生油等植物油，以促进胆固醇排泄及转化为胆汁酸，从而有效降低血中胆固醇含量，推迟和减轻动脉硬化。

患者还要注意补充适量的蛋白质，常吃些蛋清、瘦肉、鱼类和各种豆类及豆制品，以供给身体所需要的氨基酸；牛奶则能抑制体内胆固醇的合成，降低血脂及胆固醇的含量；多吃蔬菜、水果，新鲜蔬菜和水果中含维生素C、钾、镁等，维生素C可降低胆固醇，增强血管的致密性，防止出血，钾、镁对血管有保护作用；控制食盐量，适当补碘，每日食盐在6克以下为宜，食盐中含有大量钠离子，过多食盐会增加血容量和心脏负担，增加血液黏稠度，从而使血压升高，可能导致脑出血的复发；多吃海带、紫菜、虾米等的食物，它可减少胆固醇在动脉壁沉积，防止动脉硬化的发生。

少吃动物脂肪高、胆固醇高的食物，如猪油、牛油、奶油等、蛋黄、鱼子、动物内脏、肥肉等。这些食物中包含有大量的饱和脂肪酸，会使血中胆固醇浓度明显升高，促进动脉硬化；忌吃酒、浓茶、咖啡及姜、蒜等调味品都具有极强的刺激性，容易刺激神经系统的兴奋。

中老年癌症患者应该如何调配饮食

正确运用食疗，不仅能为身体提供必需的营养，还能遏制癌细胞生长，给生命带来希望。中老年癌症患者在饮食上应该遵循以下几点：

1.定时定量、少食多餐

癌症病人普遍食欲不佳，所以饮食应注意增加食品花样，保证色香味俱全、清淡可口，这样有利于提高食欲。定时定量，少食多餐，食物易于消化，有利于胃肠道功能恢复。

部分病人味觉异常，食欲很差，可进食少量腐乳、辣酱之类以增强食欲，也可适当服些健脾和胃之类的中药及助消化药。

2. 宜高蛋白、低脂肪饮食

注意增加鸡、鱼、蛋、奶、瘦肉、豆制品等优质蛋白的摄入。蛋白质种类的多样化，能充分发挥蛋白质的互补作用，提高营养价值。为了满足病体的需要，蛋白质供给量应为正常量的1.5倍。肥肉等油腻食物可适量摄取。

3. 多食新鲜蔬菜和水果

许多新鲜水果和蔬菜不仅含有丰富的维生素、纤维素、微量元素，还有一定的抗癌作用。如胡萝卜、白菜、青椒、菠菜、香菜、花菜、韭菜、芦笋、蘑菇、香菇、银耳、木耳、柑橘、草莓、番茄、海参、紫菜、芹菜、薏苡仁、山楂、苹果、大枣、甘薯、无花果、猕猴桃、菠萝、蜂蜜等。

4. 增加微量元素的摄入

可以一些干果类为零食，如核桃、蚕豆、瓜子、花生、杏干等，因为其中含有多种微量元素，对抗癌有益。

5. 保障纤维素的摄入

纤维素虽无直接营养价值，但对维护人体健康是不可缺少的。食物富含的纤维素，能够保持大便通畅，可增加癌细胞分泌的毒素及代谢产物排泄。所以，病人应增加富含纤维素食物的摄入，每天应有一次大便。便秘者可进食花生、核桃、芝麻、蜂蜜之类的食品。

6. 尽量减少糖类食品的摄入

研究表明，癌细胞的能量主要来源于糖，癌细胞对糖的摄取能力是正常细胞的10～20倍。大量食用糖类食品，无疑会加速癌细胞的生长，促进病情发展，所以应减少糖类摄入。但不是禁用，因为糖也是人体必需的营养物质。

7. 食物不宜过分精细

精米精面系精加工食品，所含维生素损失严重且纤维含量低，于健康不利。玉米、小米、豆类可补其不足。粗细混食，平衡益人。病人饮食也不宜过分追求奇、稀、贵、缺之物，因为"食无定味，适口者珍"。

8. 采用科学的烹饪方法

病人饮食的烹饪方法以蒸、煮、烩、炒、汤为主。调味应低盐清淡，不食霉变食物。热证忌姜、葱、蒜、辣椒等热性、刺激性食物，寒证忌寒凉冰冻食物。对于症性不明者，安全可靠的办法是大寒大热的食品不食，或以食之舒适为宜。

老年痛风患者的饮食要注意什么

临床很多现象都表明，不当的饮食会使痛风病复发，因此，中老年痛风患者要保证科学健康的饮食习惯。

以下几种食物是中老年痛风患者不宜吃的：

（1）酸性食物。酸性食物不能吃的原因在于痛风病人体内的尿酸多，进食酸性食物会产生更多的尿酸，导致尿酸的浓度增加，发作急性痛风。因此酸性食物痛风病人不能吃。

（2）含有嘌呤成分比较丰富的食物。丰富的嘌呤食物会导致痛风病患者体内的嘌呤代谢出现紊乱，特别是痛风发作期容易发生复发表现。高嘌呤食物主要包括：胰脏、凤尾鱼、沙丁鱼、牛肝、牛肾、动物脑、肉汁、猪大肠、猪肚。

（3）刺激性较强的食物。痛风诊疗专家分析说，刺激性食物虽然并非高嘌呤食物，但是痛风病患者进食或者接触以后会导致体内的尿酸代谢受到很大的抑制，不能正常排尿酸，这样就会诱发痛风病。其中效果较为明显的就是酒精、咖啡、浓茶等食物。

以下几种食物是中老年痛风患者宜吃的食物：

（1）高钾质食物。如香蕉、西蓝花、西芹等。钾质可减少尿酸沉淀，有助将尿酸排出体外。

（2）行气活血、舒筋活络的食物。例如可用桑寄生（一人分量为5克）煲糖水，但不要放鸡蛋，可加莲子。

（3）固肾的食物。中医学认为，固肾的食物有助排泄尿酸，平日可按六味地黄（熟地、山茱萸、山药、泽泻、丹皮、茯苓）配方煎水饮用，以收滋阴补肾功效。

（4）苹果醋加蜜糖。苹果醋含有果胶、维生素、矿物质（磷和钾）及酵素。苹果醋的酸性成分具有杀菌功效，有助排出关节、血管及器官的毒素。经常饮用，能调节血压、通血管、降胆固醇，亦有助治疗关节炎及痛风症。饭后可将一茶匙苹果醋及一茶匙蜜糖加入半杯温水内，调匀饮用。

老年便秘患者应该多吃什么

人体的肠壁并不是光滑的，而是有褶皱的，老年人每天所吃食物的残渣会一点儿一点儿地积存在这些褶皱里。如果食物残渣在大肠中移动过慢，使便体变得又干又硬，增加排便的难度，就形成了便秘。一旦便秘，粪便堆积在肠道中，会产生很多毒素，这些毒素通过血液循环到达人体的各个部位，导致面色晦暗无光、皮肤粗糙、毛孔粗大、痤疮、腹胀腹痛、口臭、痛经、肥胖、心情烦躁等症状，更严重的还会导致结肠癌。

要预防便秘，老年人的饮食中必须有适量的纤维素；主食不要过于精细，要适当吃些粗粮；每天要吃一定量的蔬菜与水果，早晚空腹吃苹果一个，或每餐前吃香蕉1~3个，都有助于增加体内纤维素。晨起空腹饮一杯淡盐水或蜂蜜水，配合腹部按摩或转腰，让水在肠胃振动，加强通便作用。全天都应多饮凉开水以助润肠通便。

患有便秘的老年人要多吃新鲜蔬菜，每天加食糠皮、麦麸、粗粮等，可增加饮食中纤维的摄取量，以促进肠蠕动，减少便秘发生。老年人还要大量饮水，对保持肠道清洁通畅，软化粪便大有益处。老年人也要适量食用产气蔬菜及有软化作用的果胶食品，如土豆、萝卜、洋葱、黄豆、生黄瓜等。气体在肠内鼓胀能增加肠蠕动，可下气利便。老年人也要食用果胶含量多的食品，如苹果、香蕉、胡萝卜、甜菜、卷心菜、柑橘等，软化大便，减轻症状。老年人还要尽量选用天然、未经加工的食品，如粗粮、豆类、酵母等。

中老年感冒患者的饮食注意事项有哪些

感冒与中老年人自身免疫力下降不无关系。感冒并没有特效药可言，中老年人可以通过食物和药物的配合，驱逐感冒病毒，重获健康身体。中老年感冒患者可在饮食上做如下调节：

（1）补充足够的水分。多喝酸性果汁如山楂汁、猕猴桃汁、红枣汁、鲜橙汁、西瓜汁等，以促进胃液分泌，增进食欲。

（2）饮食宜清淡、稀软、少油腻，如白米粥、牛奶、玉米面粥、米汤、烂面、蛋汤、藕粉糊、杏仁粉糊等。高热、食欲不好者，适宜流食、半流食，如米汤、蛋花汤、豆腐脑、豆浆等。流感高热、口渴咽干者，可进食清凉多汁食物，如莲藕、百合、荸荠等。

（3）多食蔬菜、水果等富含维生素的食物。这样可补充由于发热造成的营养素损失，增强抗病能力。蔬菜、水果能促进食欲，帮助消化，同时可补充人体需要的维生素和各种微量元素，补充因感冒食欲不振所致的能量供给不足。风寒感冒，可多食生姜、葱白、冬瓜、丝瓜、黄瓜等；邪热稍平时，则宜多食番茄、藕、柑橘、苹果、杏、鸡蛋、枇杷、甘蔗等。

（4）风寒感冒忌食生冷瓜果及冷饮；风热感冒发热期，忌用油腻荤腥及甘甜食品；风热感冒恢复期，也不宜食辣椒、狗肉、羊肉等热性食物；暑湿感冒，除忌肥腻外，还忌过咸食物，如咸菜、咸带鱼等。

经常失眠的中老年人吃什么有助于睡眠

很多中老年人都有失眠的困扰，下面这些食物对治疗失眠有一定的疗效。

1. 牛奶

牛奶中含有两种催眠物质：一种是色氨酸，能促进大脑神经细胞分泌出使人昏昏欲睡的神经递质——五羟色胺；另一种是对生理功能具有调节作用的肽类，其中的"类鸦片肽"可以和中枢神经结合，发挥类似鸦片的麻醉、镇痛作用，让人感到全身舒适，有利于解除疲劳并入睡。对于由体虚而导致神经衰弱的人，牛奶的安眠作用更为明显。

2. 小米

在所有谷物中，小米还含色氨酸最为丰富。此外，小米含有大量淀粉，吃后容易让人产生温饱感，可以促进胰岛素的分泌，提高进入脑内的色氨酸数量。

3. 核桃

在临床上，核桃被证明可以改善睡眠质量，因此常用来治疗神经衰弱、失眠、健忘、多梦等症状。具体吃法是配以黑芝麻，捣成糊状，睡前服用 15 克，效果非常明显。

4. 葵花子

葵花子含多种氨基酸和维生素，可调节新陈代谢，改善脑细胞抑制机能，起到镇静安神的作用。晚餐后嗑一些葵花子，还可以促进消化液分泌，有利于消食化滞，帮助睡眠。

5. 猪心

民间素有"以心补心"之说。猪心，其蛋白质含量是猪肉的 2 倍，而脂肪含量仅为猪肉的十分之一。此外，还含有较多的钙、磷、铁、维生素、烟酸等成分，可用来加强心肌营养，增强心肌收缩力，治惊悸、怔忡、自汗、失眠等症。

6. 百合

百合有润肺止咳、清心安神之功效。对神经官能症、更年期综合征引起的心悸、失眠、多梦有较好疗效。

7. 龙眼肉

龙眼肉能补血安神、益脑力，是一种滋补健脑食品，尤其适宜思虑过度、心神失养引起的神经衰弱、健忘失眠、心慌心跳、头晕乏力等人食用。龙眼肉含有丰富的葡萄糖、蔗糖、酒石酸、维生素 A、B 族维生素等物质，这些物质能营养神经和脑组织，从而调整大脑皮层功能，改善甚至消除失眠、健忘症状，增强记忆力。

8. 葡萄

葡萄不仅含有很多糖分，还含有卵磷脂、蛋白质、氨基酸、果胶、维生素和矿物质等，有营养强壮作用，故神经衰弱者宜食，酿酒饮用亦佳。

9. 小麦

小麦有养心神、益心气的作用，尤其适宜妇女神经衰弱、神志不宁、失眠者食用。

10. 糯米

糯米补气血、暖脾胃，适宜一切体虚之人及神经衰弱者食用，尤以煮稀饭，或与红枣同煮稀粥最佳，能滋润补虚、温养五脏、益气安神。

中老年胃炎患者如何食疗养胃

胃炎俗称"老胃病"，与饮食习惯有密切的关系，摄入过咸、过酸、过粗的食物，反复刺激胃黏膜，还有不合理的饮食习惯，饮食不规律，暴饮暴食等都可导致胃炎。

中老年人食用过冷、过热食品，浓茶、咖啡、烈酒、刺激性调味品、粗糙食物等都可能导致胃炎的产生。预防急性胃炎应戒烟限酒，尽量避免阿司匹林类药物的损害，生活应有规律，避免进食刺激性、粗糙、过冷、过热食物和暴饮暴食，注意饮食卫生，不吃腐烂、变质、污染食物。饮食中可多吃卷心菜，其中的维生素U具有健脾功效，起到预防胃炎的作用；山药能促进消化，增强胃动力；玫瑰花茶缓解胃部不适，避免胃炎滋生。

胃炎患者要多吃高蛋白食物及高维生素食物，可防止贫血和营养不良。如瘦肉、鸡、鱼、肝、肾等内脏以及绿叶蔬菜、西红柿、茄子、红枣等。

注意食物酸碱平衡，当胃酸分泌过多时，可喝牛奶、豆浆，吃馒头或面包以中和胃酸；当胃酸分泌减少时，可用浓缩的肉汤、鸡汤、带酸味的水果或果汁，以刺激胃液的分泌，帮助消化。急性胃炎患者宜吃有清胃热作用的清淡食品，如菊花糖、马齿苋等。慢性胃炎患者宜喝牛奶、豆浆等。胃酸少者可多吃肉汤、山楂、水果等，少吃花生米。

中老年肝炎患者的饮食要注意什么

肝炎引起的机体免疫反应主要是由T细胞介导的，同时也有其他免疫活性细胞的协同作用。免疫功能正常者，机体对感染病毒的肝细胞发生一过性的免疫反应，随着病毒被清除，疾病痊愈；婴幼儿和免疫能力低下的患者，由于机体的免疫功能不能识别病毒（敌人），并对病毒抗原发生反应（消灭敌人），免疫功能与外来的HBV和平共处，因此成为乙型肝炎病毒携带者。

要预防肝炎，中老年人首先要注意饮食及饮水卫生，不抽烟、喝酒，少吃臭豆腐、豆豉等发酵食物，少吃油腻食物，多吃新鲜水果和蔬菜，就能有效维护肝脏的健康，有效抵御住肝炎袭击。

饮食调养肝炎的目的在于减轻肝脏负担，促进肝组织和肝细胞的修复，同时可纠正营养不良的症状，预防肝性脑病的发生。但饮食调养的时候也要注意营养的适量摄入，防治能量不足和能量过剩，尤其是能量过剩可能加重肝脏负担，容易引发脂肪肝、糖尿病和肥胖等其他疾病。

病毒性肝炎患者应多进食高维生素食物如新鲜蔬菜、水果等；尽量选择低脂肪饮食，注意适当进食蛋白质食物如鸡蛋、豆浆等与糖类。但不可过分强调三高一低，不然反而对恢复不利（有的人容易发生脂肪肝）。

肝炎患者绝对禁酒；忌食辛辣刺激性食物，生冷、油腻、腥膻、咸寒之物也应禁忌；蛋黄内含脂肪和胆固醇，于病不利，尽量不吃。

中老年肠炎患者如何食疗

肠炎是一种慢性炎症，治愈起来比较困难。针对这种病症，还是运用食疗最为妥当，《本草纲目》中记载了不少关于肠炎的食疗方，患有肠炎的中老年人不妨试试这些食疗方。

（1）粳米淘洗干净，用冷水浸泡半小时，捞出，沥干水分。土豆削皮洗净，切成碎丁。猪瘦肉洗净，切成末，葱姜洗净切末。炒锅烧热，加入油，放入葱末、姜末略炸，随后将猪瘦肉末放入锅猛炒，待肉变色时，盛起备用。锅中加入约1000毫升冷水，放入粳米，先用旺火烧沸，再加入土豆丁、猪瘦肉末、盐，改用小火熬煮成粥，最后加味精调味即可。

（2）冬瓜去皮切块，姜、葱洗净切块。先把冬瓜焯一下，放进冷水中漂洗。锅中放油烧至五成热，放入姜、葱炒香，倒入清汤烧开，捞出姜葱不用，把冬瓜放入，再加精盐、味精、胡椒粉，用中火加热烧至冬瓜入味，把冬瓜捞出沥干水分后装在盘中，锅内余汁用湿淀粉勾薄芡，淋入香油，浇在冬瓜上。

（3）红薯300克，大米200克，金银花20克，生姜2片。红薯切成小块或研成细粉，加入金银花、生姜，按常法煮饭、煮粥均可。每日3餐均吃，要坚持长期吃。

（4）芡实、百合各60克，放入米粥内同煮成粥。

（5）将胡萝卜洗净，刮掉外皮，擦成细丝，放入沸水中煮1分钟，捞出，用榨汁机打碎。苹果去皮核，切碎。将胡萝卜、苹果一同放锅里，加水适量，文火煮烂后盛出，加入蜂蜜拌匀，即可食用。

中老年肾病患者的养肾佳品有哪些

肾气，是指肾精所化之气，对人体的生命活动尤为重要。若肾气不足，不仅易早衰损寿，而且还会发生各种病症，对健康极为不利。随着年龄的增长，身体很多器官会逐渐衰老。肾功能也会随着年龄的逐渐增大而出现各种疾病。

吃的食物越黑越健康，对于补肾尤其重要。中医理论也认为黑色食物滋养肾脏。黑色食物一般含有丰富的微量元素和维生素，如我们平时说黑米、黑豆、黑芝麻、黑枣、黑荞麦，就是最典型的代表。

1. 黑米

也被称为"黑珍珠"，含有丰富的蛋白质、氨基酸以及铁、钙、锰、锌等微量元素，有开胃益中、滑涩补精、健脾暖肝、舒筋活血等功效，其维生素 B_1 和铁的含量是普通大米的7倍。冬季食用对补充人体微量元素大有帮助，用它煮八宝粥时不要放糖。

2. 黑荞麦

可药用，具有消食、化积滞、止汗之功效。除富含油酸、亚油酸外，还含叶绿素、芦丁以及烟酸，有降低体内胆固醇、降血脂和血压、保护血管功能的作用。它在人体内形成血糖的峰值比较延后，适宜糖尿病人、代谢综合征病人食用。

3. 黑枣

有"营养仓库"之称的黑枣性温味甘，有补中益气、补肾养胃补血的功能；含有蛋白质、糖类、有机酸、维生素和磷、钙、铁等营养成分。

4. 黑豆

黑豆被古人誉为"肾之谷"，黑豆味甘性平，不仅形状像肾，还有补肾强身、活血利水、解毒、润肤的功效，特别适合肾虚患者。黑豆还含有核黄素、黑色素，对防老抗衰、增强活力、美容养颜有帮助。

5. 黑芝麻

黑芝麻性平味甘，有补肝肾、润五脏的作用，对因肝肾精血不足引起的眩晕、白发、脱发、腰膝酸软、肠燥便秘等有较好的食疗保健作用。它富含对人体有益的不饱和脂肪酸，其维生素 E 含量为植物食品之冠，可清除体内自由基，抗氧化效果显著。对延缓衰老、治疗消化不良和治疗白发都有一定作用。

此外，李子、乌鸡、乌梅、紫菜、板栗、海参、香菇、海带、黑葡萄等，都是营养十分丰富的食物。肾不好的中老年人，可以每周吃一次葱烧海参。将黑木耳和香菇配合在一起炒，或炖肉时放点儿板栗，也是补肾的好方法。

老年前列腺肥大患者的饮食注意事项有哪些

前列腺肥大又称前列腺良性肥大或前列腺增生，是老年人常见的疾病之一。病发初期常发生尿频，夜间更显著，严重时出现排尿困难症状。

针对前列腺肥大患者，饮食上要多食用栗子、干贝、草莓、胡桃等食物，能缓解尿频、夜间尿失禁等症。注意补充具有补肾助阳和利尿作用的食物，如狗肉、鹿肉、羊肉、虾、冬瓜、赤豆、银耳等食物。限制高脂肪饮食，以避免诱发老年人的心血管疾病。忌烟酒、辛辣、酸、凉等刺激性食物，能有效地减少前列腺的充血与肿胀，有助于排尿通畅。

下面推荐两款饮食给中老年前列腺肥大患者：

1. 黄酒糯米饼

材料：黄酒、糯米粉适量。

做法：糯米粉用温水和成面团，按常法烙饼，临睡之前以黄酒送服，连吃数日。

功效：补中益气，主治前列腺增生、尿频。

2. 葵菜葱白粥

材料：葵菜 500 克，葱白 1 把（去须，切细），粳米 100 克，浓豉汁适量。

做法：葵菜择其叶及嫩心，切细，加水煮 5 ~ 10 分钟，取其浓汁，然后下米及葱白煮熟，加入少许浓豉汁为粥。每天空腹食用，三次分食。

功效：此方可温肾去湿。

老年痴呆症患者应该如何吃

老年痴呆症与脑萎缩密切相关。人到老年，全身各系统器官都有不同程度的退化性萎缩改变，大脑尤其明显。80岁老人脑重与青壮年相比可减少6.6%～11%。老年性痴呆的症状主要表现为：最初多从健忘开始，严重的记忆力减退是其主要症状，如迷路、不认识家人、不能进行简单计算等智力下降现象。然后出现精神症状和性格改变，如自私、性情暴躁、吵吵闹闹、打骂别人、毁弃衣物等反常行为，最后发展到缄默、痴呆、生活不能自理，以致卧床不起。

针对老年痴呆症患者，要让他们多进食含维生素C、维生素E、胡萝卜素和富含微量元素硒的抗氧化食品，含维生素C较多的食物如柑橘、柚子、鲜枣、香瓜、西蓝花、草莓等，含维生素E较多的食品如麦芽制品、葵花子油、甜杏仁等，含有胡萝卜素的食物如胡萝卜、甘蓝、菠菜等，含硒较多的食物如洋葱、卷心菜、海鲜等。又如鲜豌豆、豇豆、紫苜蓿嫩芽内，都含有较多的过氧化物酶，也能对抗自由基。此外，一些发酵食物如发面馍、酿造醋中均含氧较多，也有益于延缓脑衰老。

老年痴呆症患者还要多进食能合成胆碱的食物，从而加强神经细胞功能，有益于老年痴呆症的防治，故宜多食豆制品。

人体缺铜可引起贫血、皮肤毛发异常（如白癜风）、骨质疏松，也可引起脑萎缩。故缺铜者宜适当补充含铜丰富的食物，如坚果类、叶菜类、甲壳类水产品。如病人胆固醇不高，也可进食动物肝、肾等肉食品。

多补充维生素B_{12}和叶酸，多吃豆类、奶类和蔬菜，增强免疫球蛋白生成率和抗病毒能力，避免对神经细胞的损伤，缓解病情。

忌甜食过量，因过量的甜食会降低食欲，损害胃口，从而减少对蛋白质和多种维生素的摄入，进而导致机体营养不良，影响大脑细胞的营养与生存；忌食含铝食品，比如油条等加铝的膨化食品；忌嗜酒，少量的乙醇利于老年痴呆症的防治，但嗜酒就极大损害了身体，加快脑萎缩。

老年痴呆症患者应该多吃以下几种食物：

核桃：含丰富的不饱和脂肪酸——亚油酸，吸收后成为脑细胞组成物质。

芝麻：补肾益脑、养阴润燥，对肝肾精气不足、肠燥便秘者最宜。

莲子：养心安神，益智健脑，补脾健胃，益肾固精。

花生：常食可延缓脑功能衰退，抑制血小板凝聚，防止血栓形成，降低胆固醇，预防动脉硬化。

大枣：养血安神，补养心脾，对气血两虚的痴呆病人较为适宜。

桑葚：补肾益肝，养心健脾，对肝肾亏损、心脾两虚的痴呆病人尤为适宜。

松子：补肾益肝，滋阴润肺，对肠燥便秘、干咳少痰的早老性痴呆病人尤为适宜。

山楂：活血化瘀，富含维生素C，适于早老性痴呆并高血脂、糖尿病、痰浊充塞、气滞血瘀患者。

鱼：痴呆病人脑部的DHA不饱和脂肪酸水平偏低，而鱼肉中这种脂肪酸含量较高。

此外，桂圆、荔枝、葡萄、木耳、山药、蘑菇、海参等，对痴呆症患者均有益。

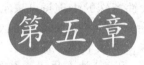

老年人常见病的药膳养生法

第一节　防治贫血的药膳

　　贫血症一般表现为发色黯淡、头昏眼花、心悸失眠等症状。此症长期不治，将形成恶性循环，引起机体免疫力下降，许多疾病也会乘虚而入，人的健康将受到严重威胁。与男性相比，中年女性更容易患贫血症，这主要是由于女性特殊的生理特点决定的。如生产、引产、流产、刮产、放环、月经过多及崩漏等，皆可使女性时时处于血虚状态，从而出现面色苍白干黄、头昏眼花、心慌少寐、四肢麻木、大便干燥、脱发白发、耳鸣耳聋、足后跟痛、皱纹过多、面部色斑、月经后期量少色淡、乳汁不足等一系列症状。因此，中年女性应十分注意日常的饮食保养，有效防止贫血症状的发生。

　　若进行药膳食疗，可在药膳中搭配以下食物：富含优质蛋白质的食物，如蛋类、乳类、鱼虾类、瘦肉类、豆类等；富含维生素 C 的食物，新鲜的水果和绿色蔬菜，如酸枣、杏、橘子、山楂、西红柿、苦瓜、青柿椒、生菜、青笋等；富含铁的食物，如鸡肝、猪肝、牛羊肾脏、海带、黑芝麻、芝麻酱、黑木耳、蘑菇、红糖、油菜、芹菜等；富含铜的食物，如：畜肉、动物肝脏、鱼虾、草菇、花生、橄榄、蜂蜜、全麦食品、坚果、豆类等。

　　上述食物日常饮食中应注意调配，尽量做到食物的多样化。另外注意，在贫血期间如服用铁剂时，不要喝茶，以免妨碍铁的吸收。

粥类药膳 16 道

1. 磁石粥

【药膳配方】

　　粳米 100 克，荔枝 7 枚，红枣 10 颗，冰糖 10 克，冷水 1000 毫升。

【制作程序】

❶ 荔枝去皮；红枣洗净，去核。

❷ 粳米淘洗干净，用冷水浸泡半小时，捞出，沥干水分。

❸ 锅中加入约 1000 毫升冷水，将荔枝肉和粳米放入，用旺火烧沸后放入红枣，再改用小火熬煮成粥，下入冰糖拌匀，再稍焖片刻，即可食用。

● 药膳功效

益气补血，促进血液循环，防治贫血。

2. 猪红鱼片粥

【药膳配方】

粳米 100 克，熟猪红（猪血）300 克，鲩鱼肉 100 克，瑶柱 15 克，腐竹 20 克，酱油 10 克，姜丝 2 克，葱末 3 克，胡椒粉 1 克，盐 1.5 克，冷水适量。

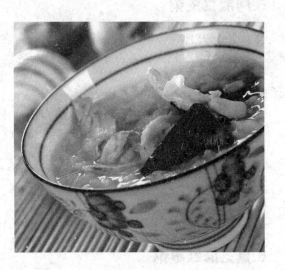

【制作程序】

① 粳米洗净，用少许盐、酱油拌匀，与腐竹、瑶柱一起放入沸水锅中，用小火同煮。

② 熟猪红洗净，用刀削去上层浮沫和下层的沉淀，切成小方块。

③ 鲩鱼肉切成薄片，用酱油、姜丝拌匀。

④ 粥约煮 40 分钟后，将猪红块、姜丝放入，用盐调味，烧沸时放入鲩鱼片，待再烧沸时即可盛起，食用时加入胡椒粉、葱末等调味即可。

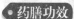 药膳功效

补血、明目、润燥，防治贫血症。

3. 红枣黑豆粥

【药膳配方】

糯米 150 克，黑豆 40 克，红枣 10 颗，红糖 30 克，冷水 1500 毫升。

【制作程序】

① 将黑豆、糯米淘洗干净，用冷水浸泡 3 小时，捞起，沥干水分。

② 红枣洗净，去核。

③ 锅中加入约 1500 毫升冷水，将黑豆、糯米放入，用旺火烧沸，然后改用小火熬煮 10 分钟。

④ 将红枣加入粥中，继续熬煮约半小时，待米烂豆熟时，调入红糖，再稍焖片刻，即可盛起食用。

药膳功效

生血乌发，补肾强身，除湿利水，抗老延年，防治贫血症。

4. 鲤鱼阿胶粥

【药膳配方】

糯米 100 克，鲤鱼 200 克，阿胶 20 克，葱末、姜丝各 3 克，桂皮 2 克，盐 1 克，冷水 1000 毫升。

【制作程序】

① 糯米淘洗干净，用冷水浸泡 3 小时，捞出，沥干水分。

② 鲤鱼刮鳞去鳃，去除内脏，洗净后切块，放入锅中，加入适量冷水煎汤。

③ 糯米放入锅中，加入冷水约 1000 毫升，用旺火烧沸，放入阿胶、鱼汤和桂皮，用小火慢煮，等糯米熟烂、汤汁浓稠时，放入葱末、姜丝、盐调味，即可盛起食用。

药膳功效

补血止血，滋阴润肺，常用于治疗贫血、吐衄崩漏、阴虚燥咳等症。

5.阿胶白皮粥

【药膳配方】

糯米100克，阿胶、桑白皮各15克，红糖10克，冷水1000毫升。

【制作程序】

❶ 将桑白皮用冷水洗净，放入砂锅，加冷水适量，煎浓汁，取汁两次，备用。

❷ 糯米洗净，用冷水浸泡3小时后沥干水分，放入锅中，加入约1000毫升冷水，先用旺火烧沸后，再改用小火慢煮。

❸ 粥将成时倒入药汁、阿胶，继续熬煮至糯米软烂，以红糖调味，即可盛起食用。

药膳功效

补血止血，滋阴润肺，常用于治疗血虚证、阴虚证及吐衄崩漏等出血证。

6.黑芝麻红枣粥

【药膳配方】

粳米150克，黑芝麻粉20克，红枣8颗，白糖30克，冷水1500毫升。

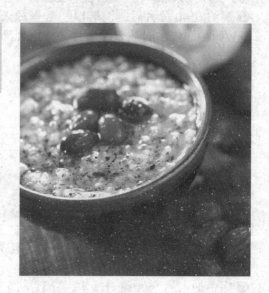

【制作程序】

❶ 黑芝麻下入锅中，用小火炒香，研成粉末，备用。

❷ 粳米淘洗干净，用冷水浸泡半小时，捞出，沥干水分；红枣洗净去核。

❸ 锅中加入约1500毫升冷水，放入粳米和红枣，先用旺火烧沸，然后改用小火熬煮，待米粥烂熟时，调入黑芝麻粉及白糖，再稍煮片刻，即可盛起食用。

药膳功效

养肤、乌发、补血、明目、补肝肾、祛风、润肠、生津、通乳。

7.芝麻小米粥

【药膳配方】

小米150克，黑芝麻粉30克，白糖20克，冷水1000毫升。

【制作程序】

❶ 小米淘洗干净，用冷水浸泡半小时，捞起，沥干水分。

❷ 将小米放入锅内，加入约1000毫升冷水，先用旺火烧沸，然后转小火熬煮。

❸ 小米烂熟以后加入白糖调味，缓缓下入黑芝麻粉，搅拌均匀，即可盛起食用。

药膳功效

补血养心，补中养神，可以帮助大脑获得充分休息。

8.芝麻蜂蜜粥

【药膳配方】

粳米100克，黑芝麻30克，蜂蜜20克，冷水1000毫升。

【制作程序】

❶ 黑芝麻下入锅中，用小火炒香，出锅后趁热擂成粗末。

❷ 粳米淘洗干净，用冷水浸泡半小时，捞起，沥干水分。

❸ 锅中加入约 1000 毫升冷水，放入粳米，先用旺火烧沸，然后转小火熬煮至八成熟时，放入黑芝麻末和蜂蜜，再煮至粳米烂熟，即可盛起食用。

● 药膳功效

护肝排毒，补血养心。

9.黑芝麻甜奶粥

【药膳配方】

粳米 100 克，鲜牛奶 250 克，熟黑芝麻 30 克，白糖 10 克，冷水 1000 毫升。

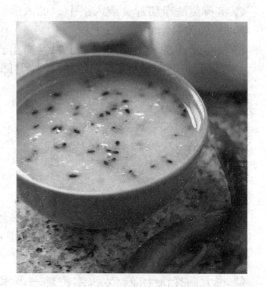

【制作程序】

❶ 粳米洗净，用冷水浸泡半小时，捞出放入锅中，加入约 1000 毫升冷水，先用旺火烧沸后，再改用小火慢慢熬煮。

❷ 粥将成时加入鲜牛奶，上中火烧沸，再加入白糖搅匀，最后撒上熟黑芝麻，出锅装碗即可。

● 药膳功效

补血补钙，润肺益胃，安神益智，生津润肠。

10.米糕红糖粥

【药膳配方】

糯米 100 克，葡萄干 50 克，红糖 50 克，肉桂粉 10 克，冷水 1000 毫升。

【制作程序】

❶ 糯米淘洗干净，用冷水浸泡 3 小时，捞起，沥干水分。

❷ 葡萄干洗净备用。

❸ 锅中加入约 1000 毫升冷水，将糯米放入，先用旺火烧沸，然后转小火熬煮约 45 分钟。

❹ 待糯米粥烂熟时，加入葡萄干、红糖及肉桂粉搅拌均匀，稍焖片刻，即可盛起食用。

● 药膳功效

补血悦色，适用于贫血、妇女月经过多及功能性子宫出血等症。

11.乌鸡糯米粥

【药膳配方】

净乌鸡 1 只，糯米 150 克，葱段 5 克，姜 2 片，盐 2 克，味精 1.5 克，料酒 10 克，冷水适量。

【制作程序】

❶ 糯米淘洗干净，用冷水浸泡 2～3 小时，捞出，沥干水分。

❷ 将乌鸡冲洗干净，放入开水锅内汆一下捞出。

❸ 取锅放入冷水、乌鸡，加入葱段、姜片、料酒，先用旺火煮沸，再改用小火煨煮至汤浓鸡烂，捞出乌鸡，拣去葱段、姜片，加入糯米，用旺火煮开后改小火，续煮至粥成。

❹ 把鸡肉拆下撕碎，再放入粥内，用盐、味精调好味，即可盛起食用。

滋阴壮阳，养气补气，养血补血，可用于治疗贫血症。

12.黄芪红糖粥

【药膳配方】

　粳米100克，黄芪30克，红糖30克，陈皮6克，冷水适量。

【制作程序】

❶ 将黄芪洗净切片，放入锅中，加入适量冷水煎煮，去渣取汁。

❷ 陈皮用冷水润透，切丝。

❸ 将粳米淘洗干净，浸泡半小时后捞出，与陈皮丝一起放入锅中，再倒入黄芪汁，加冷水适量，煮至粳米烂熟，下入红糖拌匀即成。

● 药膳功效

补血调经，行气益血，适用于贫血症。

13.大蓟粥

【药膳配方】

　粳米、大蓟各100克，葱末3克，盐2克，味精1克，香油2克，冷水适量。

【制作程序】

❶ 将大蓟择洗干净，入沸水锅焯一下水，再用冷水浸去苦味，捞出切细。

❷ 粳米淘洗干净，用冷水浸泡半小时，捞出。

❸ 取砂锅加入冷水、粳米，先用旺火煮沸，再改用小火煮，至粥将成时加入大蓟，待滚，用盐、味精调味，撒上葱末、淋上香油，即可食用。

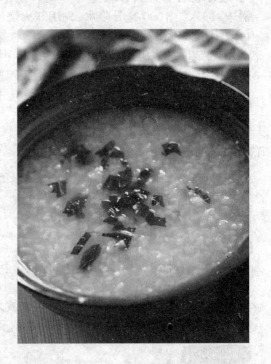

● 药膳功效

清热解毒，活血散瘀，止血治带，适用于血热出血，如吐血、呕血、尿血及贫血症等。

14.小麦豆角粥

【药膳配方】

　小麦米150克，豆角50克，白糖50克，冷水1500毫升。

【制作程序】

❶ 将小麦米淘洗干净，用冷水浸泡2小时，捞出，沥干水分。

❷ 豆角择洗干净。

❸ 取锅加入约1500毫升冷水，放入小麦米，用旺火煮沸，打去浮沫，放入豆角，改用小火熬煮约1小时，并用手勺不断搅动以防小麦米粘锅糊底。

❹ 待小麦米开花、豆角熟烂时下入白糖，再稍焖片刻，即可盛起食用。

● 药膳功效

祛瘀止血，可防治高血压、浮肿、贫血等症。

15.石榴花粥

【药膳配方】

粳米100克,石榴花5朵,白糖60克,冷水适量。

【制作程序】

❶ 粳米淘洗干净,用冷水浸泡半小时,捞出。

❷ 将石榴花脱下花瓣,择洗干净。

❸ 取锅放入冷水、粳米,先用旺火煮开,然后改用小火熬煮,至粥将成时加入石榴花、白糖,再略煮片刻,即可盛起食用。

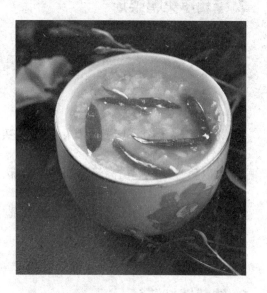

● 药膳功效

生血乌发,可防治贫血、便血、脱肛、带下、崩漏、滑精、肠炎、细菌性痢疾。

16.益母草粥

【药膳配方】

粳米、益母草嫩茎叶各100克,葱末5克,盐2克,味精1克,香油6克,冷水适量。

【制作程序】

❶ 将益母草择洗干净,入沸水锅内焯过,再用冷水漂洗干净,细切。

❷ 粳米淘洗干净,用冷水浸泡半小时,捞出,沥干水分。

❸ 取炒锅上火,放入香油烧热,下葱末煸香,再放入益母草煸炒,起锅待用。

❹ 取锅放入冷水、粳米,先用旺火煮开,然后改用小火熬煮,至粥将成时加入益母草,候再沸,用盐、味精调味即可。

● 药膳功效

补血调经,活血祛瘀,可用于防治贫血。

汤类药膳27道

1.黑芝麻当归汤

【药膳配方】

黑芝麻、当归各250克,红糖少许。

【制作程序】

黑芝麻、当归分别炒熟,研成细末,加红糖拌匀,贮存备用。每次取1匙,用沸水冲成汤汁服用。

● 药膳功效

益气补血,促进血液循环,防治贫血。

2. 莲藕枣栗鸭架汤

【药膳配方】

鸭肉 125 克, 红枣 10 克, 莲子 10 克, 莲藕 50 克, 栗子 20 克, 香菇 3 个, 鸭骨架 500 克, 姜、盐、料酒各少许。

【制作程序】

❶ 将莲藕洗干净, 切成片状; 莲子若买干的, 要先泡水 2 小时; 干香菇和栗子先泡水 30 分钟。

❷ 先以鸭骨架熬煮出高汤, 加热至滚沸, 加入其他配料一起煮。待再次滚沸后调文火继续煲煮 1 小时。

❸ 鸭肉熟软后, 加入盐和料酒来提香调味即可。

● 药膳功效

生血乌发, 补肾强身, 除湿利水, 抗老延年, 防治贫血症。

3. 甘蔗梢红花汤

【药膳配方】

甘蔗梢 1 把, 红花 5 克, 料酒适量。

【制作程序】

❶ 将甘蔗梢洗净切碎, 与红花一起放入锅内, 加水以文火熬汤。

❷ 汤成后去药渣留汤, 将料酒调入汤内即可。

● 药膳功效

滋阴凉血, 调经祛瘀, 防治贫血。

4. 红枣归圆猪皮汤

【药膳配方】

红枣 15 颗, 猪皮 500 克, 当归 20 克, 桂圆肉 30 克, 盐少许, 冷水 2000 毫升。

【制作程序】

❶ 红枣去核, 洗净; 当归、桂圆肉洗净。

❷ 尽量剔除黏附在猪皮上的脂肪, 切块, 洗净, 飞水。

❸ 瓦煲内注入冷水 2000 毫升, 煮沸后加入以上用料, 煲滚后改用文火煲 3 小时, 加盐调味即可。

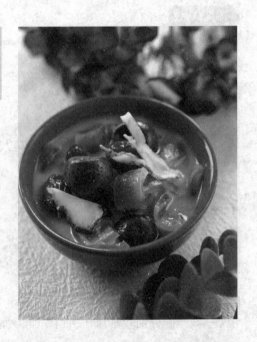

● 药膳功效

补血、明目、润燥, 防治贫血症。

【注意事项】

高脂血症、高血压、冠心病患者不宜多用。

5. 节瓜小豆煲鸭汤

【药膳配方】

鸭肉 600 克, 鱿鱼干 50 克, 节瓜 1000 克, 赤小豆 100 克, 白果 50 克, 蜜枣 5 颗, 香油、盐适量, 冷水 3000 毫升。

【制作程序】

❶ 鸭1只宰杀干净，取其肉，斩成大块，用开水烫煮后漂净；鱿鱼干浸透洗净，切成中块。

❷ 节瓜刮皮后洗净，切成中块；白果去壳、去衣、去心后和赤豆、蜜枣分别淘洗干净。

❸ 煲内放进3000毫升冷水，置于炉火上，待水开后将所有用料倒进煲内。先用武火煲30分钟，再用中火煲60分钟，后用文火煲90分钟即可。

❹ 煲好后，取出药渣，放香油、盐调味，咸淡随意。

● **药膳功效**

补血止血，滋阴润肺，常用于治疗贫血、吐衄崩漏、阴虚燥咳、浮肿等症。

6.金针鸡丝汤

【药膳配方】

鸡肉150克，金针菜60克，冬菇3个，木耳30克，葱白1根，植物油、盐少许。

【制作程序】

❶ 金针菜、木耳、冬菇用清水浸软，洗净，冬菇切成丝。

❷ 鸡肉洗净，切丝，用油拌过；葱洗净，切葱花。

❸ 把金针菜、冬菇、木耳放入开水锅内，文火煲沸几分钟，再放入鸡肉丝煲至熟，放葱花调味食用。

● **药膳功效**

养肤、乌发、补血、明目、补肝肾、祛风、润肠、生津、通乳。

7.沙参玉竹节瓜汤

【药膳配方】

沙参10克，玉竹10克，节瓜250克，猪骨200克，花生30克，红枣4颗，姜2片，盐适量，冷水适量。

【制作程序】

❶ 洗干净沙参、玉竹和花生；红枣去核后洗干净；节瓜去皮洗干净，切厚块。

❷ 洗干净猪骨，氽烫后再冲洗干净。

❸ 煲滚适量水，放入沙参、玉竹、节瓜、猪骨、花生、红枣和姜片，水滚后改文火煲约2小时，下盐调味即成。

● **药膳功效**

补血补钙，润肺益胃，安神益智，生津润肠。

8.白果冬瓜汤

【药膳配方】

白果50克，冬瓜500克，猪棒子骨500克，料酒10克，姜5克，葱10克，盐3克，味精2克，胡椒粉2克，冷水2500毫升。

【制作程序】

❶ 将白果去壳、去心，洗净；猪棒子骨洗净，敲破；冬瓜洗净，连皮切2厘米宽、4厘米长的块；姜切片，葱切段。

❷ 将白果仁、猪棒子骨、冬瓜、料酒、姜、葱同放

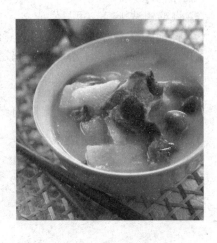

炖锅内，加水 2500 毫升，武火烧沸，再用文火炖煮 35 分钟，加入盐、味精、胡椒粉即成。

• 药膳功效

补血养心、补中养神，可以帮助大脑获得充分休息。

9.橘皮鹌鹑汤

【药膳配方】

橘皮 6 克，白瓜子 6 克，桃花（鲜品）30 克，鹌鹑 2 只，料酒 10 克，姜 5 克，葱 10 克，盐 3 克，味精 2 克，胡椒粉 2 克，香油 20 克，冷水 1800 毫升。

【制作程序】

❶ 将橘皮去白，洗净，切成细丝；白瓜子洗净，去杂质；桃花洗净，用水泡 1 小时，捞起，沥干水分；鹌鹑宰杀后，去毛、内脏及爪；姜切片，葱切段。
❷ 将橘皮、白瓜子、桃花、鹌鹑、料酒、姜、葱同放炖锅内，加水 1800 毫升，置武火上烧沸，再用文火炖煮 35 分钟，加入盐、味精、胡椒粉、香油调味即成。

• 药膳功效

益气补血，促进血液循环，防治贫血。

10.赤小豆驴胫骨汤

【药膳配方】

赤小豆 230 克，驴胫骨 300 克，料酒 10 克，姜 3 克，葱 10 克，盐 3 克，鸡精 3 克，鸡油 30 克，胡椒粉 3 克，冷水 2800 毫升。

【制作程序】

❶ 将赤小豆去泥沙，洗净；驴胫骨洗净，锤破；姜切片，葱切段。
❷ 将赤小豆、驴胫骨、料酒、姜、葱同放炖锅内，加入冷水 2800 毫升，置武火烧沸，再用文火炖煮 43 分钟，加入盐、鸡精、鸡油、胡椒粉即成。

• 药膳功效

滋阴壮阳，养气补气，养血补血，可用于治疗贫血症。

11.红枣百合凤翅汤

【药膳配方】

鸡翅 4 只，百合 30 克，红枣 10 颗，鸡高汤、姜、葱、料酒、盐各适量。

【制作程序】

❶ 将鸡翅洗干净，每只剁成 2 ~ 3 节。
❷ 将预先准备好的鸡高汤加热煮沸，加入鸡翅、百合、红枣、姜片等。汤再度滚沸后，调成文火继续煲煮 1 小时。待鸡翅熟软后，加进盐、料酒和葱花即可。

• 药膳功效

补血悦色，适用于治疗贫血、妇女月经过多及功能性子宫出血等症。

12.红枣莲子鸡腿汤

【药膳配方】

红枣 10 颗，鸡腿 2 只，薏仁 20 克，莲子 15 克，姜、盐少许，开水适量。

【制作程序】

❶ 将薏仁泡水 4 小时，备用；若用干的莲子，也需先泡水 2 小时（新鲜莲子则不必泡水），莲心应去除，避免苦涩。

❷ 鸡腿洗净，剁成块状。

❸ 以汤锅将开水煮沸，加进薏仁、莲子、红枣、鸡腿、姜片，炖煮 30 分钟至 1 小时。待鸡肉熟软后，在汤里加进适量盐调味即可。

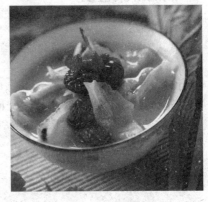

• 药膳功效

补血调经，行气益血，适用于贫血症。

13.猪肋骨天门冬汤

【药膳配方】

带肉的猪肋骨（或排骨）250 克，老豆腐 50 克，天门冬 15 克，葱、盐、胡椒粉少许，冷水适量。

【制作程序】

❶ 将天门冬切成薄片。

❷ 将带肉的猪肋骨冲洗干净，去掉凝结的油脂块，豆腐切块。

❸ 以汤锅烧煮开水，沸腾后加入天门冬、猪肋骨。水再度滚沸后，调文火煲煮约 1 小时。先将天门冬的残渣捞除，查看猪肋外肉是否已熟软，待熟软再加入豆腐块、盐，继续炖煮 30 分钟后添加葱花和胡椒粉即可。

• 药膳功效

补血调经，行气益血，适用于贫血症。

14.白及红枣炖猪肚

【药膳配方】

白及 15 克，红枣 6 颗，猪肚 1 副（1000 克），料酒 10 克，姜 5 克，葱 10 克，盐 3 克，味精 2 克，胡椒粉 2 克，香油 20 克，冷水 2800 毫升。

【制作程序】

❶ 将红枣洗净，去枣核；猪肚洗净，切成 2 厘米宽、4 厘米长的块；白及洗净，润透，切成薄片；姜切片，葱切段。

❷ 将白及、红枣、猪肚、姜、葱、料酒同放炖锅内，加水 2800 毫升，武火烧沸，再用文火炖煮 45 分钟，加入盐、味精、胡椒粉、香油调味即成。

• 药膳功效

补血调经，活血祛瘀，可用于防治贫血。

15.枸杞天麻肉片汤

【药膳配方】

枸杞 25 克，天麻 25 克，猪瘦肉 300 克，生姜 2 片，红枣 4 颗，植物油、盐、姜汁、料酒、生抽、白砂糖、生粉少许，冷水适量。

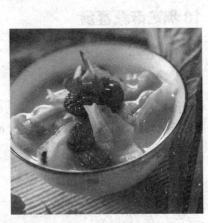

【制作程序】

❶ 将盐、姜汁、料酒、生抽、白砂糖各少许和适量生粉拌匀，调成腌料，备用。

❷ 拣选新鲜猪瘦肉，用清水洗干净，抹干水，切成薄片，加入腌料拌匀，腌透入味，备用。生姜和红枣分别用清水洗干净，红枣去核。在药材店选购已经炮制好的天麻，用清水稍冲洗。

❸ 姜、植物油起锅，爆炒肉片，加入适量冷水、生姜片、红枣、枸杞和天麻，先用文火煲开，然后改用中火继续煲 30 分钟左右，以少许盐调味即成。

药膳功效

生血乌发，可防治贫血、便血、脱肛、带下、崩漏、滑精、肠炎、细菌性痢疾。

16.女贞首乌汤

【药膳配方】

女贞子 12 克，旱莲草 15 克，何首乌 25 克，熟地黄 5 克，山萸肉 10 克，炙甘草 5 克，当归、白芍、细辛各 6 克，黑芝麻 30 克，黑豆 20 克，羊头 1 只，羊肉 500 克，羊骨 1000 克，姜、葱各 10 克，料酒 15 克，盐、味精各 5 克，冷水适量。

【制作程序】

❶ 将贞子、旱莲草等 9 味中药用纱布袋装好扎紧口；羊肉洗净，切 4 厘米见方的块；羊头、羊骨打破；黑豆炒熟，黑芝麻炒香；姜切片，葱切段。

❷ 将羊肉、羊骨、羊头、药包、黑豆、黑芝麻、姜、葱、料酒同时放入炖锅内，加水适量，置武火上烧沸，再用文火炖煮 50 分钟，加入盐、味精即成。

药膳功效

本方具有滋补肝肾、添精止血的功效，可用于治疗贫血、崩漏带下等症。

17.鸡蛋首乌汤

【药膳配方】

何首乌 70 克，桑寄生 50 克，鸡蛋 3 只，白糖 20 克，冷水适量。

【制作程序】

❶ 将何首乌、桑寄生、鸡蛋洗净后一同放入砂锅内，加冷水适量。

❷ 武火煮沸后，文火煲煮 40 分钟，捞起鸡蛋去壳，再放入锅内煲 40 分钟，加白糖，煲沸即可饮汤食蛋。

药膳功效

滋补肝肾、精止血，可治疗贫血、肾虚遗精、崩漏带下等症。

18.黑芝麻桑葚汤

【药膳配方】

鲜紫黑桑葚、黑芝麻各 50 克，冷水适量。

【制作程序】

❶ 将桑葚洗净，黑芝麻研碎，一同放入砂锅内，加冷水适量。

❷ 武火煮沸后，以文火煮 30 分钟左右，至汤浓即成。

药膳功效

养胃健脾，壮腰补肾，活血止血，用于防治贫血。

19.紫菜玉米眉豆汤

【药膳配方】

紫菜19克,玉米棒2段,眉豆75克,莲子75克,猪瘦肉200克,姜1片,盐适量,冷水适量。

【制作程序】

① 紫菜用水浸片刻,洗干净后沥干水分;洗干净玉米棒、眉豆和莲子;洗净猪瘦肉,氽烫后再冲洗干净。

② 煲滚适量水,放入玉米段、眉豆、莲子、猪瘦肉和姜片,水滚后改文火煲约90分钟,放入紫菜再煲30分钟,下盐调味即成。

● 药膳功效

补脾养胃,补肾涩精,益气养血。治脾虚久泻,肾虚遗精,贫血,崩漏带下。

20.菟丝枸杞乌鸡汤

【药膳配方】

乌鸡1只,菟丝子、枸杞各15克,冷水适量。

【制作程序】

① 将乌鸡去毛、爪及内脏,洗净。

② 将菟丝子、枸杞洗净,混匀,装入乌鸡腹腔内,以棉线缝口。

③ 放入砂锅内加适量水煮熟即可。

● 药膳功效

本方具有补肝肾、滋阴、润肠通便、防贫血、早衰等功效。

21.首乌鸡汤

【药膳配方】

鸡半只,何首乌30克,淮山药9克,黑豆120克,生姜1片,冷水适量。

【制作程序】

① 将鸡洗净,切件;其他用料全部洗净。

② 将6碗冷水和所有材料一起放入煲内,煮约4小时,调味即可。

● 药膳功效

本方具有滋补肝肾、添精止血的功效,可用于治疗贫血、遗精、崩漏带下等症。

【注意事项】

何首乌忌铁器,不宜用炒锅等铁质的器具盛煮。

22.红枣乌鸡汤

【药膳配方】

红枣8颗,乌鸡1只,料酒10克,姜5克,葱10克,盐3克,味精2克,胡椒粉2克,香油20克,冷水2800毫升。

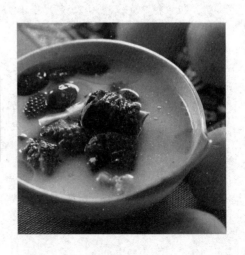

【制作程序】

① 将红枣洗净,去核;乌鸡宰杀后去毛、内脏及爪;姜拍松,葱切段。

❷ 将红枣、乌鸡、料酒、姜、葱同放炖锅内，加水 2800 毫升，武火烧沸，再用文火炖煮 35 分钟，加入盐、味精、胡椒粉、香油即成。

药膳功效

补血悦色，适用于治疗贫血、妇女月经过多及功能性子宫出血等症。

23. 宽筋藤猪尾汤

【药膳配方】

宽筋藤 30 克，猪尾 450 克，蜜枣 5 颗，盐 5 克，冷水 1800 毫升。

【制作程序】

❶ 宽筋藤、蜜枣洗净。

❷ 猪尾斩件，洗净，飞水。

❸ 将冷水 1800 毫升放入瓦煲内，煮沸后加入以上用料，武火煲滚后改用文火煲 3 小时，加盐调味。

药膳功效

补血补钙，润肺益胃，安神益智，生津润肠。

24. 酸菜腐皮猪血汤

【药膳配方】

酸菜 100 克，猪血块 100 克，豆腐皮 1 张，姜 2 片，料酒、盐、胡椒粉各少许，冷水适量。

【制作程序】

❶ 将酸菜洗净；猪血洗净，切成适当大小的块状。

❷ 豆腐皮切成适当的块状或丝条状。

❸ 汤锅里的水煮沸后，将猪血放入炖煮 10 分钟，再放入切好的酸菜、姜片、豆腐皮，继续煮 5 分钟后添加适量盐和少许料酒来调味，食用前可再撒些胡椒粉。

药膳功效

益气补血，促进血液循环，防治贫血。

25. 白菊花乌鸡汤

【药膳配方】

白菊花（鲜品）50 克，乌鸡 1 只（1000 克），料酒 10 克，姜 5 克，葱 10 克，盐 3 克，味精 2 克，胡椒粉 2 克，香油 20 克，冷水 2800 毫升。

【制作程序】

❶ 将白菊花洗净，撕成瓣状；乌鸡宰杀后去毛、内脏及爪；姜拍松，葱切段。

❷ 将乌鸡、姜、葱、料酒同放炖锅内，加水 2800 毫升，置武火上烧沸，再用文火炖煮 35 分钟，加入白菊花、盐、味精、胡椒粉、香油即成。

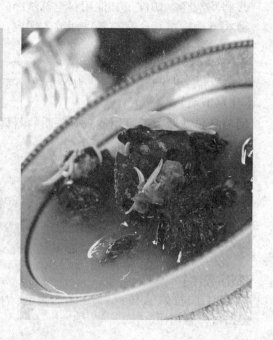

药膳功效

滋补肝肾，添精止血，清热补钙，可治疗贫血、肾虚遗精、崩漏带下等症。

26. 藕节荷叶汤

【药膳配方】

鲜藕节 200 克，鲜荷叶 100 克，蜂蜜 50 克，冷水适量。

【制作程序】

❶ 将藕节荷叶分别洗净切碎，加蜂蜜共捣烂成泥状。

❷ 一同倒入砂锅内，加适量水，以文火煎 1 小时左右即成。

● 药膳功效

清热凉血，散瘀止血，可用于防治贫血。

27. 翠苋银鱼鸡丝汤

【药膳配方】

小银鱼 100 克，苋菜 50 克，鸡胸肉 50 克，鸡高汤 800 克，姜、盐、料酒、香油各少许。

【制作程序】

❶ 将小银鱼冲洗干净，备用。

❷ 鸡胸肉先烫熟，剥成丝备用；将苋菜冲洗干净，掐成小段，备用。

❸ 将预先熬煮好的高汤加热煮沸，放入苋菜、姜丝，煮 10 分钟。

❹ 加进小银鱼、鸡胸肉，适量的盐、酒，煮 3 ~ 5 分钟，淋上几滴香油即可熄火。

● 药膳功效

健脾胃，补血，清热，降肝火。

羹类药膳 16 道

1. 核桃豆腐羹

【药膳配方】

核桃仁 100 克，豆腐 2 块，酱油 6 克，香油 2 克，高汤 200 克，开水适量。

【制作程序】

❶ 核桃仁洗净，下入锅内，用小火干炒，炒熟后用汤匙压碎。

❷ 豆腐切小丁，放入开水中焯一下水，入锅，加高汤炖煮约 15 分钟，然后加入酱油，再煮约 5 分钟。

❸ 起锅前淋入香油，撒下核桃屑，拌匀即可。

● 药膳功效

本方具有益气、补血、壮骨之功效，可防治贫血和骨质疏松。

2.鸭血荠菜羹

【药膳配方】

鸭血100克，荠菜30克，熟冬笋10克，熟火腿10克，胡椒粉2克，鸡蛋清2个，盐3克，鸡精2克，香油5克，水淀粉20克，高汤1000克，冷水适量。

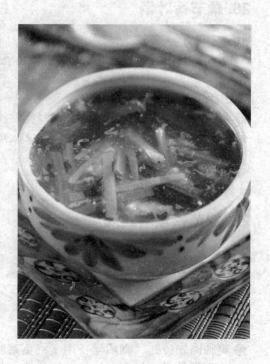

【制作程序】

❶ 荠菜洗净泥沙，入沸水锅氽至断生，捞起沥干水分后切成颗粒；鸭血切成5厘米长、2毫米宽的丝；熟冬笋、熟火腿均切成4厘米长、2毫米宽的丝，入沸水锅氽一下去腥味，捞起沥干水分。

❷ 炒锅置火上，注入高汤，下熟火腿丝、冬笋丝、鸭血丝，烧沸去尽浮沫后调入盐、鸡精、胡椒粉，下荠菜粒、鸡蛋清，拌匀后用水淀粉勾芡，淋上香油，起锅装汤碗内即可。

● **药膳功效**

补血、明目、润燥，防治贫血症。

3.白发齐眉羹

【药膳配方】

水发发菜100克，水发粉丝50克，熟冬笋丝25克，韭黄段20克，鸡蛋清50克，猪瘦肉丝80克，水发香菇丝20克，味精1克，盐4克，料酒6克，胡椒粉1克，葱花、姜末各3克，水淀粉10克，熟大油15克，鸡汤500克，冷水适量。

【制作程序】

❶ 炒锅置旺火上，下入适量熟大油烧热，加入葱花、姜末煸炒出香味，加入适量冷水、盐，烧沸后去掉葱、姜，加入发菜和少许料酒稍煮片刻，取出发菜沥干水分。

❷ 笋丝、香菇丝、粉丝放入沸水锅中煮1分钟，取出沥干。

❸ 猪肉丝用少许水淀粉拌匀。炒锅洗净，重新置旺火上，加入熟大油烧至六成热，加入猪肉丝划散，取出沥干油分。

❹ 炒锅内留少许油烧热，加入料酒、鸡汤、发菜、笋丝、香菇丝、粉丝、猪肉丝，烧沸后用水淀粉勾芡，加入鸡蛋清、盐、味精、胡椒粉、韭黄，再稍焖片刻，即可盛起食用。

● **药膳功效**

生血乌发，补肾强身，除湿利水，抗老延年，防治贫血症。

4.黑芝麻山药羹

【药膳配方】

黑芝麻、山药各50克，白糖10克，冷水适量。

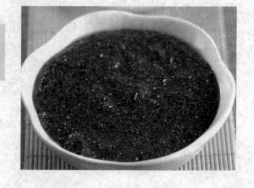

【制作程序】

❶ 将黑芝麻去杂质，洗净，放锅内用小火炒香，研成细粉。

❷ 山药放入干锅中烘干，打成细粉，与黑芝麻

粉混匀备用。

❸锅内加入适量冷水，置旺火上烧沸，将黑芝麻粉和山药粉缓缓加入沸水锅内，同时放入白糖，不断搅拌，煮5分钟即成。

● 药膳功效

补血补钙，润肺益胃，安神益智，生津润肠。

5.猪血归蓉羹

【药膳配方】

猪血150克，当归6克，肉苁蓉15克，熟大油4克，葱白5克，盐2克，味精1.5克，香油3克，冷水适量。

【制作程序】

❶将当归、肉苁蓉洗净，放入锅内，注入适量冷水，煮取药液。

❷将猪血整理干净，切成块，加入药液中煮熟，放入熟大油、葱白、盐、味精拌匀，食用时淋上香油即可。

● 药膳功效

补血止血，滋阴润肺，常用于治疗贫血、吐衄崩漏、阴虚燥咳、浮肿等症。

6.肉末鸭血羹

【药膳配方】

鸭血400克，猪里脊肉60克，姜末2克，蒜末1克，葱末2克，盐1克，酱油4克，胡椒粉1克，料酒8克，味精2克，色拉油40克，湿淀粉25克，高汤800克。

【制作程序】

❶鸭血洗净，切成3厘米见方的块，入沸水锅汆一下去腥味，捞起沥干水分。

❷猪里脊肉去筋膜，洗净，剁成肉末待用。

❸炒锅置火上，加色拉油烧至五成热，下肉末、姜末、蒜末煸炒至香并呈金黄色后，加入高汤，放入鸭血块，下盐、酱油、胡椒粉、味精、料酒调味，烧熟入味后用湿淀粉勾芡收汁，起锅装煲，撒上葱末即可。

● 药膳功效

养肤、乌发、补血、明目、补肝肾、祛风、润肠、生津、通乳。

7.百合花鸡蛋羹

【药膳配方】

鲜百合花25克，鸡蛋4只，菠菜叶30克，水发玉兰片、水发银耳、水发黑木耳均20克，香油3克，色拉油8克，湿淀粉30克，料酒10克，盐4克，味精2克，葱末3克，胡椒粉2克，素高汤200克，冷水适量。

【制作程序】

❶鲜百合花择洗干净，用开水烫一下捞出；蛋清、蛋黄分别打入两个碗里，每碗内放入适量盐、味精、胡椒粉，腌拌均匀。

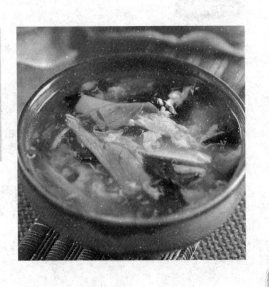

❷炒锅上火，放入适量冷水烧沸，下入鸡蛋清，待浮起时捞出控水，再放入鸡蛋黄，待熟后也捞出控水。

❸坐锅点火，下色拉油烧至五成热时，放葱末炒香，加入素高汤、玉兰片、银耳、黑木耳、百合花烧沸，加入料酒、盐、味精调味，放入蛋清、蛋黄、菠菜叶，用湿淀粉勾芡，最后淋上香油，出锅即成。

●药膳功效

滋阴润燥，补气养血，健脑益智，可用于治疗贫血症。

8.南瓜花瘦肉羹

【药膳配方】

南瓜花100克，猪瘦肉150克，生姜2片，淀粉5克，料酒4克，味精2克，酱油6克，盐1.5克，香油3克，冷水适量。

【制作程序】

❶将雄蕊南瓜花连柄一起采摘，去花萼，花柄，洗净。

❷猪瘦肉切片，加入淀粉、料酒、味精腌渍15分钟。

❸锅内加入适量冷水，置于火上，下入猪瘦肉片与姜片，共煮至熟烂。

❹南瓜花入锅，再煮20分钟，加入盐、香油、酱油调匀，即可盛起食用。

●药膳功效

补血养心，补中养神，可以帮助大脑获得充分休息。

9.银耳瘦肉羹

【药膳配方】

银耳25克，猪瘦肉150克，冬菇10克，鸡蛋1只，香菜1棵，姜1片，盐2克，生抽6克，白糖3克，湿淀粉25克，色拉油10克，高汤1000克，冷水适量。

【制作程序】

❶将银耳用温水浸泡1小时，去蒂，撕成小朵，放入开水中煮2分钟，捞起，沥干水分；猪瘦肉洗净剁碎；鸡蛋打入碗内，用筷子搅匀；冬菇浸软洗净，切粒；香菜择洗干净，切末。

❷锅置火上，下色拉油烧热，放入姜片爆香，加入高汤煮开，下银耳、冬菇粒煮10分钟，放入猪瘦肉，下盐、生抽、白糖调味，然后用湿淀粉勾芡，加入打好的鸡蛋液拌匀，盛入汤碗中，撒上香菜末即成。

●药膳功效

清热润燥，补血止血，能够防治贫血。

10.紫菜竹荪羹

【药膳配方】

紫菜20克，竹荪6棵，水发香菇8个，盐1.5克，白糖2.5克，鸡精1克，淀粉5克，白醋2克，色拉油6克，胡椒粉1克，香油3克，鸡汤400克，冷水适量。

【制作程序】

❶紫菜洗净，用冷水浸泡去腥，捞起备用；香菇用冷水浸软，去蒂，切丝；竹荪洗净，放入滚水中余烫，过一下冷水，捞起，放入稀释的白醋中浸泡约半小时，然后用冷水冲去醋味，再捞起切碎。

❷炒锅入色拉油烧热，放入竹荪碎、香菇丝及紫菜，加入鸡汤煮滚，再加入盐、白糖、

鸡精等调味，倒入煲内再煨约10分钟。

❸将淀粉加适量冷水调匀，入锅勾稀芡，然后撒上胡椒粉、淋入香油即成。

 药膳功效

补血悦色，适用于贫血、妇女月经过多及功能性子宫出血。

11. 香菇白菜羹

【药膳配方】

香菇6个，大白菜150克，魔芋球10粒。盐1.5克，湿淀粉25克，味精1克，姜末3克，色拉油5克，冷水适量。

【制作程序】

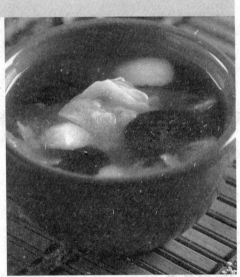

❶香菇用温水泡发回软，去蒂，洗净，抹刀切片备用；魔芋球洗净，对半切开；大白菜洗净，撕成小块。

❷炒锅上火下色拉油烧热，倒入香菇片和魔芋球略炸片刻，捞起沥干油分；大白菜块倒入热油锅内炒软。

❸白菜锅中加入适量冷水，加盐和姜末煮沸，放入香菇片、魔芋球，烧沸约2分钟，加味精调味，以湿淀粉勾稀芡，即可盛起食用。

药膳功效

养胃健脾，壮腰补肾，活血止血，用于防治贫血。

12. 芡实蒸蛋羹

【药膳配方】

芡实50克，鸡蛋4只，鸡肉100克，青虾10只，香菇5个，柚子、芹菜各20克，料酒5克，盐2克，酱油6克，鸡汤300克，冷水适量。

【制作程序】

❶芡实洗净，用温水浸泡2小时，放入锅中，加入鸡汤，再用小火煎煮约1小时，离火备用。

❷青虾剥壳，去泥肠，鸡肉切成细丁，共放入一只大碗内，用料酒、柚子汁、少许盐浸渍备用；香菇泡发回软，去蒂，洗净切丁，也放同一碗内。

❸芹菜切成3厘米的长条，下入沸水锅中烫熟。

❹鸡蛋打入另一碗内，搅散后与芡实汤混合均匀，加盐、酱油等调好味，将其中八成倒入大碗内，留下两成备用。

❺将大碗放入蒸笼内，用小火蒸至蛋液有凝结现象时，将留下的两成蛋汁浇在上面，并放上芹菜条，继续蒸5分钟即成。

药膳功效

生血乌发，可防治贫血、便血、脱肛、带下、崩漏、滑精、肠炎、细菌性痢疾。

13. 草原牛奶羹

【药膳配方】

嫩玉米粒50克，麦片40克，葡萄30克，西瓜50克，猕猴桃1个，橙子1个，鲜牛奶250克，白糖15克，湿淀粉30克，蜂蜜10克，冷水适量。

【制作程序】

❶ 猕猴桃、葡萄、西瓜、橙子分别切成丁备用。

❷ 把鲜牛奶倒入锅中，加白糖搅拌，置于火上，放入玉米粒和麦片，边搅动边用湿淀粉勾芡，调成羹状。

❸ 出锅后将切好的水果丁摆在上面，滴几滴蜂蜜，即可盛起食用。

● 药膳功效

滋补肝肾，添精止血，清热补钙，可治疗贫血、肾虚遗精等症。

14.虾仁节瓜蓉羹

【药膳配方】

节瓜 200 克，草菇 40 克，虾仁 80 克，净蟹肉 20 克，蛋清 15 克，姜 1 片，葱 1 根，盐 1.5 克，白糖 3 克，粟粉 5 克，料酒 2 克，胡椒粉 1 克，高汤 200 克，冷水适量。

【制作程序】

❶ 节瓜洗净去皮，切成块，用搅拌器搅成蓉状；草菇、葱洗净切粒；虾仁去泥肠，洗净。

❷ 将高汤、节瓜蓉、草菇粒、虾仁、蟹肉、姜片同放深碗内，盖上盖子，放入微波炉中，用高火煮 5 分钟后取出。

❸ 碗内加入盐、白糖、料酒、胡椒粉、水溶粟粉，搅拌均匀，高火再煮 3 分钟，取出搅入蛋清，撒上葱粒，即可食用。

● 药膳功效

本方具有补肝肾、滋阴、润肠通便、防贫血、抗早衰等功效。

15.望月羹

【药膳配方】

袋装日本豆腐 4 袋，鸡蛋 2 只，黑木耳、银耳各 20 克。鸡肉末蘑菇汤料 1 包，盐 1.5 克，冷水适量。

【制作程序】

❶ 黑木耳、银耳分别放温水中泡发，择去蒂，除去杂质，切成丝；鸡蛋打入碗中，用筷子搅散；日本豆腐切成圆片。

❷ 锅内加约 200 毫升冷水，倒入鸡肉末蘑菇汤料，搅拌均匀，先用旺火煮沸，放入黑木耳丝和银耳丝，再改用中火煮约 3 分钟。

❸ 把日本豆腐片放入锅中，不要搅拌，待再度煮滚时将鸡蛋液均匀倒入羹中，鸡蛋成形后加入盐调味，即可盛起食用。

● 药膳功效

补血、明目、润燥，防治贫血症。

16.田七薏枣肚羹

【药膳配方】

猪小肚 6 个，田七片 15 克，薏仁 75 克，蜜枣 5 颗，腐竹 50 克，白果 100 克，盐 4 克，冷水适量。

【制作程序】

❶ 薏仁洗净，用冷水浸泡半小时，捞起沥干。

❷ 把田七片清洗干净；腐竹、蜜枣分别洗净；白果去壳，用滚水稍煮，去衣，去心。

③ 小肚清洗去异味，放入以上滚水中煮 10 分钟，出水过冷后沥干水分。
④ 锅中加入适量冷水煮滚，放入全部材料，再改小火炖煮 3 小时，下盐调味即可。

● 药膳功效

补血止血，滋阴润肺。

汁类药膳 5 道

1. 红萝卜西芹汁

【药膳配方】
　　红萝卜 1 根，西芹 4 根，橙子、苹果各 1 个，蜂蜜 10 克。

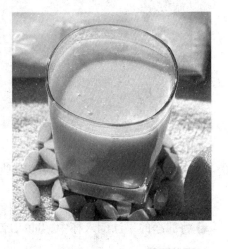

【制作程序】
❶ 红萝卜、芹菜洗净，切粒；橙子去皮去子，苹果去皮去核，均切粒备用。
❷ 上述蔬果倒入榨汁机中，榨取汁液后滤去渣子。
❸ 将蔬果汁倒入杯中，加入蜂蜜调匀，即可直接饮用。

● 药膳功效

益气补血，促进血液循环，防治贫血。

2. 桑葚红枣汁

【药膳配方】
　　桑葚 15 克，红枣 4 颗，白糖 10 克，冷水 200 毫升。

【制作程序】
❶ 把桑葚洗净，去杂质；红枣去核，洗净。
❷ 把桑葚、红枣放入炖锅内，加入冷水，置旺火上烧沸，再用小火煮 25 分钟。
❸ 将液汁倒入杯中，加入白糖调匀，即可饮用。

● 药膳功效

生血乌发，补肾强身，除湿利水，抗老延年，防治贫血症。

3. 草莓菠菜汁

【药膳配方】
　　草莓 10 颗，菠菜 4 棵，葡萄 20 颗，蜂蜜 10 克，凉开水 100 毫升，淡盐水适量。

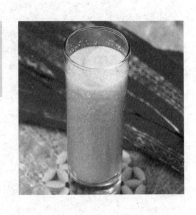

【制作程序】
❶ 草莓洗净，放入淡盐水中略泡。
❷ 菠菜洗净，切 4 厘米长的段；葡萄去皮去子。
❸ 将草莓、菠菜段、葡萄放入榨汁机中，搅打成汁后倒

入杯中，加入蜂蜜和凉开水拌匀，即可直接饮用。

● 药膳功效

补血、明目、润燥，防治贫血症。

4. 草莓西瓜汁

【药膳配方】

草莓50克，西瓜瓤300克，桑叶、菊花各15克，沸水200毫升，淡盐水适量。

【制作程序】

❶ 草莓洗净，去蒂，用淡盐水浸泡片刻；西瓜瓤去子，切成小块。

❷ 将草莓和西瓜瓤一起放入榨汁机中，打成汁备用。

❸ 桑叶、菊花洗净，加入沸水，泡10分钟后倒入草莓西瓜汁，搅拌均匀，即可直接饮用。

● 药膳功效

补血、润燥，防治贫血症。

5. 木瓜菠萝汁

【药膳配方】

木瓜1/4个，菠萝1/4个，苹果1/2个，柳橙2个，白糖5克，凉开水50毫升。

【制作程序】

❶ 木瓜去皮去子，切成小块；菠萝切成小块；苹果洗净后去核去皮，切成小块；柳橙洗净、去子后对切。

❷ 上述水果全部放入榨汁机中，榨取汁液，滤去渣子。

❸ 将滤净的果汁倒入杯中，冲入凉开水，加入白糖调匀，即可直接饮用。

● 药膳功效

补血养心，补中养神，可以帮助大脑获得充分休息。

茶类药膳4道

1. 慈禧珍珠茶

【药膳配方】

珍珠、茶叶各适量，沸水适量。

【制作程序】

珍珠研细粉，沸水冲泡茶叶，以茶汤送服珍珠粉。

【服食方法】

每日1剂。

● 药膳功效

润肌泽肤，益气，补血，健脾。

2. 芝麻养血茶

【药膳配方】

黑芝麻6克，茶叶3克，冷水适量。

【制作程序】

前味炒黄，与茶加水煎煮10分钟。饮茶并食芝麻与茶叶。

● 药膳功效

滋补肝肾，养血润肺。治肝肾亏虚、皮肤粗糙、毛发黄枯或早白、耳鸣等。

3. 当归玫瑰茶

【药膳配方】

当归、桂圆、枸杞各2克，小枣5颗，绿茶3克，玫瑰花适量，沸水适量。

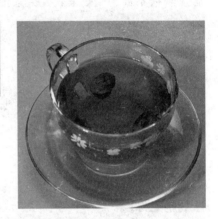

【服食方法】

以沸水冲泡代茶服饮，每日1剂。

● 药膳功效

补血益气，润肤美白。

4. 首乌松针茶

【药膳配方】

何首乌18克，松汁（花更佳）30克，乌龙茶5克，冷水适量。

【制作程序】

先将首乌、松针或松花用冷水煎沸20分钟左右，去渣，以沸烫药汁冲泡乌龙茶5分钟即可。

【服食方法】

每日1剂，不拘时饮服。

● 药膳功效

补精益血，扶正祛邪。适用于肝肾亏虚者，从事农药制造、核技术工作及矿下作业等人员以及放疗、化疗后白细胞减少病人。

酒类药膳1道

八珍酒

【药膳配方】

全当归26克，炒白芍18克，生地黄15克，云茯苓20克，炙甘草20克，五加皮25克，肥红枣36克，胡桃肉36克，白术26克，川芎10克，人参15克，白酒1500毫升。

【制作程序】

❶ 将所有的药用水洗净后研成粗末，装进用三层纱布缝制的袋中，将口系紧。

❷ 将纱布袋浸泡在白酒坛中，封口，在火上煮 1 小时。

❸ 药冷却后，埋入净土中，5 天后取出来。

❹ 再静置 3 ~ 7 天，开启酒坛，去掉药渣包，将酒装入瓶中备用。

【服食方法】

每次 10 ~ 30 毫升，每日服 3 次，饭前将酒温热服用。

● 药膳功效

此酒有气血双补的功效，用以治疗因气血亏损而引起的面黄肌瘦、心悸怔忡、精神萎靡、脾虚食欲不振、气短懒言、劳累倦怠、头晕目眩等症。

蜂产品药膳 2 道

1. 养颜蜂王浆

【药膳配方】

鲜蜂王浆 100 克，蜂花粉 250 克，蜂蜜 500 克。

【制作程序】

将蜂王浆研碎后兑入蜂蜜中，拌匀使其充分软化，15 日后加入蜂花粉搅匀，并装入深色瓶中。

【服食方法】

日服 2 次，早晚空腹服 1 汤匙，长期坚持服用。

● 药膳功效

具有补血养颜的作用，能够防治贫血、润泽肌肤。

2. 蜂蜜枸杞膏

【药膳配方】

蜂蜜、枸杞各 500 克，60 度白酒 750 毫升。

【制作程序】

将枸杞捣烂，用白酒浸泡提取，浸提中注意定时搅拌，之后取其滤液，回收白酒并小火熬成膏状，加入蜂蜜调和成膏即可。

【服食方法】

早晚空腹温开水冲服，每次 20 克。

● 药膳功效

本方具有平肝潜阳、补血益气的作用，能够防治贫血。

第二节　调治肾虚的药膳

　　现实生活中，中年人无论男女，都极易肾虚。肾的精、气虚衰不足，即可称为肾虚。肾虚又可分为肾阴虚和肾阳虚。肾阴指的是肾的本质，肾阳指的是肾的功能。肾阴虚的主症是腰膝酸软、五心烦热，更会有以下诸症：眩晕耳鸣，形体消瘦，失眠多梦，颧红潮热，盗汗，咽干，尿短黄，男子阳强易举、遗精早泄，妇女经少、经闭、崩漏、不孕。肾阳虚的主症为腰膝酸软，畏寒肢冷，诸症为：精神不振，头晕目眩，耳鸣耳聋，小便清长，夜间多尿，小便点滴不爽，小便不通，下利清谷，男子阳痿早泄、遗精、精冷不育，妇女宫寒不孕，带下清冷。

　　无论阴虚还是阳虚，都会导致人免疫能力的下降。肾虚发生时，肾脏的微循环系统亦会出现阻塞，即肾络会呈现不通。因此，肾虚是肾病及性功能障碍发生的病理基础。

　　预防和治疗肾虚，要常吃一些有效补肾的食物，如动物肾脏、海参、虾、芡实等。此外，肉类、鸡蛋、骨髓、黑芝麻、樱桃、桑葚、山药等也有不同程度的补肾功效。中医补肾是很讲究的，要求做到"善补阴者，阳中求阴；善补阳者，阴中求阳"。补肾阳的食物有狗肉、鹿肉、牛尾、韭菜；补肾阴的食物有乌鸡、鳖甲、龟板、枸杞等。要想肾功能正常，身体强壮，更重要的是要坚持不懈地做到生活有规律、心情舒畅。此外，还要多活动、多锻炼。

粥类药膳 18 道

1.韭菜子粥

【药膳配方】
　　韭菜子 20 克，粳米 100 克，盐 1.5 克，冷水 1000 毫升。

【制作程序】
❶ 将韭菜子洗净，研为细末。
❷ 粳米淘洗干净，用冷水浸泡半小时，捞出，沥干水分。
❸ 锅中注入约 1000 毫升冷水，将粳米放入，用旺火煮沸后加入韭菜子，改用小火熬煮成粥。
❹ 粥内调入盐，搅拌均匀，再稍焖片刻，即可盛起食用。

本方具有固精、助阳、补肾、治带的功能，适用于阳痿、早泄、遗精、多尿等症。

2.猪髓粥

【药膳配方】

粳米100克,猪脊髓150克,盐2克,味精1克,料酒5克,胡椒粉1克,冷水1000毫升。

【制作程序】

❶ 将猪脊髓放入冷水中，撕去外层筋膜，漂洗干净，用料酒、盐拌腌。

❷ 粳米淘洗干净，用冷水浸泡半小时，捞出，沥干水分。

❸ 取锅加入约1000毫升冷水，将粳米放入，用旺火烧沸，搅拌几下，改用小火熬煮至半熟时，加入猪脊髓，再续煮至粥成，然后加入盐、味精、胡椒粉调好味，即可盛起食用。

● 药膳功效

本方可治疗肾虚腰痛、骨髓败伤、腰膝酸痛、阳痿遗精等症。

3.鳝丝油菜粥

【药膳配方】

粳米、小油菜各100克,活鳝鱼1条(约200克),料酒6克,醋3克,葱、姜、香菜各5克,盐2克,味精、胡椒粉各1克,色拉油5克,冷水1000毫升。

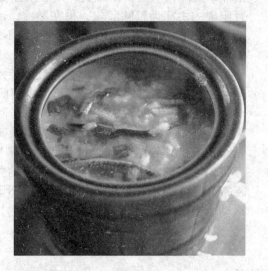

【制作程序】

❶ 将小油菜择去老叶，洗净，切成碎末；葱、姜洗净，拍松，用适量冷水浸泡出葱姜汁；香菜洗净，切成小段。

❷ 粳米淘洗干净，用冷水浸泡半小时，捞起沥干备用。

❸ 将活鳝鱼摔昏，剖腹，去掉内脏，剔去骨，切成细丝，放进冷水中漂去血水，捞出鳝丝，沥掉水分，加料酒、盐、姜葱汁、醋拌匀。

❹ 粳米放入锅中，加入约1000毫升冷水，用旺火烧沸，再用小火煮至米烂粥成，下鳝丝与油菜末，煮沸后加盐、味精、香菜和色拉油调好味，撒上胡椒粉，即可盛起食用。

● 药膳功效

本方具有补五脏、疗虚损、除风湿、强筋骨的功效，可治气血两亏、体弱消瘦、肾虚腰痛、虚痨咳嗽、湿热身痒等症。

4.牛髓地黄粥

【药膳配方】

粳米100克,牛骨髓20克,地黄汁15克,蜂蜜30克,料酒5克,味精2克,鲜姜3片,冷水1000毫升。

【制作程序】

❶ 用牛的棒骨8根，捶破后入锅，加入冷水熬取牛骨髓，再加入姜片、料酒，待水分熬去后，将牛骨髓装入瓷罐内保存。

❷ 粳米淘洗干净，用冷水浸泡半小时，捞出沥干。

❸ 粳米放入锅内，加入约 1000 毫升冷水，先用旺火烧沸，加入牛骨髓、地黄汁，再改用小火煎煮成粥，再加入味精、蜂蜜调匀，即可盛起食用。

● 药膳功效

温补肾阳、壮腰益精，用于治疗肾虚腰酸、阳痿遗精、阳虚泄泻等症。

5.豆苗猪肾粥

【药膳配方】

粳米 100 克，猪肾 1 副，猪肝 60 克，瑶柱 60 克，豆苗 150 克，葱末 3 克，盐 2 克，色拉油 5 克，冷水适量。

【制作程序】

❶ 猪肾洗净切开，去白膜，切薄片；猪肝洗净，切薄片；把猪肾和猪肝一起用葱末、色拉油、盐拌匀。
❷ 粳米洗净，用冷水浸泡半小时，捞出，沥干水分。
❸ 豆苗洗净，切短段；瑶柱浸软，撕细丝。
❹ 把粳米和瑶柱放入沸水锅内，用旺火煮沸后，改用小火煮至粳米熟烂，放入猪肾、猪肝，再煮沸 5 分钟，最后放入豆苗煮沸，加入盐，即可盛起食用。

● 药膳功效

本方可用以治疗肾虚腰痛，遗精盗汗，精子量少、存活率低、活动力差，耳鸣耳聋等症。

6.泥鳅黑豆粥

【药膳配方】

黑豆、黑芝麻各 60 克，泥鳅 200 克，料酒 10 克，葱末 5 克，姜末 3 克，味精、盐各 1 克，冷水 1000 毫升。

【制作程序】

❶ 黑豆淘洗干净，用冷水浸泡 2 小时以上，捞出，沥干水分；黑芝麻淘洗干净。
❷ 泥鳅洗净，放入碗内，加入料酒、葱末、姜末、味精、盐，上笼蒸至熟透，去骨刺备用。
❸ 锅中加入约 1000 毫升冷水，将黑豆、黑芝麻放入，先用旺火烧沸，搅拌几下，然后改用小火熬煮，粥熟时放入泥鳅肉，再稍煮片刻，加入葱末、姜末调味即可。

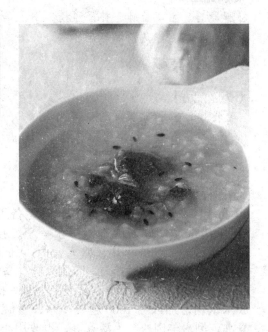

● 药膳功效

补中益气，补肾壮阳，利湿。适宜脾胃虚弱，消瘦乏力，消渴多饮及肾虚阳痿者服用。

7.黄狗肾粥

【药膳配方】

粳米 100 克，干品黄狗肾 1 副，葱段 10 克，姜片 5 克，料酒 8 克，盐 2 克，味精 1 克，冷水适量。

【制作程序】

❶ 将干品黄狗肾洗净，放入水锅，加入葱段、姜片、料酒，煮至熟透后捞出，撕去外皮，剖开扯去尿管，冲洗干净，再改刀切成块。

❷ 粳米淘洗干净，用冷水浸泡半小时，捞出，沥干水分。

❸ 取锅加入冷水、粳米，用旺火煮沸后，加入黄狗肾丁，再熬煮至粥成，用盐、味精调味后食用。

● **药膳功效**

温补肾阳，壮腰益精，用于治疗肾虚腰酸、阳痿遗精、阳虚泄泻等症。

8.山药芡实瘦肉粥

【药膳配方】

粳米100克，山药100克，芡实50克，猪瘦肉150克，葱末5克，盐2克，冷水2000毫升。

【制作程序】

❶ 芡实洗净，用冷水浸泡回软；粳米淘洗干净，用冷水浸泡半小时后沥干水分，备用。

❷ 将山药冲洗干净，削去外皮，切成丁块。

❸ 猪肉漂洗干净，切成丁块。

❹ 取锅加入约2000毫升冷水，下入粳米、芡实，用旺火烧沸，搅拌几下，改用小火熬煮至半熟时，加入山药丁和肉丁，续煮至粥成，最后加入盐调味，即可盛起食用。

● **药膳功效**

补脾养胃、生津益肺、补肾涩精，用于治疗脾虚食少、久泻不止、肺虚喘咳、肾虚遗精、带下、尿频、虚热消渴等症。

9.羊肉淡菜粥

【药膳配方】

粳米100克，干淡菜45克，羊肉150克，酱油、料酒各5克，味精、胡椒粉各1克，盐2克，姜丝3克，冷水1000毫升。

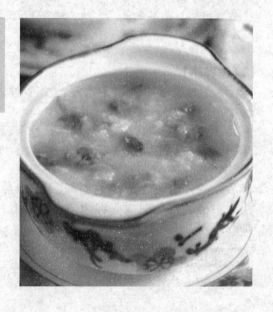

【制作程序】

❶ 将干淡菜用热水泡软，剪洗干净，备用。

❷ 羊肉洗净，放入沸水锅中汆一下，捞出，用冷水冲洗，切成小块，盛入盆内，加料酒、胡椒粉、酱油、姜丝拌匀，腌制入味，备用。

❸ 粳米用冷水淘洗干净，浸泡半小时后捞出，放入锅内，加入约1000毫升冷水，置旺火上煮沸，倒入羊肉块、干淡菜等，再改用小火熬煮至粥熟，加入盐、味精调味，即可盛起食用。

● **药膳功效**

益气补虚、温中暖下，治虚劳羸瘦、腰膝疲软、产后虚冷、腹痛寒疝、中虚反胃。

10.羊杂粥

【药膳配方】

粳米150克，羊杂1副，荸荠3个，陈皮1片，大头菜粒15克，香菜10克，盐1.5克，胡椒粉1克，葱末3克，冷水适量。

【制作程序】

❶ 粳米洗净，用冷水浸泡半小时，捞起，沥干水分。

❷ 羊杂洗净，焯水备用。

❸ 荸荠去皮切粒。

❹ 锅中加入约 2000 毫升冷水，放入粳米烧沸后，将荸荠粒、陈皮、羊肚、羊肠等一起放入，继续用旺火烧沸，然后改用小火熬煮。

❺ 羊肝、腰、胰切成小片，待粥将好时放入，等再沸后加入大头菜粒、胡椒粉、香菜、盐、葱末等调好味，即可盛起食用。

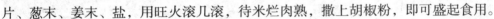

◖药膳功效

补肾气、益精髓，治肾虚劳损、腰脊疼痛、足膝瘦弱、耳聋、消渴、阳痿尿频。

11.苁蓉羊腿粥

【药膳配方】

粳米 100 克，肉苁蓉 30 克，羊后腿肉 150 克，葱末 5 克，姜末 3 克，盐 2 克，胡椒粉 1.5 克，冷水 1000 毫升。

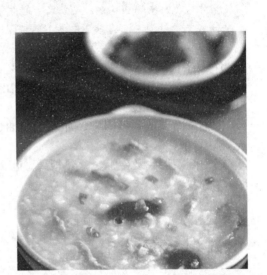

【制作程序】

❶ 将肉苁蓉洗净，用冷水浸泡片刻，捞出细切。

❷ 羊后腿肉剔净筋膜，漂洗干净，横丝切成薄片。

❸ 粳米淘洗干净，用冷水浸泡半小时，捞出，沥干水分。

❹ 取砂锅加入冷水、肉苁蓉、粳米，先用旺火烧沸，然后改用小火煮至粥成，再加入羊肉片、葱末、姜末、盐，用旺火滚几滚，待米烂肉熟，撒上胡椒粉，即可盛起食用。

◖药膳功效

益气补虚、温中暖下，治虚劳羸瘦、腰膝疲软、产后虚冷、腹痛寒疝、中虚反胃。

12.海参粥

【药膳配方】

糯米 100 克，水发海参 200 克，盐、冷水各适量。

【制作程序】

❶ 糯米淘洗干净，用冷水浸泡 6 ~ 8 小时，捞出沥干水分。

❷ 将在冷水中涨发好的海参剖开洗净，切成片，放入锅中加水煮烂后备用。

❸ 糯米入锅，加入适量冷水，用大火烧开，加入海参片，转小火煮至米烂汤稠，下盐调味即可。

◖药膳功效

本方具有补肾阳、益精血、润肠燥之功效，治虚劳羸瘦、腰膝酸痛、肾虚遗精等症。

13.金樱子粥

【药膳配方】

糯米 100 克，金樱子 30 克，蜂蜜 10 克，冷水适量。

【制作程序】

❶ 糯米淘洗干净，用冷水浸泡 2 ~ 3 小时，捞出，沥干水分。

❷ 将金樱子剖开取仁，洗净捣碎。

❸ 取锅放入冷水、金樱子，煮沸约 20 分钟，过滤去渣，加入糯米，先用旺火煮沸，再改用小火熬煮至粥成，以蜂蜜调好味，即可盛起食用。

● 药膳功效

补肝肾、益筋髓、壮筋骨。可治阳痿、遗精、滑精以及肝肾两虚引起的腰膝冷痛、软弱无力等症。

14.牛腩板栗粥

【药膳配方】

粳米 100 克，牛腩 200 克，熟板栗（罐装）50 克，牛肉卤料 1 包，色拉油 15 克，冰糖 2 克，酱油 6 克，料酒 5 克，盐 1.5 克，鸡粉 3 克，冷水 1000 毫升。

【制作程序】

❶ 粳米洗净，用冷水浸泡半小时，捞出沥干，放入锅中，加入约 1000 毫升冷水，先用旺火烧沸后，再改用小火慢煮成粥底。

❷ 牛腩洗净，放入砂锅中，加入色拉油、冰糖、酱油、料酒、牛肉卤料，熬煮约 2 小时至熟透，取出，切厚片。

❸ 锅中倒入粥底及牛腩片、熟板栗，旺火烧沸，再加入盐、鸡粉调好味，即可盛起食用。

● 药膳功效

养胃健脾，壮腰补肾，活血止血。

15.红枣羊骨糯米粥

【药膳配方】

糯米 100 克，羊胫骨 1 条，红枣 5 颗，葱末 3 克，姜末 2 克，盐 1 克，冷水适量。

【制作程序】

❶ 糯米淘洗干净，用冷水浸泡 3 小时，捞出，沥干水分。

❷ 红枣洗净，剔除枣核。

❸ 羊胫骨冲洗干净，敲成碎块。

❹ 取锅注入适量冷水，放入羊胫骨块，先用旺火煮沸，再改用小火熬煮约 1 小时，滤去骨头，然后加入糯米、红枣，继续熬煮至糯米熟烂。

❺ 粥内下入葱末、姜末、盐调好味，再稍焖片刻，即可盛起食用。

● 药膳功效

本方具有滋补肝肾、添精止血的功效，可用于治疗虚劳羸弱、腰膝酸痛、肾虚遗精、崩漏带下等症。

16.银鱼苋菜粥

【药膳配方】

粳米 200 克，小银鱼 100 克，苋菜 25 克，高汤 200 克，盐、料酒、胡椒粉、冷水适量。

【制作程序】

❶ 粳米洗净，用冷水浸泡半小时，捞出沥干水分，放入锅中，加入高汤和适量冷水煮沸后，再转入小火熬煮。

❷ 苋菜洗净，焯水烫透，捞出，立即浸入冷开水中泡凉，再捞出沥干水分，切小段。

③ 小银鱼泡水，洗净备用。

④ 粥煮至软烂黏稠之后，放入苋菜及小银鱼煮熟，加入盐、料酒、胡椒粉，调拌均匀，出锅即可。

● 药膳功效

本方具有补肾益气、清热解毒、滋阴润肺之功效。

17.菟丝子粥

【 **药膳配方** 】

粳米 100 克，菟丝子 30 克，白糖 20 克，冷水适量。

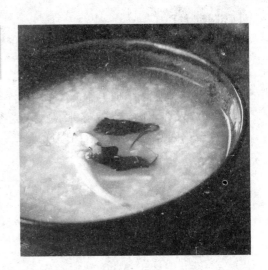

【 **制作程序** 】

① 粳米淘洗干净，用冷水浸泡半小时，捞出，沥干水分。

② 将菟丝子洗净研碎。

③ 取锅放入冷水、菟丝子，煮沸后约 15 分钟，滤去药渣，加入粳米，用旺火煮开后改小火，续煮至粥成，然后加入白糖调味，即可盛起食用。

● 药膳功效

补肾养肝，温脾助胃，具有益精髓、坚筋骨、止遗泄之作用。

18.首乌粥

【 **药膳配方** 】

粳米 100 克，何首乌 30 克，红枣 5 颗，冰糖 10 克，冷水 1000 毫升。

【 **制作程序** 】

① 粳米淘洗干净，用冷水浸泡半小时，捞出，沥干水分。

② 红枣洗净，去核，切片；何首乌洗净，烘干捣成细粉。

③ 粳米放入锅内，加入约 1000 毫升冷水，用旺火烧沸后加入何首乌粉、红枣片，转用小火煮约 45 分钟。

④ 待米烂粥熟时，下入冰糖调好味，再稍焖片刻，即可盛起食用。

● 药膳功效

本方具有补肝肾、滋阴、润肠通便、益精血、抗早衰的功效。

1.党参黄芪炖鸡汤

【药膳配方】

党参、黄芪各 15 克,母鸡半只,红枣 5 颗,姜 1 片,料酒、味精、盐少许,冷水适量。

【制作程序】

① 将母鸡下沸水锅中焯去血水,捞出洗净;将红枣洗净去核;将党参、黄芪用清水洗净切段。

② 将鸡放入炖盅内,加适量水,放入党参、黄芪、红枣、料酒、味精、盐、姜片,放入笼内蒸至鸡肉熟烂入味,取出即成。

● 药膳功效

本方可治肾虚腰痛、遗精盗汗、耳鸣耳聋。

2.黑豆花生羊肉汤

【药膳配方】

羊肉 750 克,黑豆 50 克,花生仁 50 克,木耳 25 克,南枣 10 颗,生姜 2 片,香油、盐适量,冷水 3000 毫升。

【制作程序】

① 将羊肉洗净,斩成大块,用开水煮约 5 分钟,漂净;将黑豆、花生仁、木耳、南枣用温水稍浸后淘洗干净,南枣去核,花生仁不用去衣。

② 煲内倒入 3000 毫升冷水烧至水开,放入以上用料和姜用小火煲 3 小时。

③ 煲好后,把药渣捞出,用香油、盐调味,喝汤吃肉。

● 药膳功效

本方具有补肾益气、祛虚活血、益脾润肺等功效。

3.小麦石膏竹叶汤

【药膳配方】

小麦、生石膏各 50 克,竹叶 20 克,冷水 1200 毫升。

【制作程序】

① 将生石膏置于 1200 毫升水内,以文火熬半小时。

② 投入淘净的小麦及切细的竹叶,熬至汤浓缩为 700 毫升,去渣取汤饮用。

● 药膳功效

温补肾阳,壮腰益精,用于治疗肾虚腰酸、阳痿遗精、阳虚泄泻等症。

4.荠菜双根汤

【药膳配方】

鲜荠菜、芦根、白茅根各 100 克,冷水适量。

【制作程序】

① 将荠菜洗干净,切碎;芦根洗净,切段;白茅根去杂质,洗净,切段。

② 将上述食材一同放入砂锅内，加适量水，以文火煎 30 分钟即成。

（● 药膳功效）

补脾养胃，生津益肺，补肾固精。治脾虚久泻、肺虚喘咳、肾虚遗精、带下。

5.紫河红枣炖鸡汤

【药膳配方】

　　紫河车 1 副，红枣 10 颗，鸡腿 2 只，盐少许，冷水适量。

【制作程序】

❶ 先将紫河车轻轻冲洗干净，剥碎备用。

❷ 将鸡肉冲洗干净，除去结块的脂肪组织，切成块状备用。

❸ 将水烧至滚沸，锅内放进鸡肉、紫河车、红枣，滚煮 30 分钟。调文火，继续煲煮 1 小时。熄火前，加入适量盐调味即可。

（● 药膳功效）

本方具有滋补肝肾、添精止血的功效，可用于治疗虚劳羸弱、腰膝酸痛、肾虚遗精、崩漏带下等症。

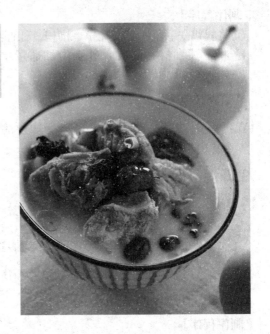

6.乌梅红枣汤

【药膳配方】

　　乌梅 7 颗，蚕茧壳 1 个，红枣 5 颗，冷水适量。

【制作程序】

将上述食材放入锅中，加水共煎，即可。

（● 药膳功效）

滋补肝肾，添精止血，可治疗腰膝酸痛、肾虚遗精、崩漏带下等症。

【注意事项】

尿黄、尿痛者不宜服用。

7.猪腰荸荠汤

【药膳配方】

　　猪腰 1 副，荸荠 100 克，冰糖 30 克，冷水适量。

【制作程序】

❶ 将荸荠洗净，去皮切成两半。

❷ 将猪腰剖开洗净，去白色臊腺，切成腰花。

❸ 将上述两料同放入一锅内，加适量水用武火烧沸。

❹ 投入打碎的冰糖，转文火煮 30 分钟即成。

（● 药膳功效）

补肝肾，益筋髓，壮筋骨。可治阳痿、遗精、滑精以及肝肾两虚引起的腰膝冷痛、软弱无力等症。

8.鹌鹑枸杞杜仲汤

【药膳配方】

鹌鹑1只，枸杞30克，杜仲15克，冷水适量。

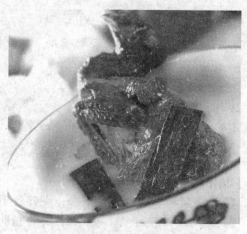

【制作程序】

❶ 将鹌鹑去毛及内脏，洗净；枸杞、杜仲洗净。

❷ 将上述食材一同放入砂锅内加适量水以武火煮，沸后转用文火煨熟即可。

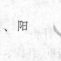 药膳功效

温补肾阳、壮腰益精，用于治疗肾虚腰酸、阳痿遗精、阳虚泄泻等症。

9.泽泻益肾乌发汤

【药膳配方】

泽泻10克，熟地黄15克，淮山药15克，牡丹皮6克，山茱萸15克，何首乌20克，当归6克，红花6克，菟丝子50克，天麻15克，侧柏叶6克，黑豆60克，黑芝麻50克，核桃肉5个，羊肉500克，羊头1个，羊骨500克，生姜10克，葱白20克，胡椒粉6克，味精3克，盐4克，料酒15克，冷水3000毫升。

【制作程序】

❶ 将羊肉、羊头（敲破）、羊骨（敲破）用清水洗净；羊肉片去筋膜，入沸水锅内汆去血水，同羊头、羊骨一起放入锅中（羊骨垫底）。

❷ 将熟地黄、泽泻等11味中药用纱布袋装好，扎紧口放入锅中；生姜拍松，葱切段，二者同时下锅，加入冷水3000毫升；再放入料酒。

❸ 将炖锅置武火上烧沸，打去浮沫，捞出羊肉，切2厘米宽、4厘米长的块，再放入锅中，用文火炖1小时。捞出药袋不用，在汤内加入盐、味精、胡椒粉，搅匀即成。

药膳功效

温补肾阳，壮腰益精，用于治疗肾虚腰酸、阳痿遗精、阳虚泄泻等症。

10.银耳鸽蛋汤

【药膳配方】

银耳50克，鸽蛋20个，冰糖250克，大油少许，冷水适量。

【制作程序】

❶ 将银耳放入冷水中浸泡后，去蒂、洗净、撕成小朵，放入锅内加适量水熬烂。

❷ 将鸽蛋分别打入抹过大油的酒盅内，上笼蒸熟。取出蒸熟的鸽蛋，倒在清水内洗干净。

❸ 再将银耳汤烧沸，放入冰糖煮至溶化，随即投入鸽蛋一同煮滚即可。

药膳功效

益气补虚，温中暖下，治虚劳赢瘦、腰膝疲软、中虚反胃。

11.冬莲荷叶鹌鹑汤

【药膳配方】

鹌鹑4只，猪瘦肉150克，冬瓜1000克，莲子50克，赤小豆50克，嫩荷叶2块，蜜枣5颗，香油、盐适量，冷水3000毫升。

老人吃好不吃药

【制作程序】

❶ 将鹌鹑宰杀后洗干净，去其头、爪、内脏，每只斩成两半，连同猪瘦肉一起用开水烫煮，漂净。

❷ 冬瓜洗净，连皮切成大块；莲子、赤小豆、嫩荷叶分别淘洗干净，莲子去莲心，荷叶最好清早摘取未展开的嫩荷叶。

❸ 煲内倒入 3000 毫升清水烧至水开，放入以上用料及蜜枣。先用武火煲 30 分钟，再用中火煲 60 分钟，后用小火煲 90 分钟即可。

❹ 煲好后，放香油、盐调味，咸淡随意。

● 药膳功效

补五肠、疗虚损、除风湿、强筋骨，可治气血两亏、肾虚腰痛、虚痨咳嗽等症。

12.猪腰刀豆汤

【药膳配方】

猪腰 1 副，刀豆 250 克。

【制作程序】

❶ 将猪腰剖开洗净，去臊腺后切成腰花。

❷ 刀豆淘净稍浸，捞出与腰花同放一锅内，加适量水用文火煮熟即可。

● 药膳功效

补中益气，补肾壮阳，利湿，可治脾胃虚弱、消瘦乏力、消渴多饮、肾虚阳痿等症。

13.泥鳅河虾汤

【药膳配方】

活泥鳅、活河虾各 100 克，盐少许冷水适量。

【制作程序】

❶ 将泥鳅去内脏洗净；河虾清洗干净。

❷ 将泥鳅、河虾一同放入锅内，加适量水以文火煮熟，加盐调味即成。

● 药膳功效

本方可治疗肾虚腰痛、骨髓败伤、腰膝酸痛、阳痿遗精等症。

14.红萝卜淡菜猪腰汤

【药膳配方】

猪腰 2 副，淡菜 50 克，红萝卜 350 克，冬菇 50 克，花生仁 50 克，香油、盐适量，冷水 3000 毫升。

【制作程序】

❶ 将猪腰剖开，去除臊腺，洗净，切成大块，用开水烫煮后漂净。

❷ 红萝卜刮皮，洗净，斜向切成大块三角形状；淡菜、冬菇、花生仁浸后洗净，冬菇择去菇蒂。

❸ 煲内倒入 3000 毫升冷水烧至水开，放入所有汤品。先用武火煲 30 分钟，再用中火煲 60 分钟，后用小火煲 90 分钟即可。

❹ 煲好后，加入适量油、盐后便可服用。

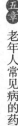

补肾气，益精髓，治肾虚劳损、腰脊疼痛、足膝瘦弱、耳聋、阳痿、尿频等症。

15.杜仲猪瘦肉蹄筋汤

【药膳配方】

（猪、牛）蹄筋100克，猪瘦肉300克，杜仲25克，肉苁蓉15克，花生仁50克，红枣12颗，香油、盐适量，冷水3000毫升。

【制作程序】

❶ 将蹄筋浸后洗净，切成中段；猪瘦肉洗净，切成大块，用开水烫煮一下。

❷ 杜仲、肉苁蓉、花生仁、红枣浸后洗净，杜仲刮去粗皮，红枣剔去枣核。

❸ 煲内倒入3000毫升冷水烧至水开，放入以上用料。先用中火煲90分钟，再用小火煲90分钟即可。

❹ 煲好后，隔除药渣，加入适量香油、盐后便可服用。

【药膳功效】

本方具有补肾益气、补虚活血、益脾润肺等功效。

16.黄鳝金针菜汤

【药膳配方】

黄鳝250克,金针菜15克,植物油60克,盐少许,冷水适量。

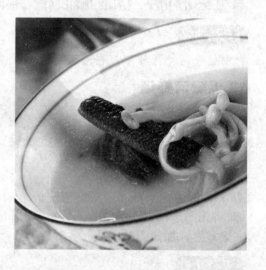

【制作程序】

❶ 将黄鳝去内脏，洗净切段。

❷ 将黄鳝入热油锅内稍煸，投入已清理好的金针菜，加水以文火煮熟，以盐调味即可。

【药膳功效】

补肾养肝，温脾助胃，具有益精髓、坚筋骨、止遗泄之作用。

17.黑鱼葛菜汤

【药膳配方】

黑鱼1条（约200克），塘葛菜50克，冷水适量。

【制作程序】

❶ 将黑鱼刮鳞去内脏，洗净；塘葛菜洗净，切段。

❷ 以上两料一同放入锅内，加水煨汤约1小时即可。

【药膳功效】

补五脏、疗虚损、除风湿、强筋骨，可治气血两亏、肾虚腰痛、虚痨咳嗽等症。

18.清润响螺汤

【药膳配方】

（连壳）响螺1个（约1000克），淮山药25克，枸杞15克，猪骨250克，姜、料酒、盐适量。

【制作程序】

❶ 新鲜响螺用开水浸泡，去壳取肉后将螺肉拖至热水，使之坚实后切块待用。

❷ 猪骨置煲内加水 1500 毫升，待煲开后下螺肉、淮山药、枸杞，再煲 2 小时后加入适量姜、料酒、盐即成。

> **药膳功效**

滋补肝肾，添精止血，可治疗腰膝酸痛、肾虚遗精、崩漏带下等症。

19.枸杞海参汤

【药膳配方】

枸杞 20 克，海参（水发）300 克，香菇 50 克，料酒 20 克，酱油 10 克，白糖 10 克，盐 3 克，味精 2 克，姜 3 克，葱 6 克，植物油 35 克。

【制作程序】

❶ 海参用水发透，切 2 厘米宽、4 厘米长的块；枸杞洗净，去果柄、杂质；香菇洗净，切成 3 厘米见方的块；姜切片，葱切段。

❷ 将炒锅置武火上烧热，加入植物油，烧六成热时加入姜、葱爆香，下入海参、香菇、料酒、酱油、白糖，加水适量，武火烧沸，文火焖煮，煮熟后加入枸杞、盐、味精即成。

> **药膳功效**

补肝肾，益筋髓，壮筋骨。可治阳痿，遗精、滑精以及肝肾两虚的腰膝冷痛、软弱无力等症。

20.猪瘦肉海参汤

【药膳配方】

猪瘦肉 250 克，水发海参 250 克，红枣 5 颗，开水适量。

【制作程序】

❶ 海参洗净，切丝；猪瘦肉洗净，切丝；红枣（去核）洗净。

❷ 把全部用料放入炖盅内，加开水适量，炖盅加盖，文火隔开炖 2 ~ 3 小时，调味后即可食用。

> **药膳功效**

本方具有滋补肝肾、添精止血的功效，可用于治疗虚劳羸弱、腰膝酸痛、肾虚遗精、崩漏带下等症。

21.枸杞洋参白糖汤

【药膳配方】

枸杞 30 克，西洋参 6 克，白糖 30 克，冷水适量。

【制作程序】

❶ 西洋参切片；枸杞洗净。

❷ 以上两料共入一锅内，加水以武火煮沸，再用文火煎 20 分钟，投入白糖，搅匀即成。

> **药膳功效**

温补肾阳，壮腰益精，用于治疗肾虚腰酸、阳痿遗精、阳虚泄泻等症。

22.北芪鲈鱼汤

【药膳配方】

鲈鱼一尾（250～500克），北芪30克，盐少许，冷水适量。（孕妇若有畏寒肢冷者，方中可加橘皮6克共炖服）

【制作程序】

① 鲈鱼去鳞、鳃、肠杂，洗净。

② 北芪洗净，与鲈鱼放在同一炖盅内，加入水和盐，炖熟服食。

● 药膳功效

本方具有补肾益气、祛虚活血、益脾润肺等功效。

23.首乌核桃牛腱汤

【药膳配方】

何首乌50克，黑芝麻50克，牛腱肉300克，核桃10个，南枣6颗，生姜2片，盐少许，沸水适量。

【制作程序】

① 将核桃去壳取肉，保留核桃衣；黑芝麻放锅中，文火炒香；生姜去皮，切两片，与何首乌、南枣和牛腱洗净。

② 将上述材料放入沸水中，用中火煲至牛腱肉熟透，以少许盐调味，即可饮汤吃肉。

● 药膳功效

本方有固精、助阳、补肾、治带的功能。适用于阳痿、早泄、遗精、多尿等症。

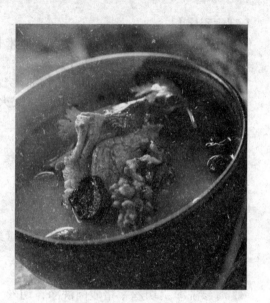

24.山茱萸煮蛤蜊汤

【药膳配方】

山茱萸、香油各15克，蛤蜊肉250克，料酒、葱各10克，姜5克，盐3克，味精2克，冷水适量。

【制作程序】

① 将山茱萸洗净，去杂质；蛤蜊肉洗净，切薄片；姜切片，葱切段。

② 将山茱萸、蛤蜊肉、料酒、姜、葱同放炖锅内，加入冷水，置武火上烧沸，再用文火炖煮20分钟，加入盐、味精、香油即成。

● 药膳功效

养胃健脾，壮腰补肾，活血止血。

25.塘鲤鱼子汤

【药膳配方】

塘鲤鱼子适量，盐少许。

【制作程序】

① 准备若干新鲜塘鲤鱼子，洗净。

② 锅内加水，放入塘鲤鱼子，以文火煮熟，加少许盐调味即成。

药膳功效

温补肾阳，壮腰益精，用于治疗肾虚腰酸、阳痿遗精、阳虚早泄等症。

26.蛤蟆油煮猪胰汤

【药膳配方】

蛤蟆油 5 克，猪胰 25 克，冰糖 15 克，冷水 300 毫升。

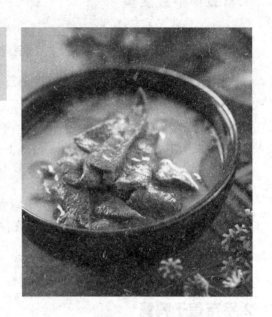

【制作程序】

❶ 将蛤蟆油用温水发透，除去筋膜、杂质、黑仔；猪胰洗净，切成小块；冰糖打碎。

❷ 将蛤蟆油、猪胰同放炖锅内，加水 300 毫升，武火烧沸，再用文火炖煮 35 分钟，加入冰糖屑即成。

药膳功效

本方可治肾虚腰痛、遗精盗汗、精子量少、耳鸣耳聋等症。

27.墨鱼蛤蜊鲜虾汤

【药膳配方】

墨鱼 30 克，蛤蜊 10 克，鲜虾 15 克，姜 5 克，盐少许，冷水适量。

【制作程序】

❶ 墨鱼表皮撕去，清洗干净，从内侧切花刀备用；蛤蜊、鲜虾洗净。

❷ 汤锅内加水，放入以上材料和姜，以文火煮熟，以盐调味即可。

药膳功效

益气补虚，温中暖下。治虚劳羸瘦、腰膝疲软、产后虚冷、腹痛寒疝。

28.甲鱼猪脊汤

【药膳配方】

甲鱼 1 只，猪脊髓 200 克，胡椒粉、生姜、葱、盐各少许，冷水适量。

【制作程序】

❶ 取甲鱼肉洗净切块；猪脊髓斩块。

❷ 以上食材同放入一锅内，加水及生姜、葱，用文火煮熟，以胡椒粉、盐调味即可。

药膳功效

本方有固精、助阳、补肾、治带的功能。适用于阳痿、早泄、遗精、多尿等症。

羹类药膳10道

1.青豆萝卜豆腐羹

【药膳配方】

嫩白豆腐150克，胡萝卜50克，青豆粒、白萝卜各10克，盐1.5克，味精1克，白糖2克，湿淀粉25克，熟鸡油3克，清汤200克，冷水适量。

【制作程序】

❶ 嫩白豆腐切成块，放入开水中汆烫一下；青豆粒焯水烫透，捞出，沥干水分备用；胡萝卜去皮，切成豆腐块大小的块；白萝卜去皮，切成青豆粒大小的粒。

❷ 锅内加入适量冷水，烧沸后投入胡萝卜块，煮至熟透时，加入嫩豆腐块稍煮片刻，倒入碟中。

❸ 另取一锅，加入清汤烧沸，加入嫩豆腐块、胡萝卜块、白萝卜粒、青豆粒，调入盐、味精、白糖，烧透入味，用湿淀粉勾芡，淋入熟鸡油即可。

药膳功效

温补肾阳，壮腰益精，用于治疗肾虚腰酸、阳痿遗精、阳虚泄泻等症。

2.平菇莲子鸭羹

【药膳配方】

鸭肉250克，平菇50克，鲜莲子100克，丝瓜30克，火腿20克，料酒6克，味精2克，盐3克，大油10克，葱段12克，姜片6克，胡椒粉2克，淀粉15克，蛋清25克，鸡汤500克，冷水适量。

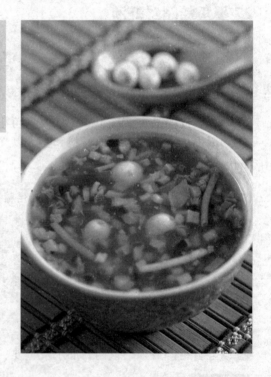

【制作程序】

❶ 将鸭肉洗净，切成粒，放入碗内加入蛋清、淀粉拌匀，下沸水锅略汆一下捞起（不宜过熟），放入炖锅内，加入鸡汤、盐、料酒、姜片、葱段，上笼蒸半小时后取出，撇去浮沫备用。

❷ 鲜莲子去壳，下沸水锅中焯一下，去莲衣，捅去莲心；丝瓜刮去外衣，洗净切成粒；平菇去杂质，洗净切成粒；火腿切成粒。

❸ 炒锅放大油烧热，烹入料酒，加入鸡汤、鸭肉、火腿、莲子、平菇、盐、味精、胡椒粉烧沸，再入丝瓜烧至入味，即可出锅装碗。

药膳功效

本方可治肾虚腰痛、遗精盗汗、精子量少、耳鸣耳聋等症。

3.鱼蓉银耳羹

【药膳配方】

净鱼肉150克，银耳25克，蛋清1个，盐2克，味精1克，香油3克，料酒8克，色拉油8克，胡椒粉1克，荸荠粉10克，高汤1500克，冷水适量。

【制作程序】

① 将净鱼肉上笼蒸熟，去除骨刺，用刀背砸成鱼蓉备用。

② 银耳用温水浸发，洗净，用煮沸的淡盐水滚过，捞起切碎。

③ 坐锅点火，下入色拉油、料酒，加入高汤1500克，将鱼蓉烧滚，放入银耳，然后加入盐、味精调味，用荸荠粉加水勾芡，再推入蛋清拌匀，最后淋入香油，撒上胡椒粉，即可盛起食用。

● 药膳功效

本方具有补肾、益气力、降血压、强心、防龋、防辐射损伤、抗癌、抗衰老之功效。

4.银鱼笋丝羹

【药膳配方】

太湖银鱼100克，莴笋50克，香菜10克，料酒8克，盐3克，味精1.5克，胡椒粉1克，高汤800克，湿淀粉40克，大油15克，冷水适量。

【制作程序】

① 太湖银鱼用冷水稍加浸泡，洗净备用。

② 莴笋去皮，洗净，切成丝，放入沸水锅中烫熟。

③ 香菜择洗干净，切段备用。

④ 炒锅置旺火上，下高汤、料酒、盐、味精烧沸，放入银鱼、莴笋丝，再沸后下湿淀粉推匀，淋入大油，盛入大汤碗里，撒入香菜及各种调料即可。

● 药膳功效

本方具有补肾益气、补虚活血、益脾润肺等功效。

5.韭菜虾羹

【药膳配方】

小虾300克，韭菜40克，嫩豆腐2块，叉烧80克，姜1片，盐4克，淀粉、香油各5克，白糖1克，粟粉20克，色拉油10克，料酒3克，冷水适量。

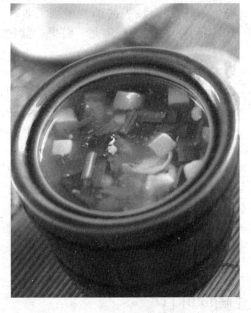

【制作程序】

① 韭菜洗净，切1.5厘米长的段；叉烧切小薄片；嫩豆腐洗净切粒，放入沸水锅中烫3分钟，捞起，沥干水分。

② 小虾去头（虾头留用），去壳，挑除泥肠，加淀粉和适量盐、香油腌渍10分钟，放入沸水锅中氽熟。

③ 坐锅点火，入色拉油烧热，爆香姜片，下虾头爆炒片刻，烹入料酒，加入适量冷水，煮滚约15分钟，捞起虾头不要，撇去浮沫。

④ 将叉烧片、小虾、豆腐粒放入虾头汤内煮滚，用水溶粟粉勾稀芡，用盐、香油、白糖调好味，放入韭菜段兜匀，即可盛起食用。

● 药膳功效

本方具有固精、助阳、补肾、治带的功能。适用于阳痿、早泄、遗精、多尿等症。

6.油菜鸽子羹

【药膳配方】

鸽子1只，鸡肉100克，油菜50克，盐1.5克，胡椒粉1克，葱末3克，湿淀粉25克，鸡汤350克，冷水适量。

【制作程序】

❶ 将鸽子宰杀，去毛、内脏及脚爪，洗净，放入沸水锅中氽一下，捞出剔骨切丁。

❷ 鸡肉洗净，入沸水锅中氽一下，切丁。

❸ 油菜洗净，放入沸水锅中烫熟。

❹ 锅中加入鸡汤，放入鸽肉丁、鸡肉丁、盐，煮至肉熟烂，用湿淀粉勾稀芡，加入油菜，撒上胡椒粉、葱末即成。

• 药膳功效

温补肾阳，壮腰益精，用于治疗肾虚腰酸、阳痿遗精、阳虚泄泻等症。

7.芦荟白果鸡肉羹

【药膳配方】

白果20克，鸡肉50克，芹菜20克，鸡蛋3个，鱼丸4个，香菇2个，芦荟汁30克，米酒10克，酱油10克，盐3克，高汤500克，冷水适量。

【制作程序】

❶ 白果去壳，洗净，去除果心；香菇去蒂，用温水浸泡后洗净、切片；芹菜洗净，切末。

❷ 鸡肉切块，加入酱油、米酒、香菇片，盛于蒸碗中，将高汤、鱼丸、白果、盐加入碗中拌匀。

❸ 鸡蛋打入碗中，用筷子搅散。

❹ 将蛋液与芦荟汁混合，倒入蒸碗中，上笼蒸25分钟左右，熄火前加入芹菜末即可。

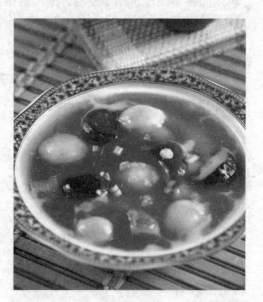

• 药膳功效

本方具有补肾益气、补虚活血，益脾润肺等功效。

8.白果小肚羹

【药膳配方】

白果150克，枝竹100克，生熟薏仁25克，猪小肚4个，荸荠5个，猪骨350克。盐3克，冷水适量。

【制作程序】

❶ 白果去壳，用滚水稍煮，去衣，去心；枝竹洗净，切段；荸荠洗净，去皮备用；生熟薏仁洗净，用滚水煮5分钟，捞起过凉。

❷ 小肚清洗去异味，放入滚水中煮10分钟，取出过凉，滴干水，白锅煎至两面皆呈微黄色，取出洗净；猪骨放入滚水中煮5分钟，取出洗净。

❸ 锅中倒入适量冷水，放入以上全部材料煮滚，改用小火炖煮3小时，下盐调味即可。

养胃健脾，壮腰补肾，活血止血。

9.羊脏羹

【药膳配方】

羊肝、羊肚、羊肾、羊心、羊肺各1副，荜拨50克，草果2个，陈皮10克，胡椒50克，姜10克，大油50克，葱10克，豆豉150克，盐5克，料酒10克，味精2克，冷水适量。

【制作程序】

❶ 将羊肝、羊心、羊肺、羊肾洗净，除去血水，切成2厘米见方的小块，放入羊肚内。

❷ 将荜拨、草果、陈皮、葱、胡椒、姜、豆豉装入干净纱布袋内，扎紧袋口，也装入羊肚内，用线将羊肚缝合。

❸ 将装有药物、羊杂的羊肚放入锅内，加入冷水适量，置旺火上烧沸，放入大油、盐、料酒、味精，然后移小火上炖熬至烂熟。

❹ 捞起羊肚，拆去缝线，取出药包和羊杂，将羊肚也切成小块，再放入汤中烧沸，即可盛起食用。

> 药膳功效

本方可治肾虚腰痛、遗精盗汗、精子量少、耳鸣耳聋等症。

10.雪梗珍珠羹

【药膳配方】

大虾400克，火腿50克，雪菜梗30克，盐3克，味精1.5克，胡椒粉1克，料酒5克，湿淀粉30克，香油2克，香菜末5克，高汤800克，冷水适量。

【制作程序】

❶ 大虾去壳，挑除沙线，洗净后切丁；雪菜梗、火腿均切丁，备用。

❷ 坐锅点火，加入高汤烧沸，投入虾仁、雪菜梗丁稍煮，下盐、味精、胡椒粉、料酒调味，候再沸，用湿淀粉勾稀芡，撒上火腿丁、香菜末，淋上香油即成。

> 药膳功效

本方有固精、助阳、补肾、治带的功能。适用于阳痿、早泄、遗精、多尿等症。

茶类药膳4道

1.菟丝茶

【药膳配方】

菟丝子50克，红糖60克，冷水适量。

【制作程序】

将菟丝子捣碎，加红糖60克，加水煎服。

适宜于肾虚所致精液异常、精液量不足、早泄、腰膝酸软等症。

2.硫黄茶

【药膳配方】

硫黄、诃子皮、紫笋茶各9克，冷水适量。

【制作程序】

将硫黄研为细末，用净布袋包，与诃子皮、紫笋茶共加水适量，煎沸10～15分钟，过滤取汁用。

● 药膳功效

温肾壮阳，敛涩止泻。适用于肾阳虚衰（命门火衰）、五更泄泻、腹部冷痛、四肢不温、久泻不止等症。

【注意事项】

阴虚阳亢者或孕妇忌用。

3.白术甘草茶

【药膳配方】

白术15克，甘草、绿茶各3克，冷水600毫升。

【制作程序】

将白术、甘草加水600毫升，煮沸10分钟，加入绿茶即可。

【服食方法】

分3次温饮，再泡再服，日服1剂。

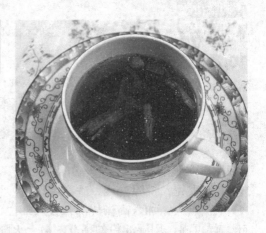

● 药膳功效

健脾补肾，益气生血。

4.人参茶

【药膳配方】

茶叶15克，五味子20克，人参10克，桂圆肉30克，沸水适量。

【制作程序】

五味子、人参捣烂，桂圆肉切细丝，共茶叶拌匀，用沸水冲泡5分钟。

【服食方法】

随意饮。

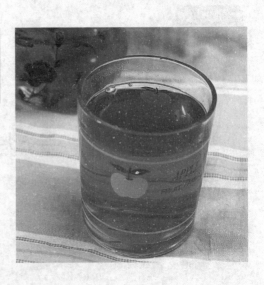

● 药膳功效

健脑强身，补中益气，强肾壮腰。

酒类药膳 2 道

1.人参固本酒

【药膳配方】

何首乌、枸杞、生地黄、熟地黄、麦门冬、天门冬、人参、当归各60克，茯苓30克，白酒6000毫升。

【制作程序】

① 将所有药材捣成碎末，装入纱布袋，放进干净的坛子里。

② 倒入白酒浸泡，加盖再放在文火上煮沸，约1小时后离火，冷却后将坛子密封。

③ 7天后开启，将药渣除去，装瓶备用。

【服食方法】

每次10～20毫升，每日早晚2次，将酒温热空腹服用。

● **药膳功效**

补肝肾，填精髓，益气血。适用于中老年腰膝酸软、体乏无力、精神萎靡等症。

2.乌须酒

【药膳配方】

何首乌、白首乌各500克，胡桃肉、莲子肉、蜂蜜各90克，枸杞、全当归各60克，生姜汁20克，细曲300克，生地120克，麦冬30克，糯米5千克，白酒适量。

【制作程序】

① 先将两种首乌洗净，用水煮过，捣烂。

② 除生姜汁、蜂蜜外，其余药材捣为粗末与首乌一起装入白布袋，封口备用。

③ 将细曲捣成细末，备用。

④ 生地用白酒洗净，放入煮首乌的水中去煮，等水渐干时，再用文火煨，待水汁尽后，取出捣烂备用。

⑤ 将糯米放入锅中，加水3000毫升，放在文火上熬成粥状，然后倒入干净的坛子里。冷后加入细曲末，用柳枝拌匀，加盖密封，放在保温处酿制，待有酒浆时开封。

⑥ 将生地黄倒入酒糟中，用柳枝拌匀，加盖密封，3～5日后开封。

⑦ 压榨去糟渣，贮入干净的坛子里，再将药袋悬入酒中，加盖。

⑧ 将坛放入锅中，隔水加热约80分钟后取出，埋入土中。

⑨ 过5日将酒坛取出，开封，去掉药袋，将蜂蜜炼过，倒入药酒中，再细滤一遍，装瓶备用。

【服食方法】

每次10～20毫升，每日3次，将酒温热空腹服用。

● **药膳功效**

补肾养肝，益精血。主治中老年腰膝酸软、体乏无力、精神萎靡等症。

蜂产品药膳 13 道

1.蜂蜜洋葱汁

【药膳配方】
蜂蜜 45 克，洋葱 150 克。

【制作程序】
榨取洋葱汁，兑入蜂蜜搅匀。

【服食方法】
早晚空腹温开水送服。

●药膳功效
滋阴壮阳，调治肾虚，对性功能障碍有一定的治疗效果。

2.参姜蜜汁

【药膳配方】
蜂蜜 30 克，姜汁 30 克，人参片 10 克。

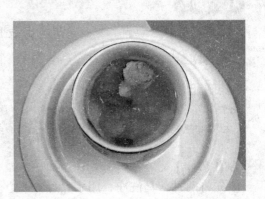

【制作程序】
将蜂蜜、人参片放入杯中，用沸水冲泡，调入姜汁即可。

【服食方法】
代茶饮，每日 1 ~ 2 次。

●药膳功效
本方具有补肾益气的作用，能够调治肾虚所致的腰背疼痛。

3.蜜制花粉

【药膳配方】
蜂花粉 100 克，蜂蜜 200 克，白糖 50 克。

【制作程序】
将蜂花粉去杂，磨碎，与白糖拌和均匀，然后再加蜂蜜搅拌均匀，放入锅内隔水快速加热到 95℃，半分钟左右取出装瓶即成。

【服食方法】
日服 2 次，每次 20 克，可直接食用或放在点心上食用。

●药膳功效
具有滋阴补肾、调虚壮阳的作用，能够调治肾虚。

4.蜂蜜参芪益气膏

【药膳配方】
蜂蜜、党参、黄芪各 100 克，冷水适量。

【制作程序】

党参、黄芪切片，煎取浓汁，用蜂蜜收膏。

【服食方法】

每日早晚空腹各服1次，每次15克，温开水送服。

● 药膳功效

本方具有补肾益气的作用，能够强身健体。

5.蜂蜜核桃羹

【药膳配方】

蜂蜜、核桃肉各1000克。

【制作程序】

核桃肉捣烂，调入蜂蜜，和匀。

【服食方法】

每次服食1匙，每日2次，温开水送服。

● 药膳功效

本方具有提神醒脑、调治肾虚的作用。

6.蜂蜜参地膏

【药膳配方】

蜂蜜、人参各100克，熟地125克，冷水适量。

【制作程序】

人参、熟地煎煮浓缩汁至200毫升，加蜂蜜收膏。

【服食方法】

日服3次，每次20克，温开水冲服。

● 药膳功效

本方能够强身体健体、提高免疫力，可调治肾虚。

7.蜂蜜甘草膏

【药膳配方】

蜂蜜80克，陈皮100克，甘草100克，冷水适量。

【制作程序】

将陈皮、甘草放锅中加适量水煎三次，滤除残渣，用文火或减压浓缩器浓缩成膏状，加蜂蜜调匀。

【服食方法】

每日早晚空腹服用，每次10～15克。

● 药膳功效

本方具有滋阴润肺、益气健脾的作用，能够化痰止咳、调治肾虚。

8.蜂蜜黄芪膏

【药膳配方】

蜂蜜适量，黄芪100克，冷水适量。

【制作程序】

将黄芪切片，煎汁浓缩，以蜂蜜调匀为膏状。

【服食方法】

早晚空腹服用，每次 10 ~ 15 克，温开水送服。

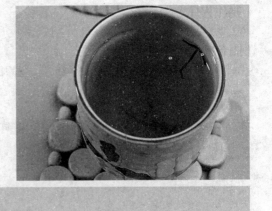

● 药膳功效

本方具有强身健体、提高免疫力的作用，可调治肾虚。

9. 车前草蜜汁

【药膳配方】

蜂蜜 100 克，车前草、荔枝草各 50 克，冷水 500 毫升。

【制作程序】

将后 2 味加水 500 毫升，煎汤去渣取汁，加入蜂蜜调匀。

【服食方法】

日服 3 次，每次 10 克。

● 药膳功效

本方益肾健脾，可调治肾虚。

10. 蜂王浆补肾单方

【药膳配方】

蜂王浆。

【制作程序】

购买成品蜂王浆。

【服食方法】

早晚各服蜂王浆 10 ~ 15 克。

● 药膳功效

本方益肾健脾，可调治肾虚。

11. 蜂花粉补肾单方

【药膳配方】

蜂花粉（如蒲公英花粉、欧石南花粉等）。

【制作程序】

购买成品蜂花粉。

【服食方法】

口服，1 日 2 次，每次 5 ~ 8 克，温开水送服或拌入蜂蜜中服用。

● 药膳功效

本方益肾保肝，可调治肾虚。

12. 熟地山药蜜饮

【药膳配方】

蜂蜜 100 克，熟地、山药各 15 克，冷水适量。

【制作程序】

将后 2 味加冷水 1000 毫升，文火煎煮滤取药液 2 次，合并 2 次药液，倒入盆中，加入蜂蜜，加盖不让水蒸气进入，用旺火隔水蒸 2 小时，离火待冷装瓶。

【服食方法】

日服 2 次，每次服 10 克，饭后温开水送服。

● 药膳功效

本方具有益气补肾的作用。

13. 金樱子补肾蜜膏

【药膳配方】

蜂蜜、金樱子各 200 克。

【制作程序】

金樱子剖开去核，洗净，煎煮后去渣，煎液小火浓缩后加入蜂蜜。

【服食方法】

日服 2 次，每次 10 ~ 15 克，温开水冲服。

● 药膳功效

本方能够补益肝肾，调治肾虚。

第三节　增加食欲的药膳

　　所谓的"食欲"，是一种想要进食的生理需求。一旦这种需求低落，甚至消失，即称为食欲不振。一般中年人由于身体疲劳、精神紧张、运动量不足等许多因素的叠加，就会出现食欲不振的症状。经常食欲不振会造成营养不良、体重逐渐下降等后果。

　　治疗食欲不振，可用酸性食品（如山楂、酸梅等）或辛辣食物（如辣椒、胡椒、葱、蒜等）配制药膳，这样能够有效增进胃口。

粥类药膳14道

1.山楂红糖粥

【药膳配方】

粳米100克，山楂6颗，红糖50克，冷水适量。

【制作程序】

❶粳米淘洗干净，用冷水浸泡半小时，捞出，沥干水分。

❷将山楂冲洗干净，去核切碎。

❸取锅放入冷水、山楂、粳米，先用旺火煮开，然后改用小火熬煮，至粥成时加入红糖调味，即可盛起食用。

药膳功效

开胃消食，补血益血。

2.黑米党参山楂粥

【药膳配方】

黑米100克，党参15克，山楂10克，冰糖10克，冷水1200毫升。

【制作程序】

❶黑米淘洗干净，用冷水浸泡3小时，捞起，沥干水分。

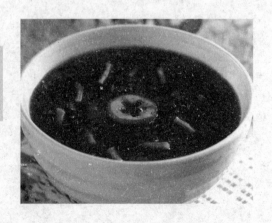

②党参洗净、切片；山楂洗净，去核切片。

③锅内加入约 1200 毫升冷水，将黑米、山楂片、党参片放入，先用旺火烧沸，然后转小火煮 45 分钟，待米粥熟烂，调入冰糖，即可盛起食用。

药膳功效

增食欲，消食积，散瘀血，驱绦虫，止痢疾。

3.山楂丹参粥

【药膳配方】

粳米 100 克，干山楂片 30 克，丹参 15 克，白糖 15 克，冷水适量。

【制作程序】

①粳米淘洗干净，用冷水浸泡半小时，捞出，沥干水分。

②将干山楂片用温水浸泡，洗净；丹参洗净。

③取锅放入冷水、山楂片、丹参，煮沸后约 15 分钟，滤去渣滓，加入粳米，用旺火煮开后改小火，续煮至粥成，再加入白糖调好味，即可盛起食用。

药膳功效

增食欲，消食积，益气健脾。

4.木瓜胡萝卜玉米粥

【药膳配方】

粳米 60 克，木瓜、胡萝卜各 50 克，熟玉米 80 克，盐 2 克，冷水 600 毫升。

【制作程序】

①粳米淘洗干净，浸泡半小时后捞出，沥干水分。

②粳米放入锅中，加入约 600 毫升冷水，用小火慢慢熬煮。

③木瓜去皮、子，胡萝卜洗净去皮，放入锅内蒸熟，两者一同放入搅拌器内，搅成蓉备用。

④将木瓜、胡萝卜蓉加入粥内，并放入熟玉米，煮沸后加入盐搅匀，即可盛起食用。

药膳功效

增进食欲，提高免疫力，可以显著减轻溃疡症状。

5.乌梅粥

【药膳配方】

粳米 100 克，乌梅 30 克，冰糖 15 克，冷水适量。

【制作程序】

①乌梅洗净，去核。

②粳米淘洗干净，用冷水浸泡半小时，捞出，沥干水分。

③锅中加入适量冷水，放入乌梅，煮沸约 15 分钟。

④将粳米放入乌梅汤中，先用旺火烧沸，再改用小火熬煮成粥，加入冰糖拌匀，即可盛起食用。

药膳功效

本方具有增加食欲，促进消化，消除炎症，杀

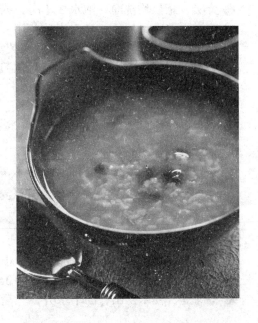

菌止痢的功效。

6.姜茶乌梅粥

【药膳配方】

绿茶5克，生姜10克，乌梅肉30克，粳米100克，红糖15克，冷水适量。

【制作程序】

❶粳米淘洗干净，用冷水浸泡半小时，捞出，沥干水分。

❷将绿茶、生姜、乌梅肉放入锅中，加入适量冷水煎煮，去渣取汁。

❸将粳米放入汁中，用旺火烧沸，搅拌几下，改用小火熬煮，待粥将熟时调入红糖，搅拌均匀，即可盛起食用。

药膳功效

暖胃止痛，促进肠蠕动，消除炎症，增加食欲。

7.西米酸梅粥

【药膳配方】

西米100克，酸梅粉50克，白糖50克，冷水1000毫升。

【制作程序】

❶将西米淘洗干净，用冷水浸泡2小时，捞出，沥干水分。

❷取锅加入约1000毫升冷水，加入西米，先用旺火烧沸，然后改用小火熬煮。

❸见西米浮起、呈稀粥状时，加入酸梅粉、白糖，待再次烧沸后稍焖片刻，即可盛起食用。

药膳功效

生津止渴，促进胃液分泌，增强食欲，防暑降温。

8.芡实薏仁粥

【药膳配方】

芡实、薏仁各100克，素肉、槟榔干各75克，盐3克，冷水2000毫升。

【制作程序】

❶芡实、薏仁均洗净，泡水3小时，捞出，沥干水分。

❷槟榔干洗净，切片；素肉泡软备用。

❸锅中注入约2000毫升冷水，放入芡实及薏仁，先用旺火烧沸，然后改小火煮至软烂，加入素肉及槟榔干，继续煮5分钟，最后加入盐拌匀，出锅装碗即可。

药膳功效

补气、健脾、固肾，适合于脾胃弱、食欲不振者日常食用。

9.蔷薇花粥

【药膳配方】

粳米100克，干蔷薇花5朵，绿豆50克，白糖60克，冷水适量。

【制作程序】

❶绿豆淘洗干净，用冷水浸泡2～3小时，粳米淘洗干净，浸泡半小时。

❷取锅加入冷水、干蔷薇花，煮沸约15分钟，过滤去渣。

❸将绿豆、粳米捞出，沥干水分，然后将净锅上火，加入冷水、绿豆、粳米，先用旺火

煮开，然后改用小火熬煮，至粥将成时兑入蔷薇花汤汁，下白糖调匀，再略煮片刻，即可盛起食用。

药膳功效

祛风，活血，解毒，清热利湿，增进食欲。

10.梅干莲子粥

【药膳配方】

米饭100克，莲子50克，杨梅干12颗，鸡蛋1只，冰糖15克，朗姆酒5克，冷水适量。

【制作程序】

❶ 莲子洗净，用冷水浸泡回软；杨梅干洗净。

❷ 鸡蛋打入碗中，用筷子搅匀。

❸ 将米饭放入锅中，加入适量冷水，煮约20分钟成粥状，再放入莲子、杨梅干，改用小火煮至莲子变软。

❹ 鸡蛋液按顺时针方向淋入锅中，约10秒后用汤勺拌动，随即加入朗姆酒及冰糖，搅拌均匀，即可盛起食用。

药膳功效

促进食欲，润肠通便，降低血脂。

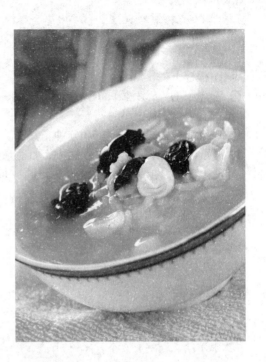

11.鸡内金粉粥

【药膳配方】

鸡内金6克，干橘皮3克，砂仁1.5克，粳米30克，白糖少许，冷水适量。

【制作程序】

❶ 将鸡内金、干橘皮、砂仁共研成细末，待用。

❷ 将粳米淘洗干净放入锅内，加鸡内金、干橘皮、砂仁细末，加水搅匀，置武火上烧沸，再用文火熬熟，加入白糖即成。

药膳功效

消食和胃，用于治疗脾虚湿滞食停所致的脘腹胀闷、食欲不振、体困便溏等病症。

12.荸荠萝卜粥

【药膳配方】

粳米100克，荸荠30克，萝卜50克，白糖10克，冷水1000毫升。

【制作程序】

❶ 荸荠洗净、去皮，一切两半；萝卜洗净，切成3厘米见方的块。

❷ 粳米淘洗干净，用冷水浸泡半小时，捞出，沥干水分。

❸ 锅中加入约1000毫升冷水，将粳米放入，用旺火烧沸，放入荸荠、萝卜块，改用小火熬煮成粥。

❹ 白糖入锅拌匀，再稍焖片刻，即可盛起食用。

生津止渴、健胃消食，适用于食欲不振者。

13.紫米红枣粥

【药膳配方】

粳米 30 克，紫米 50 克，红枣 8 颗，冰糖 50 克，鲜奶油 40 克，冷水适量。

【制作程序】

❶ 紫米、粳米淘洗干净，紫米用冷水浸泡 2 小时，粳米浸泡半小时。

❷ 红枣洗净去核，浸泡 20 分钟备用。

❸ 将紫米、粳米、红枣放入锅中，加适量冷水，以旺火煮沸，再转小火慢熬 45 分钟，加入冰糖，继续煮 2 分钟至冰糖溶化，最后加入鲜奶油，即可盛起食用。

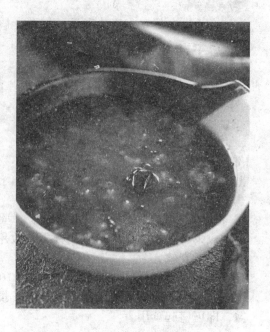

药膳功效

发汗解表，温中止呕，增加食欲。

14.鸭梨粥

【药膳配方】

粳米 100 克，鸭梨 3 个，冰糖 50 克，冷水适量。

【制作程序】

❶ 将鸭梨冲洗干净，剔去梨核，切成小块。

❷ 粳米淘洗干净，用冷水浸泡半小时，捞出，沥干水分。

❸ 锅中加冷水，将鸭梨块放入，煮约半小时，滤去梨渣，然后加入粳米，用旺火烧沸后，再改用小火熬煮成粥，最后加入冰糖调味即可。

药膳功效

生津止渴、健胃消食，宜于食欲不振者服用。

汤类药膳 23 道

1.鸡骨草猪肉汤

【药膳配方】

鸡骨草 30 克，猪瘦肉 150 克，蜜枣 5 颗，盐 5 克，冷水 1800 毫升。

【制作程序】

❶ 鸡骨草洗净，浸泡 30 分钟；蜜枣洗净。

❷ 猪瘦肉洗净，飞水。

❸ 将冷水 1800 毫升放入瓦煲内，煮沸后加入以上用料，武火煲滚后改用文火煲 2 小时，加盐调味即可。

● 药膳功效

清肝泻火，适用于肝功能异常，胆囊炎，烟酒过多或频繁熬夜引起的胁肋不适、倦怠口苦、烦躁易怒、食欲欠佳等症。

【注意事项】

本方寒凉，脾胃虚寒者慎用。

2.醋煮鲤鱼汤

【药膳配方】

鲤鱼 1 条（约 500 克），醋 50 毫升，茶叶 30 克，冷水适量。

【制作程序】

❶ 将鲤鱼刮鳞去内脏，洗净切段。

❷ 鲤鱼与醋、茶叶共入一锅内，加适量水以文火煨至鱼熟即成。

● 药膳功效

增食欲，消食积，散瘀血。

3.鸭舌笋菇汤

【药膳配方】

鸭舌 50 克，冬笋、香菇各 30 克，胡椒、米醋、酱油各少许，冷水适量。

【制作程序】

❶ 将鸭舌洗净；冬笋剥壳洗净；香菇泡后洗净。3 料分别切成细丝。

❷ 以上食材共入一锅加适量水煮熟，投入米醋、胡椒、酱油，调匀后续煮沸即停火。

● 药膳功效

开胃消食，补血益血。

4.荷叶冬瓜薏仁汤

【药膳配方】

鲜荷叶半张，冬瓜 500 克，薏仁 30 克，盐、味精各 3 克，冷水适量。

【制作程序】

❶ 荷叶洗干净；冬瓜去皮，洗净，切 4 厘米长、2 厘米宽的块；薏仁去泥沙，淘洗干净。

❷ 薏仁、荷叶、冬瓜同放炖锅内，加水适量，置武火上烧沸，再用文火炖 35 分钟，除去荷叶，加入盐、味精即成。

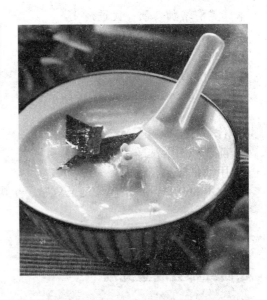

● 药膳功效

增食欲，消食积，益气健脾。

5.老菜脯油菜炖鸡汤

【药膳配方】

鸡腿 2 只，老菜脯（陈年黑色萝卜干）、油菜各 100 克，姜、盐少许，冷水适量。

【制作程序】

❶ 先将老菜脯切成小段或丁块状；将油菜洗净，茎叶切成易入口的段状；鸡腿冲洗干净后切成适当大小的块状。
❷ 以汤锅烧煮开水，煮沸后放进老菜脯、鸡肉、老姜片。
❸ 汤汁再次滚沸后，调文火继续煲煮 1 小时。鸡肉熟软后，放进油菜滚煮 5 分钟，再加适量盐调味即可。

 药膳功效

能提高食欲和免疫力，可以显著减轻溃疡症状。

6.笋鸡银芽汤

【药膳配方】

鸡胸骨架 1 副，竹荪 50 克，绿豆芽 125 克，老姜、葱花、盐、香油少许，冷水适量。

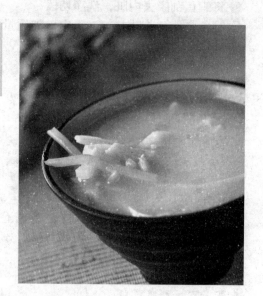

【制作程序】

❶ 将鸡胸骨架洗干净；绿豆芽洗净；竹荪切丝。
❷ 煲适量水，待锅里水煮沸后将姜片和鸡胸骨架整块投入。煮 20 分钟左右，见鸡胸肉变得熟白时，捞起骨架将上面的肉剥撕成一条条鸡丝肉。
❸ 把鸡骨架放回汤里，以文火继续炖煮约 30 分钟，此时高汤香味逐渐释出，加入切好的笋丝和绿豆芽炖煮约 10 分钟。加少许盐调味，把鸡丝肉加入汤里，再撒上葱花，淋些许香油即可。

 药膳功效

本方具有增加食欲，促进消化。

7.豆腐鱼尾汤

【药膳配方】

豆腐 2 块，榨菜 25 克，鲩鱼尾 250 克，香油、盐适量，冷水 800 毫升。

【制作程序】

❶ 前 3 种用料洗净待用。
❷ 用油将榨菜在锅内爆一爆。
❸ 放水 800 毫升，稍候片刻下豆腐、鱼尾，煲 1 小时，加香油、盐调味后即可食用。

 药膳功效

促进食欲，润肠通便，降低血脂。

8.西红柿豆腐鱼丸汤

【药膳配方】

鱼肉、西红柿各 250 克，豆腐 2 块，葱 1 根，香油、盐少许，冷水适量。

【制作程序】

❶ 西红柿洗净切块；豆腐 1 块切成 4 小块；发菜洗净，沥干，切段；葱洗净，切葱花。

❷ 将鱼肉洗净，抹干水，剁烂，加盐调味，加入适量水，搅至起胶，放入葱花搅匀，做成鱼丸。

❸ 豆腐放入开水煲内，武火煲开放入西红柿，再煲开后放入鱼丸煮熟，加盐、香油调味即可。

● 药膳功效

清润生津，适用于胃津不足、咽干、口渴多饮、不思饮食、暑热烦渴等症。

【注意事项】

平时胃寒、胃酸过多者不宜食用。

9.胡椒姜蛋汤

【药膳配方】

胡椒 10 克，鸡蛋 3 只，生姜 30 克，花生油 5 克，盐 3 克，沸水 800 毫升。

【制作程序】

❶ 胡椒洗净，用刀背拍碎；生姜去皮，洗净，用刀背拍烂。

❷ 烧锅下花生油和生姜；鸡蛋去壳，将两面煎至金黄色，注入沸水 800 毫升，加入胡椒，煮沸 20 分钟左右，加盐调味即可。

● 药膳功效

暖胃止痛，促进肠蠕动，增加食欲，消除炎症。

【注意事项】

本方温燥，外感发热、胃热、有虚火者慎用。

10.胡椒根羊肚汤

【药膳配方】

胡椒根、党参、淮山药各 30 克，羊肚 1 副，蜜枣 3 颗，盐 5 克，花生油、生粉少许，冷水 2000 毫升。

【制作程序】

❶ 胡椒根、党参、淮山药洗净，浸泡。

❷ 将羊肚翻转，用清水冲洗后，用花生油、生粉、盐反复搓擦，直至将黏液和异味去除干净，飞水，刮去羊肚内的粘垢，洗净。

❸ 将冷水 2000 毫升放入瓦煲内，煮沸后加入以上用料，武火煲滚后改用文火煲 3 小时，加盐即可。

● 药膳功效

暖胃止痛，促进肠蠕动，增加食欲。

【注意事项】

外感热燥、肠胃湿热者慎用。

11.荔枝干砂仁猪瘦肉汤

【药膳配方】

荔枝干 30 克，砂仁 15 克，猪瘦肉 400 克，盐 5 克，冷水 800 毫升。

【制作程序】
❶ 荔枝干去核，充分浸泡；砂仁洗净，打碎。
❷ 猪瘦肉洗净，与经充分浸泡的荔枝干一同剁烂。
❸ 将冷水 800 毫升放入瓦煲内，煮沸后放入剁好的荔枝干、猪瘦肉和砂仁，煲滚 10 分钟，加盐调味即可。

 药膳功效

能提高食欲和免疫力，可以显著减轻溃疡症状。
【注意事项】
外感发热、胃热、湿热泄泻者慎用。

12.香菇鱼头汤

【药膳配方】
香菇 30 克，鱼头 1 个（500 克），料酒 10 克，盐 3 克，味精 2 克，姜 5 克，葱 10 克，香油 15 克，冷水 1800 毫升。

【制作程序】
❶ 将香菇洗净，一切两半；鱼头洗净，去鳃，剁成 4 块；姜切片，葱切段。
❷ 将香菇、鱼头、料酒、姜、葱同放炖锅内，加水 1800 毫升，置武火上烧沸，再用文火煮 30 分钟，加入盐、味精、香油即成。

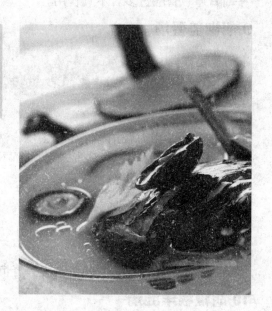

药膳功效

发汗解表，温中止呕，增加食欲。

13.大麦羊肉汤

【药膳配方】
大麦仁、羊肉各 500 克，草果 5 只，盐少许，冷水适量。

【制作程序】
❶ 羊肉洗净切块，与草果共煮汤，去渣留汤。
❷ 大麦仁淘净，入水煮至半熟，捞出再以羊肉、草果熬成的汤煮熟大麦仁，加盐调味即可。

药膳功效

补气、健脾、固肾。适合于脾胃弱、食欲不振者日常食用。

14.羊肉萝卜荷兰豆汤

【药膳配方】
羊髀（羊大腿）肉、白萝卜各 500 克，荷兰豆 150 克，草果 10 克，生姜 4 片，盐少许，冷水适量。

【制作程序】
❶ 将羊髀肉斩件，放入开水中滚 5 分钟左右，捞起，洗净沥干。
❷ 白萝卜去皮洗净，切厚件；荷兰豆择去蒂、筋，洗干净；草果洗净，切碎。
❸ 瓦煲内加适量冷水，先用文火煲至水开，然后放入以上全部材料，候水再滚起改用中火继续煲 3 小时左右，以少许盐调味即可。

· 药膳功效

补气、健脾、固肾。适合于脾胃弱、食欲不振者日常食用。

15.牡蛎猪爪汤

【药膳配方】

牡蛎壳 10 克，猪爪 1 只，料酒 10 克，姜 3 克，葱 6 克，盐 3 克，味精 2 克，胡椒粉 2 克，冷水 1800 毫升。

【制作程序】

❶ 牡蛎壳煅后，研成细粉；猪爪去毛、洗净，剁成 4 块；姜切片，葱切段。

❷ 将猪爪、牡蛎粉、料酒、姜、葱同放炖锅内，加水 1800 毫升，置武火上烧沸，再用文火炖煮 50 分钟，加入盐、味精、胡椒粉即成。

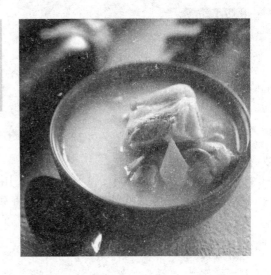

· 药膳功效

补气、健脾、固肾。适合于脾胃弱、食欲不振者日常食用。

16.白胡椒猪肚汤

【药膳配方】

猪肚 1 副，白胡椒 15 克，盐少许，冷水适量。

【制作程序】

❶ 白胡椒打碎，装入洗净的猪肚内，且肚内留少许水分，然后用棉线扎紧肚口。

❷ 放入锅内加水，以文火煨熟，加盐调味即可。

· 药膳功效

促进胃液分泌，增强食欲。

17.莼菜豆腐汤

【药膳配方】

莼菜 200 克，嫩豆腐 250 克，香油、盐少许，沸水适量。

【制作程序】

❶ 莼菜洗净切碎；豆腐漂净切片。

❷ 共入沸水锅内，续煮沸，以盐、香油调味即可。

· 药膳功效

补气、健脾，适合于脾胃弱、食欲不振者日常食用。

18.鸭肉腌瓜汤

【药膳配方】

鸭肉 250 克，腌酱瓜 50 克，姜、葱花、胡椒粉少许，冷水适量。

【制作程序】

❶ 将鸭肉洗干净，切块；嫩姜切成丝；酱瓜切成丁块。

❷ 以汤锅烧煮开水，滚沸后将鸭肉和姜丝下锅，煮 10 分钟。
❸ 将炉火调成文火，加入酱瓜丁和一部分酱汁，继续煲煮 40 分钟，熄火前加入胡椒粉和葱花即可。

药膳功效

补脾开胃。

19.谷芽汤

【药膳配方】

稻谷 250 克，冷水适量。

【制作程序】

❶ 将稻谷浸泡在清水中，3 日后取出，用纱布盖好放竹器内，每日洒水保持湿润。
❷ 数日后可见嫩芽从纱布孔中伸出，待芽长至寸许时即可取出，晒干备用。
❸ 每次取 30 克，以文火熬汤。

药膳功效

祛风，活血，解毒，清热利湿，增进食欲。

20.土豆汤

【药膳配方】

土豆 200 克，白糖或红糖少许，冷水适量。

【制作程序】

❶ 将土豆切丝，放入锅内，加水适量，以文火煮熟。
❷ 胃热者加白糖，胃寒者用红糖，调匀即可。

药膳功效

和胃、调中、健脾、益气，对食欲不振、胃溃疡、习惯性便秘、热咳及皮肤湿疹有治疗功效。

21.猴头菇汤

【药膳配方】

鲜猴头菇 60 克，冷水适量。

【制作程序】

猴头菇洗净，切片，放入锅内加适量水，以文火煮熟即成。

药膳功效

生津止渴，健胃消食，补脑益智，可治疗食欲不振。

22.白芷鱼肚汤

【药膳配方】

白芷 15 克，鱼肚（水发）300 克，料酒 10 克，姜 5 克，葱 10 克，盐 3 克，味精 2 克，胡椒粉 2 克，香油 20 克，冷水 1500 毫升。

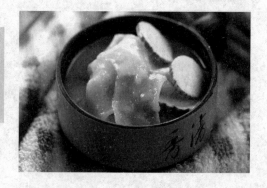

【制作程序】

❶ 将白芷润透，切片；鱼肚洗净，切 2 厘米宽、

4厘米长的块；姜切片，葱切段。

❷将白芷、鱼肚、料酒、姜、葱同放炖锅内，加水1500毫升，置武火上烧沸，再用文火炖煮30分钟，加入盐、味精、胡椒粉、香油即成。

● **药膳功效**

消食和胃。用于治疗脾虚湿滞食停所致的脘腹胀闷、食欲不振、体困便溏等症。

23.胡椒咸菜老鸭汤

【**药膳配方**】

白胡椒粒25克，咸酸菜50克，老鸭半只，腊鸭肾2个，盐少许，冷水适量。

【**制作程序**】

❶将老鸭去毛、内脏、脂肪，放入开水中稍滚，取出，用清水洗干净。

❷白胡椒粒洗干净；咸酸菜浸洗干净，切成片状；腊鸭肾用温水浸透，洗干净。

❸瓦煲内加入适量冷水，先用文火煲至水开，然后放入以上全部材料，候水再滚改用中火继续煲3小时左右，熄火前加盐调味即可。

● **药膳功效**

开胃消食，补血益血。

羹类药膳11道

1.银丝香羹

【**药膳配方**】

玉米笋30克，毛豆25克，粉丝150克，胡萝卜半根，红尖椒1个，香菇3个，芹菜1棵，色拉油5克，生抽6克，香油3克，盐1.5克，湿淀粉25克，姜末2克，胡椒粉、味精各1克，冷水适量。

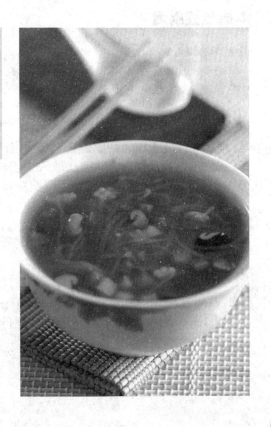

【**制作程序**】

❶胡萝卜、玉米笋、红尖椒、香菇均洗净切丁；芹菜洗净切末；粉丝放沸水中烫熟，捞出用冷水冲凉，切断备用。

❷色拉油入锅烧热，放入胡萝卜丁、红尖椒丁、香菇丁、玉米笋丁、毛豆爆炒2分钟，加入盐、生抽、姜末和适量冷水，放入粉丝同煮至滚。

❸下入胡椒粉和味精调味，以湿淀粉勾稀芡，淋上香油，撒入芹菜末，即可盛起食用。

● **药膳功效**

增食欲，消食积，益气健脾。

2.玉米酱西红柿羹

【药膳配方】

西红柿500克,玉米酱罐头1个,奶油30克,盐1.5克,味精1克,湿淀粉15克,香菜3克,冷水适量。

【制作程序】

❶西红柿洗净,去皮切丁。

❷坐锅点火,加入适量冷水烧沸,先下入玉米酱稍煮一下,再倒入西红柿丁,续烧至沸。

❸改小火,将奶油徐徐下入锅中,调入盐、味精,最后用湿淀粉勾稀芡,起锅盛入汤碗中,撒上香菜即成。

● 药膳功效

开胃消食,补血益血。

3.一品开胃羹

【药膳配方】

皮蛋2个,豆腐、蜇头、榨菜各50克,盐2克,味精1克,色拉油5克,白醋3克,湿淀粉10克,葱末4克,清汤300克,冷水适量。

【制作程序】

❶皮蛋煮熟切瓣;豆腐、蜇头、榨菜切丝,一同焯水备用。

❷热锅入色拉油,下葱末爆香,加入清汤烧沸,放入皮蛋瓣、豆腐丝、蜇头丝、榨菜丝煮5分钟,加入盐、味精、白醋调味,用湿淀粉勾芡,撒上葱末,即可盛起食用。

● 药膳功效

本方具有增加食欲、促进消化的作用。

4.肉丝豆腐羹

【药膳配方】

豆腐2块,猪瘦肉100克,水发木耳20克,水发冬笋15克,盐1.5克,味精1克,料酒3克,色拉油5克,湿淀粉10克,高汤400克。

【制作程序】

❶把豆腐冲洗干净,切成条块;猪瘦肉洗净,切成丝;木耳、冬笋均切成丝。

❷锅内入色拉油烧热,将肉丝放入,煸炒几下,加入高汤,加料酒、盐、豆腐、木耳丝及冬笋丝,烧沸后加入味精,用湿淀粉勾芡,即可盛起食用。

● 药膳功效

增加食欲,提高免疫力,可显著减轻溃疡症状。

5.牛蒡香羹

【药膳配方】

牛蒡1支,香菇2个,金针菇50克,猪肉、蟹肉各100克,虾仁50克,湿淀粉30克,味精1克,盐1.5克,料酒3克,香菜、葱末各2克,香油3克,胡椒粉1克,高汤400克,冷水适量。

【制作程序】

❶ 牛蒡去皮切丝；香菇泡发回软，去蒂，切丝；金针菇洗净；猪肉洗净，切丝。

❷ 锅中加入高汤，将牛蒡丝、香菇丝、金针菇、猪肉丝放入，先用旺火烧沸后加入蟹肉、虾仁，再改用小火继续熬煮。

❸ 加入味精、盐、料酒等调味，以湿淀粉勾芡，起锅滴入香油，撒香菜、葱末、胡椒粉即可。

 药膳功效

能提高免疫力、增加食欲，可以显著减轻溃疡症状。

6.橘子山楂桂花羹

【药膳配方】

橘子、山楂各 50 克，桂花 20 克，白糖 10 克，冷水适量。

【制作程序】

❶ 橘子剥皮、去核，切成小丁；山楂去核，洗净，切片；桂花洗净。

❷ 将橘子、山楂、桂花放入炖锅内，加入适量冷水，置旺火上烧沸，改用小火煮 25 分钟，加入白糖，搅拌均匀，即可盛起食用。

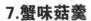 药膳功效

增食欲，消食积，散瘀血。

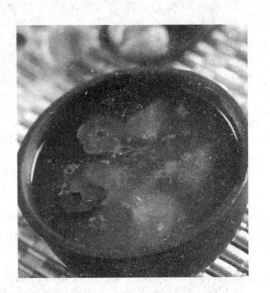

7.蟹味菇羹

【药膳配方】

蟹味菇 300 克，葱末 10 克，色拉油 6 克，盐 1.5 克，面粉 30 克，胡椒粉、味精各 1 克，冷水适量。

【制作程序】

❶ 将蟹味菇去蒂，洗净，切成薄片。

❷ 面粉放入碗内，加入适量冷水调成糊。

❸ 坐锅点火，入色拉油烧热，投入葱末爆香，加入蟹味菇片、盐、味精、胡椒粉和适量冷水，烧沸后加入面粉糊，搅拌成稀糊状即可。

药膳功效

促进食欲，润肠通便，降低血脂。

8.子姜牛柳羹

【药膳配方】

鲜嫩子姜 50 克，瑶柱 4 粒，嫩牛柳 150 克，香菇 2 个，青豆仁 30 克，鸡蛋 1 只，盐 2 克，色拉油 3 克，粟粉 10 克，姜丝 3 克，冷水适量。

【制作程序】

❶ 鲜嫩子姜洗净，切成细丝；瑶柱洗净，浸软，撕开；香菇洗净，用冷水浸软，切丝备用。

❷ 嫩牛柳洗净切丝，然后再剁碎，用少许色拉油拌匀；鸡蛋打入碗内，用筷子搅匀备用。

❸ 锅内加入适量冷水，下瑶柱、香菇丝和青豆仁，用旺火烧滚，改小火煲约半小时。

④ 姜丝下锅，待滚起时将牛肉末放入，徐徐搅动使之散开，倒入鸡蛋使成蛋花，以水溶粟粉勾芡，下盐调好味，即可盛起食用。

● 药膳功效

发汗解表，温中止呕，增加食欲。

9.清汤鲈鱼羹

【药膳配方】

鲈鱼肉150克，莼菜200克，熟鸡丝25克，熟火腿丝10克，陈皮丝2克，料酒15克，味精2.5克，猪油250克（约耗50克），葱段4克，葱丝5克，胡椒粉1克，姜汁水5克，盐4克，湿淀粉25克，熟鸡油10克，鸡蛋清1个，清汤200克，冷水适量。

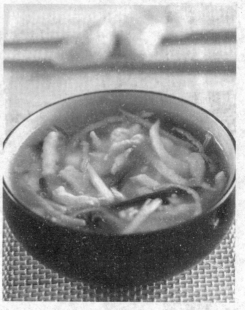

【制作程序】

❶ 鲈鱼肉洗净，切成丝，加入蛋清和少量盐、料酒、味精、湿淀粉，拌匀上浆。

❷ 莼菜放入沸水锅中焯一下，沥干水分，盛入碗中待用。

❸ 炒锅置中火上烧热，下入猪油，至四成热时，把浆好的鲈鱼丝倒入锅内，用筷子轻轻划散，呈玉白色时倒入漏勺。

❹ 原锅留油25克，放入葱段略煸，加入清汤、冷水和剩余料酒、盐，沸起后取出葱段，放入剩余味精及姜汁水，用湿淀粉勾稀芡。

❺ 放入鱼丝和莼菜，转动炒锅，加入火腿丝、鸡丝、葱丝推匀，淋上鸡油，起锅盛入汤碗，撒上陈皮丝、胡椒粉即可。

● 药膳功效

开胃健脾，补脑健体。

10.酸辣脑羹

【药膳配方】

猪脑花2副（约300克），猪瘦肉50克，盐4克，醋20克，姜25克，胡椒粉2克，酱油8克，葱15克，味精1克，大油25克，香油6克，水豆粉30克，高汤500克，冷水适量。

【制作程序】

❶ 将猪脑花泡入冷水内，用左手托起，右手指轻轻拍打数下后撕下薄膜血筋，放入烧沸的淡盐水中煮透，捞起滴干水分，切成1厘米的小块。

❷ 猪瘦肉洗净，用刀剁成细颗粒；姜去皮，切成末；葱切成葱末。

❸ 锅置旺火上，放入大油烧热，下肉末划散，再加入姜末炒出香味，加酱油上色，加入高汤，加盐、胡椒粉和脑花丁，烧沸后撇去浮沫。

❹ 汤内加入味精、水豆粉，勾成流汁芡，最后加入醋、香油和葱末，起锅装入荷叶碗内即可。

● 药膳功效

益智安神，开胃健脾。

11.酸辣素羹

【药膳配方】

大白菜 200 克，香菇 6 个，胡萝卜半根，笋 1 根，香菜 2 棵，色拉油 6 克，盐 1.5 克，淀粉 5 克，醋 1 克，胡椒粉 1.5 克，香油 3 克，素高汤 300 克，冷水适量。

【制作程序】

❶ 大白菜洗净，切丝；香菇用温水泡软，去蒂、切丝；胡萝卜去皮，切丝；笋先煮熟再切丝；香菜洗净，切碎。

❷ 锅内入色拉油烧热，放入香菇丝煸炒，再放入胡萝卜丝、笋丝同炒，加盐调味后加入高汤烧沸，放入白菜丝，改用小火将所有材料煮至软烂。

❸ 将淀粉加适量冷水调成稀芡汁，下入锅内勾芡，再淋入醋、胡椒粉和香油，搅拌均匀，撒入香菜末即成。

• 药膳功效

健脾养胃，润肠通便。

汁类药膳 4 道

1.黄瓜玫瑰饮

【药膳配方】

西红柿、黄瓜各 300 克，鲜玫瑰花 50 克，柠檬汁 10 克，冷水适量。蜂蜜 20 克。

【制作程序】

❶ 西红柿去皮，切成小块；黄瓜洗净，去蒂去子；玫瑰花漂洗干净。

❷ 西红柿、黄瓜、玫瑰花放入榨汁机中，注入凉开水，搅打成汁。

❸ 将汁液倒入杯中，与柠檬汁、蜂蜜混合在一起，搅拌均匀，即可饮用。

• 药膳功效

祛风，活血，解毒，清热利湿，增进食欲。

2.草莓柚奶汁

【药膳配方】

草莓 50 克，葡萄柚 1 个，酸奶 200 克，蜂蜜 10 克，淡盐水适量。

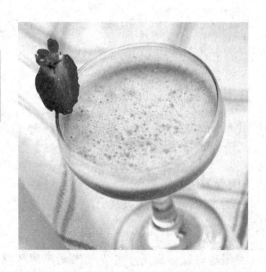

【制作程序】

❶ 葡萄柚去皮，切成小块；草莓去蒂，放入淡盐水中浸泡片刻，冲洗干净。

❷ 将葡萄柚块和草莓放入榨汁机中，添加适量酸奶，一起搅打成汁。

❸ 将草莓柚奶汁倒入杯中，加入蜂蜜调味，

即可直接饮用。

开胃消食，补血益血。

3.双椒汁

【药膳配方】

红椒、黄椒各2个，凉开水60毫升。

【制作程序】

❶ 红椒、黄椒分别洗净，去子和筋膜，切成长条状。

❷ 把红椒条、黄椒条放入榨汁机中榨取汁液。

❸ 将双椒汁滤净后倒入杯中，加入凉开水搅匀，直接饮用即可。

药膳功效

消食和胃。用于治疗脾虚湿滞所致的脘腹胀闷、食欲不振、体困便溏等症。

4.青果薄荷汁

【药膳配方】

猕猴桃3个，苹果1个，薄荷叶3片。

【制作程序】

❶ 猕猴桃去皮取瓤，切成小块；苹果洗净后去核去皮，也切成小块。

❷ 薄荷叶洗净，放入榨汁机中打碎，过滤干净后倒入杯中。

❸ 猕猴桃块、苹果块也用榨汁机中搅打成汁，倒入装薄荷汁的杯中拌匀，直接饮用即可。

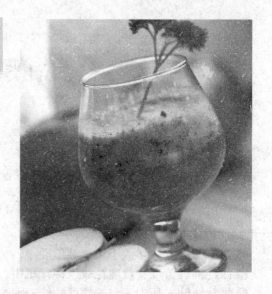

药膳功效

生津止渴，健胃消食。用于口渴，食欲不振。

茶类药膳4道

1.佛手柑饮

【药膳配方】

佛手柑15克，白糖、开水适量。

【服食方法】

开水泡茶，每日服数次。

药膳功效

可增进食欲。适用于肝胃气滞之脘腹胀痛等症。

2.荸荠茶

【药膳配方】

荸荠、海蜇皮、茶叶、开水各适量。

【制作程序】

将洗净的荸荠浸泡数分钟，消去荸荠的主茎芽部及根须，再洗净切片；海蜇皮洗净后，切成细丝，攥干水分，将其与荸荠、茶叶一起放入杯中冲泡，即可饮用。

● 药膳功效

安中益气，开胃消食，清热止渴，醒酒解毒，对阴虚火旺、咽干喉痛有防治效果。

3.西红柿绿茶

【药膳配方】

绿茶 1.0 ～ 1.5 克，西红柿 50 ～ 150 克，开水 400 毫升。

【制作程序】

西红柿洗净，用开水烫后去皮、捣碎，和绿茶混合置于杯中，加开水 400 毫升即成。

● 药膳功效

凉血止血，生津止渴。适用于眼底出血、高血压、牙龈出血、阴虚口渴、食欲不振等症。

4.党参红枣茶

【药膳配方】

党参 20 克，红枣 10 ～ 20 颗，茶叶 3 克，冷水适量。

【制作程序】

将党参、红枣洗净，同煮茶饮用。

● 药膳功效

补脾和胃，益气生津。适用于体虚、病后饮食减少、体困神疲、心悸怔忡、妇女脏燥等症。

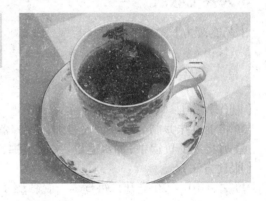

酒类药膳 3 道

1.十二红药酒

【药膳配方】

甘草、红花各 100 克，山药、桂圆肉、当归各 300 克，红枣 800 克，茯苓、制首乌、党参、杜仲各 400 克，黄芪、牛膝各 500 克，续断、地黄各 600 克，白酒 80 升，砂糖 5 千克。

【制作程序】

❶ 以上 14 味，以白酒 45 升、35 升分 2 次浸渍，浸 14 日／次，取上清液，滤过，合并滤液。

❷ 取砂糖 5 千克，用少量白酒加热溶化后，加入药酒搅匀，静置沉淀 15 ～ 20 日，取上

清液，滤过药渣，即可饮用。

【服食方法】

2次／日，20～30毫升／次，每日早晨及临睡前各饮1次。

● 药膳功效

补气养血，开胃健脾。适用于神经衰弱、耳鸣目眩、惊悸健忘、胃口欠佳等症。

2.归脾养心酒

【药膳配方】

酸枣仁、桂圆肉各30克，党参、黄芪、当归、白术、茯苓各20克，木香、远志各10克，炙甘草5克，白酒1.5升。

【制作程序】

将诸药共研为粗末，纱布袋装之，扎口，白酒浸泡。14日后取出药袋，压榨取液，将榨取液与药酒混合，静置，过滤后即可服用。

【服食方法】

每次服20毫升，日服2次。

● 药膳功效

开胃健脾，补中益气，生精补血，养心安神。适用于心悸怔忡、倦怠乏力、面色不华、烦躁、失眠、多梦易醒等症。

3.人参七味酒

【药膳配方】

人参40克，桂圆肉、生地黄各20克，当归25克，酸枣仁10克，远志15克，冰糖40克，白酒1500毫升。

【制作程序】

❶ 将前6味共制为粗末，入布袋，置容器中，加入白酒，密封，浸泡14日后，去药袋。

❷ 另将冰糖置锅中，加水适量，文火煮沸，色微黄之际趁热过滤，倒入药酒中，搅匀，即成。

【服食方法】

每次服10～20毫升，每日早、晚各服1次。

● 药膳功效

补气血，安心神。适用于体倦无力、面色不华、食欲不振、失眠健忘。

蜂产品药膳4道

1.蜂蜜山楂汤

【药膳配方】

蜂蜜50克，山楂果、山楂叶各15克，冷水适量。

【制作程序】

将山楂果与山楂叶一同水煮，滤除渣取汁调入蜂蜜服下。

【服食方法】

每日早晚空腹各服1剂。

● **药膳功效**

本方和胃养阴，可治各种病症引起的食欲不振。

2.蜜醋浸藕

【药膳配方】

鲜藕200克，白醋及蜂蜜各50克，凉开水适量。

【制作程序】

将藕去皮切片，用开水焯过后让其迅速冷却。用白醋、蜂蜜及适量水浸泡藕片，置冰箱内冷藏两天即可吃藕。

【服食方法】

当日分2次服下。

● **药膳功效**

本方清热消暑、开胃健脾，可治食欲不振。

3.杂花蜜浆

【药膳配方】

鲜蜂王浆500克，杂花蜜200克。

【制作程序】

将上述2味混合拌匀。

【服食方法】

日服2次，每次10克，以温开水送服。

● **药膳功效**

本方开胃健脾、补充精力，可治食欲不振。

4.菠萝蜜

【药膳配方】

蜂蜜30克，菠萝肉120克，冷水适量。

【制作程序】

菠萝肉切小丁，加蜂蜜，入水煎服。

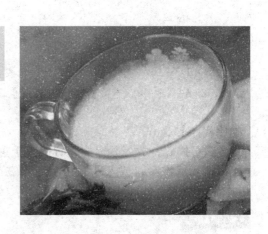

【服食方法】

每日1剂，症状好转即可。

● **药膳功效**

本方提神醒脑、开胃健脾，可治食欲不振。

第四节　防治骨质疏松的药膳

　　骨质疏松症已成为世界性的多发病。现代医学把骨质疏松症分为两类：其一，原发性骨质疏松症，主要是老年骨质疏松症。其二，继发性骨质疏松症，主要是由一些其他病症引起，如糖尿病、甲状腺机能亢进等。骨质疏松症的主要表现是：四肢麻木，腰背疼痛，全身没有力气，骨疼痛，腿部抽筋等；严重者出现驼背、骨折等。

　　罹患骨质疏松症的原因很多，但主要是由于体内缺少钙、磷等营养素。众所周知，骨由骨细胞和骨基质组合而成。骨基质是由蛋白质构成的骨胶原纤维，其中分布着大量的羟基磷灰石晶体。可以说，羟基磷灰石是决定人体骨质是否坚硬的关键物质，也就是说，羟基磷灰石成分越多，人体骨质就越坚固，反之则骨质就越疏松。而羟基磷灰石的主要成分是钙和磷，老年人如果在平时有意识地多吃一些含有钙、磷成分的食物，相对来说，就不易患骨质疏松症了。除含钙和磷的食物外，老年人还要多吃一些含锌、镁、锰、铜、铁等微量元素的食物，因为如果身体中这些元素不足，也会引发骨质疏松症。富含这些元素的食物有鱼类、豆制品类、蔬菜类、禽蛋类、奶制品类等。选用一些相关的药膳，将对您预防骨质疏松症有所裨益。

粥类药膳9道

1. 磁石粥

【药膳配方】

磁石40克，粳米60克，猪腰子1只，生姜、大葱、盐各少许。

【制作程序】

❶ 将磁石捣碎，放入砂锅内，置武火上煎煮1小时，滤去渣，留汁备用。

❷ 将粳米淘洗净，放入砂锅内，倒入磁石汁，加入生姜、葱和适量的水，用武火烧沸，再用文火熬煮至熟即成。

● **药膳功效**

补血生髓，强筋壮骨。

2. 薤白粥

【药膳配方】

粳米 100 克，鲜薤白 50 克，葱白 20 克，盐适量，冷水 1200 毫升。

【制作程序】

① 将鲜薤白、葱白洗净，切成丝备用。

② 粳米洗净，用冷水浸泡发胀，捞出放入锅内，加入约 1200 毫升冷水，用旺火煮沸。

③ 将薤白丝、葱白丝放入粥锅中，改小火慢煮至米烂粥稠，下盐调味即可。

● 药膳功效

疏经活络，强筋健骨。适用于风湿疼痛、虚损、消渴、脾弱不运、痞积、水肿、腰膝酸软等症。

3. 青小豆粥

【药膳配方】

青小豆、小麦各 30 克，通草 3 克，白糖少许，冷水适量。

【制作程序】

① 将通草洗净，放入锅内，加水适量，煎煮 13 分钟，滤去渣，留汁备用。

② 将小麦淘洗干净，放入锅内，加水适量，放入通草汁、青小豆、白糖，武火烧沸，再用文火煮熟成粥。

● 药膳功效

利水消肿，养血益气，补精填髓，防治骨质疏松。

4. 糯米阿胶粥

【药膳配方】

阿胶、糯米各 30 克，红糖少许，冷水适量。

【制作程序】

① 将阿胶捣碎，放入锅内，炒至黄色，再研成细粉，待用。

② 将糯米淘洗干净，放入锅内，加水适量，先置武火上烧沸，再用文火熬煮到九成熟，加入阿胶粉和红糖，继续熬煮至熟即成。

● 药膳功效

补益元气，和养脏腑，强筋健骨。适用于元气不足、泻痢、吐血、女子崩中、骨折、骨质疏松等症。

5. 玉米山药粥

【药膳配方】

玉米粉 100 克，山药 50 克，冰糖 10 克，开水适量，冷水 1000 毫升。

【制作程序】

① 山药洗净，上笼蒸熟后，剥去外皮，切成小丁。

② 玉米粉用开水调成厚糊。

③ 锅内加入约 1000 毫升冷水，以旺火烧沸，

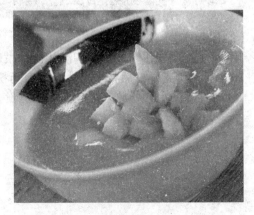

用竹筷缓缓拨入玉米糊，再改用小火熬煮10分钟。

④山药丁入锅，与玉米糊同煮成粥，加入冰糖调味，即可盛起食用。

● 药膳功效

补肝肾，益精血，抗骨折。适用于虚羸、消渴、骨折、骨质疏松等症。

6. 红薯小米粥

【药膳配方】

红薯、小米各30克，冷水适量。

【制作程序】

❶将红薯洗净，去皮，切成2厘米的小块，待用。

❷将小米淘洗干净，放入锅内，加入红薯块和适量水，置武火上烧沸，再用文火熬煮至熟即成。

● 药膳功效

补血补钙，益智安神，用于防治骨质疏松。

7. 荔枝山药粥

【药膳配方】

粳米150克，干荔枝肉50克，山药、莲子各10克，白糖15克，冷水1500毫升。

【制作程序】

❶粳米淘洗干净，用冷水浸泡半小时，捞出。

❷山药洗净，去皮，捣成粉末。

❸莲子洗净，用冷水浸泡回软，除去莲心。

❹锅中加入约1500毫升冷水，将干荔枝肉和粳米放入，用旺火煮沸，下入山药粉和莲子，改用小火熬煮成粥，下入白糖调好味，再稍焖片刻，即可盛起食用。

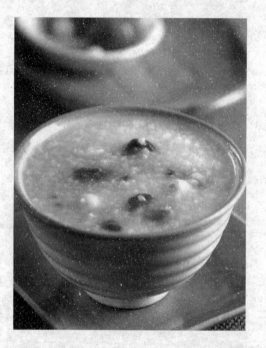

● 药膳功效

疏经活络，强筋健骨。适用于风湿疼痛、虚损、消渴、脾弱不运、痞积、水肿、腰膝酸软等症。

8. 山药半夏粥

【药膳配方】

生山药、半夏各30克，白糖适量，冷水适量。

【制作程序】

❶将半夏用温水（20℃）淘洗3次，去矾味，倒入锅内，置文火上煎熬，取汁2杯；生山药研成细末，然后将半夏汁倒入山药粉中，拌匀。

❷将拌匀的山药粉放入锅中，加水适量，置文火上熬煮3～3分钟即成。

● 药膳功效

补血填精，强壮筋骨，防治骨质疏松。

9. 山药扁豆薏仁粥

【药膳配方】

山药 30 克，白扁豆 13 克，薏仁 30 克，粳米 13 克，白糖少许。

【制作程序】

① 将粳米淘洗干净，山药切片，白扁豆、薏仁洗净。

② 将粳米、薏仁、白扁豆放入锅内，加水适量，置武火上烧沸，再用文火熬煮至八成熟时，加入山药片、白糖，继续熬煮至熟即成。

🔵 药膳功效

补气养血，抗骨质疏松。适用于劳损、风眩、心烦、骨折、骨质疏松等症。

汤类药膳 18 道

1. 红绿豆花生猪手汤

【药膳配方】

赤小豆 30 克，绿豆 50 克，花生 50 克，猪手 500 克，蜜枣 3 颗，盐 3 克，姜 2 片，冷水 2000 毫升。

【制作程序】

① 将赤小豆、绿豆、花生，浸泡 1 小时；蜜枣洗净。

② 将猪手刮净，斩件，洗净，飞水。热锅放姜片，爆炒猪手 5 分钟。

③ 将冷水 2000 毫升放入瓦煲内，煮沸后加入以上用料，武火煲滚后改文火煲 3 小时，加盐即可。

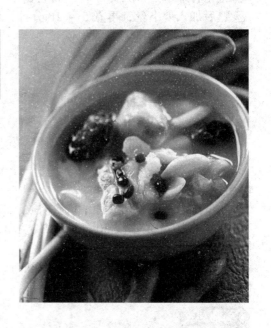

🔵 药膳功效

补血补钙，益智健身，用于防治骨质疏松。

2. 桑寄生猪棒骨汤

【药膳配方】

猪棒骨 250 克，接骨木、杜仲各 25 克，当归 20 克，桑寄生 30 克，盐少许，冷水适量。

【制作程序】

① 猪棒骨洗净，敲破，放入水锅中先煮。

② 汤滚后放入接骨木、杜仲、当归、桑寄生，小火煮 2 ~ 3 小时后加盐调味即可。

【服食方法】

喝汤吃肉，隔日 1 剂。

🔵 药膳功效

补血生髓、强筋壮骨。

3. 黄芪虾皮汤

【药膳配方】

黄芪20克，虾皮50克，葱、姜、盐各3克，冷水1200毫升。

【制作程序】

❶ 先将黄芪切片，入锅，加水600毫升适量，煎煮40分钟，去渣，取汁。

❷ 黄芪汁中放入洗净的虾皮，加600毫升水及葱、姜、盐等调味品，煨炖20分钟即成。

【服食方法】

佐餐服食。

● 药膳功效

补血补钙，益智健身，用于防治骨质疏松。

4. 萝卜海带排骨汤

【药膳配方】

排骨250克，白萝卜250克，水发海带50克，料酒、姜、盐、味精各3克，冷水2000毫升。

【制作程序】

❶ 将排骨加水煮沸去掉浮沫，加上姜片、料酒，小火炖熟。

❷ 熟后加入萝卜丝，再煮5～10分钟，调味后放入海带丝、味精，煮沸即起。

● 药膳功效

补血生髓，益气降压，强筋壮骨。

5. 冬瓜薏仁猪瘦肉汤

【药膳配方】

冬瓜500克，猪瘦肉200克，蚝豉3粒，薏仁25克，果皮少许，盐3克，冷水2000毫升。

【制作程序】

❶ 冬瓜洗净，连皮切大件；猪瘦肉放入开水中，煮5分钟，取起洗净。

❷ 蚝豉洗净，用清水浸30分钟；薏仁洗净，放入开水中煮5分钟，捞起将果皮用冷水浸软，刮去瓤洗净。

❸ 将2000毫升冷水煲开，放冬瓜、猪瘦肉、蚝豉、薏仁、果皮煲滚，改用文火煲3小时，下盐调味即可。

● 药膳功效

除湿、止痛。适用于风湿骨痛、骨质疏松等症。

6. 鲜奶银耳乌鸡汤

【药膳配方】

乌鸡1只，猪瘦肉225克，银耳19克，百合38克，鲜奶1杯，姜片、盐4克，冷水2000毫升。

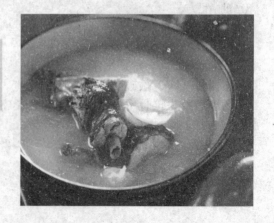

【制作程序】

❶ 银耳用水浸泡20分钟，清洗干净；百合洗净；乌鸡宰杀后去毛、内脏，汆烫后再冲洗干净；猪瘦肉洗净。

❷烧滚适量水，下乌鸡、猪瘦肉、银耳、百合和姜片，水滚后改文火煲约2小时，倒入鲜奶拌匀，续煮5分钟，下盐调味即成。

● 药膳功效

补血填精，强壮筋骨，防治骨质疏松。

7. 北芪党参龙凤汤

【药膳配方】

北芪、党参各100克，陈皮1块，蛇肉200克，嫩鸡1只，生姜2片，红枣4颗，盐少许，冷水适量。

【制作程序】

❶将嫩鸡去毛、去内脏，洗净切块；蛇肉、北芪、党参、陈皮、生姜、红枣洗净；红枣去核。
❷瓦煲内加冷水，用文火煲至水滚，加入材料，改用中火煲3小时，加盐调味即可。

● 药膳功效

补气养血，强筋健骨。适用于劳损、风眩、心烦、骨折、骨质疏松等症。

【注意事项】

伤风感冒初起不宜饮用。

8. 桑枝薏仁水蛇汤

【药膳配方】

桑枝30克，薏仁30克，水蛇500克，蜜枣3颗，盐5克，冷水2000毫升。

【制作程序】

❶将桑枝、薏仁、蜜枣洗净。
❷水蛇去头、皮、内脏，洗净，飞水。
❸将冷水2000毫升放入瓦煲内，煮沸后加入以上用料，武火煲滚后改用文火煲3小时，加盐调味即可。

● 药膳功效

益气健脾，补血补钙。适用于泄泻、骨质疏松等症。

【注意事项】

本方清热祛风、利湿力强，风寒痹痛、气血不足之关节疼痛者慎用。

9. 蚕豆牛肉汤

【药膳配方】

精牛肉500克，新鲜蚕豆250克，盐、葱、姜各适量，冷水适量。

【制作程序】

❶精牛肉切2.5厘米长、2厘米厚的块，入炒锅，加盐、葱、姜、冷水适量。
❷武火烧沸后转文火炖熬至牛肉六成熟，加鲜蚕豆（或水发干蚕豆）续炖熬至熟。

● 药膳功效

补肝肾，益精血，强筋健骨。适用于虚羸、消渴、骨折、骨质疏松等症。

10. 赤小豆乌鸡汤

【药膳配方】

赤小豆30克，乌鸡1只（730克），料酒10克，姜3克，葱10克，盐3克，鸡精3克，鸡油30克，胡椒粉3克，冷水2800毫升。

【制作程序】

❶ 将赤小豆洗净；乌鸡宰杀后，去毛、爪；姜切片，葱切段。

❷ 将赤小豆、乌鸡、姜、葱、料酒同放锅内，加水2800毫升，武火烧沸，再用文火炖煮28分钟，加入盐、鸡精、鸡油、胡椒粉即成。

⊙ 药膳功效

利水消肿，养血益气，补精填髓，防治骨质疏松。

11. 赤小豆绿头鸭汤

【药膳配方】

赤小豆30克，绿头鸭1只（1000克），料酒10克，姜3克，葱10克，盐3克，鸡精3克，鸡油30克，胡椒粉3克，冷水2800毫升。

【制作程序】

❶ 将赤小豆去泥沙，洗净；绿头鸭宰杀后，去毛、内脏及爪；姜切片，葱切段。

❷ 将赤小豆、鸭肉、料酒、姜、葱同放炖锅内，加水2800毫升，置武火上烧沸，再用文火炖煮43分钟，加入盐、鸡精、鸡油、胡椒粉即成。

⊙ 药膳功效

补脾开胃，利水祛湿，可用于治疗腰膝酸软、气血不足、骨质疏松等症。

12. 枸杞鱼头汤

【药膳配方】

鱼头1只（500克），白芷10克，枸杞15克，料酒10克，姜5克，葱10克，盐3克，味精2克，胡椒粉2克，香油20克，冷水2800毫升。

【制作程序】

❶ 将鱼头去鳃，洗净，剁成4块；白芷润透，切薄片；枸杞去果柄、杂质，洗净；姜切片，葱切段。

❷ 将鱼头、白芷、枸杞、姜、葱、料酒同放炖锅内，加水2800毫升，武火烧沸，再用文火炖煮30分钟，加入盐、味精、胡椒粉、香油即成。

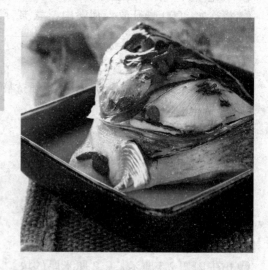

⊙ 药膳功效

补肝肾，益精血，强筋健骨。适用于虚羸、消渴、久疟、妇女血虚、经闭、恶疮、疥癣、骨折、骨质疏松等症。

13. 赤小豆驴肉汤

【药膳配方】

赤小豆30克，驴肉300克，料酒10克，姜3克，葱10克，盐3克，鸡精3克，鸡油30克，胡椒粉3克，冷水2800毫升。

【制作程序】

❶ 将赤小豆去泥沙，洗净；驴肉洗净，切 3 厘米见方的块；姜切片，葱切段。

❷ 将赤小豆、驴肉、姜、葱、料酒同放炖锅内，加水 2800 毫升，置武火上烧沸，再用文火炖煮 43 分钟，加入盐、鸡精、鸡油、胡椒粉即成。

● 药膳功效

补气养血，强筋健骨。适用于劳损、风眩、心烦、骨折、骨质疏松等症。

14. 赤小豆羊肺汤

【药膳配方】

赤小豆 230 克，羊肺 1 副　料酒 10 克，姜 3 克，葱 10 克，盐 3 克，鸡精 3 克，鸡油 30 克，胡椒粉 3 克，冷水 2300 毫升。

【制作程序】

❶ 将赤小豆去泥沙，洗净；羊肺反复冲洗干净；姜切片，葱切段。

❷ 将赤小豆、羊肺、料酒、姜、葱同放炖锅内，加水 2300 毫升，武火烧沸，再用文火炖煮 33 分钟，加入盐、鸡精、鸡油、胡椒粉即成。

● 药膳功效

补益元气，和养脏腑，强筋健骨。适用于元气不足、泻痢、吐血、女子崩中、骨折、骨质疏松等症。

15. 红枣乌鸡雪蛤汤

【药膳配方】

红枣 10 颗，乌鸡半只，雪蛤 10 克，生姜 3 片，鲜奶、盐少许，沸水 600 毫升。

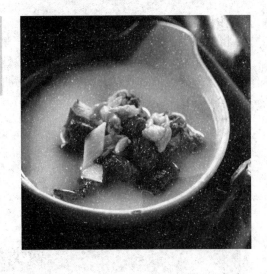

【制作程序】

❶ 雪蛤挑去杂质浸泡 5 小时，待充分膨胀后再剔除深褐色丝筋，洗净。

❷ 红枣去核，洗净；乌鸡去毛，内脏洗净，斩件，飞水。

❸ 将以上原料置于炖盅内，注入沸水 600 毫升，加盖，隔水炖 4 小时，倒入鲜奶，加盐调味即可。

● 药膳功效

补肝肾，益精血，强筋健骨。适用于虚羸，消渴，久疟，妇女血虚、经闭，恶疮，疥癣，骨折，骨质疏松等症。

16. 赤小豆羊肚汤

【药膳配方】

赤小豆 230 克，羊肚 300 克，料酒 10 克，姜 3 克，葱 10 克，盐 3 克，鸡精 3 克，鸡油 30 克，胡椒粉 3 克，冷水 2300 毫升。

【制作程序】

❶ 将赤小豆洗净；羊肚反复冲洗干净，切 2 厘米宽、4 厘米长的块；姜切片，葱切段。

❷ 将赤小豆、羊肚、料酒、姜、葱同放炖锅内，加水 2300 毫升，置武火烧沸，再用文火炖煮 33 分钟，加入盐、鸡精、鸡油、胡椒粉即成。

益气健脾,强筋健骨。适用于泄泻、骨质疏松等症。

17. 赤小豆羊肉汤

【药膳配方】

赤小豆 230 克,羊肉 300 克,萝卜 300 克,料酒 10 克,香草 30 克,姜 3 克,葱 10 克,盐 3 克,鸡精 3 克,鸡油 23 克,冷水 2300 毫升。

【制作程序】

❶ 将赤小豆洗净;羊肉洗净;切 3 厘米见方的块;白萝卜去皮,切 4 厘米见方的块;香草洗净,切 3 厘米长的段。

❷ 将赤小豆、羊肉、料酒、白萝卜、姜、葱同放炖锅内,加水 2300 毫升,武火烧沸,再用文火炖煮 33 分钟,加入盐、鸡精、鸡油、香草、胡椒粉即成。

补肝肾,益精血,强筋健骨。适用于虚羸、消渴、骨折、骨质疏松等症。

18. 赤小豆牛筋汤

【药膳配方】

赤小豆 230 克,牛筋(发好)300 克,料酒 10 克,姜 3 克,葱 10 克,盐 3 克,鸡精 3 克,鸡油 30 克,胡椒粉 3 克,冷水 2300 毫升。

【制作程序】

❶ 将赤小豆去泥沙,洗净;牛筋发好,漂洗干净,切 4 厘米长的条;姜切片,葱切段。

❷ 将赤小豆、牛筋、料酒、姜、葱同放炖锅内,加水 2300 毫升,置武火烧沸,再用文火炖煮 33 分钟,加入香草、盐、鸡精、鸡油、胡椒粉即成。

疏经活络,强筋健骨。适用于风湿疼痛、虚损、消渴、脾弱不运、痞积、水肿、腰膝酸软等症。

羹类药膳 4 道

1. 双丝银鱼羹

【药膳配方】

鲜银鱼 250 克,火腿丝、竹荪丝各 50 克,姜丝 10 克,蛋清 2 个,香菜末 20 克,鸡汤 600 克,盐 3 克、味精、胡椒粉各 1 克,色拉油 50 克,湿淀粉、香油、料酒各适量。

【制作程序】

❶ 将鲜银鱼用清水漂清,放在小碗中,加少

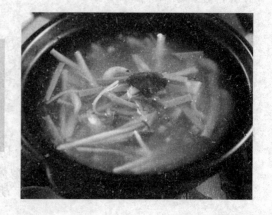

许盐打散调匀。

❷炒锅上火，放入色拉油烧热，投入姜丝煸炒，加鸡汤、竹荪丝、火腿丝，待汤烧开后加入银鱼，下盐、味精、料酒调好味。

❸待汤再次烧开，用湿淀粉勾薄芡，待芡熟后将蛋清徐徐倒入锅中，边倒边搅拌，使蛋清成蛋花状。

❹羹上淋入少许香油，起锅装盆，撒上胡椒粉、香菜末即成。

2. 红糖芝麻羹

【药膳配方】

红糖和黑、白芝麻各25克，藕粉100克。

【制作程序】

❶将黑、白芝麻分别炒熟。

❷将藕粉与黑、白芝麻放同一碗中，冲入沸水，再放入红糖，搅匀即可食用。

【服食方法】

每日一次冲饮。

● 药膳功效

补血养心，补钙壮骨。

3. 鲜红椒鱿鱼羹

【药膳配方】

鲜红椒15克，干鱿鱼200克，鸡脯肉100克，盐2克，味精1.5克，胡椒粉1克，料酒6克，食碱3克，鸡油15克，高汤750克。

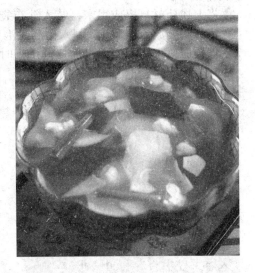

【制作程序】

❶鲜红椒洗净，控干水分，切段；鸡脯肉砸成泥。

❷干鱿鱼放入温水中泡1小时，去头尾，切成极薄的片，放入盆内，用热水洗净，然后用食碱拌匀，放入开水，闷泡至水温不烫手时，水倒出一半儿，再倒入滚开水盖上闷泡，如此重复3～4次，使鱿鱼颜色发白，透明，质软，泡入冷水内。

❸炒锅上火，加入高汤烧沸，鸡泥用汤冲入锅内，待鸡泥凝固，用小眼漏勺捞出鸡泥。倒入鱿鱼片浸3分钟后滗去汤，再重复操作一次，将鱿鱼片盛入汤碗中。

❹汤内加入料酒、盐、胡椒粉、味精，撇去浮沫，倒入鲜红椒段，淋上鸡油，盛入汤碗内即可。

● 药膳功效

补脾开胃，利水祛湿，可用于治疗腰膝酸软、气血不足、骨质疏松等症。

4. 芝麻核桃仁粉羹

【药膳配方】

黑芝麻、核桃仁各250克，白砂糖50克。

【制作程序】

❶将黑芝麻拣去杂质，晒干，炒熟。

❷ 将黑芝麻与核桃仁同研为细末，加入白糖，拌匀后瓶装备用。

【服食方法】

每日两次，每次 25 克，温开水调服。

● 药膳功效

补血生髓，强筋壮骨。

酒类药膳 5 道

1. 仙灵酒

【药膳配方】

仙灵脾 120 克，菟丝子 60 克，破故纸 60 克，金樱子 500 克，小茴香 30 克，巴戟天 30 克，川芎 30 克，牛膝 30 克，当归 60 克，肉桂 30 克，沉香 15 克，杜仲 30 克，白酒 10 升。

【制作程序】

❶ 将上述药材打捣成粗末，装入纱布袋内。

❷ 将纱布袋放入器皿中，倒入白酒浸泡，加盖。

❸ 将器皿放入锅中，隔水加热约 1 小时，取出器皿，密封。

❹ 7 日后开封，过滤装瓶备用。

【服食方法】

每次 15 ～ 30 毫升，早晚 2 次，将酒温热空腹服用。

● 药膳功效

补肾壮阳，固精，养血，强筋骨。主治腰膝无力、骨质疏松、下元虚冷、行走无力、阳痿、遗精、泄泻等症。

2. 人参酒

【药膳配方】

人参 30 克，白酒 1200 毫升。

【制作程序】

❶ 人参装入纱布袋，缝口，将纱布袋入酒浸泡数日。

❷ 将酒倒入砂锅内，在微火上煮，煮至 500 ～ 700 毫升时将酒倒入瓶内。

❸ 将瓶密封，冷却，存放备用。

【服食方法】

每次 10 ～ 30 毫升，每日 1 次。

● 药膳功效

补益中气，强壮筋骨。

3. 地料酒

【药膳配方】

干地黄 60 克，白酒 500 毫升。

【制作程序】

将地黄洗净，泡入白酒罐内，用不透气的塑料皮封严口，浸泡 7 天后即可饮用。

● 药膳功效

舒筋活血。适用于阴血不足，筋脉失养而引起的肢体麻木、疼痛等症。

4. 丹参杜仲酒

【药膳配方】

杜仲 30 克，丹参 30 克，川芎 20 克，江米酒 750 毫升。

【制作程序】

❶ 将上述药材一同捣碎细，装入纱布袋内。

❷ 将布袋放入干净的器皿中，倒入酒浸泡，密封。

❸ 5 日后开启，去掉药袋，过滤装瓶备用。

【服食方法】

不限时，将酒温热随量服用。

● 药膳功效

此酒补肝肾、强筋骨、养血活血、祛风通络，主治肝肾虚、精血不足、腰腿酸痛、络脉痹阻。

5. 天麻石斛酒

【药膳配方】

石斛、天麻、川芎、仙灵脾、五加皮、牛膝、草薢、桂心、当归、牛蒡子、杜仲、制附子、乌蛇肉、茵芋、狗脊、丹参各 20 克，川椒 25 克，白酒 1500 毫升。

【制作程序】

将前 17 味捣碎，置容器中，加入白酒，密封，浸泡 7 日后过滤去渣即成。

【服食方法】

每次温服 10 ~ 15 毫升，日服 3 次。

● 药膳功效

舒筋活血，强筋壮骨，祛风除湿。

蜂产品药膳7道

1. 月见草花粉饮

【药膳配方】

蜂蜜、月见草花粉各适量。

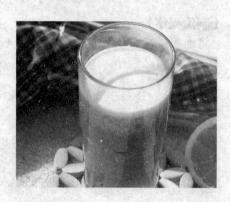

【制作程序】

将花粉用温开水或蜂蜜水泡后服用。

【服食方法】

日服2次，每次5～10克。

● 药膳功效

本方具有强筋壮骨、缓解关节疼痛的作用，能够防治骨质疏松。

2. 白酒蜜浆

【药膳配方】

鲜蜂王浆10克，蜂蜜100克，白酒200毫升。

【制作程序】

将以上3味充分混合。

【服食方法】

每日早晨口服5～10毫升。

● 药膳功效

本方具有强筋壮骨、缓解关节疼痛的作用，能够防治骨质疏松和关节炎。

3. 蛋黄蜂蜜饮

【药膳配方】

蜂蜜25克，鸡蛋黄1个，沸水适量。

【制作程序】

鸡蛋黄和蜂蜜搅匀，用沸水冲散热饮即可。

【服食方法】

经常饮用。

● 药膳功效

本方具有补血止血、强身健体的作用，能够防治骨质疏松等症。

4. 蜜制桑葚

【药膳配方】

蜂蜜、桑葚各300克。

【制作程序】

将鲜桑葚微研至碎，用纱布挤汁，以文火熬，至一半儿时加蜂蜜调匀，再煎片刻即成膏状。

【服食方法】

日服 2 ~ 3 次，每次 1 ~ 2 汤匙，温开水或少量料酒送服。

◆ 药膳功效

本方具有强筋壮骨、缓解关节疼痛的作用，能够防治骨质疏松。

5. 双草蜜

【药膳配方】

蜂蜜 30 克，制草乌、生甘草各 9 克。

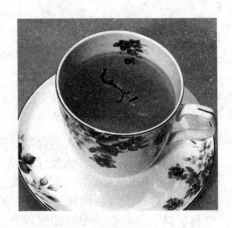

【制作程序】

制草乌、生甘草水煎 1 小时以上，加入蜂蜜，分 2 次温服。

◆ 药膳功效

本方具有祛湿止痛、化痰止咳、壮骨强身的作用，能够防治骨质疏松。

6. 蜂王浆健骨单方

【药膳配方】

鲜蜂王浆。

【制作程序】

购买成品蜂王浆即可。

【服食方法】

早晚服蜂王浆各 1 次，空腹服用，每次 3 ~ 4 克。

◆ 药膳功效

本方能够防治骨质疏松。

7. 蜂胶酊浆饮

【药膳配方】

蜂王浆、15% 蜂胶酊各适量。

【制作程序】

二者放一起加温开水调匀。

【服食方法】

每日起床后和睡觉前各服 1 次，每次服 5 克蜂王浆和 5 毫升蜂胶酊。

◆ 药膳功效

本方具有强筋壮骨、安神益智的作用，能够防治骨质疏松。

第五节　润肠通便的药膳

　　正常情况下，人摄入的食物经肠胃消化、吸收后，余下的残渣便排出体外。然而如果排便时间间隔过长，大便（残渣）中水分在肠道中被过分吸收，大便就会变得干硬，难以排出，即成便秘。由于体内不能及时将残渣排出，蛋白质腐败物通过肠道吸收到体内，就会出现毒性反应。便秘患者就容易产生头痛、头晕、舌苔厚、食欲减退、反酸、嗳气、口臭、口苦、恶心、腹部膨胀以及易疲劳等症状，情况严重时甚至会出现肠道癌症。老年人由于腑脏功能衰弱，便秘患者很多。

　　为防治便秘，老年人应多注意饮食。膳食纤维能刺激肠蠕动，缩短食物通过肠道的时间，有利于顺利排便。富含膳食纤维的食物有韭菜、芹菜、菠菜、空心菜、竹荪、香蕉、桃子、萝卜、海带、白菜、虾皮、黄豆芽、绿豆芽、四季豆、土豆、甘薯、粗米、麦片、山药以及带皮水果等。维生素 B 可促进消化液分泌，也可预防便秘。富含维生素 B_1、维生素 B_2 的食物有玉米、小米、粳米、荞麦面、豆及豆制品、标准面粉、动物肝脏、花生、鸡蛋、酵母、猪肉、猪心、奶粉、鳝鱼、芹菜、荠菜、黄花菜、紫菜等。油脂为肠润滑剂，也可使大便通畅，因此便秘患者还应适当吃些富含油脂的食品。患者可在烹调中多使用花生油、豆油、香油、葵花子油以及花生米、松子仁、核桃、葵花子等油性食品。此外，多喝豆浆、牛奶、果汁、蜂蜜及汤、粥类食品，多喝开水和饮茶对防治便秘也有较好的效果。

粥类药膳 13 道

1. 桂心粥

【药膳配方】
　　桂心 2 克，茯苓 2 克，桑白皮 3 克，粳米 50 克，冷水适量。

【制作程序】
❶ 将桂心、茯苓、桑白皮放入锅内，加水适量，置武火上烧沸，再用文火熬煮，滤去药渣，留汁待用。
❷ 将粳米淘洗干净，加入锅内，倒入药汁，加水适量，置武火上烧沸，再用文火熬煮至熟即成。

药膳功效

补益肝肾，润肠通便，乌须发，更有美颜作用。

2. 郁李仁粥

【药膳配方】

粳米 100 克，郁李仁 15 克，姜汁 20 克，蜂蜜 30 克，冷水 1000 毫升。

【制作程序】

❶ 粳米淘洗干净，用冷水浸泡半小时，捞出，沥干水分。

❷ 郁李仁去皮，捣烂备用。

❸ 锅中加入约 1000 毫升冷水，将粳米放入，先用旺火烧沸，再改用小火熬煮，待粥将熟时加入郁李仁、蜂蜜、姜汁，略煮即成。

药膳功效

主治津枯肠燥、大便坚难、老年及产后血虚便秘。

3. 焦米粥

【药膳配方】

粳米 100 克，白糖 5 克，冷水 1000 毫升。

【制作程序】

❶ 粳米淘洗干净，用冷水浸泡半小时，捞出，沥干水分。

❷ 坐锅点火，放入粳米，炒至焦黄后取出备用。

❸ 另取一锅，加入约 1000 毫升冷水，将焦米放入，先用旺火烧沸，再改用小火熬煮成粥，最后下入白糖拌匀，即可盛起食用。

药膳功效

宽中行气，生津清热，化积导滞，促进胃肠蠕动，通便。

4. 五谷糙米粥

【药膳配方】

糙米 50 克，黑豆、红豆、黄豆、绿豆、青豆各 30 克，白糖 10 克，冷水 2000 毫升。

【制作程序】

❶ 前 6 种食材均淘洗干净，分别用冷水浸泡 2 ~ 3 小时，捞出，沥干水分。

❷ 锅中加入约 2000 毫升冷水，将所有食材下入，先用旺火烧沸，然后致小火煮 45 分钟，边煮边搅拌。

❸ 待所有食材软烂后熄火，加白糖调味，继续焖煮 5 分钟，即可盛起食用。

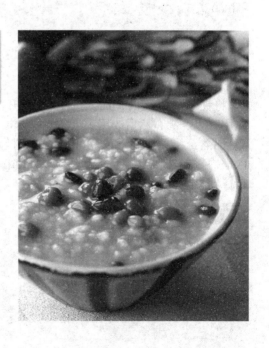

药膳功效

清理肠胃，通便，降血压。

5. 白粱米粥

【药膳配方】

白粱米150克，荆芥、薄荷叶、豆豉各30克，冰糖10克，冷水1500毫升。

【制作程序】

❶ 将白粱米淘洗干净，用冷水浸泡半小时，捞起，沥干水分。

❷ 锅中加入约1500毫升冷水，放入荆芥、薄荷叶、豆豉煮沸，熄火等待10分钟，过滤，取汁。

❸ 将白粱米加入汁液中，先用旺火烧沸，然后转小火熬煮成粥，下入冰糖拌匀，即可盛起食用。

● 药膳功效

调理肠胃，治疗便秘，预防暗疮。

6. 青粱米粥

【药膳配方】

青粱米150克，冰糖10克，冷水1200毫升。

【制作程序】

❶ 将青粱米淘洗干净，用冷水浸泡半小时，捞出，沥干水分。

❷ 锅中加入约1200毫升冷水，将青粱米放入，先用旺火烧沸，然后转小火熬煮约45分钟。

❸ 见米粒烂熟时下入冰糖调好味，再稍焖片刻，即可盛起食用。

● 药膳功效

促进胃肠蠕动，治疗便秘，预防暗疮。

7. 燕麦粳米粥

【药膳配方】

粳米100克，燕麦粉30克，白糖10克，冷水1000毫升、冷开水适量。

【制作程序】

❶ 粳米淘洗干净，用冷水浸泡半小时，捞起，沥干水分。

❷ 将粳米放入锅内，加入约1000毫升冷水，先用旺火烧沸，然后改用小火熬煮。

❸ 粥熬至半熟时将燕麦粉用冷开水调匀，放入锅内，搅拌均匀，待粳米烂熟以后加白糖调味，即可盛起食用。

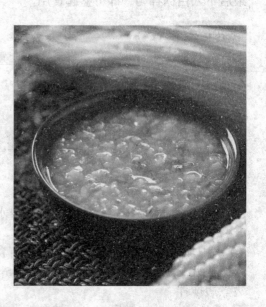

● 药膳功效

清理肠胃，通便，益智健脑，强筋壮骨。

8. 千屈菜马齿苋粥

【药膳配方】

粳米150克，千屈菜30克，马齿苋20克，蜂蜜15克，冷水1500毫升。

【制作程序】

❶ 粳米淘洗干净，用冷水浸泡半小时，捞出，沥干水分。

❷ 千屈菜择去老黄叶和根茎杂质，洗净，切2厘米长的段；马齿苋洗净，切细。

❸ 锅中加入约1500毫升冷水，将粳米放入，先用旺火烧沸，然后改用小火熬煮约10分钟。

❹ 锅内放入千屈菜段、马齿苋，继续煮至粳米软烂，然后加蜂蜜拌匀，即可盛起食用。

● 药膳功效

宁心安神，润肠通便。

9. 山药莲子葡萄粥

【药膳配方】

生山药30克，莲子30克，葡萄干30克，白糖少许。

【制作程序】

❶ 将生山药切成薄片，莲子去心，葡萄干洗净，同放入锅内，加水适量。

❷ 将锅置武火上烧沸，再用文火熬煮至熟，加入白糖，拌匀即成。

● 药膳功效

健胃清肠，行滞通便。适用于高血压、高血脂或大肠热盛引起的便秘。

10. 香茗粥

【药膳配方】

粳米100克，茶叶15克，姜2片，冷水1000毫升。

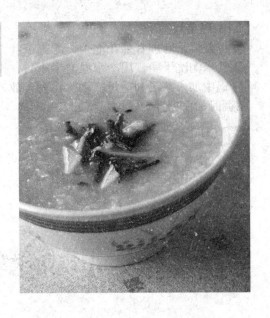

【制作程序】

❶ 将茶叶用温水浸泡，然后滗去水。

❷ 粳米淘洗干净，用冷水浸泡半小时，沥干水分备用。

❸ 取锅加入少量冷水，将茶叶倒入煎煮，取浓汁备用。

❹ 锅中加入约1000毫升冷水，将粳米、姜放入，先用旺火烧沸，再改用小火熬煮，待粥将成时加入浓茶汁，略煮即成。

● 药膳功效

适用于肠胃燥热、便秘或肠风致大便出血等症。

11. 橘皮粥

【药膳配方】

粳米100克，干橘皮30克，白糖5克，冷水适量。

【制作程序】

❶ 将干橘皮擦洗干净，研成细末。

❷ 粳米淘洗干净，用冷水浸泡半小时，捞出，沥干水分。

❸ 取锅放入冷水、粳米，先用旺火煮沸，然后改用小火熬煮，至粥将成时加入橘皮末和白糖，再略煮片刻，即可盛起食用。

益气生津，宽肠胃，通大便。对呼吸道、消化道有润滑、消炎的作用。

12. 杏肉粥

【药膳配方】

杏肉5枚，粳米100克，冰糖50克，冷水适量。

【制作程序】

① 杏肉洗净。
② 粳米淘洗干净，用冷水浸泡半小时，捞出，沥干水分备用。
③ 取锅放入适量冷水、杏肉，煮至熟烂时加入粳米，用旺火煮开，再用小火续煮。
④ 见米粒软烂时下入冰糖调好味，再略煮片刻，即可盛起食用。

● 药膳功效

止咳定喘，润肠通便。

13. 普洱茶菊粥

【药膳配方】

粳米100克，普洱茶叶3克，甘菊花10克，白糖15克，冷水适量。

【制作程序】

① 将普洱茶叶加甘菊花泡茶，滤去茶叶，取茶汤备用。
② 粳米淘洗干净，用冷水浸泡半小时，捞出，沥干水分。
③ 锅中加入茶汤和适量冷水，将粳米放入，先用旺火烧沸，然后改用小火熬煮，待汤汁黏稠时加白糖拌匀，即可盛起食用。

● 药膳功效

清热、下气、利水、通便。

汤类药膳 30 道

1. 决明子蔬菜汤

【药膳配方】

大白菜150克，萝卜30克，干海带芽、紫菜末各10克，葱3根，味精15克，决明子35克，枸杞6克，冷水适量。

【制作程序】

① 萝卜（去皮）、大白菜洗净，切块；葱洗净切段；味精加入适量水，轻轻搅动化开。
② 决明子放入锅中加适量水煮30分钟，滤除杂质，汤汁留下备用。
③ 除海带芽外全部材料放入汤汁中煮10分钟，关火，再加入海带芽泡至涨开即可。

助消化，通气排便。

2. 甘薯芥菜黄豆汤

【药膳配方】

红薯 380 克，芥菜 300 克，黄豆 75 克，猪瘦肉 100 克，姜 2 片，盐适量，冷水适量。

【制作程序】

❶ 红薯去皮，洗净，切厚块；芥菜和黄豆洗净；猪瘦肉洗净，氽烫后再冲洗干净。

❷ 煲滚适量水，放入红薯、芥菜、黄豆、猪瘦肉和姜片，水滚后改文火煲约 90 分钟，下盐调味即成。

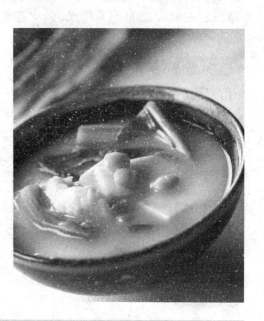

药膳功效

调理肠胃，治疗便秘，预防暗疮。

3. 大芥菜红薯汤

【药膳配方】

大芥菜 450 克，红薯 500 克，植物油 5 克，姜 2 片，盐 5 克，沸水 1000 毫升

【制作程序】

❶ 大芥菜洗净，切段；红薯去皮，洗净，切成块状。

❷ 热锅，加入植物油、姜片，将红薯爆炒 5 分钟，加入沸水 1000 毫升，煮沸后加入大芥菜，煲滚 20 分钟，加盐调味即可。

药膳功效

益气生津、宽肠胃、通大便。能保护人体的呼吸道和消化道，并起润滑、消炎的作用。

4. 芦笋玉米西红柿汤

【药膳配方】

鲜芦笋 100 克，玉米棒 2 段，西红柿 2 个，猪瘦肉 100 克，姜 1 片，盐适量，冷水适量。

【制作程序】

❶ 将鲜芦笋削去硬节皮，洗干净切段；玉米洗干净；西红柿洗干净，切块去籽。

❷ 猪瘦肉洗干净，氽烫后再冲洗干净。

❸ 煲滚适量水，下鲜芦笋、玉米段、西红柿、猪瘦肉、姜片。煲滚后改文火煲 2 小时，下盐调味即成。

药膳功效

清理肠胃，通便，降血压。

5. 杏桂银耳冬菇汤

【药膳配方】

杏仁 15 克，银耳 15 克，桂圆肉 10 克，冬菇 8 个，猪腱（猪瘦肉）200 克，红枣 4 颗，姜 2 片，盐少许，冷水 2000 毫升。

【制作程序】

❶ 冬菇去蒂，与银耳分别用冷水浸透、泡发，洗净备用。

❷ 杏仁、桂圆肉、猪腱、红枣和姜分别用清水洗净；红枣去核备用。

❸ 汤锅中倒入 2200 毫升冷水，武火煮滚，放入上述所有材料，改中火继续煲 3 小时左右，加盐调味，即可食用。

● 药膳功效

宁心安神，润肠通便。

6. 菠耳汤

【药膳配方】

菠菜根 90 克，银耳 9 克，盐或糖适量，冷水 350 毫升。

【制作程序】

❶ 将银耳先用水浸泡 2 小时，洗净；菠菜根洗净。

❷ 将银耳放入炖锅中，放 350 毫升水，煮约半小时后加入菠菜根，再煮沸 20 分钟即可，咸甜两食均可。

● 药膳功效

滋阴润燥，解渴通便，主治大肠燥热造成的大便秘结、糖尿病口渴欲饮等症。

7. 蜂蜜香油汤

【药膳配方】

蜂蜜 50 克，香油 25 克，温开水 100 毫升。

【制作程序】

❶ 蜂蜜放碗内，用筷子不停打搅，使其起泡直至浓密。

❷ 继续边搅边将香油慢慢输入蜂蜜内，搅拌均匀。然后将温开水约 100 毫升徐徐加入，搅至开水、香油、蜂蜜三者混为一体即成。

● 药膳功效

润燥滑肠，滋补益寿，杀菌解毒。

8. 冬菇花生白菜汤

【药膳配方】

冬菇 6 个，花生 75 克，白菜 380 克，猪瘦肉 100 克，红枣 3 颗，姜 2 片，盐适量，冷水适量。

【制作程序】

❶ 冬菇用水浸软，去蒂，洗净；洗净花生和白菜；把猪瘦肉洗净，氽烫后再冲洗净；红枣去核，洗净。

❷ 煲滚适量水，放入冬菇、花生、白菜、猪瘦肉、红枣和姜片，水滚后改文火煲约 2 小时，下盐调味即成。

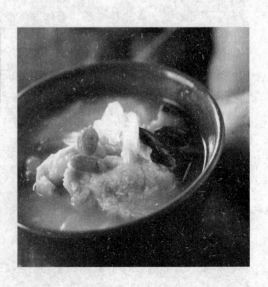

● 药膳功效

清热润燥，调理肠胃，治便秘。

9. 菜心螺片猪瘦肉汤

【药膳配方】

菜心300克，速冻螺片225克，猪瘦肉225克，胡萝卜188克，姜4片，葱2段，盐适量，冷水适量。

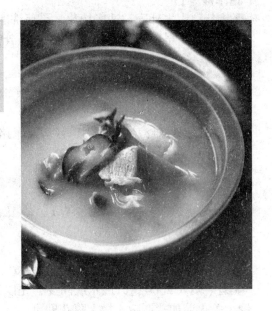

【制作程序】

❶ 洗干净菜心；螺片解冻后，清洗干净，加入已下葱和2片姜的滚水内煮5分钟，取出洗干净；洗净猪瘦肉，氽烫后再冲洗干净；胡萝卜去皮，洗净后切块。

❷ 煲滚适量水，放入菜心、螺片、猪瘦肉、胡萝卜和姜片，水滚后改文火煲约90分钟，下盐调味即成。

药膳功效

养心安神，润肠通便，驻颜美容。适用于心悸、心烦、失眠、肠燥便秘、面色无华等症。

10. 乳蛋汤

【药膳配方】

牛奶500克，鸡蛋1只，核桃仁1个，冰糖少许。

【制作程序】

❶ 鸡蛋敲入碗内打散，核桃仁捣烂，冰糖研细，均加入牛奶中调和均匀。

❷ 上锅隔水蒸熟即可。

药膳功效

滋阴化痰、润燥通便。能填精壮肾、补益五脏，对老人肠燥便秘尤宜，也适用于肺虚喘咳或干咳。

11. 山楂甘笋汤

【药膳配方】

山楂19克，胡萝卜375克，圆白菜375克，猪瘦肉150克，蜜枣3颗，姜1片，盐适量，冷水适量。

【制作程序】

❶ 山楂和蜜枣洗净；胡萝卜去皮洗净，切块；圆白菜洗净；猪瘦肉洗净，氽烫再冲洗干净。

❷ 煲滚适量水，下山楂、胡萝卜、圆白菜、猪瘦肉、蜜枣及姜片，滚后改文火煲2小时，下盐即成。

药膳功效

清理肠胃，润肠通便。

12. 茭白芹菜汤

【药膳配方】

茭白100克，旱芹50克，冷水适量。

【制作程序】

❶将茭白剥去外壳，洗净切片；旱芹洗净，切段。

❷将茭白、旱芹同放汤锅，加水煮15分钟即成。

药膳功效

除热祛风，散寒破结，降压通便，适于二便不通，亦可用于防治高血压。

【注意事项】

茭白含有一种难溶性草酸钙，肾病及尿路结石患者，不宜多食。

13. 紫菜荸荠豆腐汤

【药膳配方】

紫菜75克，荸荠15个，豆腐1块，姜2片，葱花1茶匙，盐适量，冷水2000毫升。

【制作程序】

❶紫菜泡水发透，挤干水分；荸荠去皮，切片；豆腐切丁，均洗净备用。

❷锅中倒入2000毫升冷水或高汤，先以武火煮滚，放入前4种材料，改用中火煮20分钟，关火前加盐调味，撒上葱花即可。

药膳功效

调理肠胃，治疗便秘，预防暗疮。

14. 西芹丝瓜萝卜汤

【药膳配方】

西芹75克，丝瓜100克，胡萝卜150克，冬瓜300克，冬菇（水发）3个，莲子30克，猪瘦肉75克，姜1片，盐适量，冷水适量。

【制作程序】

❶西芹洗净，切段；丝瓜削去外皮，洗净，切块；莲子洗净。

❷胡萝卜去皮，洗净切块；冬瓜洗净切厚块。

❸猪瘦肉洗干净，汆烫后再冲洗干净。

❹煲滚适量水，放入以上材料和姜，再滚后改文火煲2小时，下盐调味即成。

药膳功效

清热解毒，清理肠胃。

15. 韭菜豆芽猪红汤

【药膳配方】

韭菜60克，大豆芽菜100克，猪红（猪血）400克，姜丝16克，植物油10克，盐5克，冷水1000毫升。

【制作程序】

❶将韭菜洗净，切成小段；大豆芽菜洗净；将猪红洗净，切成块状。

❷将冷水1000毫升放入瓦煲内，煮沸后下植物油、韭菜、大豆芽菜，滚5分钟后放入猪红，文火煮至猪红熟，加盐调味即可。

药膳功效

清热、润肠、通便。本方适用于大肠燥热引起的大便不畅者。

16. 红萝卜银耳螺头汤

【药膳配方】

红萝卜 250 克，银耳 20 克，螺头 250 克，猪瘦肉 200 克，蜜枣 3 颗，盐 5 克，冷水 1500 毫升。

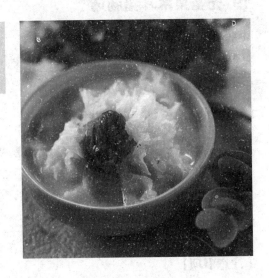

【制作程序】

❶ 将红萝卜去皮，切成块状，洗净；蜜枣洗净，银耳浸泡，去除根蒂部硬结，撕成小朵，洗净；猪瘦肉洗净，飞水；螺头洗净，飞水。

❷ 将清水 1500 毫升放入瓦煲内，煮沸后加入以上用料，武火煲滚后改用文火煲 2 小时，加盐调味即可。

● 药膳功效

清热降火，润肠通便。适用于热病伤津或火热内盛引起的便秘。

【注意事项】

肺虚寒咳、脾胃虚寒者慎用。

17. 芦荟猪蹄汤

【药膳配方】

芦荟 300 克，猪蹄 600 克，蜜枣 3 颗，盐 3 克，冷水 2000 毫升。

【制作程序】

❶ 将芦荟去皮，洗净，切段。

❷ 将猪蹄斩件，洗净，飞水。热锅，将猪蹄干爆 5 分钟。

❸ 将冷水 2000 毫升放入瓦煲内，煮沸后放入前 3 种用料，武火煲滚后改用文火煲 3 小时，加盐调味即可。

● 药膳功效

清热、润肠、通便。适用于肠热引起的大便不畅或大便秘结者。

【注意事项】

肠胃虚弱、气虚便秘者慎用。

18. 赤小豆牛肚汤

【药膳配方】

牛肚 125 克，薏米 30 克，赤小豆 30 克，盐少许，沸水适量。

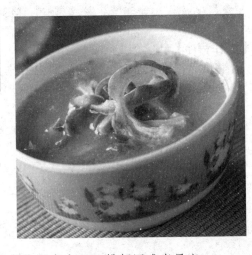

【制作程序】

❶ 将赤小豆预先泡水 12 小时，薏米预先泡水 4 小时，备用。

❷ 将牛肚翻出，将两面清洗干净，切成丝条状备用。

❸ 锅内注水烧沸，将薏米、赤小豆和牛肚一并放入。待牛肚熟软后，调入适量的盐即可食用。

● 药膳功效

清肠、润燥、通便。本方对热病肠燥之大便不畅或体阴虚火旺而排便困难者最宜。

第五章 老年人常见病的药膳养生法

19. 无花果木耳猪肠汤

【药膳配方】

无花果 50 克，黑木耳 20 克，荸荠 100 克，猪大肠 400 克，猪瘦肉 150 克，蜜枣 3 颗，花生油 15 克，淀粉 20 克，盐 5 克，冷水 2000 毫升。

【制作程序】

❶ 将无花果、黑木耳洗净，浸泡 1 小时；荸荠去皮，洗净。

❷ 猪大肠翻转，用花生油、淀粉反复搓擦，以去除秽味及黏液，冲洗干净，飞水。

❸ 将冷水 2000 毫升放入瓦煲内，煮沸后加入前 6 种用料，武火煲滚后改用文火煲 3 小时，加盐调味即可。

● **药膳功效**

健胃清肠，行滞通便。适用于高血压、高血脂、癌症术后或大肠热盛引起的便秘。

【注意事项】

脾胃虚弱、气虚便秘者慎用。

20. 萝卜干蜜枣猪蹄汤

【药膳配方】

萝卜干 30 克，猪蹄 600 克，蜜枣 5 颗，盐 5 克，冷水 2000 毫升。

【制作程序】

❶ 将萝卜干浸泡 1 小时，洗净；蜜枣洗净。

❷ 将猪蹄斩件，洗净，飞水。热锅，将猪蹄干爆 5 分钟。

❸ 将冷水 2000 毫升放入瓦煲内，煮沸后加入以上用料，武火煲滚后改用文火煲 3 小时，加盐调味即可。

● **药膳功效**

清肠、润燥、通便。本方适用于热病后或肺燥引起的口干、咳嗽、大便秘结等症。

【注意事项】

胃寒、脾虚泄泻者慎用。

21. 酸菜粉肠汤

【药膳配方】

酸菜 60 克，支竹 50 克，粉丝 30 克，猪粉肠 400 克，盐 5 克，冷水 800 毫升。

【制作程序】

❶ 将酸菜浸泡 1 小时，洗净，切成条丝状。

❷ 将支竹折成约两个指节长短的条状，洗净。

❸ 将粉丝洗净；猪粉肠洗净，切段。

❹ 将冷水 800 毫升放入瓦煲内，煮沸后放入酸菜、支竹，武火煲滚后改用文火煲 30 分钟，加入粉丝和猪粉肠，加盐调味即可。

● **药膳功效**

醒胃、清肠、通便。

22. 木耳海参汤

【药膳配方】

黑木耳 20 克，海参 1 条，猪瘦肉 200 克，冷水适量。

【制作程序】

❶ 木耳浸软，海参浸透、洗净切片。

❷ 上两味与猪瘦肉一起煮汤，加调味料即可。

药膳功效

润燥，通便。

23. 猪腱节瓜鹌鹑汤

【药膳配方】

鹌鹑 4 只，猪腱肉 100 克，节瓜 1000 克，赤小豆 50 克，江瑶柱 50 克，桂圆肉 15 克，香油、盐少许，冷水 3000 毫升。

【制作程序】

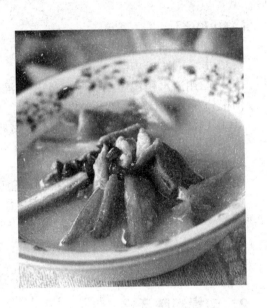

❶ 将鹌鹑宰杀干净，去其头、爪、内脏，每只斩成两边，连同洗净的猪腱肉一起用开水烫煮一下。

❷ 节瓜刮去瓜皮，洗净，切成中段；赤小豆、江瑶柱、桂圆肉分别用温水稍浸后洗净。

❸ 煲内放入 3000 毫升（约 12 碗）冷水烧至水开，把所用汤料全部放入。先用武火煲 30 分钟，再用中火煲 60 分钟，后用小火煲 90 分钟即可。

❹ 煲好后，取出药渣，放香油、盐调味，咸淡随意。

药膳功效

清热降火，消积食胀气，润肠通便。

24. 咸鱼头豆腐汤

【药膳配方】

咸鱼头（黄花鱼头为上品）600 克，鲜白菜 500 克，白菜干 100 克，豆腐 4 块，生姜 2 块、植物油、盐各适量，冷水 2000 毫升。

【制作程序】

❶ 鱼头开边洗净；鲜白菜、白菜干分别洗净。

❷ 上三味与豆腐原块共置瓦煲，加水 2000 毫升、生姜 2 块，煲至 3 小时即可。

药膳功效

此方有下火、清热、通利二便之功效。

25. 菠菜猪血汤

【药膳配方】

菠菜 500 克，猪血 250 克，香油、盐各少许，冷水适量。

【制作程序】

❶ 将菠菜择洗干净，切段；猪血漂洗干净，切小方块。

❷ 将猪血放入锅内加水煮沸，投入菠菜同煮成汤，以香油、盐调味即可。

 药膳功效

润肠通便，补血止血。适用于贫血、各种出血症，对便秘尤宜。

26. 当归红枣煲鸭汤

【药膳配方】

鸭肉750克，当归25克，红枣12颗，淮山药25克，枸杞25克，冷水3000毫升。

【制作程序】

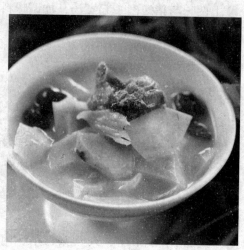

❶ 将鸭宰杀干净后取其肉，斩成大块，用开水烫煮一下捞起待用。

❷ 当归用温水稍浸后切成厚片；红枣、淮山药、枸杞分别淘洗干净，红枣去核。

❸ 煲内注入3000毫升冷水烧至水开，放入以上用料。待煲内水再开后，用小火煲3小时即可。

❹ 煲好后，隔除药渣，加入适量油、盐后便可服用。

药膳功效

滋养胃脾，润肠通便。

【注意事项】

勿与甲鱼同食；外感发热和腹泻患者不宜服用。

27. 清燥润肠汤

【药膳配方】

鲫鱼1条（约500克），姜2块，五倍子末15克，冰糖少许，冷水1200毫升。

【制作程序】

❶ 将鲫鱼剖净肠杂，留鳞。

❷ 药材置于布袋，与鲫鱼、姜片、冰糖一起放入瓦煲，加冷水1200毫升煲2小时，食鲫鱼饮汤。

药膳功效

肠胃燥热引起的便秘或肠风致大便出血等症。平时便秘、口臭、生面疮、口生痱滋者也宜饮此汤。

【注意事项】

此汤不适合溃疡性出血。

28. 橙汁秋葵排骨汤

【药膳配方】

猪排骨250克，柳橙3个，秋葵5支，猪骨高汤500克，盐少许。

【制作程序】

❶ 将排骨洗干净，切成适当大小的块状，备用；秋葵洗净后，斜切成长片状备用。

② 将预先准备好的骨头高汤煮至沸腾，加进排骨块一起煮 30 分钟。

③ 挤出 2 个柳橙的果汁、挖出 1 个柳橙的瓤肉，并将切好的秋葵片一起加进排骨汤里，煮 5 ～ 10 分钟至滚沸，加盐调味即可。

● 药膳功效

能净化胃肠道、促进新陈代谢、帮助肝脏解毒。

29. 栗子白菜枸杞汤

【药膳配方】

小白菜 250 克，板栗 50 克，枸杞 10 克，高汤 150 克，植物油 15 克，葱末、盐、味精、白糖适量。

【制作程序】

① 将小白菜切段，焯水。

② 锅中倒入植物油，烧至五成热时用葱末炝锅，倒入高汤烧开，放入板栗、枸杞，加入调料同煮，2 分钟后放入小白菜段即可。

● 药膳功效

补益肝肾，养血安神，润肠通便。尤宜防治老年性肠燥便秘。

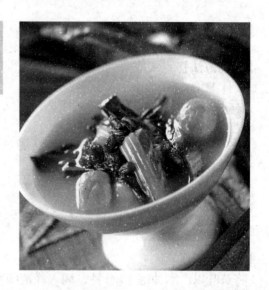

30. 羊血豆腐皮汤

【药膳配方】

羊血、豆腐皮、笋衣、绿豆粉各适量，胡椒粉、醋、盐各少许，冷水适量。

【制作程序】

① 羊血入清水煮，冷却后切薄片；豆腐皮、笋衣分别以清水漂净，切丝。

② 共入一锅加冷水，以文火煮至沸滚，调入绿豆粉、胡椒粉、醋、盐，搅匀即可。

● 药膳功效

养血顺气，润肠通便。

茶类药膳 3 道

1. 橘皮茶

【药膳配方】

橘皮 20 克，红茶 3 克，红糖 25 克。

【制作程序】

橘皮加水煎沸，取沸汤泡红茶，5 分钟后再趁热加入红糖，调匀即成。

【服食方法】

每日 1 剂，分 3 次服饮。

本方用于治疗便秘。

2. 胡椒茶

胡椒10粒，陈茶3克，盐适量。

【制作程序】
胡椒研细，与陈皮、盐一起用沸水冲泡5分钟即成。
【服食方法】
每日1～2剂。

本方具有顺气养胃的功效，能够治疗便秘。

3. 蜂蜜茶

茶叶3克，蜂蜜5毫升。

【制作程序】
将茶叶以沸水冲泡10分钟，调入蜂蜜即可。
【服食方法】
饭后30分钟服用1杯，每日3剂。

本方具有润肠通便、提高免疫力的作用。

蜂产品药膳5道

1. 蜜制萝卜

白萝卜200克，蜂蜜150克。

【制作程序】
鲜白萝卜洗净，切丁，放入沸水中煮沸，捞出，控干水分，晾晒半日，放锅中，加入蜂蜜，用小火煮沸调匀，晾冷后服食。
【服食方法】
每日睡前取适量服食。

本方具有改善肠道功能的作用，能够治疗便秘。

2. 蜂蜜葱白奶汁

【药膳配方】

蜂蜜 400 克,牛奶 250 克,葱白 100 克。

【制作程序】

先将葱白洗净绞汁,然后将牛奶与蜂蜜共煮,开锅下葱汁,再煮即成。

【服食方法】

每日早空腹服用。

● **药膳功效**

本方具有润肠通便、提高免疫力的作用。

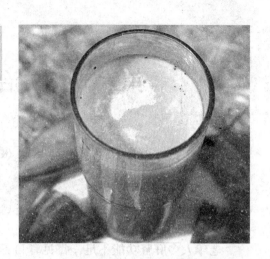

3. 姜蜜萝卜汁

【药膳配方】

蜂蜜 150 克、白萝卜 1000 克、生姜汁少许。

【制作程序】

将白萝卜榨汁,加蜂蜜、生姜汁,调匀即可。

【服食方法】

每日早晚空腹食用,每次 30 ~ 50 克。

● **药膳功效**

本方具有顺气养胃的功效,能够治疗便秘。

4. 咸蜜汁

【药膳配方】

蜂蜜 50 克,盐 6 克。

【制作程序】

先将盐用水溶化,加入蜂蜜,搅匀即可。

【服食方法】

每日早晚各服 1 次。

● **药膳功效**

本方具有清肠排毒的作用,可治疗便秘、宿便不通。

5. 蜂蜜滑肠单方

【药膳配方】

蜂蜜 50 克。

【制作程序】

购买成品蜂蜜即可。

【服食方法】

每日起床后空腹以凉开水冲饮,长期坚持。

● **药膳功效**

本方用于治疗便秘。

第六节 防治视力障翳的药膳

　　老年人多肝肾功能不足，每见耳目不聪、齿摇脱落等衰老征象。老花眼是老年人的常见病。中医有云："肝开窍于目"，故欲养眼，必先养肝。眼病患者应注意多吃能滋阴润燥、平肝潜阳的食品。

　　能平肝明目的食物主要有以下几种：含有较多膳食纤维、胡萝卜素、维生素A、维生素C的蔬菜和水果。这些食品能防止眼睛干燥，预防夜盲症。另外，肝与血的关系十分密切，要养肝必须先调节血行。动物肝、豆类、蛋类（包括豆制品——豆浆、豆腐）、奶类食物中含有较丰富的蛋白质，多吃这些食物对于养血、调肝气大有裨益。

粥类药膳 12 道

1. 兔肝粥

【药膳配方】

　　粳米200克，兔肝1副，盐2克，冷水2000毫升。

【制作程序】

❶ 粳米淘洗干净，用冷水浸泡半小时，捞出，沥干水分。

❷ 兔肝洗净，切片备用。

❸ 锅中加入约2000毫升冷水，将粳米放入，用旺火烧沸后加入兔肝片，搅拌几下，然后改用小火熬煮。

❹ 粥将成时下入适量盐，搅拌均匀，再继续煮至粥成，即可盛起食用。

● 药膳功效

补肝养血，养阴退热，益精明目。

2. 枸杞叶羊肾粥

【药膳配方】

　　粳米150克，枸杞叶200克，羊肾1副，羊肉100克，葱白5克，冷水2000毫升。

【制作程序】

❶ 粳米淘洗干净，用冷水浸泡半小时，捞出，沥干水分。

❷ 枸杞叶洗净，用纱布装好，扎紧；葱白洗净，切成细节。

❸ 将羊肾洗净，去臊腺脂膜，切成细丁；羊肉洗净，焯水备用。

❹ 锅中加入约2000毫升冷水，将粳米、羊肉、羊肾丁、枸杞叶一同放入，先用旺火烧沸，然后改用小火熬煮，待米烂肉熟时加入葱白节，再稍焖片刻，即可盛起食用。

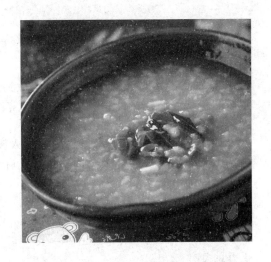

> **· 药膳功效**

滋阴，润燥，补肝肾，美容驻颜。适用于阴虚火旺、口干、肝肾虚损、视物不清、面色无华等症。

3. 桑葚枸杞猪肝粥

【药膳配方】

粳米100克，猪肝100克，桑葚15克，枸杞10克，盐3克，冷水1000毫升。

【制作程序】

❶ 粳米淘洗干净，用冷水浸泡半小时，捞出，沥干水分。

❷ 桑葚洗净，去杂质；枸杞洗净，用温水泡至回软，去杂质。

❸ 猪肝洗净，切成薄片。

❹ 把粳米放入锅内，加入约1000毫升冷水，置旺火上烧沸，打去浮沫，再加入桑葚、枸杞和猪肝片，改用小火慢慢熬煮。

❺ 见粳米熟烂时下入盐拌匀，再稍焖片刻，即可盛起食用。

> **· 药膳功效**

补虚益精，清热明目，对虚劳发热、目赤肿痛、夜盲症患者最宜。

4. 猪肝红米粥

【药膳配方】

猪肝250克，红米125克，豆豉适量，葱白1把，盐少许，冷水适量。

【制作程序】

❶ 猪肝洗净，去筋膜，切片；红米淘净；葱白切碎。

❷ 将红米放入锅内，加水，煮滚。

❸ 放入猪肝，煮熟，再加豆豉、葱白、盐，稍煮至粥稠即可。

> **· 药膳功效**

补肝肾，护视力，美容颜，润肺止咳。本汤适用于肝肾虚损、视物不清、肺热咳嗽、面部皱纹密布等症。

5. 鳗鱼粥

【药膳配方】

粳米150克，活鳗鱼1条（约500克），葱段10克，姜1片，料酒8克，盐2克，味精1.5克，冷水适量。

【制作程序】

❶ 将鳗鱼切断颈骨，放净鳗血，用热水略烫后，抹去鱼体黏液，剖开去内脏，斩去尾鳍，

冲洗干净。

❷ 粳米淘洗干净，用冷水浸泡半小时，捞出，沥干水分。

❸ 取锅加入冷水、鳗鱼，加入葱段、姜片、料酒，煮至鳗鱼熟烂后捞出鳗鱼，拆肉去骨，放入碗内。鱼汤拣去葱段、姜片待用。

❹ 另取一锅加入适量冷水，烧沸后加入粳米、鱼汤，煮至粥将成时加入鱼肉，用盐、味精调味，候沸即可。

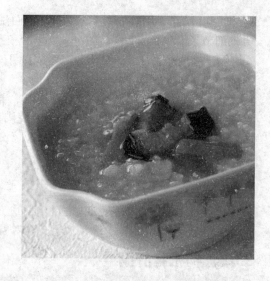

• 药膳功效

补中益气，养血平肝，明目，对急慢性肝炎有很好的疗效。

6. 枸杞油菜粥

【药膳配方】

粳米100克，油菜50克，枸杞30克，盐1克，温水适量，冷水1000毫升。

【制作程序】

❶ 粳米淘洗干净，用冷水浸泡半小时，沥干水分后放入锅中，加入约1000毫升冷水，用旺火煮沸，再改用小火熬煮。

❷ 油菜洗净，去根，放在加盐的热水中焯一下，捞出，切成小段。

❸ 枸杞用温水泡至回软，洗净捞出，沥干水分备用。

❹ 见粥变黏稠后加入油菜段、枸杞和盐，再稍煮片刻，即可盛起食用。

• 药膳功效

养血补肝，润燥消胀，对视力不足者、肝炎患者有益。

7. 桂圆栗子粥

【药膳配方】

粳米100克，栗子10个，桂圆肉15克，白糖10克，冷水1000毫升。

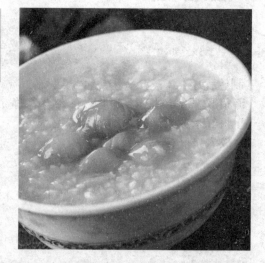

【制作程序】

❶ 粳米淘洗干净，用冷水浸泡半小时，捞出，沥干水分。

❷ 栗子剥壳后用温水浸泡3小时，去皮备用。

❸ 锅中加入约1000毫升冷水，将粳米和栗子放入，先用旺火烧沸，然后转小火熬煮45分钟。

❹ 桂圆肉和白糖入锅拌匀，续煮约10分钟至粥稠，即可盛起食用。

• 药膳功效

滋阴润燥，明目安神，养血壮阳，益脾开胃，润肤美容。

8. 红枣羊骨米粥

【药膳配方】

红枣5颗，羊胫骨1条，糯米100克，冷水适量。

【制作程序】

❶ 将红枣洗净，剔除核。

❷ 羊胫骨冲洗干净，敲成碎块。

❸ 糯米淘洗干净。

❹ 锅内放冷水、羊骨，旺火煮沸后用文火熬煮约1小时，滤去骨头，后加糯米、红枣，续煮至粥成。

• 药膳功效

强肝祛毒，清心明目，退火，解疲劳，止痢，治中暑。

9. 蒲菜粥

【药膳配方】

小米100克，蒲菜150克，盐2克，冷水适量。

【制作程序】

❶ 将蒲菜去掉老皮，冲洗干净，放入沸水锅内汆透后捞出，过凉后切细。

❷ 小米淘洗干净，用冷水浸泡半小时后捞出，沥干水分。

❸ 取锅放入冷水、小米，旺火煮沸后加入蒲菜，再改用小火续煮至粥成，然后加入盐调味即可。

• 药膳功效

清热、凉血、利尿。适用于热痢、热淋、带下、口臭、水肿、瘰疬等症。久食能坚齿、明目、聪耳，尤宜老年人食用。

10. 车前子粥

【药膳配方】

粳米100克，车前子25克，白糖15克，冷水适量。

【制作程序】

❶ 粳米淘洗干净，用冷水浸泡半小时，捞出，沥干水分。

❷ 将车前子用干净纱布包好，扎紧袋口。

❸ 取锅加入冷水、车前子，煮沸后约15分钟，拣去车前子，加入粳米，用旺火煮开后改小火，续煮至粥成，调入白糖后即可进食。

• 药膳功效

清热利尿，渗湿通淋，明目，祛痰，用于治疗水肿胀满、热淋涩痛、暑湿泄泻、目赤肿痛、痰热咳嗽。

11. 菊花核桃粥

【药膳配方】

粳米100克，菊花、核桃仁各15克，冰糖20克，冷水1000毫升。

【制作程序】

❶ 菊花洗净，去杂质；核桃去壳留仁，洗净。

❷ 粳米淘洗干净，用冷水浸泡半小时，捞出，沥干水分。

❸ 锅中加入约1000毫升冷水，将粳米放入，先用旺火烧沸，加入菊花、核桃仁，然后改用小火慢慢熬煮。

❹ 待粥将成时加入冰糖，搅拌均匀，再稍焖片刻，即可盛起食用。

清热去肝火，利水消食，止渴去燥，滋阴明目。

12. 胚芽红薯粥

【药膳配方】

粳米100克，黄心红薯、胚芽米各50克，黑芝麻5克，白糖10克，冷水1000毫升。

【制作程序】

❶ 粳米、胚芽米淘洗干净，用冷水浸泡半小时，捞出，沥干水分；黑芝麻洗净。

❷ 黄心红薯洗净，去皮，切成小块。

❸ 锅中加入约1000毫升冷水，将粳米、胚芽米放入，用旺火烧沸后放入红薯块，改用小火熬煮成粥，撒入黑芝麻稍滚，下入白糖拌匀，即可盛起食用。

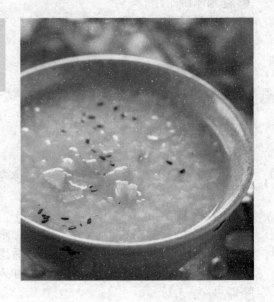

药膳功效

缓解眼睛疲劳，防治角膜炎，明目清心。

汤类药膳15道

1. 枸杞叶猪肝汤

【药膳配方】

枸杞叶50克，猪肝100克，盐少许，热水适量。

【制作程序】

❶ 将猪肝洗净切片，放入热水锅内煮至肝熟。

❷ 再投入洗净的枸杞叶，续煮沸后，以盐调味即成。

药膳功效

补虚益精，清热明目，对虚劳发热、目赤肿痛、夜盲症患者最宜。

2. 猪肝豆腐汤

【药膳配方】

猪肝100克，豆腐250克，盐、葱、姜各少许，冷水适量。

【制作程序】

❶ 将猪肝洗净去筋膜，切成薄片。

❷ 将豆腐漂净切厚片，放入锅内加适量水及盐、葱、姜，以文火煮沸。

❸ 投入猪肝，用武火滚数分钟即成。

养血补肝，润燥消胀，对视力不足者及肝炎患者有益。

3. 枸杞猪肝瘦肉汤

【药膳配方】

枸杞叶、梗共 30 克，猪肝、猪瘦肉各 50 克，酱油、盐各适量，冷水适量。

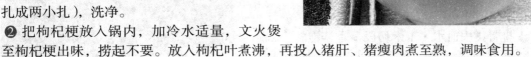

【制作程序】

❶ 猪肝洗净，切片；猪瘦肉洗净，切片，用酱油、盐腌 10 分钟；枸杞叶洗净；枸杞梗折短（或扎成两小扎），洗净。

❷ 把枸杞梗放入锅内，加冷水适量，文火煲至枸杞梗出味，捞起不要。放入枸杞叶煮沸，再投入猪肝、猪瘦肉煮至熟，调味食用。

● 药膳功效

补肝养血，养阴退热，益精明目。

4. 菊花猪肝汤

【药膳配方】

鲜菊花 20 克，猪肝 100 克，香油、酒、盐各少许，冷水适量。

【制作程序】

❶ 将猪肝洗净，切薄片，用香油、酒腌 10 分钟；鲜菊花洗净，取花瓣。

❷ 先将菊花放入冷水锅内煮片刻，再放猪肝，煮 20 分钟，加盐调味即成。

● 药膳功效

滋养肝血，养颜明目。

5. 苦瓜荠菜猪肉汤

【药膳配方】

苦瓜 100 克，荠菜 50 克，猪瘦肉 100 克，料酒、盐各少许，冷水适量。

【制作程序】

❶ 先将猪瘦肉切成肉片，用料酒、盐腌 10 分钟。

❷ 将肉片加水煮沸 3 分钟，加入苦瓜、荠菜煮 10 分钟，调味即成。

● 药膳功效

滋阴润燥，清肝明目。

6. 萝卜淮山药瑶柱汤

【药膳配方】

青萝卜 225 克，胡萝卜 300 克，淮山药 38 克，瑶柱 4 粒，猪瘦肉 300 克，枸杞 3 汤匙，姜 2 片，盐适量，冷水适量。

【制作程序】

❶ 淮山药用水浸 1 小时，清洗干净；枸杞用水浸 30 分钟，洗干净；青萝卜、胡萝卜分别去皮，

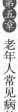

第五章 老年人常见病的药膳养生法

洗干净后切厚块；瑶柱洗净；猪瘦肉洗净，氽烫后再清洗干净。

❷煲滚适量水，放入青萝卜、胡萝卜、淮山药、瑶柱、猪瘦肉和姜片，水滚后改文火煲约2小时，放入枸杞再滚约10分钟，下盐调味即成。

明目，护眼。

7. 玉米香菇排骨汤

【药膳配方】

排骨500克，玉米2个，香菇5个，盐少许，冷水适量。

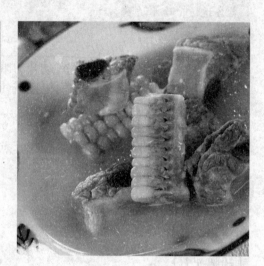

【制作程序】

❶排骨烫去血水；玉米切段；香菇泡软去蒂。

❷将排骨、玉米、香菇一同入锅，加入适量冷水煮，武火转文火，慢慢煨炖约1小时，加盐调味即可。

药膳功效

此汤具有明目、解毒之效。

8. 枸杞菠菜豆腐汤

【药膳配方】

枸杞20克，菠菜300克，豆腐200克，料酒、姜、葱、盐、味精、香油各少许，冷水1500毫升。

【制作程序】

❶将枸杞洗净，去杂质、果柄。

❷菠菜洗净，切成小细段，用沸水氽透，沥干水分。

❸豆腐洗净，切成小细条；姜拍松，葱切段。

❹将豆腐、菠菜、枸杞、料酒、姜、葱同放炖锅内，加入冷水1500毫升，烧沸，煮10分钟，加入盐、味精、香油调味即成。

药膳功效

滋阴、润燥、补肝肾、美容驻颜。适用于阴虚火旺、口干、肝肾虚损、视物不清、面色无华等症。

9. 枸杞银耳冰糖汤

【药膳配方】

枸杞30克，银耳10克，冰糖30克，冷水适量。

【制作程序】

❶将银耳浸泡后，去蒂洗净。

❷将枸杞洗净，与银耳一同放入汤锅，加适量水以文火煨熟。

❸倒入冰糖，滚沸融化，即可食用。

药膳功效

益气和血，补肝滋阴，明目，适用于慢性肝炎、近视、肺虚咳嗽者。

10. 枸杞雪梨汤

【药膳配方】

枸杞叶、梗共300克,胡萝卜225克,雪梨4个,蜜枣3颗,姜1片,盐适量,冷水适量。

【制作程序】

❶ 取枸杞叶洗净,把枸杞梗清洗净后捆成一扎。

❷ 胡萝卜去皮,洗净后切块;雪梨洗净,切块;蜜枣洗净。

❸ 煲滚适量水,放入枸杞梗、胡萝卜、雪梨、蜜枣、姜片,水滚后改文火煲约90分钟,取出枸杞梗,然后再放入枸杞叶续滚约20分钟,下盐调味即成。

◖ 药膳功效

明目,润肺。

11. 菊花乌鸡汤

【药膳配方】

鲜菊花500克,乌鸡1只,姜5克,葱10克,盐4克,味精2克,鸡精3克,芝麻10克,鸡油25克,料酒10克,冷水2800毫升。

【制作程序】

❶ 将鲜菊花撕成瓣状,洗净;乌鸡宰杀后去毛、内脏及爪;姜拍松,葱切段。

❷ 将乌鸡、姜、葱、料酒同放煲内,加冷水2800毫升,置武火上烧沸,再用文火煲35分钟,加入盐、味精、鸡精、香油、鸡油、菊花即成。

◖ 药膳功效

清热明目,滋阴美容。

12. 鸡肝胡萝卜汤

【药膳配方】

鸡肝1副,胡萝卜适量,盐少许,冷水适量。

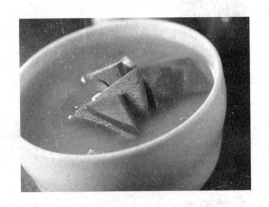

【制作程序】

❶ 将胡萝卜洗净切片,放入冷水锅内煮沸。

❷ 投入洗净的鸡肝煮熟,以盐调味即成。

◖ 药膳功效

补肝益肾,养血明目,防治夜盲症。

13. 枸杞西红柿鸡蛋汤

【药膳配方】

枸杞20克,西红柿150克,鸡蛋1只,姜3克,葱6克,盐3克,味精2克,植物油50克,冷水1500毫升。

【制作程序】

❶ 将枸杞洗净,去果柄、杂质;西红柿洗净,去皮,切成薄片;鸡蛋打入碗内,搅散;姜切片,葱切段。

❷ 将炒锅置武火上烧热,加入植物油,烧六成热时下入姜葱爆锅,然后除去姜葱,下入鸡蛋,将两面煎成金黄色,加冷水1500毫升,武火煮沸,下入西红柿、枸杞、盐、味

精搅匀即成。

· 药膳功效 ·

滋补肝肾，润燥，明目，美容。适用于肝肾虚损、近视、衄血、便血、消渴、面色无华等症。

14. 银耳鱼肚汤

【药膳配方】

鱼肚 150 克，银耳（水发）50 克，料酒 10 克，姜 5 克，葱 10 克，盐 3 克，味精 2 克，胡椒粉 1 克，香油 15 克，冷水 800 毫升。

【制作程序】

❶ 将银耳用水发透，去蒂头、杂质，撕成瓣状；鱼肚发透，切成 2 厘米宽、4 厘米长的段。
❷ 将银耳、鱼肚、姜、葱、料酒同放炖锅内，加水 800 毫升，武火烧沸，再用文火炖煮 35 分钟，加入盐、味精、胡椒粉、香油即成。

· 药膳功效 ·

补肝肾，护视力，美容颜，润肺止咳。本汤适用于肝肾虚损、视物不清、肺热咳嗽、面部皱纹密布等症。

15. 鲍鱼汤

【药膳配方】

鲍鱼 1～2 个，猪瘦肉 200 克，生姜 2 片，冷水 1200 毫升。

【制作程序】

❶ 鲍鱼（多用干鲍或罐头鲍鱼）洗净，切片；猪瘦肉原件、姜洗净。
❷ 以上材料一起投入煲中，放冷水 1200 毫升，共煲 4～5 小时至鲍鱼熟烂为止。

· 药膳功效 ·

降血压，明目滋阴，降火平肝，祛热养津，防治肺结核。

汁类药膳 2 道

1. 甘菊饮

【药膳配方】

菊花 6 克，甘草 3 克，冷水适量，白糖 30 克，冷水 300 毫升。

【制作程序】

❶ 菊花洗净，去除杂质；甘草洗净，切薄片。
❷ 把菊花、甘草放入锅内，注入冷水，置中火上烧沸，再用小火煮 15 分钟。
❸ 将煎好的汁液过滤，除去废渣，倒入杯中，加入白糖拌匀，直接饮用即可。

• 药膳功效

滋补肝肾，润燥，明目，美容。适用于肝肾虚损、视物不清等症。

2. 黑豆汁

【药膳配方】
  黑豆100克，白糖50克，开水200毫升。

【制作程序】
  ❶ 黑豆洗净，用冷水浸泡3小时后捞出，放入榨汁机中，加入开水，搅打15分钟。
  ❷ 将生黑豆浆倒入锅中，以中火煮，滚后改用小火煮约10分钟，熄火，待黑豆汁稍凉一些，倒入杯中。
  ❸ 在黑豆汁中加入白糖，搅拌均匀，即可直接饮用。

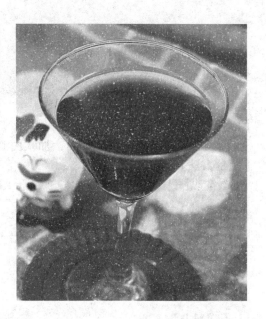

• 药膳功效

驻颜，明目，乌发，使皮肤白嫩。

茶类药膳2道

1. 神清目明茶

【药膳配方】
  茶叶适量。

【服食方法】
  口嚼茶叶，清茶汤送下。

• 药膳功效

本方用于治疗肝火上升所致的视物不清。

2. 槐花绿茶

【药膳配方】
  绿茶5克，槐花30克，冷水500毫升。

【制作程序】
  ❶ 将绿茶放入容积500毫升的茶杯内，用90℃开水冲泡。
  ❷ 马上加盖，浸泡片刻，候温，调入蜂蜜搅匀即可饮用。

• 药膳功效

本方具有安神益智、养肝明目的作用。

酒类药膳 2 道

1. 草还丹酒

【药膳配方】

石菖蒲、补骨脂、熟地黄、远志、地骨皮、牛膝各 30 克，白酒 500 毫升。

【制作程序】

将前 6 味共研细末，置容器中，加入白酒，密封，浸泡 5 日后即可饮用。

【服食方法】

每次空腹服 10 毫升，每日早、午各服 1 次。

● 药膳功效

理气活血，聪耳明目，轻身延年，安神益智。主治老年人五脏不足、精神恍惚、耳聋耳鸣、少寐多梦、食欲不振等症。

2. 枸杞酒

【药膳配方】

枸杞、生地黄各 300 克，大麻子 500 克，白酒 5000 毫升。

【制作程序】

① 先将大麻子炒熟，摊去热气；生地黄切片；前 2 味与枸杞相和，共入布袋，置容器中。
② 加入白酒，密封，浸泡 7 ~ 14 日后，即可饮用。

【服食方法】

任意饮之，令体中微有酒力，醺醺为妙。

● 药膳功效

明容驻颜，轻身不老，坚筋骨，耐寒暑。

蜂产品药膳 5 道

1. 核桃仁蛋奶蜜

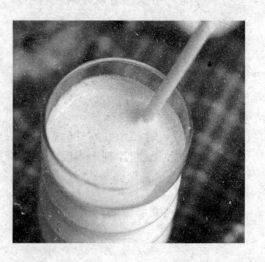

【药膳配方】

蜂蜜 30 克，牛奶 250 克，炒核桃仁 20 克，鸡蛋 1 只。

【制作程序】

核桃仁捣烂；将鸡蛋打散，冲入牛奶，加入核桃仁和蜂蜜，煮沸后食用。

【服食方法】

日服 1 次，连服数日。

药膳功效

本方具有安神益智、养肝明目的作用。

2. 蜂蜜明目单方

【药膳配方】

蜂蜜。

【制作程序】

购买成品蜂蜜即可。

【服食方法】

日服 3 次，每次 50 ~ 80 克，30 日后服用剂量减半。

药膳功效

本方用于治疗肝火上升所致的视物不清。

3. 牛黄蜜饮

【药膳配方】

蜂蜜 100 克，牛黄 0.6 克。

【制作程序】

将 2 味混合，兑水服用。

【服食方法】

隔日服 1 次，连服数日。

药膳功效

本方可治疗老年性视力衰退、干眼症。

4. 菊花蝉蜕蜜饮

【药膳配方】

蜂蜜 25 克，菊花 12 克，蝉蜕 6 克。

【制作程序】

将菊花、蝉蜕共研为末，加蜂蜜调匀，温开水送服。

【服食方法】

隔日服 1 次，连服数日。

药膳功效

本方具有平肝潜阳、清热祛火的作用，可治疗老年性视力衰退。

5. 芜菁菜籽蜜酒

【药膳配方】

蜂蜜 30 克，芜菁菜籽（又名大头菜籽）、料酒各适量。

【制作程序】

将芜菁菜籽用酒浸泡 1 夜，取出后蒸 20 分钟，然后晒干、研末，加蜂蜜混合。

药膳功效

本方具有养肝明目的作用，可治疗视力障翳。

第七节　延年益寿的药膳

　　据第5次人口普查统计，我国老年人口接近全国人口的10%，也就是说，60岁以上的老年人已达1.2亿。老年人如何健康长寿，作为一个现实问题，已越来越引起全社会的关注。有专家研究证明，人类的自然寿命应在百岁以上。然而由于人的生命受到诸如社会、环境、饮食、精神、疾病等诸多不利因素的影响，要达到百年寿命，在目前来说并不容易。但如果人们能意识到这一点而及早加以预防，延缓生命的进程，还是十分可能的。

　　饮食是维持生命的基本条件。要长寿，饮食就要有节制。《黄帝内经素问·痹论》曾指出："饮食自倍，肠胃乃伤。"《备急千金要方》亦说："饮食以时，饥饱适中。"二者都强调饮食要做到定时、定量，食不过饱，也不忍饥。另外，在饮食结构上，《黄帝内经素问·藏气法时论》还指出："五谷为养，五果为助，五畜为益，五菜为充，气味合而服之，以补精益气。"说的是食物种类要调和平衡，不可偏嗜，要多吃五谷杂粮，少进膏粱厚味，这是益寿保健之关键性要诀，也是延缓衰老的主要途径。

粥类药膳 19 道

1. 兔肉粥

【药膳配方】

粳米、兔肉、荸荠各100克，水发香菇50克，盐2克，味精、胡椒粉各1克，大油10克，葱末3克，姜末2克，冷水1000毫升。

【制作程序】

❶ 粳米淘洗干净，用冷水浸泡半小时，捞出，沥干水分。

❷ 兔肉整理干净，切丁；荸荠去皮后切成小丁；香菇洗净，也切成小丁。

❸ 锅中加入约1000毫升冷水，将粳米放入，用旺火烧沸后搅拌几下，加入兔肉、荸荠丁、香菇丁、盐、大油、葱末、姜末，改用小火慢

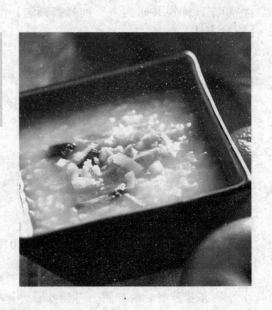

慢熬煮，待粥浓稠时调入味精、胡椒粉，即可盛起食用。

● 药膳功效

本方可活络血气，滋暖五脏，提升免疫力，延年益寿。

2. 芝麻黑豆粥

【药膳配方】

粳米 100 克，黑芝麻、黑豆各 50 克，白糖 15 克，冷水 2000 毫升。

【制作程序】

❶ 黑豆、粳米分别淘洗干净，黑豆用冷水浸泡 3 小时，粳米浸泡半小时，捞起沥干水分。
❷ 黑芝麻淘洗干净备用。
❸ 砂锅中加入约 2000 毫升冷水，将黑豆、粳米、黑芝麻依次放入，先用旺火烧沸，然后转小火熬煮。
❹ 待米烂豆熟时加入白糖调好味，再稍焖片刻，即可盛起食用。

● 药膳功效

补养肝肾，生血益气，滋润乌发，延年益寿。

3. 银耳鸽蛋粥

【药膳配方】

荸荠粉 100 克，水发银耳 75 克，核桃仁 20 克，鸽蛋 5 个，白糖 20 克，冷水 1000 毫升。

【制作程序】

❶ 将水发银耳择去根蒂，冲洗干净，撕成小朵，放入碗内，加入少许冷水，上笼蒸透取出。
❷ 鸽蛋打入碗内，放入温水锅中煮成溏心蛋捞出。
❸ 核桃仁用温水浸泡，撕去外衣。
❹ 荸荠粉放入碗内，用冷开水调成糊。
❺ 取锅加入约 1000 毫升水，加入银耳、核桃仁，倒入荸荠糊，调入白糖，用手勺搅匀，煮沸呈糊状时，再加入鸽蛋即成。

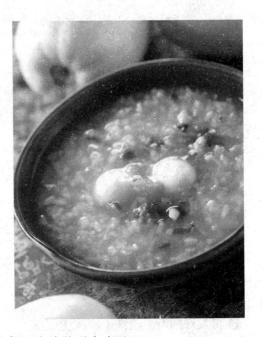

● 药膳功效

补肺、益肾。适用于虚劳赢瘦、老年体衰者，是常用的补益强身粥品。

4. 浮小麦粥

【药膳配方】

粳米 100 克，浮小麦 50 克，冰糖 5 克，冷水 1000 毫升。

【制作程序】

❶ 将浮小麦、粳米分别淘洗干净，用冷水浸泡半小时，捞出，沥干水分。
❷ 锅中加入约 1000 毫升冷水，将浮小麦和粳米放入，用旺火煮沸，多搅拌几下，然后改用小火熬煮成粥。
❸ 粥内加入少许冰糖，搅拌均匀，即可盛起食用。

- **药膳功效**

滋肾、补气、止汗，最宜病后身体虚弱、年老体弱而自汗者服用。

5. 小麦通草粥

【药膳配方】

小麦100克，通草10克，冰糖15克，冷水适量。

【制作程序】

① 将小麦淘洗干净，用冷水浸泡发好，沥干水分备用。

② 通草用干净纱布袋包好，扎紧袋口；冰糖打碎。

③ 取锅放入冷水、小麦、通草，先用旺火煮沸，再改用小火熬煮至粥成，去除通草后调入冰糖，即可盛起食用。

- **药膳功效**

清热利尿，养心益肾，延年益寿。主治湿热不去、肾气渐伤、小便淋沥涩痛、身热、小腹胀满、老年人前列腺肥大等症。

6. 榛子粥

【药膳配方】

粳米、榛子仁各100克，蜂蜜8克，冷水适量。

【制作程序】

① 将榛子仁冲洗干净。

② 粳米淘洗干净，用冷水浸泡半小时，捞出，沥干水分。

③ 取锅加入冷水、榛子仁、粳米，先用旺火煮沸，再改用小火熬煮至粥成，用蜂蜜调味即可。

- **药膳功效**

具有补脾益气、止饥健身、延年益寿的作用，适宜病后体虚、运化失健、食欲不振、少气乏力者服用。

7. 海参鸭肉粥

【药膳配方】

粳米、水发海参、鸭脯肉各100克，葱末3克，盐2克，大油5克，冷水适量。

【制作程序】

① 将发好的海参清洗干净，切成细丁。

② 鸭脯肉放入沸水锅内稍余捞出，切成丁。

③ 粳米淘洗干净，用冷水浸泡半小时，捞出，沥干水分。

④ 取锅加入冷水煮沸，加入粳米、海参丁、鸭肉丁，煮至肉熟粥成，再加入盐、葱末、大油调味，即可盛起食用。

- **药膳功效**

调节神经系统，快速消除疲劳，延年益寿。

8. 鸽肉粥

【药膳配方】

粳米150克，乳鸽1只，葱末3克，姜丝2克，盐2克，味精1克，料酒5克，胡椒粉1克，色拉油10克，冷水1500毫升。

【制作程序】

❶ 将乳鸽宰杀，用开水烫透，煺去毛，剖腹去内脏，冲洗干净，放入沸水锅内煮一下捞出，切成小块，放入碗内，加入少许盐、料酒拌腌。

❷ 粳米淘洗干净，用冷水浸泡半小时，捞出，沥干水分。

❸ 坐锅点火，放入色拉油烧热，下鸽肉、葱末、姜丝煸炒，烹入料酒，起锅装入碗内。

❹ 另取一锅，加入约1500毫升冷水，放入粳米，先用旺火煮沸后加入鸽肉，再改用小火熬煮成粥，最后加入盐、味精、胡椒粉搅匀即成。

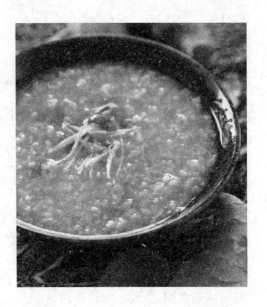

● 药膳功效

补肝肾，益气填精，延年益寿。

9. 红枣海参淡菜粥

【药膳配方】

粳米100克，海参、淡菜各50克，红枣10颗，盐2克，味精1克，冷水1000毫升。

【制作程序】

❶ 红枣洗净，去核，切片；淡菜洗净，切成小块。

❷ 海参发透，切成颗粒状。

❸ 粳米淘洗干净，用冷水浸泡半小时，捞出，沥干水分。

❹ 锅中加入约1000毫升冷水，将粳米放入，用旺火烧沸，放入红枣、海参、淡菜，改用小火慢煮。

❺ 待米烂粥稠时下入盐、味精调好味，再稍焖片刻，即可盛起食用。

● 药膳功效

补肾益精，养血润燥，延年益寿。

10. 辽参海鲜粥

【药膳配方】

粳米100克，辽参1只，大虾2只，鸳鸯贝3只，小鱼肚20克，油菜心2棵，姜末3克，盐1克，味精1克，料酒2克，白糖1.5克，高汤300克，冷水适量。

【制作程序】

❶ 粳米洗净、用冷水浸泡好，放入锅中，加入约1000毫升冷水，用旺火烧沸，改用小火慢煮成稠粥。

❷ 辽参、小鱼肚分别涨发回软，洗涤整理干净，切段。

❸ 大虾去皮，挑除沙线，从背部剖刀，呈球状。

❹ 鸳鸯贝、油菜心择洗干净，焯水烫透，备用。

❺ 锅中加入高汤、姜末，上火煮沸，下入辽参、大虾、鸳鸯贝、小鱼肚及剩余调料，稍煮片刻，再下入稠粥、油菜心，用中火煮滚，拌匀，即可盛起食用。

● 药膳功效

补肾益精，养血润燥，延年益寿，特别对甲状腺疾病有很好的功效。

11. 黑豆牡蛎粥

【药膳配方】

粳米、牡蛎肉各100克，黑豆50克，盐2克，香油3克，葱末5克，冷水1500毫升。

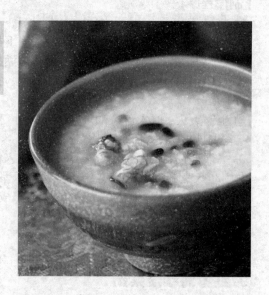

【制作程序】

❶ 黑豆洗净，用冷水浸泡2～3小时，捞出，沥干水分；粳米洗净，浸泡半小时后捞起；牡蛎肉洗净，沥干备用。

❷ 锅中加入约1500毫升冷水，将黑豆与粳米放入，先用旺火烧沸后加入牡蛎肉，搅拌数次，然后改用小火慢慢熬煮。

❸ 见粥将成时下入盐，撒上葱末、淋上香油，即可盛起食用。

·药膳功效·

预防须发早白和脱落，延年益寿。

12. 雪蛤人参粥

【药膳配方】

粳米100克，雪蛤25克，鲜人参1根，冰糖50克，温水适量，冷水1000毫升。

【制作程序】

❶ 人参洗净，切薄片。

❷ 雪蛤用温水泡发回软，洗净备用。

❸ 粳米投洗净，浸泡半小时后捞出，沥干水分，放入锅中，加入约1000毫升冷水，先用旺火烧沸，再改用小火慢煮半小时。

❹ 加入人参片及冰糖，搅拌均匀，煮25分钟，下入雪蛤，稍煮片刻，见米烂粥稠，出锅装碗即可。

·药膳功效·

开胃，理气，滋阴养颜，延年益寿。适用于面黄枯瘦，不思饮食，年老体弱，吐血，盗汗，女子性功能低下者服用。

13. 黄芪牛肉粥

【药膳配方】

粳米、鲜牛肉各100克，黄芪10克，精豆粉20克，胡椒粉2克，味精1.5克，盐2克，姜3克，葱末5克，冷水1000毫升。

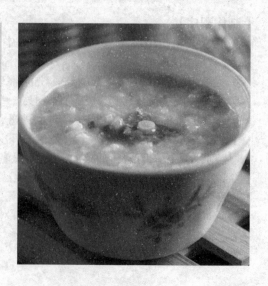

【制作程序】

❶ 鲜牛肉洗净，除去筋膜，和姜一起绞烂，加精豆粉、胡椒粉、盐、味精调匀备用。

❷ 黄芪用干净纱布包起来，扎紧袋口。

❸ 粳米洗净，用冷水浸泡半小时后入锅，加入约1000毫升冷水，用旺火烧沸一段时间，加入黄芪布包，改用小火熬煮，至粳米熟烂时

捞出布包，加入牛肉馅、姜片搅散，继续用中火熬煮。

④ 至牛肉熟软时加入葱末、味精调好味，再稍焖片刻，即可盛起食用。

> **● 药膳功效**

补中益气，滋养脾胃，强健筋骨，化痰熄风，止渴止涎，延年益寿。

14. 茯苓黄芪粥

> **【药膳配方】**
>
> 粳米100克，茯苓、黄芪各20克，冰糖15克，冷水1000毫升。

【制作程序】

❶ 把茯苓烘干，打成细粉；黄芪洗净，切片。

❷ 粳米淘洗干净，用冷水浸泡半小时，捞出，沥干水分。

❸ 锅中加入约1000毫升冷水，将粳米、黄芪片放入，先用旺火烧沸，再用小火煮约35分钟，投入茯苓粉，再煮沸5分钟。

❹ 下入冰糖调好味，再稍焖片刻，即可盛起食用。

> **● 药膳功效**

补诸虚，益元气，壮脾胃，去肌热，排脓止痛，活血生血，益寿抗癌。

15. 人参茯苓粥

> **【药膳配方】**
>
> 粳米100克，人参10克，茯苓粉30克，鸡蛋清1个，盐1.5克，姜2片，冷水适量。

【制作程序】

❶ 粳米淘洗干净，用冷水浸泡半小时，捞出，沥干水分。

❷ 人参用温水浸泡后，切成薄片。

❸ 取砂锅放入冷水，加入人参片、茯苓粉，浸泡约1小时，再加入粳米、姜片，上旺火煮沸，后改用小火煨煮至粥成，打入鸡蛋清搅匀，用盐调味即可。

> **● 药膳功效**

补肾益精，养血润燥，延年益寿，特别对甲状腺疾病有很好的疗效。

16. 墨菜粥

> **【药膳配方】**
>
> 粳米、墨菜各100克，红糖20克，冷水适量。

【制作程序】

❶ 将墨菜择洗干净，用开水略烫后捞出，切细。

❷ 粳米淘洗干净，用冷水浸泡半小时，捞出，沥干水分。

❸ 取锅加入冷水、粳米，先用旺火煮沸，再改小火熬煮，至半熟时加入墨菜，再续煮至粥成，加入红糖拌匀，即可盛起食用。

> **● 药膳功效**

清热利尿，养心益肾，延年益寿。

17. 南瓜大麦粥

大麦米150克，南瓜200克，红枣8颗，白糖60克，温水适量，冷水1500毫升。

【制作程序】

❶大麦米洗净后，用温水浸泡2小时，捞出，沥干水分。

❷南瓜去皮切丁；红枣洗净去核。

❸锅中加入约1500毫升冷水，煮滚后放入大麦米，以旺火熬煮，然后加入红枣，改以小火煮至大麦米裂开。

❹锅内加入南瓜丁，继续煮至大麦米熟透，加入白糖拌匀，即可盛起食用。

● 药膳功效

滋肾、补气、止汗，最宜病后身体虚弱、年老体弱而自汗者服用。

18. 当归乌鸡粥

【药膳配方】

粳米200克，当归30克，净乌鸡1只，葱段10克，姜2片，盐3克，味精2克，料酒12克，冷水适量。

【制作程序】

❶粳米淘洗干净，用冷水浸泡半小时，捞出，沥干水分。

❷将当归用温水浸泡，清洗干净，用净纱布包好，扎紧袋口。

❸乌鸡冲洗干净，放入开水锅内焯一下，捞出。

❹取锅加入冷水、当归、乌鸡，加入葱段、姜片、料酒，先用旺火煮沸，再改用小火煨煮至汤浓鸡烂，捞出乌鸡，拣去当归、葱段、姜片，加入粳米，再用旺火煮开，改小火熬煮成粥。

❺把鸡肉拆下撕碎，放入粥内，用盐、味精调味即可。

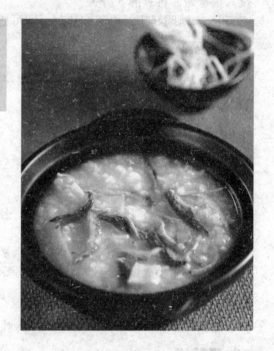

● 药膳功效

补肝肾，乌须发，美容颜，润肌肤。

19. 人参鸡粥

【药膳配方】

粳米150克，高丽参10克，净嫩鸡1只，鸡肝50克，料酒、盐各1克，冷水适量。

【制作程序】

❶将高丽参用水浸软，切成小片。

❷粳米淘洗干净，用冷水浸泡半小时，捞出，沥干水分。

❸净嫩鸡冲洗干净，用开水稍烫；鸡肝挑去靠近苦胆的部位，用开水烫过，冲洗干净，大的切成两半。

❹取锅加入冷水、嫩鸡、料酒，先用旺火煮沸，再改用小火煮约1小时，制成清汤。把鸡捞出，拆下鸡肉，撕成鸡丝。

⑤ 把粳米放入鸡汤内，加入高丽参，煮至米粒开花时，加入鸡肝，待两三沸，放入鸡丝，加入盐调味，一滚即成。

● 药膳功效

本方可活络血气、滋暖五脏、提升免疫力、延年益寿。

汤类药膳8道

1. 十全羊肉大补汤

【药膳配方】

羊肉250克，当归、川芎、甘草各5克，白芍、熟地、党参、白术、茯苓、黄耆各9克，肉桂12克，姜3片，盐少许，冷水适量。

【制作程序】

① 将羊肉洗净，切成易入口的块状，备用；将上述10种药材滤洗干净，备用。

② 将锅中的水煮沸后，放进羊肉、姜片和所有药材，以武火滚煮20分钟后再调文火煲煮3小时，至羊肉熟软加入盐调味即可。

● 药膳功效

活络血气，滋暖五脏，提升免疫力，延年益寿。可改善虚弱体质的手脚冰冷、脸色苍白等症状，对于男性遗精或女性痛经、月经不调也有很好的疗效。

【注意事项】

2～3个月进补一次即足够。高血压和体质燥热者不宜经常食用此汤。行经期妇女禁食此汤。

2. 章鱼莲藕黑豆栗子汤

【药膳配方】

章鱼干30，藕200克，黑豆30克，栗子肉、猪瘦肉各100克，姜1片，盐、冷水适量。

【制作程序】

① 章鱼干用水浸软后，洗净；莲藕去皮，洗净后切块。

② 黑豆洗净；栗子肉放入滚水内浸片刻，去衣后再洗干净。

③ 猪瘦肉洗净，汆烫后再冲洗干净。

④ 煲滚适量水，放入章鱼干、莲藕、黑豆、栗子肉、猪瘦肉和姜片，水滚后改文火煲约2小时，下盐调味即成。

● 药膳功效

预防须发早白和脱落，延年益寿。

3. 猪皮麦冬胡萝卜汤

【药膳配方】

胡萝卜、麦冬各50克，猪皮100克，猪骨高汤、姜、盐各适量。

【制作程序】

❶ 将麦冬以温水泡软；将猪皮洗净，切成长条状；将胡萝卜刷洗干净（连皮吃更营养），切成块状备用。

❷ 将预先准备好的猪骨高汤倒入汤锅，加热煮沸后，将麦冬、胡萝卜、猪皮、老姜片一起放入汤里，文火炖煮约1小时。待猪皮与胡萝卜熟软后，加入少许盐调味即可。

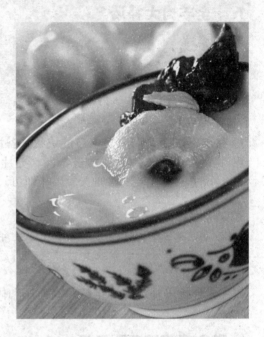

● 药膳功效

润泽肌肤，抗衰老。可以帮助造血活血，促进新陈代谢，保护视力，防治夜盲症。

4. 洋参雪梨鹌鹑汤

【药膳配方】

鹌鹑6只，雪梨3个，西洋参15克，川贝15克，杏仁15克，蜜枣4颗，香油、盐少许，冷水3000毫升。

【制作程序】

❶ 鹌鹑宰杀干净后去其头、爪、内脏，每只斩成两边，用开水烫煮一下。

❷ 雪梨洗净，每个切成2～3块，剜去梨心；其余用料分别淘洗干净。

❸ 煲内放入3000毫升冷水烧至水开，放入以上用料，用中火煲90分钟后再用小火煲90分钟即可。

❹ 煲好后，取出药渣，放香油、盐调味，咸淡随意。

● 药膳功效

补养肝肾，滋润乌发，延年益寿。本方适用于肝肾虚损、精血不足、须发早白、眩晕耳鸣、腰膝酸软、四肢乏力、血虚津亏之肠燥便秘、肝热目赤、高血压等病症。

5. 党参首乌汤

【药膳配方】

何首乌、白术各15克，枸杞25克，麦冬、当归、西党参、茯苓、桂圆肉、黑枣各20克，陈皮、五味子、龙胆草、黄柏各10克，白糖30克，冷水适量。

【制作程序】

❶ 将以上药物洗干净，放入瓦锅内，加水适量。

❷ 瓦锅置武火上烧沸，再用文火煎煮25分钟，停火，过滤去渣，留汁液，在汁液内加入白糖搅匀即成。

● 药膳功效

补肝肾，生须发，延年益寿。脱发症患者饮用尤佳；青壮年气血虚弱、头发脱落者用此汤也会收到良好效果。

6. 何首乌黑豆汤

【药膳配方】

何首乌 20 克，黑豆 30 克，红枣 6 克，黑芝麻 30 克，冰糖 30 克，冷水适量。

【制作程序】

❶ 何首乌、黑豆、红枣、黑芝麻、大米淘洗干净，去泥沙；冰糖捣碎。

❷ 将何首乌、黑豆、黑芝麻、红枣同放锅内，加水适量，置武火上烧沸，再用文火煮 45 分钟，加入冰糖搅匀即成。

> 药膳功效

补肝肾，乌须发，美容颜，润肌肤。

7. 何首乌猪爪汤

【药膳配方】

何首乌 20 克，猪爪 250 克，料酒 6 克，盐、味精各 4 克，姜、葱各 10 克，冷水适量。

【制作程序】

❶ 何首乌洗净；猪爪洗净，切成 4 大块；姜切片，葱切段。

❷ 将何首乌、猪爪、姜、葱、料酒同时放入炖锅内，加水适量，置武火上烧沸，再用文火炖煮 50 分钟，加入盐、味精调味即成。

> 药膳功效

治须发早白，可延年益寿。

8. 抗衰老蔬菜汤

【药膳配方】

洋菇、草菇各 120 克，甜椒 1 个，胡萝卜 75 克，西红柿 2 个，西芹 150 克，西洋参 7 克，麦冬 7 克，红枣 10 颗，蒜 4 瓣，香油、盐各少许，冷水适量。

【制作程序】

❶ 甜椒洗净、去蒂，切成宽条状；胡萝卜去皮，切片；西芹洗净，切段；西红柿去蒂，洗净，切成 4 小块；洋菇、草菇洗净备用。

❷ 锅中倒入适量水，放入前 10 种材料煮 20 分钟，关火，香油、盐调味即可。

> 药膳功效

增加血液含氧量，增强免疫力，防止衰老。

羹类药膳 9 道

1. 首乌牛肉羹

【药膳配方】

何首乌 20 克，牛肉 200 克，黑豆 100 克，桂圆肉 10 颗，红枣 10 颗，盐 1.5 克，葱末 3 克，姜末 2 克，料酒 6 克，冷水适量。

【制作程序】

❶ 将何首乌洗净，放汤锅中，加适量冷水，先用大火烧开，然后改小火慢煮。

❷ 黑豆洗净，用温水浸透泡软；红枣及桂圆肉洗净，红枣去核。

❸ 将牛肉洗净，切成大片放入锅中，加冷水煮开，除去浮沫，放入料酒，将何首乌水、黑豆、红枣、桂圆肉一起放入汤中煲 2 个小时，加盐、葱末、姜末调好味，即可盛起食用。

● 药膳功效

补肝肾，生须发，延年益寿。脱发症患者饮用尤佳；青壮年气血虚弱、头发脱落者用此汤也会收到良好效果。

2. 鹌鹑松仁羹

【药膳配方】

鹌鹑 1 只，小米 100 克，松仁 20 克，姜 1 片，淀粉 6 克，蛋清 30 克，盐 3 克，香油 4 克，白糖、料酒各 2 克，高汤 300 克，植物油 10 克，冷水适量。

【制作程序】

❶ 鹌鹑取出内脏，洗净，抹干水起肉，鹌鹑骨放入滚水中煮 5 分钟，取出洗净；鹌鹑肉切小粒，加入淀粉、蛋清、盐，搅匀成糊状。

❷ 锅内加入适量冷水，放下鹌鹑骨、姜片煲滚，改用小火煲 1 小时，取汤备用。

❸ 松仁放入热油中，用小火炸至金黄色时捞起；小米洗净，用汤匙碾碎成蓉。

❹ 把小米蓉放入锅内，下入高汤煮滚，用白糖、料酒、盐调味，再加入鹌鹑肉粒和汤搅匀，待鹌鹑肉熟后，淋上香油，盛入汤碗内，撒下松仁即成。

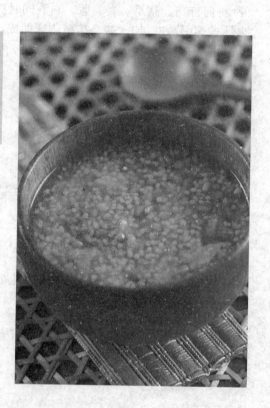

● 药膳功效

益寿养颜，祛病强身，防癌抗癌。

3. 蛇肉鱼肚羹

【药膳配方】

蛇肉 200 克，鸡肉 80 克，水发鱼肚 60 克，猪瘦肉 50 克，水发香菇、水发木耳各 40 克，姜 50 克，柠檬叶 2 块，陈皮 1 片，老抽 10 克，香油 4 克，盐 2 克，胡椒粉 1.5 克，香菜 5 克，菊花 6 朵，淀粉 5 克，高汤 1000 克，冷水适量。

【制作程序】

❶ 请卖蛇人将蛇当场宰杀，去苦胆，然后自行去骨起肉，蛇骨熬汤，蛇肉煲熟，蛇肉待冷却后拆丝，放蛇骨汤内煮 1 小时。

❷ 鸡肉、猪瘦肉、水发鱼肚、水发香菇、水发木耳及生姜均切丝；陈皮浸软，刮瓤，切丝。

❸ 锅内加入高汤煮沸，把上步各料放入，煮 1 小时后捞起，放入蛇汤内，与蛇肉同煲 15 分钟。

❹ 蛇肉汤用盐调好味，再用老抽调至金黄色泽，并以淀粉加水勾芡，加入胡椒粉、柠檬叶、香油、菊花、香菜，搅拌均匀，即可盛起食用。

● **药膳功效**

散寒祛湿，温筋通络，补血益气，延年益寿。

4. 羊肉奶花羹

【药膳配方】

羊肉 150 克，牛奶 200 克，山药 75 克，淀粉 10 克，盐 2 克，姜 15 克，冷水适量。

【制作程序】

❶ 羊肉洗净，切小块，放入碗中，加入淀粉、盐腌渍 20 分钟。

❷ 山药刮洗干净，切成小薄片；姜洗净，切片。

❸ 砂锅中加入适量冷水，放入羊肉块和姜，先用旺火烧沸，然后改用小火炖 6 小时。

❹ 另取砂锅倒入羊肉汤 1 碗，加入山药片，煮烂，再倒入牛奶煮沸，盛入碗中，将炖好的羊肉放在面上即可。

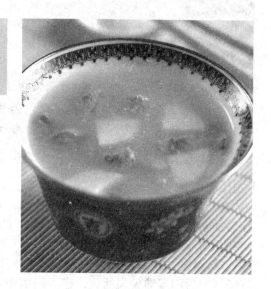

● **药膳功效**

补血益气，健脾，壮阳，补诸损，延年益寿。

5. 什锦海参羹

【药膳配方】

水发海参 300 克，虾仁、鸭肫、猪瘦肉各 50 克，水发香菇 30 克，笋花 50 克，火腿 30 克，丝瓜 100 克，姜 1 片，葱末 15 克，料酒 8 克，胡椒粉 5 克，湿淀粉 25 克，大油 8 克，香油 10 克，高汤 1000 克，盐、味精、冷水各适量。

【制作程序】

❶ 先将水发海参清洗干净，切为指甲片大小，加入沸水锅内，用姜片、葱末、盐、料酒一起滚 2 分钟，倒入漏勺，拣去姜片、葱末不用。

❷ 鸭肫、猪瘦肉、香菇、笋花、火腿、丝瓜均切成小片。

❸ 锅置中火上，加开水 600 毫升，放进肫片、猪瘦肉片，下适量湿淀粉拌匀勾芡，将香菇片、丝瓜片、笋花片同放锅内，稍煮一会儿，倒入漏勺中沥干水分。

❹ 锅置旺火上，加入高汤，放入海参片、虾仁、盐、味精以及上步中食材，见汤稍滚时撇去浮沫，下入胡椒粉、火腿片，用湿淀粉勾稀芡，淋入大油、香油，即可盛起食用。

● **药膳功效**

调节神经系统，快速消除疲劳，延年益寿。

6. 红菱火鸭羹

【药膳配方】

火鸭肉、菱角肉各100克，香菇、丝瓜各25克，盐3克，味精1.5克，料酒6克，色拉油5克，高汤500克，冷水适量。

【制作程序】

❶ 香菇用温水泡发回软，去蒂，洗净，切丁；丝瓜去皮，切丁；火鸭肉、菱角肉也切成丁。

❷ 炒锅入色拉油烧热，烹入料酒，注入适量冷水烧沸，把各丁放入锅中煨熟，捞起，滤干水分，放在汤碗中。

❸ 将高汤倒入锅中，用盐、味精调味，待微微煮滚，倒入汤碗里即成。

● **药膳功效**

补肝肾，乌须发，美容颜，润肌肤。

7. 鸡蓉菠菜羹

【药膳配方】

菠菜叶250克，鸡肉50克，鱼露3克，盐3克，味精2克，蛋清25克，湿淀粉30克，高汤600克，冷水适量。

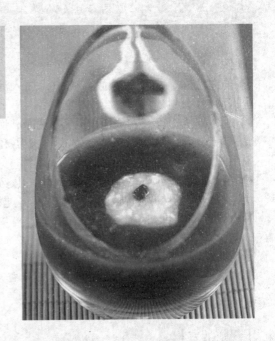

【制作程序】

❶ 将菠菜叶洗净，加入沸水锅中烫熟，用搅拌器加水打成菜蓉备用；鸡肉剁成蓉，加蛋清调和均匀。

❷ 坐锅点火，加入高汤、味精和盐，下入菜蓉，待汤烧沸后用湿淀粉勾稀芡，盛入汤碗中。

❸ 炒锅重新上火，加入高汤、鸡蓉、鱼露、味精调好味，待汤烧沸后用少许湿淀粉勾芡，搅拌均匀，汤成糊状时出锅，盛入有菜汁的汤碗上面，即可食用。

● **药膳功效**

补五脏，益肝清肺，清热利湿，消积止泻，延年益寿。

8. 参芪归姜羊肉羹

【药膳配方】

羊肉300克，党参、黄芪、当归各20克，料酒5克，味精1.5克，色拉油3克，盐2克，香油2克，姜15克，湿淀粉25克，冷水适量。

【制作程序】

❶ 将羊肉撕去筋膜，洗净，切成小块，调入料酒、色拉油、盐，拌匀腌10分钟。

❷ 当归、党参、黄芪、姜用干净的纱布袋包扎好，扎紧袋口。

❸ 将羊肉块、药包放入砂锅中，加冷水适量，用旺火煮沸，改用小火炖至羊肉烂熟，去药包，用湿淀粉勾芡，加入味精，淋上香油，即可盛起食用。

● **药膳功效**

补诸虚不足，益元气，壮脾胃，去肌热，排脓止痛，活血生血，益寿抗癌。

9. 草果良姜羊肉羹

【药膳配方】

羊肉250克，白萝卜1根，草果6克，良姜7克，陈皮5克，荜拨5克，胡椒5克，葱白3根，盐1.5克，姜1块，冷水适量。

【制作程序】

① 羊肉剔去筋膜，洗净后放入沸水锅内，汆去血水，捞出后用冷水漂洗干净，切成小丁。

② 萝卜洗净，切成薄片；草果、陈皮、良姜、荜拨用纱布袋装好，扎紧袋口；胡椒、姜洗净拍破；葱白切成段。

③ 砂锅洗净，将羊肉丁、纱布袋放入，加葱段、萝卜片、姜块和冷水适量，用旺火烧沸，撇去浮沫，转用小火熬2～3小时至羊肉酥烂，捞出药袋、葱段、姜块，用盐调好味，即可盛起食用。

● 药膳功效

驱风，健胃，消食顺气，补肾壮阳，延年益寿。

汁类药膳6道

1. 山药牛蒡汁

【药膳配方】

牛蒡、山药各100克，苹果1个，柠檬1/2个，凉开水100毫升。

【制作程序】

① 将牛蒡和山药洗净，切成小块；苹果去皮去核，也切成小块；柠檬去皮，果肉切块备用。

② 将上述蔬果全部放入榨汁机内，搅打成汁。

③ 将滤净的菜汁倒入杯中，加凉开水，拌匀即可。

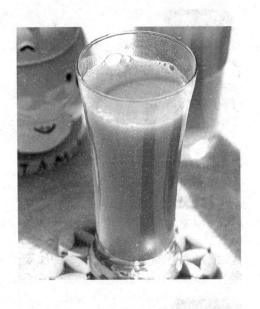

● 药膳功效

补益脾胃，强肾利尿，促进新陈代谢，延年益寿，适用于脑血管疾病等症。

2. 白萝卜梨汁

【药膳配方】

小白萝卜1个，梨半个，冰糖15克，冷水适量。

【制作程序】

① 小白萝卜洗净，切成细丝；梨去皮，切成薄片备用。

② 坐锅点火，加入适量冷水，将白萝卜丝倒入锅内烧沸，然后用小火炖煮10分钟，下入冰糖调匀，加入梨片再煮5分钟。

③ 待汤汁冷却后，捞出梨片和萝卜丝，将汤汁用小漏勺过滤至碗中，直接饮用即可。

滋阴润肺，益气安神，延年益寿。

3. 土豆莲藕汁

【药膳配方】

土豆1个，莲藕100克，蜂蜜15克，冰块2块，凉开水50毫升。

【制作程序】

❶ 土豆洗净，去皮，与莲藕一同下沸水锅内，煮熟，均切成小块。
❷ 将土豆块和莲藕块放入榨汁机中，榨取汁液。
❸ 将土豆莲藕汁倒入杯中，加入冰块和凉开水拌匀，放入蜂蜜调味即可。

药膳功效

润燥强肾，促进消化，补血益气，延年益寿。

4. 南瓜牛奶汁

【药膳配方】

南瓜200克，牛奶250克，白糖10克。

【制作程序】

❶ 南瓜去皮去子，切成小块，放入沸水锅中，煮熟备用。
❷ 把煮熟的南瓜放入榨汁机中，加入牛奶搅拌均匀。
❸ 将南瓜汁滤净，倒入杯中，加白糖，拌匀即可。

药膳功效

补中益气、健脾暖胃、消炎止痛、解毒杀虫、养肝明目、延年益寿。

5. 白萝卜油菜奶汁

【药膳配方】

油菜4棵，白萝卜半根，牛奶150克，蜂蜜15克。

【制作程序】

❶ 油菜洗净，去根，切成段；白萝卜洗净，切成块。
❷ 将白萝卜与油菜一同放入榨汁机中，搅拌成汁。
❸ 把白萝卜油菜汁倒入杯中，加入牛奶和蜂蜜，调匀即可。

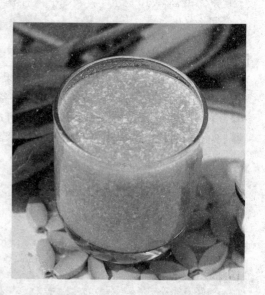

药膳功效

补血益气，健脾开胃，延年益寿。

6. 核桃牛奶饮

【药膳配方】

核桃仁30克，山楂20克，杏仁15克，冷水适量，牛奶250克，冰糖10克。

【制作程序】

❶核桃仁洗净，压碎，磨成浆备用；山楂洗净，去核，切片；杏仁打成粉末；冰糖打碎。

❷把牛奶放入炖锅内，加入核桃仁浆、山楂片、杏仁粉、冰糖屑，置中火上烧沸，然后用小火炖煮20分钟，倒入杯中，待稍凉时即可饮用。

药膳功效

补血补钙，健脾开胃，益智，润肠，养颜，延年益寿。

茶类药膳8道

1. 返老还童茶

【药膳配方】

槐角18克，何首乌30克，冬瓜皮18克，山楂肉15克，乌龙茶3克，冷水适量。

【制作程序】

前四味药用冷水煎，去渣，加入乌龙茶，蒸沸，作茶饮。

药膳功效

本方具有安神健脑、提高免疫力、延年益寿的作用。

2. 绿茶单方

【药膳配方】

绿茶适量。

【服食方法】

经常用沸水冲饮，不限量。

药膳功效

本方具有清心安神、延年益寿的作用。

3. 八仙茶

【药膳配方】

细茶500克，净芝麻375克，净花椒75克，净小茴香150克，泡干白姜、炒白盐各30克，粳米、黄粟米、黄豆、赤小豆、绿豆各750克，麦面适量，胡桃仁、南枣、松子仁、白糖少许。

【制作程序】

将药研成细末，和合一处，麦面炒黄熟，与前11味拌匀，瓷罐收贮，胡桃仁、南枣、松子仁、白砂糖之类任意加入。

【服食方法】

每次取3匙，白开水冲服。

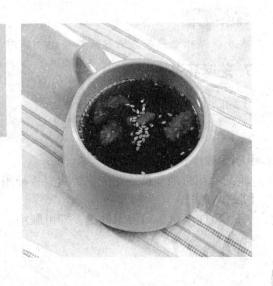

本方能够补血益气、延年益寿。

4. 乌发茶

【药膳配方】

黑芝麻 500 克，核桃仁 200 克，白糖 200 克，茶适量。

【制作程序】

黑芝麻、核桃仁同拍碎，糖熔化后拌入，放凉收贮。

【服食方法】

每次取芝麻核桃糖 10 克，用茶冲服。

• 药膳功效

本方能够益气健脾、利水消肿，常食可延年益寿。

5. 五味茶

【药膳配方】

茶叶 6 克，黄芪、枸杞、五味子、红枣各 20 克，人参 5 克，茶叶适量。

【制作程序】

将后 5 味药共研成粗末，混匀，每次取 20 克，加茶叶 1.5 克，以沸水冲泡服饮，也可加水略煎服用。

【服食方法】

每日服用 1 剂。

• 药膳功效

本方能够补血益气、养颜润肤、延年益寿。

6. 覆盆子绿茶

【药膳配方】

绿茶 1 份，覆盆子 2 份（研末）。

【服食方法】

开水冲泡，代茶服饮。

• 药膳功效

本方能够补血益气、强身健体、延年益寿。

7. 芝麻花茶

【药膳配方】

茶叶、茉莉花、芝麻、生姜、花生仁、香油各适量。

【制作程序】

将芝麻用香油炸黄，花生仁炒熟。各种用料共置臼内，捣成碎末，收贮。

【服食方法】

每次取 1 大匙，以沸水冲泡，即可服用。

本方能够补血益气、调理肠胃、延年益寿。

8. 灵芝茶

【药膳配方】

灵芝草 10 克，绿茶少许。

【制作程序】

灵芝草切薄片，用沸水冲泡，加绿茶饮用。

• 药膳功效

本方能够益气健脾、滋阴壮阳，常食可延年益寿。

蜂产品药膳 5 道

1. 莲蜜粥

【药膳配方】

蜂蜜 50 克，莲花 5 朵，糯米 100 克，冷水适量。

【制作程序】

将糯米洗净，加适量水熬煮成粥，待粥将熟时加入蜂蜜及用水漂洗净的莲花，稍煮即可。

【服食方法】

日服 1 次，每次 5 ~ 10 克。

• 药膳功效

本方具有清心安神、延年益寿的作用。

2. 黑芝麻蜜泥

【药膳配方】

蜂蜜 200 克，黑芝麻 500 克。

【制作程序】

将黑芝麻略炒后捣成泥状，拌入蜂蜜。

【服食方法】

每日晨起取 2 匙，用温开水冲化服下。

• 药膳功效

本方能够补血益气、延年益寿。

3. 蜂王浆芹菜汁

【药膳配方】

蜂王浆 2 克，蜂蜜 50 克，鲜芹菜汁 200 克。

【制作程序】

将蜂王浆加少许温开水，研磨，加入蜂蜜调匀，再加入芹菜汁，拌匀即成。

【服食方法】

日服 1 次，每次 15 ~ 30 克。

● **药膳功效**

本方能够益气健脾、利水消肿，常食可延年益寿。

4. 玫瑰桑葚蜜

【药膳配方】

蜂蜜 1500 克，鲜桑葚 1000 克，玫瑰花瓣 5 克。

【制作程序】

取不易结晶的蜂蜜放入玻璃瓶或瓷坛里，将桑葚和玫瑰花瓣放入，拌匀，密封，放阴凉洁净处发酵半年以上，用纱布过滤去渣后即可服用。

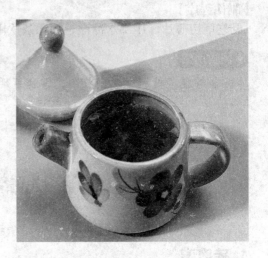

【服食方法】

每日清晨口服 15 ~ 25 克。

● **药膳功效**

本方能够补血益气、养颜润肤、延年益寿。

5. 人参蜜汁

【药膳配方】

蜂蜜、人参各 500 克，冷水适量。

【制作程序】

将人参加水煎煮，取汁液 3 次，合并煎液，再慢火浓缩成稠汁，加入蜂蜜，搅拌均匀，装瓶。

【服食方法】

每日服 2 次，每次 15 ~ 30 克，温开水送服。

● **药膳功效**

本方能够补血益气、强身健体、延年益寿。

第六章

对症食疗老偏方，
治疗老年人常见病

第一节　骨质疏松偏方

常吃黄豆煎猪骨，预防骨质疏松

现在，物质生活水平的提高使人们参与体力劳动的机会越来越少，如果平时再缺乏锻炼的话，就很容易成为骨质疏松患者。随着年龄的增长，人体的四肢躯干功能退化，步入老年后，人的骨骼难免会出现骨质疏松等退化情形，老年人骨骼性疾病的发病率日趋上升，严重危害老年人的健康。这是一种自然规律，不能被人力所改变，但并不是说我们对此束手无策，而是可以尽最大的努力延缓骨骼退化的进程。所以，骨质疏松问题应当引起人们的重视。

骨质疏松是全身骨质减少的一种现象，极易出现在中老年人身上，这部分人群骨头中的蛋白质等有机类物质及水分的含量呈减少趋势，骨头越来越脆，韧性不断降低，骨质密度也不断降低，这样就很容易发生压缩性骨折。人们经常感叹人一老背就直不起来了，就是骨质疏松造成的腰椎部位多个椎体发生压缩性骨折，椎体受压缩后引起驼背。也就是说，骨质疏松是多种骨骼性疾病的一个引子。如果出现骨质疏松不及时采取措施的话，很容易引发其他各种健康问题。

上个月刚过完六十大寿的邢老太太，两年前在医院检查出骨质疏松，一开始邢老太太和一般人反应一样，认为骨质疏松只要补钙就没事了，于是开始购买市面上常见的补钙药物，坚持喝骨头汤，但一段时间过去后并未见好转。后来有人推荐了一个补钙的偏方，效果不错，每天一次，就能满足人体对钙质的需求。

黄豆猪骨汤，需要原料：250 克鲜猪骨和 100 克黄豆。在制作黄豆猪骨汤之前，应提前将黄豆用水泡 6 ~ 8 小时。泡好黄豆后开始处理鲜猪骨，先将鲜猪骨洗净，切断，放沸水中焯一下去掉血污，然后将焯好的猪骨放入砂锅内，加入 200 克黄酒，20 克生姜，适量食盐，再倒入 1000 毫升清水，加锅盖先煮沸，改用文火煮至熟烂，然后将泡好的黄豆放入继续煮至豆烂，就可以出锅食用了。每日喝一次黄豆猪骨汤，每次 200 毫升。

这款食补偏方具有极佳的补钙功效，其中的材料之一鲜猪骨，富含天然钙质、骨胶原等，对骨骼生长有很好的补充作用，一直是补钙的上佳食品。而黄豆含黄酮苷、钙、磷、铁等物质，这些物质都是骨骼生长所必需的营养物质。因此，按疗程喝此汤，能够较好地预防骨骼老化、骨质疏松。

需要注意的是，老年人补钙确实是保护骨骼的有效办法，但这并不是说补钙越多越好。人体所需要的任何的营养都有一定的度，过高或过低对人体都是有害的，只有科学把握，才能让身体吸收的营养起到保护人体健康的目的，补钙也一样，补过头的时候反而容易造成心脏不好、便秘等问题。

要治疗骨质疏松，一个行之有效的办法就是经常进行锻炼，特别是加强背部肌肉的锻炼，可以有效地预防因年龄增大引起的椎骨脆弱和骨折问题。但要注意的是，首先运动要适量，避免过度运动造成适得其反的效果，其次就是不要在正午的烈日下运动。

由此可见，虽然骨骼关节退化是年龄增长必然会带来的问题，但只要人们在日常生活中养成经常锻炼和进行户外活动的好习惯，并注意饮食结构的合理性，保证营养均衡，那么就能将骨骼关节退化带来的危害降到最低。

杏仁、胡萝卜巧搭配，骨质疏松可以防

我国大约有8800万骨质疏松症患者，每年需要的医疗费至少150亿元。骨质疏松不仅仅是老年人的健康问题，已经成为社会、医疗界的关注热点。

骨质疏松会对人体造成多方面的危害，在临床上有疼痛症状，主要集中在腰肩部，疼痛严重时会遍布全身的骨骼、关节，除此之外还会出现脊椎畸形、身高变矮，甚至出现驼背，而最严重的后果就是导致骨折。骨质疏松性的骨折常常会因为日常生活中的轻微暴力产生，所以被称为"脆性骨折"。有些患上严重骨质疏松症的老年人，在蹲下上厕所的时候可能发生骨折，更严重的甚至连咳嗽都可能导致骨折，最糟糕的是这种骨折会反复发生。

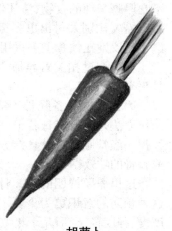

胡萝卜

老刘现年72岁，他的老伴67岁。老两口相知相伴将近50载，感情甚好。从2009年夏天开始，老伴膝关节疼痛难忍，老刘因此忧心不已。几个月以后，老伴的病情更加严重，外出三里路不能走回，去医院就医后确诊为骨质增生。很多人都说这个病难治，当时老伴的思想压力很大。在医院的时候，老刘遇到一友人推荐个偏方。因为材料天然，就给老伴使用了几次，没想到竟然痊愈了。隔一年，老伴另一膝痛，马上去医院拍片确诊，仍为骨质增生。又用此方，20多天就又痊愈了。此治疗方的治疗效果得到印证。

此方的具体使用方法介绍如下：

杏仁50克，用文火炒至略有黑黄斑点即可，胡萝卜1根，用火烧熟，最好是皮下焦黄，注意不能用明火烧，要使用明火着过以后剩下的灰火烧熟。

上述两物备妥后，放蒜臼内捣成泥，敷患处，覆盖面要大些，外以绷带扎牢，一昼夜换一次，直到骨质增生治愈为止。

此方中的胡萝卜所含的胡萝卜素可清除体内的自由基，延缓衰老。另外，其所含的B族维生素和维生素C等营养成分也有预防骨质疏松、抗衰老的作用。

目前，骨质疏松的发病率已跃居各种常见病的第七位。随着人们生活水平的提高和人口老龄化的发展趋势，防治骨质疏松症已成为人们普遍关心的问题。

虽然骨质疏松症是一种老年病，但要预防则应从年轻时开始。因为骨质疏松症的成因是钙的流失，所以只要年轻时骨骼中钙质含量丰富，骨骼强健，便可有效地防止骨质疏松症。只有在青少年阶段储备足够多的骨质，才能减慢或减轻年老时骨质疏松的程度。所以，在青少年阶段就应该关注骨骼健康，储备更多的骨量。

总之，采取综合防治措施，可以有效降低骨质疏松症的发生率，可以推迟骨质疏松症发生的年龄，或延缓病情的进一步发展，还可以减轻临床症状并预防骨折并发症的发生，对提高中老年人生活质量具有重大的意义。

骨头米粥经常吃，骨质疏松晚点儿来

老年妇女在绝经后容易患骨质疏松症，这是生活中的常见现象。究其原因多与女性绝经后雌激素的缺乏有关。如果单从医学原理的角度说明可能不易被理解，用较为通俗的语言解释其中的缘由就是：绝经后的妇女由于雌激素水平的迅速下降，不能抑制破骨细胞活性，使得骨转换加速，发生了骨量丢失，骨质增生。

老年妇女因为处于绝经期，所以更容易发生骨质疏松症。在此时期内，人体内的钙、磷等矿物质会丢失，骨质发生变化，此时的骨头就像枯木一样脆弱，一旦受到外力的作用，就很容易发生断裂，从而发生骨折。也正因为体内钙、磷等矿物质的丢失，所以身体常常会表现出腰背疼痛、轻度的酸胀痛、小腿抽筋和骨痛。

胡雪梅老人，现年 59 岁，已绝经 4 年多，老人的保健意识很强，每年都会做定期体检。在抗衰防老这条路上，老人也做出了很多努力：每天清晨都坚持锻炼，在饮食上也注意不吃厚腻辛辣的食物，清淡饮食，营养搭配比较合理。但由于老人先天的身体条件比较弱，所以需要比别人付出更多努力。在 2010 年的一次体检中，老人发现自己得了骨质疏松。医生建议她在饮食上多食用有养骨功效的饮食。老人研究食谱多年，对此表示肯定。

在咨询过相关营养师的意见后，老人确定了相关一套食谱。下面就是其中一款——骨头米粥。

原料需要准备胫骨（猪、牛、羊骨均可）若干，红枣 15 枚，糯米 100 克。具体的制作方法是：取胫骨若干，洗净，先煮 1 小时，去骨后加红枣 15 枚，糯米 100 克，煮成稀粥，经常服食。此食疗方易于消化吸收，性质温和，最宜老人食用，有补肾填髓，强筋壮骨的功效。

这里需要说明的是，骨质疏松症的预防比治疗更重要。对于 55 岁以上的老人而言，这种预防的意识更为重要。由于骨密度减低是不知不觉在体内发生的，有的人发生的速度慢、程度轻，经历几十年方才发展成骨质疏松症。少数人在青年时期已发生骨质疏松症，大多数女性骨质疏松症患者是在绝经后开始快速骨丢失而发生骨质疏松症的。在未发生骨质疏松症之前，对骨密度降低者进行预防性干预；在发生骨质疏松症之后则必须开始正规治疗，否则骨密度会越来越低，甚至不能承受自己的体重而发生骨折。

此外，防治骨质疏松症，很重要的一点是要控制饮食结构，避免摄入过量酸性物质。健康人每天的酸性食物和碱性食物的摄入比例应遵守 1∶4 的比例，大多数的蔬菜水果都属于碱性食物，而大多数的肉类、谷物、糖、酒、鱼虾等食物都属于酸性食物。摄取足够的钙，就可以改善骨质代谢，预防骨质疏松。

西红柿马铃薯牛尾汤，老年女性防骨质疏松

骨质疏松给老年人带来了很多的困扰，尤其是造成了绝经期的妇女常常腰背痛。西医所称的骨质疏松是指在骨的一个单位体积内，骨组织总量与正常量相比偏低，骨质不能生成足够的有机成分，继发引起钙盐沉着减少，导致骨头虽然外形不变，但骨小梁变稀疏，骨的皮质变薄，而骨髓腔增宽，即发生了骨的微观结构退化。骨质疏松症在临床上，虽然表现为骨骼化学成分正常，但骨脆性显著增加了，由此极易引发骨质压缩、变形、疼痛等一系列功能退化性障碍，像慢性颈腰背痛，骨头畸形、骨折等。骨质疏松症的发病范围通常不局限于某一个部位，而是具有全身性的特点。

现年 72 岁的陈奶奶，身体素质一直不好，又不喜欢运动，平时就喜欢待在家里，

看看电视，带带孙子孙女，近几年总是觉得整个脊背酸胀疼痛，而且人也好像有些驼背了。一年前陈奶奶在上街买菜途中不小心摔了一跤，当时就觉得脊背疼痛难忍，中间的骨头好像在向后突，当陈奶奶被好心人送到医院后，医生给拍了 X 片，进而诊断陈奶奶是第一腰椎压缩性骨折，脊椎骨骨质疏松。之后为治疗骨质疏松，陈奶奶尝试过很多药物，当然也包括品种繁多的补钙药品，但都没有什么显著的功效，陈奶奶还是因为患有骨质疏松症，所以身体虚弱，走路时很容易就会平地滑倒，发生骨折。后来，陈奶奶老家来的人给推荐了一个治疗骨质疏松的偏方，陈奶奶看那个偏方，觉得就算起不了什么作用，那至少也能补补身体，便尝试服用，一段时间后，陈奶奶的腰背痛明显见好，现在陈奶奶再也不用担心平地摔跤。下面就来和大家一起分享治好陈奶奶骨质疏松症的偏方——西红柿马铃薯煲牛尾汤。

制作方法是准备牛尾 120 克，西红柿 2 个，马铃薯 1 个，姜 2 片，以及白胡椒粒、盐适量。要准备的药材是杜仲 15 克，川七 18 克（药材需要用布事先包裹起来）。在制作时，先要将牛尾清洗干净，切成小段，再在火上加一口锅，倒入水，待水烧沸后，将切好的牛尾放入滚水中烫约 3 分钟，捞出备用。再给西红柿去蒂，给马铃薯去皮，将西红柿和马铃薯洗干净后均切成块备用。然后往锅内加入适量水，先用武火将水煮开，加入牛尾、姜、药材包及适量白胡椒粒，再接着转为中文火续煮 1 小时，最后倒入西红柿和马铃薯继续煲 20 分钟后，将里面的药材包捞出后，加入适量盐调味即可食用。

牛尾含有丰富的氨基酸、钙、磷、锌、铁等矿物质以及多种维生素，具有补气养血，强筋健骨的功效，一直是人们用来滋补养神的上佳补品。而西红柿不仅是女性养颜美白的必吃食品之一，同时对于中老年人来说，西红柿也是不可多得的养身佳品。西红柿可以有效防止衰老，其所含的番茄红素是很强的抗氧化剂，给人体补充足够的番茄红素，可以帮助人体有效抵抗各种因自由基引起的退化老化性疾病。此外，常吃西红柿还有助于降低心血管疾病的危险。心血管发病的头号元凶即是自由基造成的身体退化。因此，食用西红柿给人体补充足够的番茄红素便可以有效防止自由基造成的身体退化，从而起到减轻和预防心血管疾病，降低心血管疾病危险性的功效。此外，马铃薯也是抗衰老的有益食品。由此可见，该道西红柿马铃薯煲牛尾汤具有很好的滋阴补阳，强筋健骨的功效，不但能有效缓解腰膝酸软疼痛，还能帮助改善骨质疏松的症状，是经常因为骨质疏松而崴脚、四肢疼痛、身体虚弱的患者不可错过的食疗偏方。

骨质疏松从其发病的进程来讲，是一个漫长的渐进发展过程，从患病到能在 X 线片上明显看出阳性表现大约需要 5 年的时间。所以，经过有效的骨质疏松治疗，尽管事实上骨组织已经发生了一定的合成代谢，但要在 X 线片上显示出明显的好转也需要一段比较长的时间。故要判断一种治疗方法是否有效主要应该以疼痛、乏力等症状缓解为判断依据，以及出现钙平衡，尿羟脯氨酸排泄减少为标准。

第二节　腰腿疼偏方

膝关节疼痛难忍，薏米干姜来帮忙

在日常生活中，每当碰到阴雨天气，一些中老年人就会发生关节肿痛的症状，轻微的可能只是关节痛，行动不方便，严重一点则表现为腰不能弯，腿不能行，关节肿大，疼痛难忍等，这些症状就是由类风湿性关节炎引起的。类风湿性关节炎属于一种最常见的关节疾病，它是一种炎症性、对称性、进行性、破坏性的关节疾病。在中老年人中，特别是女性中发病率尤其高。这种疾病虽然不属于遗传类疾病，但经临床医学研究发现，其发病可能与遗传因素有关。尽管医学界无数专家教授致力于研究类风湿性关节炎，企图发现它的致病病因，以求从根本上防止类风湿性关节炎的发生，但直到今天，该病的病因仍不被人们所认知。但研究表明，细菌性病毒感染及遗传因素可能与发病有一定关系。

类风湿性关节炎尤其喜欢在阴冷潮湿的天气里作怪。当患者在这种天气状态下受风寒入侵就会发病，产生关节肿痛等一系列症状。可见，气候和天气的变化极容易导致类风湿性关节炎的发作。

肖蕴华女士今年 57 岁，两年前从工厂退休。她一直患有类风湿性关节炎，常常受该病的折磨，为了治疗它，肖女士在厂医院和当地多家医院治疗过，但都未见好转，甚至因久病不愈，病情拖沓，落下了腰腿痛的毛病。肖女士又自己买过伤湿止痛膏、麝香虎骨膏、大狗皮膏等膏药贴在发病关节处，也去医院输过液，喝过治疗风湿病的药酒，用过治疗仪，采用过针灸、烤电、拔罐、推拿等传统中医治疗方法，但都没有取得良好的成效。不仅时时遭遇病痛折磨，还为治病花掉了几千元钱。平时肖女士只要见点儿风，腿关节就疼，像在天寒地冻的三九天掉进冰窟窿一样。后来肖女士寻到一个偏方，即薏米干姜粥，连续服用 2 个月后，现在肖女士的腰腿不疼不凉了，夏天还可以穿单裤、吹电风扇了。而且这道食疗偏方有效又实惠，总共只需几元钱的花费。下面，就向大家介绍一下该偏方：

取薏米 50 克，糖 50 克，干姜 9 克。将准备好的薏米、干姜加上适量的水混合倒入锅内，煮烂成粥，待食用时调入白糖服食即可。坚持每天一次，连服 1 个月。

薏米干姜粥这一食疗偏方之所以有良好的治疗类风湿性关节炎的效果，关键在于其原料。其中所含薏米有利水消肿、健脾去湿、舒筋除痹、清热排脓、通络等功效，为常用的利水渗湿药，能有效祛湿除肿。而另一味原料干姜传统中医认为其性热味辛，有温中逐寒、回阳通脉、祛风寒湿痹的功效，能通四肢关节，开五脏六腑，去风毒冷痹，通用于风寒湿邪、阻痹关节型类风湿性关节炎。所以将二者混合食用，有良好的治疗类风

老人吃好不吃药

湿性关节炎的作用。

在治疗类风湿性关节炎的过程中，虽然药物或偏方食疗都有一定的效果，但若不配合良好的起居饮食习惯，还是不能摆脱该病的困扰。所以，类风湿性关节炎患者在平时要加强锻炼，增强身体素质，锻炼时可以选择练练气功、慢走等不剧烈的活动。在起居中要注意防寒保暖，保持室内干燥，温暖适宜，不要直接碰触凉水，不穿湿衣湿袜。在做家务时要注意劳逸结合，劳作一会儿，要休息一下，还要注意不要一直保持一个姿势，尽量避免使用需要弯腰的工具，以免对身体各关节造成过重负担。在衣着方面，宜选择容易穿上的衣物，鞋子要适脚，鞋带不能系得过紧，保持身体最大限度处于放松状态。在饮食上，虽然类风湿性关节炎患者不会因为吃什么食物而加重病情，基本上没有忌口，但保持"营养均衡"是每个爱护身体的人都需要做到的，注意平时合理搭配食材，在服用薏米干姜粥的时候注意与瓜果蔬菜相搭配，同时还要注意防止暴饮暴食、营养过剩导致体形过胖，给关节造成过大的负担。

总之，治疗类风湿性关节炎是一项长期的战役，虽然上述偏方经过实践证明确实很有疗效，但要想终身不再受该病痛的折磨，最重要的还是平时就要做好保护身体的工作，保护好自己的关节，避免风寒入侵，只有这样，才能彻底摆脱病痛，过幸福的晚年生活。

枸杞羊腰子粥，防治腰痛有良效

在传统中医学中，有"腰者，肾之府"的说法。鉴于腰与肾总被放在一块，导致很多人在腰痛的时候想到的第一种治疗方法就是补肾。尤其是一些男性患者，总是将腰痛和肾虚关联在一起，一碰到腰痛，就将鹿茸、杜仲、海马、人参、六味地黄丸等补肾的药材吃个不停，仿佛补肾就是治腰，只要补好肾，就能让自己的腰高枕无忧了。结果不但没能缓解腰痛，反而因为补肾的药材吃多了，弄得自己出现两目充血、性情急躁、乏力疲倦等上火现象。

可见，人们对于腰痛的认识存在一个误区。虽然说腰与肾的关系的确相当密切，但如果将腰痛想当然地认为是肾虚引起的，那就大错特错了。常言道："病人腰痛，大夫头痛。"之所以这么说，就在于腰痛的病因极其复杂，不通过仔细的检查、诊断通常是无法简单下结论的，有时即使检查过后，医生也束手无策，难以判断患者腰痛的病因。而且补肾一类的药物通常有很大的热性，如果不遵医嘱盲目服用，极可能导致盆腔充血水肿，反而加重症状。所以，在面对腰痛的时候绝对不能盲目进行治疗，要先分清症状，判断病因，再对症下药，才能取得较好的治疗效果。

现年60岁的贺中信老人，从2007年冬天开始，就时常感到腰部酸痛难忍，时时发作，到医院就诊检查后，经医生诊断为肾虚引起的腰痛，医生中药西药都给开了一些，但服用后未见成效。贺老先生后来去一认识的老中医处寻到了一个偏方，据说此方治好了很多人的肾虚腰痛症。回家后，贺老先生就按该偏方开始治疗。没想到一段时间后，久治难愈的肾虚腰痛真的给治好了。那么，究竟是什么偏方有如此神奇的疗效呢？现在就来给大家介绍这个治疗肾虚腰痛的小偏方。

枸杞羊腰子粥：准备枸杞叶250克，羊肉50克，羊腰子2对，粳米150克，葱白5个待用。先将羊腰子洗净，将其臊腺、脂膜去掉，然后将羊腰子切成细丁；再将葱白洗净切成段，粳米洗净，羊肉洗净切成片，枸杞叶则洗净后直接装入纱布袋中。然后将上述处理好的食材一起放入锅中，加入适量清水后煮粥，等到肉熟米烂香味四溢时就可以吃了。

这款粥主要适用于肾阳虚腰痛的患者。其材料之一的羊腰子在传统中医以形补形的医疗观中是补肾的佳物，而经过临床证明，羊腰子确实有补肾的功效。羊腰子中含有大量的蛋白质、维生素 A 以及铁、磷等矿物质，能够起到生精益血、壮阳补肾的功效。通常来说，一般人群都可以食用羊腰子，其味甘，性温，入肾经，对于有肾虚劳损、腰膝酸软、足膝痿弱、消渴、肾虚阳痿、早泄遗精、尿频、遗尿等症状的人来说尤其适用。而羊肉也是通常用来补肾阳的食材之一。枸杞叶在传统中医学中归入心、肺、脾、肾四经。在《圣济总录》中也有利用枸杞叶与羊腰子来治疗肾阳气衰、腰脚疼痛的记载。

对于肾虚引起的腰痛，掌握有效的治疗方法固然重要，但对病症的类型判断是有效治疗的前提。要判断腰痛是否属肾虚引起的，主要看患者的症状。通常来说，肾虚引起的腰痛是最常见的，该类型腰痛发病原因主要是先天禀赋不足、年老体弱或是劳伤过度。患者在肾虚腰痛时，腰部除了会感到疼痛外，还会有一种酸楚感，特别是对于那些身体长时间劳作、远行久立的人，这种疼痛感尤其强烈，坐卧休息时才能减轻这种痛感。而且肾虚引起的腰痛会反复发作，久久不能治愈。此外，要想更加准确地判断是哪一种肾虚引起的腰痛，还可看患者平日里除了腰痛外，是否有心烦失眠、口干舌燥、手足心热、面色潮红等上火症状发生，如果有的话，就能进一步说明患者是肾阴虚。这个时候选择服用六味地黄丸就是对症下药了。因为六味地黄丸主要就是用来补肾阴的。如果患者腰痛在寒冷天气时就会加剧，手脚常常冰冷，面色苍白，体质畏寒，则进一步说明患者是肾阳虚。这个时候就不能选择六味地黄丸等补肾阴的药物了。阳虚就是通常认为的人体火力不足，这个时候滋阴，只会使肾阳更虚，因此，需要服用补肾阳的药物如金匮肾气丸等。另外还有一些食物，也有很好的补肾阳的功效，如牛、羊、鹅肉等。如果无法准确判断是肾阴虚还是肾阳虚的话，就只能按一般肾虚来治疗。

所以，人们在患有腰痛的时候切不可盲目治疗，只有对症下药，才能取得较好的疗效。在治疗肾虚腰痛时，要经过检查，看到底是肾阳虚还是肾阴虚所致再进行治疗，切不可想当然地治疗。确属肾阳虚腰痛的患者，经过上述偏方治疗，再加上平时在饮食上多吃一些壮阳补肾的食物，就能很好地治疗肾阳虚腰痛。

枸杞子根苁蓉羊脊汤，让腰酸背痛不再困扰

随着社会的飞速发展，给人们的生活带来极大的改善，但也带来了很多以前没有的问题，比如说疾病。不单是出现了以前没有的疾病，也让很多老年病年轻化。社会的发展让人们饮食、生活习惯发生改变，导致腰酸、背痛、腿抽筋等中老年才会有的症状，现在越发年轻化、常态化，那么我们该如何对付这些棘手的小毛病呢？

如今我们告别了普通的木凳子，换成了左右摇晃的老板椅，随之而来的是正确的坐姿也扔到脑后去了，这让很多人的腰部肥肉横生，酸痛难耐。特别是常坐办公室的女性，如果不注意保健，免不了要忍受这些小毛病，时不时地还会因此在工作中分心，让生活和工作质量大打折扣。假如是需要长时间待在空调常开的办公室里的人，对腰部的护理就显得很重要，一般来说女性应该准备一条较长的小衫遮住自己的腰部，以免腰部受凉。另外，尽量不要选择凹陷较深的凳子，

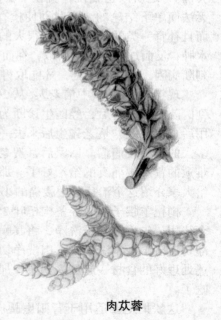

肉苁蓉

这类凳子虽然坐着舒服，但容易让人重心偏离，坐着坐着就身体左偏。一旦坐偏，但自己没意识到，坐的时间一长，很容易使腰椎变形而导致严重的背痛。所以办公室的白领们要注意正确的坐姿，坐比较软的老板椅时，自己可以准备个小巧的椅垫填补那个空缺就好。

另外对于那些常年身体虚弱、贫血或是早上起来就腰酸的女性，除了要养成一个良好的生活习惯，还可以适当做一些滋补的汤类，补充自己的肾脾精气，保健自己的身体。

在一家日资企业从事财务工作的张书玲，现年55岁。从大学毕业之后工作的30多年里，她一直都是常年待在办公室里，埋头于公司财务的数据中。一开始，很多朋友都羡慕她的工作，不用出去风吹日晒，可以常年靠着老板椅坐在有空调的房间，收入也稳定可观。可是，舒服的日子随着年龄的增长变得越来越不舒服了。2008年，刚过完51岁生日的她不得不去医院就诊，原因是腰部酸胀难忍。经过检查，医生告诉她，之所以会出现腰酸背痛，是因为常年的办公室生活导致的，并介绍了一款枸杞子根苁蓉羊脊汤让她回去滋补身体，还嘱咐她一定要注意适当运动。她听从医嘱，按照食疗方调补了一年多，不但腰痛痛感大大减轻，气色也越来越好了。

枸杞子根苁蓉羊脊汤的做法是：

先准备羊脊骨、生枸杞子根各500克，肉苁蓉50克，黄精、党参各30克，牛奶20毫升，盐10克，香叶3克。具体做法：先将生枸杞子根切成碎片，放入锅中加煮成汁，捞出。羊脊骨洗净剁成小块，放入水中焯一下，然后放入砂锅中，再加入牛奶、枸杞子根汤、肉苁蓉，放入香叶和盐，用小火煮熟即可。每天吃饭时服用，切忌空腹食用。

此食疗方的主要材料肉苁蓉，又名大芸，是一种极为名贵的中药材，中医里面称其为"地精"，并有"沙漠人参"的美誉，在历史上曾被西域各国作为上贡朝廷的珍品。它甘而性温，咸而质润，具有补阳不燥，温通肾阳补肾虚；补阴不腻，润肠治便秘的特点。中医典籍里记载："苁蓉厚重下降，直入肾家，温而能润，无燥烈之害，能温养精血而通阳气，故曰益精气。"而现代科学研究发现，苁蓉含有微量生物碱及结晶性中性物质，可以治疗腰膝冷痛、神经衰弱、听力减退等症；还具有降低血压的作用，并可作为膀胱炎、膀胱出血、肾脏出血的止血药物。

核桃黑芝麻丸，辅助治疗腰椎间盘突出

对于腰椎间盘突出，大多数人将其与腰痛混为一谈，认为腰椎间盘突出就是简单的腰疼，不会对身体有太致命的伤害。根据专家解释，这个观点是极为不对的，这是一个非常严重的错误认知，事实上腰痛是腰椎间盘突出的症状之一，而不是说腰椎间盘突出就是腰疼，如果腰椎间盘突出患者长时间忽略不治，使得病情拖沓，最终只会朝着越来越差的方向前进，最终引起对身体健康致命的损害。

患有腰椎间盘突出的患者一般表现为腰痛和一侧下肢放射性痛感，并伴随有强烈的麻木感。通常采取卧床休息的办法后可以有效缓解这种痛感，但只要下床活动一段时间这种痛感和全身麻木感又会出现，只要一点儿小刺激，像打喷嚏、咳嗽或提重物都会加剧这种痛感。此外，外伤如突然负重或扭到腰，或者湿邪之气侵袭都会造成腰椎间盘突出。

文某，现年53岁，现在一所中学做数学老师。自从3年前开始，文老师就经常会感觉到头痛颈项强直，并且还伴随有左臂时不时麻木不适。文老师一直久拖不治，有时就贴一块膏药应付，直到近半年来，上述症状明显加重，并伴有头痛恶心，时欲呕吐的

症状。文老师遂到医院接受彻底检查，通过X线片查明文老师的颈椎变直，椎间隙变窄，第6颈椎椎体后缘有唇样骨质增生。之后经过一些药物治疗，平时饮食时按民间偏方加入了一道核桃仁黑芝麻丸，一段时间后症状明显改善。为巩固疗效，又按医嘱服骨刺片30天，之后病症得到彻底治愈，也没有留下任何后遗症。下面，就向大家介绍一下这道核桃仁黑芝麻丸偏方。

　　制作方法：准备核桃仁200克，黑芝麻80克，杜仲50克，木瓜25克，以及菟丝子、当归各60克，延胡索30克，香附15克。然后将上述材料除核桃仁、黑芝麻外，均摊开置向阳处晒干，再将其碾碎过筛备用。然后将黑芝麻先碾碎，再放入核桃仁一起碾，一直碾到用手摸时无明显颗粒状为止，将上述碾好的所有药面一起倒入盆中，将250毫升炼蜜分数次加入盆内一起搅拌均匀，然后将其反复揉搓成团块，最后制成每个约7克的药丸。如果时值冬天，可将这些药丸装入瓶内储存，而夏天则可以选择做成蜡丸或用油纸包装放在瓷盆里，然后置于阴凉处保存。服用时每次只需1丸，每天2次，可用20毫升黄酒冲服。

　　这道偏方之所以有治疗腰椎间盘突出的效果，是因为其材料之一的黑芝麻，含有大量人体必需的氨基酸，这些氨基酸在维生素E和维生素B_1的作用下，能够帮助人体加速新陈代谢，同时还有很好的补肝益肾、滋润五脏、强身健体、填脑髓的作用。而另一种材料核桃仁则有很好的强肾养血的作用，也是一种养身的上等佳品。

　　此外，在依靠偏方治疗的同时，也应加强平时的养护，要防治腰椎间盘突出平时要注意不要睡太软的床，通常来说睡硬板床对腰部的保养更为有益，能够减少椎间盘承受的压力；其次还要注意腰间的保暖，不要让腰部受寒，可以选择买一条护腰带围在腰间，以加强腰部保暖，还可防止腰部扭伤；然后平时要注意不要经常做弯腰的动作，做家务时尽量选择不需要弯腰的工具，当腰椎间盘突出处于急性发作期时，要尽量卧床休息，即使疼痛得到缓解后，也要注意适当休息，这时候绝对不能过度劳累；最后还要注意平时提重物时要采取正确的姿势，应该先蹲下拿到重物，再慢慢起身。

　　腰椎间盘突出会给人们的生活带来很大的痛苦，这就要求患者一定要坚持治疗，并在平时的工作生活中就要注意保健养身，决不能得过且过，只有好的腰才能给您灵活自如的好生活。

第三节　高血压偏方

红瓤大萝卜防治高血压有一手

高血压是人类最常见的疾病之一，是指人体血液循环长期持续地处在一种不正常的血压升高状态。很多老年人患有高血压很长时间后才被发现，因而高血压又被称为老年人的"隐形杀手"。

刘老太太血压偏高已有十几年，血压长期在 140/95mmHg 之间徘徊不下，为此，刘老太太多次去医院就诊，吃了医生给开的药后，血压会下去一点儿，但一停药血压又会升上去。刘老太太非常苦恼自己的血压问题。一天，刘老太太去逛菜市场，看到市面上卖的紫红瓤大圆萝卜非常引人食欲，便买了几个回来吃，吃完后刘老太太又继续买，持续了一个多月，之后再测血压，没想到血压降到了 125/85mmHg。刘老太太非常惊奇，赶紧又叫老伴吃，因为老伴的血压也偏高，老伴仅吃了半个月血压就恢复正常了。刘老太太对自己的这一发现惊喜不已，并将其向亲友邻居推广，据尝试过的人所述，吃红瓤萝卜降血压确实是很有效果，吃过的人基本上血压都稳定地降下来了。

红瓤萝卜之所以有降血压的功效，得益于它所含的营养元素。当人体的血压处于正常水平的时候，血液是呈弱碱性的。可是患有高血压、高血糖、高血脂类疾病的患者，血液与正常水平相比却是偏于酸性，体内很多器官都无法在这种偏酸性的环境下正常工作，因此容易引发多种疾病。而红瓤萝卜中所含的钾是生物钾，其酸碱值偏碱性，易溶于水，且具有很强的活性，可以迅速融入血液，改善血液的酸性环境。同时还能乳化血液中的油脂、代谢垃圾等，并将这些垃圾排出体外，从而起到改善血液质量，疏通血管，促进血液循环的作用，这样血压也就自然降下来了。

而且，红瓤萝卜还有很好的利尿作用，能够帮助人体将新陈代谢积留的垃圾快速排出体外。因此，食用红瓤萝卜时，刚开始会发现尿液变黄、味道变重，但身体变得轻松、舒服起来。这是因为血管内多年沉积的血液垃圾随尿液排出了体外，这也是一种改善血液循环，促进血压平稳的好方法。

另外，红瓤萝卜中含有淀粉酶、触酶、糖化酶等十几种活性酶，这类活性酶能够帮助促进身体代谢，有利于消化。当人们食用红瓤萝卜，将这些生

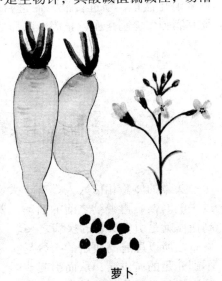

萝卜

物活性酶食入体内后，就会提高人体的新陈代谢功能，同时快速分解血液中的多余脂肪，起到降血脂、降血压的作用。

最后，红瓤萝卜中还含有大量的抗氧化剂，如萝卜硫素、萝卜红色素、维生素 E 等，这些纯天然抗氧化剂也能帮助人体降低血压、血脂以及软化血管。

总之，红瓤萝卜含有多种对人体降血压、血脂有益的成分，可以很好地帮助血液病患者的治疗。所以，还在担心血压居高不下的朋友不妨一试，坚持吃一段时间的红瓤萝卜，血压稳定下降的奇迹就会发生。

情绪不佳血压升，喝点儿皮蛋粥

俗话说："人吃五谷杂粮，哪有不生病的。"确实，我们每个人都不可能一生无病。实际上，疾病是人体进行自我调节的手段，是善意的警告，提醒我们注意身体健康。所以，生病后只要积极治疗，科学用药，大多数患者的病情都是可以控制的，也不会对日常生活造成严重的影响。

冯大爷今年 60 岁，家住重庆某小区，离休前曾是一名城管，因为在自己的管理区域有着不错的口碑而广为人知。心态好，人也很热心的冯大爷，最近在为自己的高血压犯愁。街坊邻居听说后纷纷为其出谋划策。在综合了医生的诊断和自己的实际情况后，冯大爷还是觉得饮食调理比较合适，于是开始尝试食疗。医生认为，食疗方法对身体有益，且几乎没有副作用，是上了年纪的患者的较好选择，但是这种方法要有耐心，见效较慢需要个过程。在冯大爷的耐心坚持下，5 个月后，他的血压平稳地下降了。在其所选用的诸多食疗食谱中，淡菜皮蛋粥是他最中意的一款。不仅有疗效，还有不错的口感，也较为适宜老人的肠胃。

淡菜皮蛋粥的具体制作方法是：准备粳米 100 克，淡菜（干）30 克，松花蛋（鸭蛋）50 克，酱油 3 克。先将淡菜洗净备用；皮蛋去壳，切丁备用；粳米淘洗备用；再将淡菜、皮蛋及粳米一同放入砂锅。最后加适量清水煮成粥，最后加适量酱油调味。

此方中的淡菜（干），其味咸、性温，入脾、肾经，具有补肝肾、益精血、助肾阳、消瘿瘤、调经血、降血压之功效；用于虚劳羸瘦、眩晕、盗汗、阳痿、腰痛、崩漏、带下、瘿瘤、疝瘕等症。而且，方中的松花蛋含多种矿物质，脂肪和总热量却稍有下降，它能刺激消化器官，增进食欲，促进营养的消化吸收，中和胃酸，还有清凉、降压的作用。具有润肺、养阴止血、止泻、降压之功效。此外，松花蛋还有保护血管的作用。

高血压性头晕，静卧后喝点儿山楂茶

头晕的体验相信人人都有，大家的通常应对方法就是休息一段时间，等这段头晕缓过去的时候，再继续之前的活动。其实头晕只是一个症状，引发头晕的原因有很多，而高血压就是引发头晕的疾病之一。

之所以患有高血压的人容易头晕，其原因就在于长期的高血压会导致人体的大脑得不到充足的血供应，从而引起头晕。另外，高血压还会增强人的脑动脉的搏动感，使得脑组织每天就像被钟摆来回敲击、振荡一样，这也是引起头晕的原因之一。还有就是长期有高血压症的患者，因为血压持续很长一段时间在比较高的状态上，所以当服用降压药让血压降下去的时候，患者反而不能适应正常的血压，这时候也会因脑血管调节的不适应产生头晕。

涂老太太是一个高血压患者，测量其血压显示为160/95mmHg。在患高血压期间，涂老太太经常感到头晕，四肢无力，还出现轻微的神经衰弱。为治疗高血压，涂老太太尝试过很多药物与治疗方法，其中之一就是有一次大夫向她推荐的一款山楂茶，这是一个用来治疗高血压的偏方，但使用后的效果非常好。

这道山楂茶的偏方就是：取山楂7～10克，白芍5～10克，冰糖3～5克，将山楂、白芍用温水洗净，再和冰糖放入大茶缸内，加入适量水，再放置在炉子上煮开，即可当茶饮用。以上用料为一天的剂量，但如果使用的是新鲜的材料，还应适当增加用量。如果患者不喜食甜味的，只需要将用料调整为山楂10～15克，白芍5～10克即可。按此用量分别于早中晚各煮一次，到第二天再取同样的量制作三餐茶饮，对治疗高血压引起的头晕很有效。

除了上述方法外，山楂还可以单用，直接取2～3个切成片状用开水浸泡，便可在每次饭后直接饮用，连续服饮10天，能够起到明显的降压效果。如果条件允许的话，用鲜山楂片泡服，疗效更加显著。

涂老太太用上述山楂茶饮的方法治疗高血压一段时间后，再去测量血压，发现血压明显下降了，直到后来慢慢恢复正常。

山楂茶饮治疗高血压患者效果很好，但在治疗的同时，高血压患者还应注意平时的日常生活饮食习惯，以免因为不良饮食习惯造成高血压复发。对于高血压患者来说，在日常饮食方面应忌食以下食品：刺激性食品，包括烈酒、咖啡、红茶等；含盐量较大的食物。这些食物都是极容易引发高血压症状的有害食物，因此，即使是血压正常的人士也应该少食。饮食上除了应忌食的食物外，还需要注意的是尽量减少膳食脂肪的摄入。患者如果能在平时的饮食中降低自己摄入的脂肪含量，对于控制血压非常有效。此外，还应该多吃蔬果，以补充人体所需要的钾、钙。研究显示，人体内钾的含量与血压成负相关，因此常吃蔬菜水果，补充人体所需要的钾、钙，可以有效控制血压水平，防止血压升高。

防治高血压，自酿菊花糯米酒

对于现代人来讲，高血压是被人们所熟知的老年常见病。高血压的致病原因主要是高级神经中枢调节血压功能紊乱，主要表现就是动脉血压升高。长期的不良饮食、生活习惯很容易让人患上高血压。经临床研究发现，高血压病的发病率与年龄有着密切的关系，通常发病率会随着年龄的增加而升高。

郑大爷在2009年的夏天曾经参加社区体检，测得血压值为140/95mmHg，被医生诊断为高血压。在服用医生所开的降血压药物的同时，郑大爷又打听到了一个治疗高血压症的偏方，两者同时使用，仅仅1个月时间，血压便稳定地降下去，而且很有效地避免了高血压患者一直以来对降压药物的依赖性，停止服用降压药后，也没见血压反弹。现在郑大爷血压基本正常了。下面就来向大家介绍一下该偏方。

偏方名为菊花和糯米酒，原料当然就少不了甘菊花和糯米酒。取10克剪碎的甘菊花以及适量糯米酒。先将上述两种材料一同放入锅内搅拌均匀，接着往里倒入适量清水，开火煮沸后即可食用。每日服用2次。

糯米酒又称为醪糟、江米酒、甜酒等，是我国的一种传统民间食品。早在2000年前，我国民众们便开始食用糯米酒。糯米酒具有极好的药用和保健作用，因此深受男女老少的喜爱。从营养学角度上来讲，糯米酒含有丰富的葡萄糖、维生素、氨基酸等营养成分，而酒精含量极少，在中医看来是补气养血、通经活络、滋阴补肾、促进血液循环及润肺的滋补佳品。另外，饮用糯米酒还有开胃提神的功效，它可以刺激消化腺的分泌，促进食欲，帮助消化。因而无论是对于中老年人，还是身体虚弱者来说，糯米酒都是补气养血的上佳食物。

而甘菊花有清肝明目，祛毒散火的功效，因此，适用于眼睛劳损、头晕目眩、高血压等症的患者食用。在《本草纲目》中就有对菊花茶的药效的详细记载：性甘，微寒，具有散风热、平肝明目之功效。而且，经现代医学研究表明，菊花确实有帮助降低血压，消除癌细胞，帮助冠状动脉扩张以及抑菌的作用，如果长期饮用菊花茶，还能有效地补充人体的钙质，调节心肌功能，帮助降低人体胆固醇。因此，尤其适用于高血压、高胆固醇的中老年人饮用。

除了饮用菊花糯米酒的偏方治疗高血压外，高血压病人尤其要重视在日常生活中养成良好的生活习惯及科学、健康、合理的饮

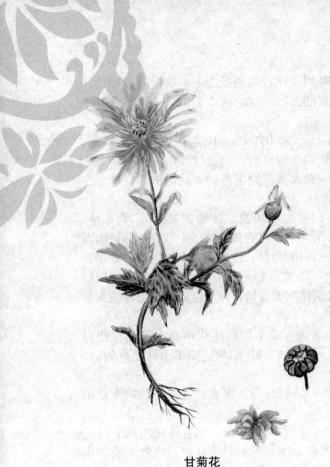

甘菊花

食习惯。通常来说，高血压患者在饮食上要做到控盐、控油、控脂肪量。要做到控盐，就是需要高血压患者在饮食上以清淡为主，尽量将食盐量控制在每天 6 克以下，因为高盐饮食对于高血压的防治是非常有害的。而控油则不仅是指控制油的"量"，还包括控制油的"质"。"质"就是要选择优质的食用油。优质的油含有大量的不饱和脂肪酸，而适量摄入不饱和脂肪酸，对于降脂和降压都有帮助，所以高血压患者应该尽量选择优质的橄榄油和山茶子油，这两类油含有的不饱和脂肪酸高达 60% ~ 70%。而且其他油类与之相比，其不饱和脂肪酸含量就明显偏低了。而控"脂肪量"就是要控制油的摄入量了。最后，控制脂肪的摄入量对于防治高血压也是非常重要的，高血压患者尤其要少吃高脂的食物。

长期患有高血压会严重危害人体的健康，而长期服用降压药对人体的健康也是毫无益处的，在这种两难的境地里，一杯菊花糯米酒就可以轻松地解决您的苦恼，让您不用再担心居高不下的高血压了。

常饮芦荟汁，也可防治高血压

高血压是人类健康的"无形杀手"，此病患者中约有 1/5 的人并无明显症状，这些患者从头到尾甚至都不知道自己是不是有病，很多时候都仅仅是在偶然测血压或普查身体的时候才会发现。对于高血压患者来讲，如果能早期发现，并及时治疗，这对病人的预后会带来极大的好处。可是由于平时的疏忽，大多数病人都发现得较晚，有的人发现高血压时，病情已经有了进一步的发展。

刘青，某企业中层管理者，男，今年 57 岁。年轻时因为业务需要，他经常在外面陪客人吃吃喝喝，又缺乏锻炼，5 年前一次偶然的机会查出自己的血压高。患高血压病

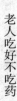

的 5 年来，刘先生经常会出现头晕、胸闷等不适，去医院检查后医生针对刘先生脉见虚弱，气短乏力，腰膝酸软，手足心热，目涩耳鸣并且舒张压高而不降等症状，给刘先生开了一些药。但刘先生的病情并没有太大好转，平时还容易烦躁。后来，一位同样有高血压的朋友推荐给他一个偏方，刘先生照着偏方坚持服用 2 个月后，睡眠质量提高了，头痛也缓解了，平时心情也舒畅了不少。

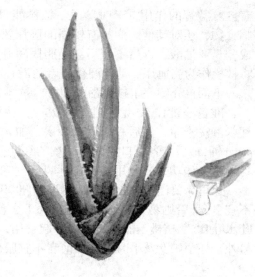

芦荟

此偏方的方法是：取新鲜芦荟叶片切成薄片，做成糖醋渍品，也可压榨出液汁或直接用油炒后食用。而生嚼芦荟叶肉，也能够起到较好的调理和保健作用。每次生叶食量以 15 克为宜。对于那些生嚼芦荟叶不适应者，可采取服用新鲜叶汁的方法。成人每次一匙，每天 2 ~ 3 次。

芦荟是一种药食两用的植物，它含有大量的多糖体，可以降低胆固醇，并软化血管。同时，芦荟所具有的缓泻和利尿作用可以提高人体的排泄功能，这是治愈高血压不可缺少的要素。另外，芦荟可以全面调节人体免疫力，促进细胞再生，使受伤和硬化的人体组织恢复健康；还可以促进血液循环，排出体内毒素；也可以消除其他降压药物副作用对人体的危害。芦荟对人体的作用很广泛，被人们称为维生素、氨基酸和矿物质的宝库，它可以补充很多人体所需的微量元素。

对于高血压患者来说，除了用药物控制血压以外，生活中可以用来调节血压的措施也有许多，如注意劳逸结合，保证足够的睡眠，参加力所能及的工作、体力劳动和体育锻炼。饮食方面的调节，要以低盐、低动物脂肪饮食为宜，并避免进富含胆固醇的食物。肥胖者适当控制食量和总热量，适当减轻体重。

核桃仁粥，帮您预防高血压

随着社会的发展，人们生活水平的提高，各种高热量食物让人们在享受生活又忽略了运动锻炼的时候，身体就像吹气球一般的肥胖起来，随之而来的就是各种所谓的"富贵病"，高血压就是其中一种。

治疗高血压的方法很多，民间有一种用核桃仁与粳米一起熬成的粥，经常食用对高血压症很有效果。

具体方法是：取核桃仁 15 克，粳米 100 克。先将核桃仁放入容器加入适量的水后一起研成汁，然后过滤去渣。将去渣的核桃汁水同粳米煮为稀粥。每天食用 1 次，5 天一个疗程，值得一提的还有，这个方子不但对高血压有效，同时适用于多痰症和心绞痛患者。

核桃，又称胡桃。果核中的"仁"称核桃仁，乃世界上著名的"四大干果"之一。核桃仁含有丰富的营养素，每百克含蛋白质 15 ~ 20 克，脂肪 60 ~ 70 克，碳水化合物 10 克；并含有人体必需的钙、磷、铁等多种微量元素和矿物质，以及胡萝卜素、核黄素等多种维生素。而且由于它味道鲜美，且具有补肾填精、益气养血、润燥通便等功效，所以在我国还有"万岁子""长寿果""养人之宝"的美誉。我国古代人早就发现核桃具有健脑益智的作用，李时珍说：核桃能"补肾通脑，有益智慧"。核桃不仅是最好的健脑食物，还对其他病症具有较高的医疗效果。经科学研究表明，核桃中所含脂肪的主要成分是亚油酸，食后不但不会使胆固醇升高，还能减少肠道对胆固醇的吸收，因此，可将核桃作为高血压、动脉硬化患者的滋补品。

下面再介绍一个核桃粥的配方，核桃芝麻粥。方法如下：

准备核桃仁50克，黑芝麻25克，粳米100克，红糖适量。先将黑芝麻、核桃仁、粳米淘洗干净，然后一起放入砂锅，加入适量的水。先用大火烧开，然后改用文火慢熬40分钟，最后依各人口味调入适量的红糖即可。依照此配方经常食用，可以起到健脑补肾、乌发生发的功效。适用于头昏耳鸣、健忘、高血压等症，还能有一定预防早衰的效果。

这里需要注意的是：核桃是好，但也不能多吃、乱吃。因为核桃仁性温，含多量油脂，不宜多食，否则易生热聚痰。这在《千金食治》中有记载："不可多食，动痰饮，令人恶心，吐水吐食。"核桃不能与野鸡肉一起食用，有肺炎、支气管扩张等病症的患者也不易食之。另外，怀孕妇女及平时大便稀薄者不宜服用。

老人控压补虚，多吃菠菜海蜇

随着高血压患病人群的逐渐增多，患病的年龄也越来越趋向低龄化，因而高血压在我国已经被有些专家称作了国民第一病。"高血压"一词属于舶来品，是西医研究的结果，而在我国传统中医中，根据古代的中医书籍记载，并没有"高血压"这个病名的相关论述，在中医学上，通常将高血压归类为"眩晕""头痛""肝阳""肝风"等范畴。中医通常将血压升高看作是机体自我调节的一个信息，是身体内部各脏腑阴阳失调的结果，而不是导致阴阳失调的原因。

根据传统医学的研究，高血压病大多有肝肾阴虚、肝阳上亢或阴阳双虚等类型，是一种因为中枢神经系统及内分泌功能紊乱而导致的全身性慢性血管类疾病，患有高血压的人群很容易造成心、肝、脑、肾等人体各重要器官并发受损。在其症状表现上，高血压多是虚实相夹杂，患病初期主要以实证为本而虚证为辅，随着患病时间的推移，到了后期则以虚证为主。

从高血压的症状上来看，不同类型的高血压所表现出来的症状除一致的血压高外，还有些细微的不同，因此治疗方法的偏重点也有所区别。对于肝火上炎型的高血压，其主要症状为血压高，伴随有头晕目眩，胸闷，失眠多梦，烦躁易怒等。因此，其主要治疗原则当以清热泻肝火为主；对于肝阳上亢型的高血压，因其症状除血压高外，还有目眩耳鸣，头痛头胀，时而加剧，因此在治疗时，主要应以清热息风为治疗原则；对于气血亏虚型的高血压，其伴随着血压升高外的症状还有时常眩晕，并会随着劳累或者活动而加剧，患者还会经常表现出面色苍白，唇甲无光的症状，并且睡眠质量不佳，神疲懒言，食欲不振。治疗这种类型的高血压主要是要养气补血，健胃运脾为主；对于肾精不足型的高血压，其主要症状伴有眩晕，腰膝酸软，遗精耳鸣等。因此要以补肾滋阴为其治疗原则。

尹女士现年52岁，患有高血压已经两年了，服用了不少降压药物，都不能帮助血压稳定在正常范围内，而且因为患高血压的缘故时常头痛不已，并伴有面红耳赤，头昏脑涨的症状出现。后来，经中医大夫推荐了一道治疗高血压的食疗偏方，尹女士尝试一段时间过后，常年居高不下的血压真的就降了下去，而且该食疗偏方味道也不错，虽然尹女士现在已经没有高血压的烦恼了，但仍然时不时做上一次饱饱口腹之欲。下面，就来和大家一起分享一下这道美味又极具食疗功效的食疗偏方——菠菜拌海蜇皮的具体做法：

　　首先将菠菜去叶留其根，准备 100 克，海蜇皮 50 克，并备好适量的香油、盐、味精调味品。制作时先要将海蜇皮用清水洗净并切成丝，再用开水将其烫一遍，然后将菠菜根倒入沸水中焯一下去掉草酸，再将两者加上调料一起拌匀，即可食用。

　　菠菜食用起来柔韧可口，并且营养丰富。根据营养学家的研究表明，菠菜含有丰富的维生素 B、叶酸、铁和钾，是人体补充上述营养成分的极佳来源。除此之外，菠菜还含有大量的蛋白质，这在蔬菜类食物中是非常难能可贵的，研究表明，每 500 克菠菜所含蛋白质相当于两个鸡蛋的含量。在我国中医学中，通常认为菠菜性凉，味甘辛，无毒，入肠经、胃经。在我国中医药物学巨典《本草纲目》中，对菠菜的食用价值有以下记载："通血脉，下气调中，止渴润燥"。因此，对于治疗高血压、头痛目眩、糖尿病、便秘等病症有很好的疗效。而海蜇皮的营养成分也相当丰富，其含有人体所需的多种营养成分，尤其是碘，而且海蜇皮还含有类似于乙酰胆碱的物质，这类物质能帮助扩张血管壁，从而起到降低血压的作用；除此之外，海蜇皮所含的甘露多糖胶质能够有效地防治动脉粥样硬化。因此，常吃菠菜拌海蜇皮可以有效帮助人体降压、平肝、清热。对于因高血压引起的头晕、目眩、面赤、心悸等有良好的治疗效果。

第四节　糖尿病偏方

芝麻核桃做零食，辅助治疗糖尿病

　　叶文是某跨国企业的中方代表，现年 55 岁。最近一段时间里，因为工作、生活压力所致，她总是觉得整个人神倦乏力、口干且无食欲。一开始她认为只是这段时间太累了所致，所以也没放在心上，但是休息了一段时间后，她的精神反而更加不好了。在家人的劝说下，她去了医院就诊，为她看病的是一位经验丰富的老中医，老中医在详细地询问她的病情后，诊断她是得了糖尿病。得知自己有糖尿病后，她一脸紧张。老中医给她介绍了一个偏方，并告诉她，虽然糖尿病很麻烦，但并没有人们想象的那么可怕。没想到的是，她用了老中医给的偏方一段时间后，效果还真是不错，不但血糖得到了控制，并慢慢稳定了，整个人的精神慢慢好起来了，生活和工作又慢慢回归了正轨。

　　老中医给的偏方具体内容是：取黑芝麻、核桃仁各 500 克，共同研末备用，每次服用 10 克，用温水送服，服后嚼服大枣 3 枚。15 天为一个疗程。

　　这个偏方的效果之所以会这么好，完全得益于其中的材料。

　　此方中的芝麻，不仅口感香醇，还具有补肝肾、益精血、润肠燥、降血糖的作用。多用于头晕眼花，耳鸣耳聋，须发早白，病后脱发，肠燥便秘。芝麻中含有丰富的维生素 E，食用后可以消除人体内的自由基，保护胰岛细胞。而且，芝麻对心脏病、高血压、糖尿病、肥胖症均有预防作用，能有效防止相关糖尿病并发症的产生。

　　而核桃中所含的 Ω-3 脂肪酸能够帮助改善胰岛功能，调节血糖。核桃中含有的维生素 E 和生育酚，也有助于预防糖尿病并发症。

　　饮食治疗是治疗各型糖尿病的基础，无论病情轻重，有无并发症，是否用药，都要严格执行饮食治疗原则。近十年来，随着糖尿病基础和临床研究的深入，让人们越来越看重糖尿病的饮食治疗，同时对糖尿病的患者饮食疗法也提出了一些新的认识和原则性要求。曾经留学美国的医学博士、教授、同济大学附属东方医院营养科主任技师谢良民，便写了一本名为《碳水化合物交换法》的书，书里面详细介绍了制订糖尿病饮食控制计划的简便方法以及碳水化合物交换法三个步骤，可以让人们轻松制订适合自己的糖尿病控制饮食，而不用担心餐后血糖无法控制。比如饮酒。适量的饮酒可以起到活血通络、御寒、调节精神等作用。如果糖尿病患者的病情较轻，遇到节假日，亲戚朋友相聚，可以少量喝一点儿，以啤酒或低度酒为主；如果病情处于不稳定时期，或伴有肝脏、心血管疾病，应禁止饮酒。因为糖尿病人稍不注意控制，便可引起病情恶化。

猪胰子山药汤，血糖下降好帮手

食疗即利用食物来影响机体各方面的功能，使其获得健康或愈疾防病的一种方法。中医很早就认识到食物不仅有营养，而且还能疗疾祛病。如近代医家张锡纯在《医学衷中参西录》中曾指出：食物"病人服之，不但疗病，并可充饥；不但充饥，更可适口，用之对症，病自渐愈，即不对症，亦无他患"。可见，食物本身就具有"养"和"疗"两方面的作用。而中医则更重视食物在"养"和"治"方面的特性。现代医学经过研究认证后也认为，食疗可以防治疾病，是一种安全、可靠、有效的治疗方法。食疗对糖尿病患者有其特殊的调治作用。因此，在日常生活中科学地选择、控制饮食是治疗糖尿病的重要基础。否则，糖尿病患者就是花再多的钱，服用再多、再好的降糖药也是无济于事的。

糖尿病对人们的生活和健康有极大的危害，其所引起的病痛和治疗措施给患者带来的精神和肉体上的痛苦，非糖尿病患者是很难体会到的。身体健康的人想吃什么就吃什么，想喝什么就喝什么，想不锻炼就不锻炼。而糖尿病患者则必须要控制饮食，坚持锻炼，还要吃药打针。另外，糖尿病患者可能全身不适，口干舌燥、体力不支、酸胀麻痛、视力模糊等，这种状况很可能就是绵延无期。

2005 年，老王因为老伴患糖尿病而忧心忡忡。看着老伴的身体日渐消瘦，而尿化验的检验结果中含糖量为 4 个"+"号的时候，老王心里很着急。他带着老伴也去过不少医院就诊，但是一般医生都是建议让他的老伴住院治疗，其治疗方案都是主张定时注射胰岛素治疗，并适当控制饮食。但是老王的老伴十分不愿意住院打针，用她自己的话说是："在医院里没病都要住个病出来的。"于是经过家里人商量后，并未继续坚持让她住院。回到家中，老王一边细心照看老伴，一边寻找良方，因为自己开始对糖尿病也不太了解，老王就每天到处找资料去了解糖尿病。后来，他从一本内科学上查到猪胰子山药汤可辅助治疗糖尿病的信息，就试用此法去帮老伴治疗。经过一段时间后，老伴的病情见好了，脸色红润多了，人也精神多了。于是老王决定继续让老伴服用。

猪胰子山药汤的具体用法是：先从杀猪场买来猪胰脏若干，放冰箱冷冻室贮藏好备用。每次要用时解冻一个，每个猪胰子可分两次煮汤用。先将解冻的半个猪胰子洗净切成薄片，再取山药 50 克，也切成片（特别提示：山药选材最好是市场上卖的新鲜山药，如果没有，也可到中药店买干山药代替）。将切好的猪胰片和山药片放在一起煮汤，先开大火，待水煮沸后再转小火慢熬 20 分钟即可，煮汤时不加盐及任何调料。将煮好的汤放至温度适宜便可服用。一次的汤料可以煮 3 次汤服用，每日只需服一次。

老王的老伴连续服用 2 个月后，再去医院化验时，其化验结果让医生都觉得惊奇。并且从那时至今，老王太太的糖尿病症状都未再犯过。

猪胰也叫猪胰脏，是猪的胰脏。中医上介绍猪胰说：其味甘，性平，微毒，具有益肺、补脾、润燥之功效。一般可用于治疗脾胃虚热，消渴等症。现代医学证明，猪胰可用于调节人体血糖值，对糖尿病患者的病情有辅助控制作用。猪胰中含有的 C 肽和胰岛素原可以直接参与调节胰岛素水平，起到控制人体血糖和脂类物质的代谢，非常适合糖尿病患者作为食疗食品。除调节血糖之外，猪胰还能润燥，改善糖尿病患者口渴、尿频、饥饿等症状。

山药因其营养丰富，自古以来就被视为物美价廉的补虚佳品。曾经有人为山药是否具有降血糖的作用而做了个实验，他每天都定时定量地用山药水煎剂给小白鼠灌胃，连续灌了 10 天，结果发现小白鼠本来是正常的血糖降低了；另外经研究发现，山药对实验性四氧嘧啶小白鼠的糖尿病有预防及治疗作用，并可对抗由肾上腺素或葡萄糖引起的小白鼠血糖升高。因此，山药被广泛运用于防治糖尿病的食疗当中，山药可以代替粳米，以减少相应主食（如粳米类）的用量。

苦瓜肋排汤，辅助降糖效果好

经常看到有人向医生咨询，糖尿病患者什么能吃，什么不能吃。旁边也不时有人告知，糖尿病患者这不能吃，那不能吃的。事实上，糖尿病患者需要进行饮食控制是一回事儿，但并不是说要过"苦行僧"的生活，什么都不能吃。而社会上的很多误传，也给人造成糖尿病人大部分食物都不能碰的错觉，如"不能吃肉、不能多吃米饭、不能吃水果"等。因而，很多患上糖尿病的患者，一上饭桌就开始愁眉苦脸，不知道自己还能碰哪一样，万一不小心吃了什么加重病情，引起并发症可不好。以至于整天抑郁，觉得人生中的最大乐趣被无情剥夺了。但这样做的通常结果是不但不能有效地控制血糖浓度，反而造成了体重下降、血浆蛋白降低、全身乏力，身体出现营养不良的症状，还会造成自身免疫力下降、感染性疾病的发病率增加的后果，使得本来患病后就大打折扣的生活又下降了一个台阶。

曾经患有糖尿病的高先生就是受到糖尿病"这不能吃那不能吃"论断所害的人之一。高先生本身好与人为乐，因此和邻里朋友关系都不错。患病期间，大家对高先生表示了充分的关心，每次去看他，或者在外面碰面时，都要告诉他一番什么能吃什么不能吃，担心高先生不小心碰了那些食物加重病情。结果高先生悲哀地发现自己日常食用的大部分食物都不能吃或只能少吃。为了自己身体的考虑，高先生只好忍住尽量不碰。可谁知一段时间后，高先生的血糖浓度非但没有得到有效的控制，还经常感冒，而且全身乏力，懒怠难动。后来，高先生经一位老中医的治疗，安排了合理健康的饮食，还开始食用起了一道苦瓜肋排汤的偏方治疗糖尿病，一段时间后，果然收到了很好的降糖效果。

下面和大家一起分享这道偏方的制作方法：

准备新鲜猪肋排500克，苦瓜150克，榨菜100克，味精适量。做的时候先将猪肋排用清水洗净，将其切成均匀大小的小块，然后放入沸水中焯烫，将血水去掉，捞出备用。而后将苦瓜去皮，去瓤，然后用清水洗净后切成小块，再将榨菜也用清水洗一遍。将准备好的猪肋排放入炖汤用的瓦罐中，加入适量的清水，先用小火煲1小时，再往里放入苦瓜、榨菜。接着将火调至中火炖半小时后，加上味精调味即可食用。

苦瓜原产地为印度尼西亚，但早在宋元时期便传入了中国。研究表明，苦瓜含有丰富的蛋白质、脂肪、钙、铁、维生素A、维生素B₁、维生素B₂、维生素C、丙氨酸、谷氨酸以及果胶等多种营养成分。苦瓜中所含有的苦瓜多肽类物质具有调节血脂、血糖及增强免疫力的作用，是辅助治疗糖尿病的佳品。而在我国传统医学中，苦瓜属于性凉，味苦植物，有很好的清热解暑、补气养血、健脾养肾、滋肝明目的作用。而且从古代起，苦瓜就作为药物用于临床治疗，在《救荒本草》和《本草纲目》等古文献里，都有提到苦瓜的治疗效果。而在我国民间，苦瓜"苦味能清热、苦味能健胃"之说也流传甚广。而且，苦瓜虽然本身很苦，但如果和其他的菜一同烹制，却不会导致其他的菜染上苦味，就因为苦瓜的这一特点，使得它又获封了"君子菜"的雅称。

经过科学研究表明，之所以苦瓜能够帮助糖尿病患者降低血糖，就在于苦瓜的种子。苦瓜种子含有一种特殊的蛋白质，这种蛋白质具有类似于人体分泌的胰岛素的功能。众所周知，胰岛素能够将血液中的葡萄糖转换为热量，并以此调节人体内的血糖水平，使它始终保持在正常的浓度内。而苦瓜的种子所含的特殊蛋白质也可以起到促进糖分分解，使人体内过剩的糖分转化为热量的作用，从而达到降低血糖的效果。此外，使用苦瓜种子的萃取物还能帮助减肥以及缓解便秘。因此，苦瓜是具有很高食疗价值的降糖食物。

而且，糖尿病病人在患病期间，通常会因为高血糖而影响到白细胞，造成免疫力低下，从而使得感染类疾病入侵人体，不但容易感冒，而且容易得皮肤化脓症。这时候，除了食用苦瓜外，苦瓜的叶子和藤蔓也有一定的治疗效果。

虽然苦瓜对于治疗糖尿病来说很有疗效，是不错的食疗选择，但苦瓜性寒，因此对于脾虚寒、腹泻以及体质虚弱的患者来说，不适合多吃。

综上所述，糖尿病患者应该控制饮食，少吃高油脂、高盐、高糖的食物，但同时也应该享受进食的乐趣，保证自己每天摄入足够的营养，只有这样才能更快地治好疾病。

糖尿病不用愁，绿豆南瓜熬成粥

糖尿病被认为是一种富贵病。在传统的中医学里，这种病又被称为"消渴""消中""三消""消瘅"等，多因嗜酒厚味，损伤脾胃，运化失调，消谷耗津，纵欲伤阴所致。《黄帝内经》说："此肥美之所发也，此人必素食甘美而多肥也，肥者令人内热，甘者令人中满，故其气上溢转为消渴。"《景岳全书》上也说："消渴病，其为病之肇端，皆膏粱肥甘之变，酒色劳伤之过，皆富贵人病之，而贫贱者少有也。"这与现代医学对糖尿病病因的分析是一致的。

医学专家指出，血糖的高低与胰岛素的分泌以及进食的多少和质量密切相关，因而，在临床治疗时，无论何种类型的糖尿病，无论其病情轻重或有无并发症，也无论采用何种药物治疗，患者都会被严格要求控制饮食，很多东西都不能吃，而且能吃的东西也不能一次性吃得太多。这让患者感到非常难受。

在机关任职的老李患了糖尿病，很多东西都不能吃，能吃的东西又没有胃口，不得不在"忍饥挨饿"中煎熬。他是正处级干部，有公费医疗，吃药对他来说不是经济负担，但吃药只能控制病情，却不能让他"解放胃口"。没办法，终于有一天，他敲开了邻居老友的门，说："老夏，有没有一种食物，既能治我的病，又能消除我的饥饿感。"周围的朋友都很理解老李的心情，于是给他推荐了两道食疗汤：清水南瓜汤和绿豆南瓜汤。具体做法是：

清水南瓜汤：用250克鲜南瓜，加入清水，煮熟后放少量的盐，起锅即可食用。绿豆南瓜汤：30克绿豆，250克切成块的南瓜，加入适量清水煮熟食用。

老李回去照着这个方法"解放胃口"，不再有饥饿感，再辅之以药物治疗，血糖逐渐下降，精神状态也好了很多。

需要说明的是，采用食疗的方法治疗糖尿病，不仅要注意控制血糖、血脂，以预防或延缓并发症的发生和发展，而且还要注意维持血糖、血脂的正常含量，以改善身体对胰岛素的敏感性。

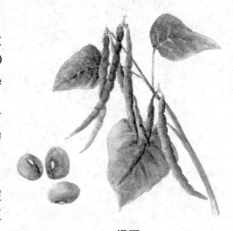

绿豆

菠菜根，给血糖打的"镇静剂"

继癌症之后，糖尿病成为现代疾病中的"第二杀手"。其实，糖尿病本身并不可怕，可怕的是它的并发症，糖尿病带来的危害几乎都来自它的并发症。

有一位患者，患糖尿病好几年了，但是因为在饮食上一直保持着良好的习惯，并且配合医生治疗，所以从检查出糖尿病直到现在，他的病情不仅没有加重，反而比以前减轻了许多。他的精神很好，完全看不出是一个曾经患有严重糖尿病的人。这一切都归功于他在饮食上下的功夫，一本《本草纲目》都快被他翻烂了，他还把这几年从各种中医书上摘抄下来的食疗方送给别人，下面就是他提供的食疗方：菠菜根汤饮。

这个汤的具体制作方法是：先准备鲜菠菜根 60 ~ 120 克，干鸡内金 15 克。然后以水煎服。每日一剂，2 ~ 3 次分服。此方具有敛阴润燥、止渴的功效，适用于糖尿病、消渴饮水无度。

此外，李时珍在《本草纲目》里一再强调吃东西要吃对，吃得合适了，不仅不生病，还有强身健体的作用。然而，很多糖尿病患者出于忌口的原因，始终与水果保持距离。其实糖尿病患者也可以吃水果，关键是根据病情科学合理地选择。

水果中的糖类包括果糖、葡萄糖及蔗糖，这些糖都属于简单糖，食后血糖很快上升。其中果糖在代谢过程中不需要胰岛素的参与，所以糖尿病患者可以在营养师的指导下，根据病情选用部分水果。

第五节 高血脂偏方

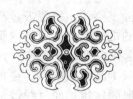

干荷叶小末茶，辅助治疗高血脂

高脂血症在老人中是一种比较常见的病症，属于一种以头昏、头痛、胸痛、胸闷、腹胀、肥胖等症状为主的脂类代谢过剩性疾病。在临床诊断上，通常将人体内血浆脂质浓度超过正常高限时确诊为高脂血症。从其发病原因上看，高脂血症可分为原发性高脂血症和继发性高脂血症。原发性高脂血症通常是由于遗传因素以及后天日常生活中的不良饮食习惯造成的；而继发性高脂血症则是由于其他原发疾病引起的，这些原发疾病有糖尿病、肾脏疾病、肝脏疾病、甲状腺疾病以及肥胖症等。

在我国传统医学中，没有"高血脂"这一病名，现代中医专家根据临床症状显示以及病理生理学，将高脂血症归类于传统中医中的"痰浊""血瘀"范畴。中医认为，高血脂的发病与肾气虚衰，脾胃功能失调，痰浊湿阻，气滞血瘀等有密切关系。

今年59岁的孔太太，从去年清明节开始就时常感觉头晕、头痛、胸闷，而且这些症状到了晚上会表现得越发明显，而且伴身体肥胖。去医院诊治时，医生告诉孔太太这是高血脂在作祟，并给她开了些降血脂的药，但她服用后都没有什么显著的效果。后来，孔太太从同事那里了解到了一个民间用来治疗高血脂的小偏方，这个偏方做法非常简单，但效果却很显著，孔太太的病情很快就得到了控制。

下面，就向大家介绍一下这个小偏方的具体做法：

干荷叶茶：需要准备适量的干荷叶。制作时先用手将干荷叶撕成小片，将其装在干净的罐子里备用。每次泡茶的时候只需要取用撕碎的干荷叶15～30克，装入大茶杯里，倒入开水泡1刻钟左右，出茶色时即可。每天饮用2次，坚持喝1个月。

这道干荷叶茶的主要功效就在于减肥降脂。用到的干荷叶除了可以去各大中药店购买外，也可以自行制备干荷叶。要自己制作干荷叶，需要在夏季（一般是6～9月中的一个时间点），先将摘下来的新鲜荷叶用清水洗干净，再将其叶柄去掉，放到太阳底下曝晒至七八成干，然后将晒好的荷叶收集起来，每片后再放到通风背阳处让其自然阴干；荷叶茶最好不要在天气热的时候喝；每次饮用时，宜选择饭前半小时。

传统中医认为，荷叶是一种很好的中草药材，具有良好的减肥瘦身和调节血脂的功效，能够有效地辅助治疗高血压症，防止动脉硬化的发生，还可以治疗脂肪肝，同时还具有清热解暑、消退水肿、凉血止血等作用，对于现代人的养生保健是非常适合的一类药材。而且干荷叶茶制作起来方便省事，也便于患者服用，更好的是制作干荷叶茶的原料一年四季都有，有利于患者持续服用，对于大部分降血脂以及减肥的人群都很适用。同时，干荷叶还具有清痰、泄气的功效，如果能配上苍术一起泡茶喝，能更好地发挥其疗效。

要治疗高血脂，除依靠药物治疗以及上述偏方的辅助治疗外，最重要的还是从平常生活习惯入手，才能更彻底地起到预防和缓解高脂血症的作用。

要做到从日常生活习惯入手，首先就是要重视平时的饮食调养。如果能安排合理、健康的饮食，从而调节体内的脂质代谢，对于防治高脂血症来说是具有非常重要的意义的。适合高血脂患者的食物通常是低脂、低糖的食物，因此，患者尤其要注意减少动物脂肪的摄入量，多吃香菇、葡萄等，这些食物对于降低血脂都是很有助益的。同时，少吃甜食，食油宜选择花生油、豆油、菜油。每餐饭量都应该以让自己感觉到饥饱适度为标准，因为不但过饱不好，过度的饥饿也会加速体内脂肪的分解，使酸增加，对于身体健康是极为不利的。进食时间的选择主要以进食前半小时感觉到饥饿感为佳。

除了饮食调养外，适度运动对于高血脂的防治也是非常有利的。因为，通过积极的体力活动可以辅助降低人体内的血脂含量，而且经过科学研究也证实：运动可以有效促进人体的新陈代谢，提高体内脂蛋白脂酶的活性，从而让体内脂质的运转、排泄更加迅速。除此之外，运动对于改善人体内的糖分代谢，改善人体血凝状态以及调节血小板功能，降低血液黏度，改善心肌功能也有很好的作用。

因此，对于患有高血脂的患者来说，一方面不能放弃专业医生的治疗方案，另一方面不妨试试上述的偏方辅助治疗，同时注重日常生活的调理，相信一定能更快地恢复身体健康。

海带漂漂入菜肴，降脂利尿效果好

高脂血症和高血压一样，在前期几乎是没有什么症状，很多人得了病后自己根本就不知道。他们总是感觉身体就跟以前一样，没有什么太多的不舒服。那么高脂血症有没有什么前期征兆呢，人们总不能时刻惦记着要去医院做化验检查吧？人体脂质代谢异常，血中脂质成分或脂蛋白含量超过正常标准时就称为高脂血症。

高血脂前期一般会出现以下几点症状：①常出现头昏脑涨或与人讲话间隙容易睡着。早晨起床后感觉头脑不清醒，早餐后可改善，午后极易犯困，但夜晚很清醒。②睑黄疣是中老年妇女血脂增高的信号，主要表现在眼睑上出现淡黄色的小皮疹，刚开始时为米粒大小，略高出皮肤，严重时布满整个眼睑。③腿肚经常抽筋，并常感到刺痛，这是胆固醇积聚在腿部肌肉中的表现。④短时间内在面部、手部出现较多黑斑（斑块较老年斑略大，颜色较深）。记忆力及反应力明显减退。⑤看东西一阵阵模糊，这是血液变黏稠，流速减慢，使视神经或视网膜暂时性缺血低氧所致。

一旦平时生活中出现上面所述不适时，就要警惕。很可能就是得高脂血症的前期征兆。这个时候要赶紧采取措施，该锻炼的锻炼，该食疗的食疗。

赵先生今年53岁，公务员，经常被朋友叫出去吃吃喝喝，缺乏锻炼，身体肥胖，特别是那个大肚子，他自己开玩笑说自己是怀胎8个月了。前一段时间因他们所里的事情稍微多了点儿，赵先生就感觉自己身体吃不消了。每天头昏脑涨不说，还总是犯困，精神极度不好。可是这段时间单位事多，也没办法请假，于是只能撑着。之后赶紧去医院做检查，结

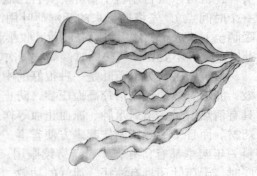

海带

果是高血脂、高血压。其实这些结果对赵先生来讲都是预料之中的事，他早就做好了心理准备，可是当化验结果放在他面前的时候心里还是忍不住的紧张，和朋友出去吃饭看到带肉的都是想吃不敢吃。偶尔有一次他在报纸上看到一个食疗汤，上面介绍说有很好的降脂作用，赵先生回去后便让妻子给他天天做。经过一两月后，赵先生明显地感觉身体比以前舒服多了，头脑也感觉清醒很多了。朋友们见到他都问他这段时间到什么地方养生去了，气色好了很多啊。于是赵先生把他坚持喝了一两月的南瓜海带减脂汤介绍给了朋友。

南瓜海带减脂汤具体做法：需要准备干海带半条，南瓜约750克，瘦肉200克，盐适量。具体做法：先将海带洗干净，泡水至软后，切成2寸长的小段；南瓜去皮、子后洗净，切小块；瘦肉洗净备用。将三项材料一起放入汤锅中，加水1500毫升，先用大火煲煮滚后，改中小火煲煮1.5小时后加盐调味即可。

经研究表明，海带中含有岩藻多糖，是极好的食物纤维，糖尿病患者食用后，能延长胃排空和食物通过小肠的时间。这样一来，即使在胰岛素分泌量减少的情况下，血糖含量也不会上升，从而达到治疗糖尿病的目的。海带中所含的昆布素，是一种特殊的氨基酸，它具有降低血压的功效，可预防高血压和脑出血。海带中所含有的藻胶酸和海带氨酸有降血清胆固醇的作用；海带还含有有机碘，摄入人体后，能促进胰岛素及肾上腺素激素的分泌，提高人体脂蛋白醋酶的活性，促进葡萄糖和脂肪酸在肝脏、脂肪、肌肉组织的代谢和利用，从而有效发挥其降血糖、降血脂的作用。对肥胖型糖尿病患者来说，经常食用海带，既可减少饥饿感，又能从中获取多种氨基酸和无机盐，是很理想的饱腹食物。

此外，高脂血症的患者还应当在饮食上注意以下几点内容：奶油、奶酪、蛋糕、蛋黄、海鲜类等含有食物胆固醇量较高的，要少吃或不吃。少吃甜食、少喝饮料，避免糖分在体内转换成中性脂肪。减少食用油脂，减少猪皮、鸡皮、鱼皮、肥肉等的摄取。鱼肉含有丰富的不饱和脂肪酸，可以降低坏的胆固醇和中性脂肪浓度，因此在平时的饮食中，可用鱼类替代其他肉类。

老年高血脂患者切忌暴饮暴食，一则避免过于肥胖，二则食入过多，脘腹胀满，也会压迫心脏，造成心气遏阻。饮食调理方面要少盐少油，尽量保持大便通畅，以避免病情日渐严重。

食粥降血脂，荠菜荸荠马兰头

现在，人们对于健康知识的需求已经到了狂热的地步，这本是好事，但同时也说明了我们对于"什么才是真正的健康""健康与身体的关系"也越来越迷茫。要保证身体健康，首先要从平时的生活习惯上看：坚持锻炼，坚持正确的饮食；要有良好的心态等，这些都很重要。那么，什么才是营养、正确的饮食呢？

简单总结为一下六宜：宜早，人体经一夜睡眠，肠胃空虚，清晨进些饮食，精神才能振作，故早餐宜早；宜缓，吃饭细嚼慢咽有利于消化，狼吞虎咽，会增加胃的负担；宜少，人体需要的营养虽然来自饮食，但饮食过量也会损伤胃肠等消化器官；宜淡，饮食五味不可偏亢，多吃淡味，于健康大有好处；宜暖，胃喜暖而恶寒。饮食宜温，生冷宜少，这有利于胃对食物的消化与吸收；宜软，坚硬之物，最难消化，而半熟之肉，更能伤胃，尤其是胃弱年高之人，极易因此患病。

正确的饮食是健康的保证，可在社会当中，越来越多的脂肪肝、高血压、心脑血管等疾病的泛滥却暴露了现代人对科学饮食的无知。科学饮食并不是吃的肉越多越好，也不是平时吃得越补越好，就像很多广告里说的那样，需要营养均衡才对。那么如何才能从日常饮食中达到营养均衡，怎样吃才能远离高血脂的困扰呢？对于高血脂来说，有时候食疗比药疗更有效果。这点已经得到很多人的证实。

河南省安阳市某搬家公司的会计张女士，对待工作勤勤恳恳，在自己的岗位上一干就是 28 年。50 岁之前，张女士的身体都很硬朗，虽然偶尔会有点儿小毛病，但大多不用吃药，只需两三天就可以熬过去。在张女士 50 岁那年，一次体检中她发现自己得了高血脂。虽然平时暂时还没有什么症状出现，但是也让她心里紧张了一阵子。随后张女士想开点儿药，医生却说暂时还不需要药物治疗，只让她平时注意下自己的饮食习惯。可是到底要怎么样才能控制血脂呢？

后来，张女士听取了一位朋友的意见，采用荠菜荸荠马兰头粥食疗来辅助治疗，虽然一开始见效并不快，但是在张女士坚持了小半年之后，血脂逐渐回到正常值范围内。这让张女士感到很高兴，没想到一分药钱不花，就这样吃着吃着就把病给吃好了。其实对于高脂血症来说，有不少食疗方都对高血脂患者有益，不但能够加强营养，同时还能帮助控制血脂，张女士这里所选用的荠菜荸荠马兰头粥就是其中一款。

荠菜荸荠马兰头粥的制作方法比较简单，成本也很便宜；首先需要准备以下原料：荠菜 200 克，荸荠、马兰头各 100 克，粳米 60 克，盐、味精、麻油各适量。具体的烹饪方法是：先将荠菜、马兰头洗净切碎，荸荠也去皮洗净切碎，放在一旁待用。再将粳米淘洗后煮粥，用小火慢慢熬。等到粥快要熬成时，将切好的荠菜、荸荠、马兰头一起加入其中，按照各人的口味加入调味料直至煮沸煮熟即可。此粥具有清热解毒，去脂降压的功效，适用于肝火上炎型高血脂患者食用。

民间有着"三月三，荠菜胜灵丹"的顺口溜。现代医学研究表明，荠菜含有各种人体所需的微量元素和多种维生素成分，其中很多成分比胡萝卜、大白菜、菜豆还要高。荠菜每百克含水分 85.1 克，蛋白质 5.3 克，脂肪 0.4 克，碳水化合物 6 克，钙 420 毫克，磷 73 毫克，铁 6.3 毫克，胡萝卜素 3.2 毫克，维生素 $B_1$0.14 毫克，烟酸 0.7 毫克，维生素 C55 毫克，还含有黄酮苷、胆碱、乙酰胆碱等。荠菜含丰富的维生素 C 和胡萝卜素，有助于增强机体免疫功能。还能降低血压、健胃消食、治疗胃痉挛、胃溃疡、痢疾、肠炎等病。

关于荸荠，荸荠皮色紫黑，肉质洁白，味甜多汁，清脆可口，自古有"地下雪梨"之美誉，北方人视之为江南人参。荸荠既可作为水果，又可算作蔬菜，是大众喜爱的时令佳品。传统医学认为，荸荠性寒味甘，能清热止渴，利湿化痰，降血压，其中所含有的磷是所有根茎类蔬菜中最高的，它能很好地促进人体生长发育和维持生理功能，对牙齿骨骼的发育有很大好处，同时又可促进体内的糖、脂肪、蛋白质三大物质的代谢，调节酸碱平衡。荸荠多津，可治疗热病津伤口渴之症，还对糖尿病尿多者有一定的辅助治疗作用。

马兰头嫩茎叶含水分、钙、磷、铁、胡萝卜素、钾、B 族维生素、烟酸等，中医认为马兰头性味辛凉、微寒，归肝、胃、肺经；有清热解毒、凉血止血、利湿消肿之功效。

由此食疗方中我们不难体会到高血脂患者食疗的饮食原则：高脂血症患者的饮食配方要科学合理，食量应控制，才能有效地将体重控制在正常范围内，防止肥胖；高脂血症患者的饮食宜清淡，可以素食为主，并配以适量的荤食；并且高脂血症患者宜用素油，如豆油、菜油、芝麻油、玉米，忌用荤油，如猪油、鸡油、鸭油等；最后高脂血症患者忌暴饮暴食及肥腻甘厚的食物；高脂血症患者应在饮食中经常补充膳食纤维的摄入量。

醋泡花生米做零食，辅助降血脂

可以治疗高脂血症的食疗偏方有很多种，有很多都是粥类或者汤类，这类的食疗配方对一些经常需要出差或应酬的人来讲比较难以坚持每天食用。但是有一些食疗配方做出来的食物几乎是当成零食来吃的那种，不管您在什么地方，只需要事先准备好，随时备于身上便可坚持服用。这类食疗偏方其中有一味被人们称为是科学的"天仙配"。这个所谓的"天仙配"其实就是醋跟花生米的组合。醋泡花生有清热、活血的功效，对保护血管壁、阻止血栓形成有较好的作用。长期坚持食用可降低血压，软化血管，减少胆固醇的堆积，是防治心血管疾病的保健食品。

何中生，现年 52 岁，是某地方劳动局干部。因为平时的应酬比较多，再加上不规律的作息时间，让他在单位组织的体检中，连续两年均被检查出得有高脂血症。自从知道了自己有高脂血症后，他看过很多次医生，也用过很多种药物，但疗效甚微，为此他很苦恼。在平时的饮食方面，他也了解过不少食疗配方，只是平时工作时间并没有固定，加上应酬多，所以并不能很好地坚持下来。一次偶然的机会，他从保健手册中看到"醋泡花生米治疗高血压和血栓"的偏方，仔细看了他觉得这个应该不错，因为只要提早将泡好的花生米备在身上，哪怕是出去应酬了也能坚持每天吃到。于是他就让自己的太太按偏方泡好花生米，每天坚持服用。一段时间后，等单位再次组织体检的时候，他欣喜地发现自己的血脂已经在正常范围内了，血压、心率也都恢复正常了，高脂血症完全消失。

醋泡花生米的做法很简单，只需要将准备好的花生米（熟、生花生米均可）泡在适量的醋里面 1 周左右，便可拿出来吃了，每天早晚各吃一次，每一次约吃 10 颗，连吃 1 周为一个疗程。它可以降低血压，软化血管，减少胆固醇的堆积。要注意的是吃后一定及时漱口，否则对牙齿不利。

醋是人们常用的调味品,其药用价值也非常高。据有关医学记载:醋,味酸微苦,性温,有散瘀、止血、解毒、杀虫等功效。现代营养学发现，食用醋中含有丰富的氨基酸、乳酸、醋酸、琥珀酸等有机成分，能使食物中所含有的钙、锌、铁、磷等无机物溶解出来，从而提高食物的吸收利用率及其营养价值；醋能有效保持食物中某些维生素的有效成分，降低脂肪类物质被人体吸收后产生的副作用，从而降低血脂，预防血管硬化，并降低血压；此外，食醋还具有解毒及促进新陈代谢的功能，有抗菌杀菌作用。

花生的营养价值比粮食类的还要高，可与鸡蛋、牛奶,肉类等一些动物性食品的营养价值相媲美。花生中含有大量的蛋白质和脂肪，特别是不饱和脂肪酸的含量很高，很适宜制造各种营养食品。因其含油量高达 50%，因此花生被人们誉为"植物肉"。生食花生米易患病，因为花生长在地里时，其外壳多被病菌或寄生虫卵污染，生食时很容易受其感染而患上疾病。而花生米经火炒或油炸后，它所含有的维生素会被炒炸时的高温破坏掉，蛋白质、纤维素和新鲜花生衣也会部分碳化或全部碳化，这样其营养价值和药用价值也就很低了。所以花生米不宜火炒或油炸食用。水煮花生米既能杀菌消毒，也能完好地保存其营养成分和药用成分，而且味道鲜美，对人体益处多多。

花生含脂肪 40% ~ 50%，是大豆的两倍，比油菜子还高。含蛋白质 30% 左右，相当于小麦的两倍多,是大米的三倍。而且花生易被人体吸收,消化系数在 90% 左右。此外,花生还含有核黄素、钙、磷、卵磷脂、胆碱、不饱和脂肪酸以及多种维生素，具有很好的滋补功效，有助于延年益寿，因此又被人们称为"长生果"。同时花生也是一味良药，适用营养不良、脾胃失调、咳嗽痰喘等症。另外，花生仁红衣（花生仁皮）能抑制纤维蛋白的溶解，促进血小板新生，加强毛细血管的收缩功能，对血小板减少、肺结核咯血和泌尿道出血等疾病患者有好处。其实，除了醋泡花生米外，醋泡黄豆也有类似的降脂作用。

醋泡黄豆的制法为：将炒熟的黄豆放入瓷瓶中，倒入食醋浸泡，黄豆与食醋的比例为 1:2,严密封口后置于阴凉通风干燥处，7 天后即可食用，每次服 15 ~ 20 粒，每日 3 次，空腹嚼服。经常服用醋泡黄豆有防治高血压与降血脂、降胆固醇的作用，并可预防动脉粥样硬化。

山楂两味方，妙治高血脂

高血脂引起的心血管疾病每年夺走千万人的生命，已经成为威胁人类健康的头号大敌，而且据有关专家表示，亚洲人受到高血脂引起的心血管疾病威胁尤其大。在临床上，高脂血症是指人体血浆（或血清）中的胆固醇、三酰甘油、磷脂和未脂化的脂酸等血脂成分出现增高并超过正常限度的一种血脂失调症。高脂血症出现的主要表现就是其并发症，它可以导致多种威胁人体健康的严重并发症，像动脉粥样硬化、心脏类疾病、脑子供血的问题或者肝、肾功能异常等，甚至有些患有高血脂的患者还会出现高脂血症胰腺炎。而且对于中老年人来说，高血脂是心脑血管疾病的罪魁祸首，因此，患有该疾病，一定要及早治疗，防止其并发症的发生。

在中医中，高脂血症属于"痰湿""湿阻""血瘀"范畴。多数中医专家认为该病的基本病理变化是本虚标实，本虚即是指是人体的肝、脾、肾器官出现气虚，而标实则是指痰浊、血瘀等症状。因此，中医中常用平肝潜阳法、祛痰化浊法、清热利湿法等来治疗高脂血症。

已经在一家钢铁厂工作近30年的职工杨某，形体肥胖。近两年来，经常会出现头脑发晕发痛、耳鸣目涩、腰膝酸软等症状，后去医院检查，被告知其血浆中的胆固醇偏高。后得到两个药方，坚持服用了数月，上述症状便消失了，再去医院复查，结果显示杨某的胆固醇已经恢复到了正常水平。下面，就来看看这两个疗效显著的药方。

药方一：山楂、鸡内金治疗高脂血疗效好。在日常生活中，山楂多被作为消食药使用，可改善消化不良、泻痢腹痛、病气疼痛、瘀血经闭等症。而在现代临床上，常将山楂作为治疗高血压、高血脂、冠心病、心绞痛的辅助药物。鸡内金指的是家鸡的砂囊内壁，是家鸡的消化器官，用来研磨食物，自古就被用作药材使用，主要用来治疗消化不良、遗精盗汗等症，效果极佳，因而其名字中得一"金"字。但其实，其和山楂一起食用，对于治疗高血脂也是很有效果的，能够有效地缓解高血脂引起的头痛、头晕、耳鸣目涩等症，而且山楂酸甘微温，鸡内金甘平微寒，二者同食，一可以活血化瘀，二还可以固涩止遗，同时还具有健脾养胃的极佳功效。

药方二：山楂荷叶汤

制作该汤时要准备干荷叶、茶叶各60克，花生叶15克，生薏米、生山楂各10克以及橘皮5克。将准备好的6味材料放到一起研成细末，待服用时用沸水冲泡代茶饮即可。

这道药方主要就是用来降血脂、治疗动脉粥样硬化。其中山楂平常人们都很爱吃，其自古以来就被人们作为健胃消食、活血化瘀的良药。在《随息居饮食谱》一书中记载道山楂的功效时述："醒脾气，消肉食，破瘀血，散结消胀，解酒化痰，除疮积，止泻痢。"而花生叶具有镇静降压的作用，对于失眠、多梦、睡眠质量不佳者，可以常饮用花生叶茶。生薏仁又叫作薏苡、薏仁、六谷米等。其在我国具有很长的栽培历史，自古就是人尽皆知的药食皆佳的粮种之一。而且基于薏米极高的营养价值，还获得了"世界禾本科植物之王"的美誉。薏米本身非常容易为身体所消化吸收，因而无论是滋补还是医疗，作用都很缓和。根据营养学家的研究显示，薏米含有多种维生素和矿物质，对于促进人体新陈代谢、养胃润肠有很好的作用，也可以将其作为病中或病愈后体弱的补益食品食用。此外，薏米还具有强肾的功能，并能清热利尿。最后一位药材，橘皮，又称作陈皮，研究显示，其在降低血清胆固醇方面有功效，还能帮助治疗和改善主动脉粥样硬化病变。

高血脂又被称作富贵病，与脂肪肝、糖尿病、肥胖病、冠心病、高血压等五症并称，而上述两个药方，可以让您迅速走出富贵病的饮食怪圈，使您的身体更加健康。

血脂过高烦恼多，多喝红薯汤

高脂血症是由于脂肪代谢或运转异常使血浆一种或多种脂肪高于正常值产生的疾病。随着生活质量的提高，高脂肪、高胆固醇饮食的增多，加上运动量减少，血中过多的脂质不能被代谢或消耗，从而导致高脂血症，其症状主要表现为头痛眩晕、胸闷气短、急躁易怒、精神不振、肢体麻木、倦怠乏力、少气懒言等。

高脂血症是动脉粥样硬化产生的原因之一，而全身的重要器官都要依靠动脉供血供氧，所以一旦动脉被粥样斑块堵塞，就会产生连锁反应，导致众多相关疾病。为了避免发生不良连锁反应，我们必须从知道此病开始就加以预防，一旦发现及时治疗。

张岚是某棉纺厂的退休职工，今年56岁，患高血脂已经3年多，一开始的时候不怎么当回事儿，后来她发现自己经常感到浑身没劲儿，有时候还会无故的憋闷。这才引起了她的注意，开始治疗和调理。在她尝试的诸多治疗方法中，饮食调养效果最好。她找到学营养学出身的姐姐支招，为她量身定做了一系列的调理食疗方。其中她个人认为受益最大的就是红薯汤。看起来平凡无奇的红薯汤，其实对高血脂患者有着极好的养生效果。

红薯汤的详细制作方法是：先准备玉竹3克，炙甘草2克，桂圆肉5克，红薯50克。红薯不要去皮，洗净，切块，用500毫升的水加其他配方药材一起煮沸后，再用小火炖煮2分钟即可。经常食用此汤，可缓解脂肪肝引起的不适症状。

红薯对人体器官有特殊的保护作用，可抑制胆固醇的沉积，保持血管弹性，防止肝肾中的结缔组织萎缩，防止胶原病的发生。它还是一种理想的减肥食品，因其富含膳食纤维，而具有阻止糖分转化为脂肪的特殊功能。

对血脂过高的人而言，多喝点儿红薯汤对稳定病情很有好处，提倡高蛋白质、高维生素、低糖、低脂肪饮食。不吃或少吃动物性脂肪、甜食（包括含糖饮料），多吃蔬菜、水果和富含纤维素的食物，以及高蛋白质的瘦肉、河鱼、豆制品等，不吃零食，睡前不加餐。

洋葱降脂，效果看得见

高血脂因为过于普遍而常常被人所忽略。这也是诸多慢性病最为可怕的地方。而降血脂并非像有的宣传那样，如乘下行电梯那样轻而易举。患者首先一定要了解什么是高血脂；其次要将生活科学化，在医护人员的指导下，按比例吃饭、运动，将规律保持一段时间后，再测量血脂。这样的数据才更客观。最后，要在正规医院的医生指导下服药，科学的生活方式依旧不可变动。当然，如果患者有足够丰富的养生知识，善于利用生活中的宝贝来为自己服务的话，病痛减轻并不是什么难事。

张振国是某陶瓷厂的老员工了，退休后一直在家待着，早晚遛弯，偶尔还会去老年大学听课学习书法绘画。本来很惬意的生活被查出的高脂血症打乱了。遛弯的时候会感觉浑身乏力，精神头儿大不如前，而且，在室内休息的时候，偶尔会感觉胸闷、气短，虽然这样的经历并不是天天都有，但是也出现过不少次了。在老伴的陪同下，他去医院做了身体检查，知道是高血脂。本以为是大病的他长出了一口气，这个神情被医生敏感地捕捉到，医生提醒他："大爷，这虽然是慢性病，但也不是什么小毛病，如果不多加留心，置之不理的话，很容易引发大病的。"张振国开始学习高血脂的相关知识，他接受了医生的建议先从食疗开始，当他看到推荐的食疗方的时候还是小小的吃惊了一下：洋葱？！他怀着半信半疑的心情开始尝试。没想到，效果却不错，虽然见效的周期稍长，但是每周两次，坚持了 3 个月之后，血脂稳定。相关不适症状均有减轻。

这个洋葱食疗方就是麻辣葱片。只需要准备洋葱 500 克，盐、味精、辣椒油、花椒末、麻油各适量。将洋葱剥去外皮，洗净后切成片状，放在沸水中焯一下捞出，控净水放凉备用。另碗中加入食盐、味精、辣椒油、花椒末各适量，搅匀放入焯好的葱片混匀，再淋入适量麻油即成。此食疗方适用于各种类型高脂血症，对高脂血症伴发高血压、糖尿病患者尤为适用。

洋葱成菜，既可单独烹调，又可作为调味底料，是深受人们喜爱的一种大众蔬菜。不仅如此，洋葱还具有保健价值，研究发现，多吃洋葱有利于降脂。20 世纪 70 年代初有则趣闻：一位法国人将吃剩的洋葱给患有凝血病的一匹马吃了，不久发现马的凝血块消失，病也痊愈了。这一意外的疗效引起了医学家们的重视，后经药理研究证实，洋葱中含有一种洋葱精油，可降低高血脂病人的胆固醇，提高高血脂病人体内纤溶酶的活性，对改善动脉粥样硬化很有益处。

美国的科学家还发现，洋葱中含有前列腺素 A，能降低人体外周血管阻力，降低血压，并使血压稳定，对血管有软化作用，具有舒张血管的功能。洋葱还含有较多的谷胱氨酸，这是一种抗衰老物质，能推迟细胞的衰老，这些都有益于老年人，久食使人延年益寿。洋葱性平味甘，有清热化痰、解毒杀虫、和胃下气的功效。

第六节　冠心病偏方

冠心病老人的佐餐药膳：蜂蜜决明汤

　　冠心病是"冠状动脉粥样硬化性心脏病"的简称。心脏不停地跳动需要大量的血液来供应消耗的能源——氧和营养物质。供给心脏血液的动脉就是"冠状动脉"。冠状动脉由左右两支冠状动脉及若干分支组成，它的形状像是一顶帽子扣在心脏上，因而得名"冠状动脉"。动脉粥样硬化使冠状动脉的管腔变得狭窄，好像是一条河道逐渐被淤泥堵塞了。这样，血流就不畅，甚至完全不通，心脏得不到足够的血液供应，这就引起冠心病。

　　冠心病容易加重和诱发便秘。冠心病多发生于中老年人，而中老年人因饮食习惯改变，纤维素摄入减少，饮水量减少，活动量减少，加上内分泌改变，各脏器功能下降，肠蠕动功能减弱，易患各种类型便秘。同时，便秘又可以加重冠心病病情，加重心脏负荷。

　　张银白老人就是深受其害的一名冠心病伴有便秘的患者。这种情况已经持续 2 个多月了，张老为此很是苦恼。他担心用单独用治便秘的药物会对心脏健康不利，而什么都不做的话，又很难受，严重影响了日常生活。最后，在咨询过相关中医的意见之后，他选择了蜂蜜决明汤来治疗。一周过去，事实证明，效果很好。为了能使更多的病友获益，他向身边的朋友分享了这个药方：

　　蜂蜜决明子汤的具体做法是：决明子 60 ~ 90 克，蜂蜜适量。决明加水 160 毫升左右，煮 40 分钟，过滤取液加入蜂蜜。1 日内分次服用。此汤具有滋阴清热，润肠通便。适用于肠燥便秘。此方不会对血脂、血压产生不良影响，冠心病患者可以放心使用。

　　有人可能会问，有些具有通便效果的水果不是一样可以起到缓解症状的作用吗，水果和药方相比副作用更小，为什么不选用呢？注意了，这里的冠心病引发的便秘和一般的便秘发原理不完全相同。而且，便秘引起的腹胀可使膈肌升高，影响肺的通换气功能及心脏的供血与供氧状况。尤其是排便时，由于排便费力，耗氧量增加，使心跳加快，心肌耗氧量增加，心肌缺血状态加重，诱发心绞痛，甚至发生心绞痛性晕厥，或导致更为严重的心肌梗死。所以，对于冠心病引发的便秘应当做到对症下治，不要盲目跟从生活常识。

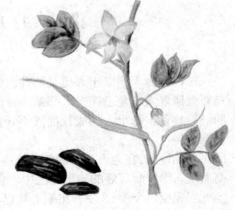

决明子

用醋豆治冠心病真灵验

有些人对冠心病了解甚少，这就给冠心病的治疗带来了很大的困难和障碍。因此，让患者了解一些冠心病的基础知识，对防治该病是很有必要的。只有对疾病有了较详细的了解，才可能对其进行严格预防或者是按照医生的指示进行自我监控，从而取得较好的防治效果。

吴德于2006年6月发现自己可能患有冠心病，胸骨后的压榨感，闷胀感，伴随明显的焦虑，持续时间在4分钟左右，这种闷胀感常常发散到左肩部，身体的整体感觉是虚弱无力的，稍微做点儿体力劳动就会胸闷。因为从小就讨厌去医院，所以一直拒绝就医。家人担心他的身体状况，但又拗不过他的固执脾气，就从一位老中医那里打听相关的治疗方子，得到了醋豆治疗方。他使用了3个月后，不适症状大大缓解。

这里所说的醋豆疗法的具体治疗方式是：取好黄豆洗净晒干，于砂锅内微炒，然后放入玻璃空瓶中，约占瓶子的三分之一。再倒入食醋，加盖，放阴凉处，1周后即可食用。食用频率在每日早晚各一次，每次10～20粒，3个月为一疗程。这里需要注意的是，醋豆疗法虽然能对冠心病起到辅助治疗的作用，但并不能证明对所有冠心病患者皆有相同程度的疗效，所以，在此要特别提醒大家，一旦发现患上冠心病，第一选择还是就医确诊，将此方作为辅助治疗更为适宜。

醋豆之所以能起到一定的治疗效果，是因为醋豆虽小但却能治多种疾病，对高血压、冠心病、便秘、肝炎、糖尿病、肩周炎、颈椎病都有理想的疗效。这是因为黄豆与醋结合后，含有40%～50%蛋白质，还含有皂苷素、不饱和脂肪酸、碳水化合物、胡萝卜素、钙、铁、烟酸酯等，这些物质能有效地消除血管壁上的脂肪，降低胆固醇含量，为此，醋豆有防治动脉硬化、脑血栓和肥胖症的功效。此外，醋豆不仅有大豆的还有黑豆的。黑豆、大豆制成的醋豆在壮肾方面可与枸杞子相媲美，醋豆优于单纯黑豆药用，与醋结合后，不仅治病的范围更广了，而且黑豆药用又有新的发展。

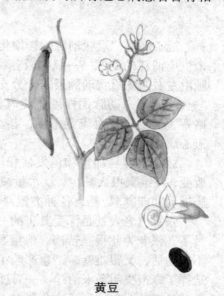

黄豆

猪心食疗方，安心静神两不误

民以食为天，老年人更是如此。饮食是影响老年人健康的重要因素。这一点，无论是对健康老人还是患病老人都是一样的。良好的饮食习惯和合理的膳食结构是不可或缺的健康要素。每个人的成长都离不开食物的支撑，老年人的长寿与健康也离不开食物的营养支持。

具体说来，在老人多发的常见病中，饮食疗法起到的治疗作用是十分重要的。冠心病、高血压、糖尿病等症的治疗方法中，食疗都占据了重要的位置。

王先生，今年58岁，患冠心病已有六七年了，他一直在被心律不齐、心绞痛等症状折磨，而且随着年纪逐渐增大，对病痛的承受力也逐渐降低，每次感觉不适的时候都非常痛苦，住院治疗两三次，病情得到缓解，但是到易发病季节还是偶尔犯病。据不完全统计，花了三四万元，没有单位报销，完全自费，已经严重地影响了日常生活。为此，产生了少花或不花钱也治病的想法。后来，王先生在报刊上看到了利用猪心做食疗辅助治疗冠心病的方子，就抱着试试看的心情尝试了。虽然这个方子没有能彻底治愈冠心病那么神奇的疗效，但事实证明，确实能帮助患者缓解不适症状。在王先生坚持食用一段时间后（每周食用 2 次），心绞痛的程度降低，再次就医时，病情已经得到基本的控制。

这里王先生所选用的以猪心为材料的食疗方有以下两款，介绍给大家，以供参考：

方一：玉竹猪心

需要准备的原料有玉竹 50 克，猪心 500 克，生姜、葱、花椒、食盐、味精、香油各适量。具体的制作方法是：先将玉竹洗净，切成节，用水稍润，煎熬 2 次，收取药液1000 克。将猪心破开后洗干净，不要残留血水，再将其与药液、生姜、葱、花椒同置锅内在火上煮到猪心六成熟时捞出凉凉。然后将猪心放在卤汁锅内，用文火煮熟捞起，揩净浮沫。在锅内加卤汁适量，放入食盐、白糖、味精和香油，加热成浓汁，将其均匀地涂在猪心里外即成。每日 2 次。

方二：灵芝猪心

需要准备灵芝 15 克，猪心 500 克，卤汁、料酒、精盐、味精、白糖、葱段、姜片、花椒、香油适量。具体的制作方法是：将灵芝去杂洗净，煎煮滤取药汁。将猪心破开洗净血水，与灵芝药汁、葱、姜、花椒同置一锅内，煮至六成熟捞起。然后将猪心放卤汁锅内，用小火煮熟捞起，揩净浮沫。取卤汁，加入精盐、味精、料酒、香油，加热收成浓汁，均匀地涂在猪心里外即成。

功效：以上两种食疗方皆有补气益血，养心安神的作用，适用于冠心病、心律不齐等症状，亦可作为白细胞减少症患者的食疗。

这里，之所以选择猪心为主要的食材，是因为其含维生素 B_1、维生素 B_2、烟酸、蛋白质、脂肪等成分，具有营养血液、养心安神的作用。猪心性平，味甘、咸，能养血安神，对心虚多汗、惊悸恍惚都有一定的疗效。

由此我们不难看出，人的饮食习惯和膳食结构与冠心病有着非常密切的关系，尤其是那些平时喜欢吃高胆固醇食物的人，极易受到冠心病的袭击。从健康方面看，我们应该养成良好的饮食习惯以及合理膳食，防止冠心病的发生。

治疗冠心病小帮手：桑葚膏

膏方养生是中国古老的养生方法之一，经过历史的积累和发展后，演变成多种原料的对症疗法。膏方养生的最大优势是根据患者不同体质特点和不同症状、体征而组方，充分体现了辨证论治和因人、因时制宜的个体化治疗原则，针对性强，非一般补品可比。膏方对多种疾病有治疗作用，特别是对一些慢性、难治性、反复发作性的疾病的治疗有较好的效果。另外，还可以作为重病后患者的康复补品使用。

张琪，某中学的退休教师，冠心病史 2 年，曾有住院治疗经历，后病情情况较为稳定便回家调养。但偶发有心慌心悸现象。在此期间，曾尝试多种调补方，均无较明显效果，后经亲戚介绍尝试食用桑葚膏。虽然不是严格意义上的膏方，没有中药成分，但张琪服用两个月后，感觉身体气血更顺畅，心慌现象消失。

这里就为大家详细讲解一下这款膏方的组成和制作方法：

桑葚膏的原料是由 200 克干桑葚，300 克白砂糖组成的。制作时，要先将白砂糖放入砂锅内，加少许水用小火煎熬至较稠时，加入干桑葚碎末，搅匀，再继续熬至用铲挑起即成丝状而不黏手时停火，将其倒在表面涂过食用油的大搪瓷盆中，待稍冷，分割成小块，即可食用。本方具有补血滋阴、生津止渴、润肠燥等功效，可辅助治疗冠心病后肝肾阴虚者。

这里需要说明，桑葚味甘酸，性微寒，入心、肝、肾经，为滋补强壮、养心益智佳果。桑葚中所含脂肪酸主要为不饱和脂肪酸亚油酸，故有降低血脂、防止血管硬化的作用。其丰富的维生素 E 及较高硒含量，是中老年人保健佳品。

此外，冠心病患者如果想要选择和试用其他膏方，一定要遵医嘱或者在有相关经验的人士指导下进行，可以适量选用能培补心气、活血通络的药材与食物，如燕白等。此外个人的饮食习惯及平时的调养也很重要。具体说来，冠心病患者宜多吃新鲜蔬菜和水果、豆制品及植物油；减少胆固醇的摄取，少吃红肉和高脂奶制品；限制钠的摄入（每天应在 5 克以下）。此外，也要戒烟、酒及浓茶等。

学习日本巧吃鱼，预防老年冠心病

很多鱼类中所含的脂肪，不但不会升高血脂，反而还是降血脂的"能手"。猪肉、牛肉、羊肉等肉类中的脂肪主要是由饱和脂肪酸组成，这种脂肪吃得过多，膳食搭配不好，就会成为诱发高脂血症的重要原因。而很多鱼类中所含不饱和脂肪酸较多，能帮助人体排出多余的"垃圾"，有效降低血脂和胆固醇，对防治动脉硬化、冠心病非常有好处。

说到鱼，现在的养生书已经写得非常丰富了。鱼的确有各种各样的好处，但我想说一点可能大家还不知道的，就是那些生长在水域边上的人，患上湿疹这样的皮肤病的人反而不太多。这是为什么呢？笔者认识的一位老先生曾经无意中对我透露，在他们当地，很多母亲都知道，给孩子吃点儿鱼就可以少得很多小毛病。最近，笔者在阅读国外的医学资料时发现，在一项由瑞典科研人员主持的研究中，科研人员共跟踪调查了约 1.7 万名婴儿。结果发现，9 个月前就开始吃鱼的婴儿，到 1 岁时患湿疹的概率比不吃鱼的婴儿低 24%。可见，我国民间的很多东西，虽然老百姓讲不出什么大道理，但非常实用。正可谓是，实践才是检验真理的唯一标准。

鲫鱼：有益气健脾、利水消肿、清热解毒等功能。腹水患者用鲜鲫鱼与赤小豆共煮汤服食有疗效。用鲜活鲫鱼与猪蹄同煨，连汤食用，可治产妇少乳。鲫鱼油有利于增强心血管功能，降低血液浓度，促进血液循环；鲫鱼子能补肝养目；鲫鱼胆有健脑益智的作用。

鲤鱼：有健脾开胃、利尿消肿、止咳平喘、清热解毒，强心健体等功能。

之所以列出此两种鱼为例，是因为此两种鱼为常见品种，且都对冠心病有一定的辅助食疗作用。患有冠心病的老年人可以将其纳入日常饮食调养的食谱中。

对冠心病有好处的老北京杂面

老北京人常将玉米面和黄豆面混合做成杂面吃，这是一种非常科学的饮食方式。国外研究发现，将 25% 黄豆与 75% 玉米混合在一起，磨成粉、熬成粥或制成各类食品，营养价值明显提高，几乎可与牛肉媲美。因为，玉米面所含蛋白质中色氨酸、赖氨酸含量都低，而黄豆的蛋白质中这两种氨基酸含量都比较高，将这两种食物混合食用，就提高了蛋白质的营养价值。

黄豆含有丰富的蛋白质，其含量高达38%～40%，并含有较多植物性脂肪和丰富的铁质等。玉米不仅含有蛋白质，而且含有丰富的镁、钙等矿物质。特别是玉米油中不饱和脂肪酸含量高达85%以上，可降低人体血液中的胆固醇含量。对于患有冠心病和动脉硬化症者有较好的辅助疗效，是预防心脑血管病的最佳食用油。

玉米中还有丰富的维生素和胡萝卜素，而且多种氨基酸之间的配比较为合理，更适合人体的需要。此外，黄豆和玉米都含有较多的纤维素，摄食后能加强肠的蠕动，有预防大肠癌的作用。

接触过冠心病患者的人都知道，医生在给患者诊治的同时，也会向他们交代很多日常生活中应该注意的问题，例如不能过多食用油腻食品，不能暴饮暴食，晚餐不能吃得过饱，饮食要以清淡为主，少餐多食等，以免诱发急性心肌梗死。

这里就为冠心病患者介绍一款食疗方，即北京杂面中的羊肉杂面。

具体的制作方法是：材料需要准备羊肉1000克，绿豆面800克，黄豆面200克，酱油150克，精盐10克，葱段10克，姜片5克，花椒、八角各3克，香菜、酸菜各50克。先将绿豆面和黄豆面以8:2的比例掺匀，加水和成硬面团，擀切成细面条。再将羊肉洗净，切成小块，故入沸水锅中焯煮，捞出去掉锅内原汤杂物。酱油、精盐、葱段、姜块、花椒、八角及焯过的肉放入锅内，加适量水用微火炖至肉烂为止。然后，往锅内加清水，烧沸，下入杂面条煮熟，捞出装碗，浇上羊肉汤，放上炖好的羊肉、香菜末、酸菜丝及葱花即可。

另外，冠心病患者在饮食调养方面主要应该注意以下几个方面的内容：

主食以谷类为主，粗细搭配，少吃甜食，如甜点心、糖果等。

每天要进食适量蛋白质。蛋白质占总热能的15%左右，以奶类、豆类及制品、蛋类、畜禽类瘦肉相互搭配提供蛋白质。

控制脂肪摄入的质与量，控制胆固醇摄入。少食肥肉、动物内脏、蛋黄、鱼子等含脂肪和胆固醇高的食物，尽量不使用动物油烹调，最好使用植物油烹调。

保证维生素、无机食盐摄入，为此冠心病患者要保证每日膳食应多样化。维生素C、维生素E、烟酸等能降低血中血胆固醇、三酰甘油的水平，改善冠状动脉形成，防止血栓的形成。

藕藏花生，预防冠心病的小零食

对任何疾病而言，预防的意义远远大于治疗。虽然冠心病是人类健康非常危险的杀手，但它也是可以预防和控制的。因为冠心病多发于中老年人，人一过了40岁，冠状动脉硬化的发生率明显增加，老年期更是如此。但其动脉硬化的病理基础却始发于幼年，这就为冠心病的预防工作提供了很宝贵的几十年的时间。预防包括多种含义，没有得病的时候要预防，已经生病的要防止再发生病变，这样才能减少冠心病的发病率和病死率。

庄状今年57岁，是一名普通的清洁工人，同时也是高血脂患者。去医院就医时，医生特别提醒他要注意预防冠心病，他的高血脂病情很可能会引发冠心病。在得知这一情况后，庄大爷每天除了清晨上班之外，每日中午都会在午饭里给自己多加一个下饭菜：藕藏花生。这不是单单为了解馋，而是一个预防冠心病的食疗方。这个方子虽然来自民间，但已经经过验证，不少老人从中获益。

那么，就让我们一起来看看这款食疗方究竟怎么组成，又对哪些老人的健康切实有利呢？

藕藏花生需要准备大藕 1000 克，花生米 300 克，白糖适量。第一步，先在藕节的一端切开灌入花生米，灌满后将切下的藕接在切口处用竹签固定，然后将其放入锅内用冷水浸没，中火煮 2 小时至藕酥熟后，挤汁水 2 碗，食用时用刀切成厚片即可。具体的用法：每日 2 次，以白糖佐食。

此食疗方中所蕴含的保健效果：藕是保健佳品，生食能清热润肺，凉血行瘀，熟吃可健脾开胃，止泻固精。本品有补脾润肺、止血化痰的功效，适宜于高血压、心血管病等症。

由于冠心病的病因是多方面的，所以预防措施也应是综合性的。膳食营养安全措施无疑是非常重要的，总的原则是平衡膳食，合理营养。主要措施包括：限盐增钾；减少脂肪摄入，成人每天摄入脂肪热能占总热能的比例不要超过 25%，胆固醇应低于 300mg（相当于吃 1 个鸡蛋黄）；控制膳食总热量，三餐热量比例是早餐 25%、中餐 50%、晚餐 25%；常吃鱼、瘦肉、蛋、奶、豆制品和杂粮；不吸烟少饮酒，红酒比白酒更利于保健；如果有高血压、高血脂，更要遵医嘱调节饮食。

海带松，让您过得更"安心"

冠心病的高危人群其实不光是老年人，随着"现代生活方式病"的出现，冠心病也已经不再是属于老年人的专利，而是逐步呈现年轻化的趋势。动脉粥样硬化性疾病是什么时候造成的呢？

少年是起源期，青年是植根期，中年是发展期，老年是发病期。好多英年早逝的猝死案例告诉我们，冠心病的所谓"突发"，也不是偶然的，而是"水到渠成""瓜熟蒂落"的必然结果。此时，动脉粥样硬化早已经是全身性多处病变了，而且动脉的狭窄程度至少已是正常情况的 50%，一般为 75%～90% 的狭窄，有的甚至是完全闭塞。也就是说，只要出现了临床症状，不论症状如何，动脉粥样硬化已经进入了中、重度病变。

很多时候，都是因为人们对疾病没有保持足够的警戒，才让自己栽在病魔的手中。面对冠心病，特别是一些中老年人，应该对这种病保持高度警惕，特别是在日常生活中，要常常做好疾病自检，不要让冠心病悄悄盯上您。

史某，男，56 岁，常年患高血压，高脂血症、冠心病，在医学杂志上发现一方，服用半年，去医院检查以上病症均恢复正常。

此方的具体制作方法是：浸发海带 200 克，香油，绵白糖、精盐少许。先将浸软泡发洗净的海带放入锅内煮透捞出，再用清水洗去枯液，沥干水分后，即可把海带摆叠好切成细丝。然后在锅内放入香油，油七成热时，把海带丝稍加煸炒，盖上锅盖，略经油炸，揭开锅盖继续焙炸。当海带发硬、松脆时，便捞出沥去余油入盘，放入绵白糖、精盐拌匀即可食用。

此方软坚化痰，利水泻热。对于预防高脂血症、高血压、冠心病、血管硬化等均有一定的作用。常食海带，对冠心病有辅助疗效。海带中含有大量的碘，有防止脂质在动脉壁沉着的作用，能使人体血管内胆固醇含量显著下降。

第七节　老慢支偏方

三伏天里吃西瓜，能治老慢支

慢性支气管炎简称慢支，是由于感染或非感染因素引起气管、支气管黏膜及其周围组织的慢性非特异性炎症。其病理特点是支气管腺体增生、黏液分泌增多。临床出现有连续2年以上，每持续3个月以上的咳嗽、咳痰或气喘等症状。它是一种常见病，本病为一常见多发病，根据中国20世纪70年代全国6千多万人的普查，患病率为3.82%。随着年龄增长，患病率递增，50岁以上的患病率高达15%或更多。本病流行与吸烟、地区和环境卫生等有密切关系。吸烟者患病率远高于不吸烟者。北方气候寒冷患病率高于南方。工矿地区大气污染严重，患病率高于一般城市。其病情进展缓慢，常并发阻塞性肺气肿，甚至肺动脉高压、肺源性心脏病。

慢支病因尚未完全清楚，一般将病因分为外因和内因两个方面。当机体抵抗力减弱时，气道存在不同程度敏感性或易感性的基础上，有一种或多种外因的存在，长期反复发作，便可发展成为慢支。中医认为此病的发生与发展常与外邪的反复侵袭，肺、脾、肾三脏功能失调密切相关。

慢性支气管炎主要表现是，部分患者在起病前有急性支气管炎、流感或肺炎等急性呼吸道感染史。患者常在寒冷季节发病，出现咳嗽、咳痰，尤以晨起为著，痰呈白色黏液泡沫状，黏稠不易咳出。在急性呼吸道感染时，症状迅速加剧。痰量增多，黏稠度增加或为黄色脓性，偶有痰中带血。慢性支气管炎反复发作后，支气管黏膜的迷走神经感受器反应性增高，副交感神经功能亢进，可出现过敏现象而发生喘息。随着病情发展，终年咳嗽，咳痰不停，冬秋加剧。喘息型支气管炎患者在症状加剧或继发感染时，常有哮喘样发作，气急不能平卧。呼吸困难一般不明显，但并发肺气肿后，随着肺气肿程度增加，则呼吸困难逐渐加剧。

现年已经68岁的孙老太太是个老慢支患者，多年前就已经诊断得知。每年冬天孙老太太的慢支都会发作，咳嗽不停，深受其苦，以至于每年冬天都要去医院住院一段时间。后来老太太偶然得到一个偏方，根据偏方的介绍，坚持服用后，可以很好地控制并慢慢缓解病情。孙老太太看到后就心动了，因为每年去住院都是只在

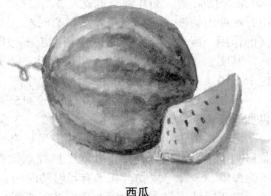

西瓜

病发时去控制，但是如果有什么办法可以让病情慢慢变得不复发的话该多好。孙老太太照着方法就服用起来，服用2年后已经取得了很好的疗效，今年甚至都没有去医院住院了。

孙老太太所用偏方的具体方法是：在夏伏天买一只大约2000克重的西瓜。在顶部切开一个小口，挖去中间的瓜肉，留瓜瓤大约3厘米厚。将蜂蜜、麻油各150克，鲜姜片100克，红枣10粒去核，放入西瓜内。然后用切下的盖儿把瓜口盖好，放入锅中固定，往锅内加水至瓜的1/3处，炖煮1小时即可。

吃的时候要趁热吃瓜内之肉，后吃姜片，不要吃枣肉。吃完最好睡上半小时。如果能一次吃完最好，假如一次吃不完那么第二次吃时仍需炖热。这个方法一般一年只需吃一次即可，当年冬天即能见到效果；为了巩固疗效，次年伏天可再吃一次。小儿食用可酌情减量。注意在食疗期间要忌烟及辛辣食物。

中医认为，慢性支气管炎这一类的慢性疾病，其标在肺，基要在肾。就是说，看起来咳嗽是肺部疾病，但本质是肾虚，肺主呼，肾主吸，肺主宣发，肾主纳气。病情急骤时，以宣肺清热、平喘、豁痰为治，病情缓解时以补肾、纳气、益精、养气为治。预防慢性支气管炎更重要的是食疗，食疗有很高的营养价值，能增强机体抗病能力，对改善症状、促进康复有良好的作用。

杏仁当零食，预防老慢支

究竟什么是慢性支气管炎？说得通俗易懂一些就是气管在慢性发炎。而老慢支就是慢性支气管炎的俗称。引发此病的主要诱因，有可能是大气污染，也有可能是不良的生活习惯（比如吸烟、嗜酒），还可能是由于受到外界感染及气候变化的影响。

关于此病，实际上，"老慢支"的大多数病人有长期吸烟史，而引起咳嗽的基本原因是支气管黏膜的杯状细胞增多，黏液分泌增多。可是支气管纤毛已被广泛破坏，支气管内出现了大片"不毛之地"，缺少了纤毛运动，痰液不易排出，只得用咳嗽动作来努力排出这些非炎性的分泌物。此外，在吸入烟雾、冷空气侵入或并发感冒时，咳嗽也会增多，当这些因素去除后，咳嗽症状就会随之减轻。

张亮是某建筑公司的工程监督人员，从22岁到52岁一直奋斗在建筑行业第一线。多年来，张亮一直患有严重的支气管炎，50岁刚过，他发现自己的支气管炎有加重的趋势。平时稍不注意，气管炎便会急性发作，发作起来，咳喘不止，胸闷气短，肋部疼痛，肺部发热。一些止咳、消炎药根本不起作用，必须去医院挂几天点滴再加服药才能缓解病情。一次偶然的机会，后来他发现报上刊载了治疗支气管炎的偏方：杏仁400颗，初伏第一天用醋加冰糖泡之，当年立冬第一天开始服用，每天清晨空腹服下4颗，另饮少许醋。400颗杏仁服完，支气管炎也就基本好了。一年多来，他除了服用醋泡杏仁外，还经常用开水冲泡桔梗、甘草当茶饮用，有时熬点儿款冬花水喝。因为这些中药均有清肺、祛痰的作用，所以，至今为止，他基本上不服用抗生素，而且病情一天比一天好。

其实，杏仁自古就是治疗气管疾病的食疗佳品。现在被我们所了解的就有杏仁饮。这个杏仁饮不是饮料而是一种简易的食疗方。

杏仁饮的具体制作方法是：准备杏仁15克、蜂蜜1茶匙。将杏仁反复捣烂加水滤汁，再加蜂蜜1茶匙，用开水冲服，每日2～3次。

虽然以杏仁为主要材料的食疗方可以有效对治老慢支，但这并不意味着患者可以随意行为了。患者应当在治疗期间严格控制饮食。具体说来，在饮食上，注意清淡，尽量不吃海鲜、辛辣等发物。如果有足够的时间，同时坚持晨练就再好不过了。

对于慢性支气管炎的病人必须首先戒烟；平时进行适当的体育锻炼，以改善肺功能；

从夏季起每天用冷水洗脸，以增强耐寒力；气候多变时，要注意保暖，尤其是脚的保暖，因为"寒从脚起"；另外，当有气急症状时不可自行服药，一定要在医生指导下服用平喘或止咳药物，以免出现意外情形伤害身体健康。

用鲤鱼炖野兔治气管炎

食疗是防病治病的有效手段之一，它是通过食物种类的巧妙搭配，摄入数量的适当控制，烹调方法的合理运用，从而达到防治疾病的目的。其优越性在于既可避免一般药物的副作用，又能使人容易接受，且可持之以恒。

单纯慢性支气管炎患者通常无营养不良，但当合并肺气肿时，部分患者可出现营养不良，表现为一般营养状态、白蛋白、血红蛋白、总淋巴细胞都显著低于健康人。患者急性发病时，因咳喘频发与劳累，营养消耗增加，所以说，对于气管炎患者而言，营养食疗有时反而是最有效的治疗方式。而且，与其他治疗手法相比更安全。

郑老太太，60岁。因反复咳嗽、咳痰5年，伴气促、心悸2年，下肢水肿，偶有腹胀的现象。前感冒后发热、咳嗽、咳脓痰。以后每逢冬春季常咳嗽、咳白色泡沫痰，有时为脓痰，反复加重。3年来，在劳动或爬坡后常感心悸、呼吸困难。2年前开始反复下肢水肿，用手一按就一个凹陷。后来，不小心受凉发热、咳嗽加重，感觉胸口、身体都空空的。

在经过医院的紧急救治之后，医生认为郑老太太的身体状况已经比较虚弱，不适宜再继续用药物治疗，最好能通过食疗的方法加以调养，给身体一个自我恢复的过程。但不宜大补。郑老太太的家人听从了医生的建议，用鲤鱼和野味搭配给老人补身体。一段时间过后，身体元气得到了一定的恢复，下肢水肿现象也得到了明显的改善。而且，老人不再感觉自己身体空空的了。

这其中，很重要的食疗方有鲤鱼炖野兔。这个方子猛听上去，组合的两种食材有些奇怪，事实上却是很科学营养的组合。具体做法如下：

首先，选择大而鲜的鲤鱼1条，野兔子1只，把鲤鱼的鳞和五脏去掉，扒去野兔的皮并去掉五脏，而后洗净各切成小块，混合放入锅中炖，适当放入调料，熟后可食，吃完为止。经调查，治愈率达90%。此法不仅可食到味美的鱼肉、兔肉，还可去掉病根。

制作过程中要注意：鲤鱼的大小可依野兔来定，基本比例为1：1，在炖时是否放盐，可以根据个人的口味来定。放盐不可太多，因为它作为一种主食；在食用此药膳的时候，少量喝酒是可以的，但一定不可吸烟。

冰糖炖葵花，防治慢性支气管炎

慢性支气管炎也就是我们前面常说的老慢支，此病多在冬春两季发作。慢性气管炎初期症状较轻，但容易反复发作，导致肺气肿、肺源性心脏病等并发症，病因病机是由于感染和各种理化因子的刺激，使人的呼吸道局部防御功能遭到损坏，导致气管黏膜损伤而引起。临床症状多因感冒、呼吸道感染而加重，常以咳嗽、咳痰、喘息为主症。

王全今年68岁,40多岁时就患上了慢性气管炎。因为病程长久,所以尝试过不少方剂,但大多中途放弃。一方面是因为性格使然,总是很难坚持一件事,另一方面也是病情反复。后来,女儿结婚后,女婿从外地出差带来了冰糖炖葵花的偏方,说效果不错值得一试。其实,此时的王全已经开始对自己的病抱着放任的态度了,只是孩子一片孝心也不好置之不理。于是就从深秋开始到初春,尝试了两季,病情大有缓解,后来又坚持了两季,病患彻底根除,至今未复发。

　　这里就为大家介绍一下冰糖炖葵花治疗慢性支气管炎的具体制作方法:

　　先准备向日葵花2朵,冰糖适量。然后将向日葵去子,再加冰糖炖服。最好是趁热服用,不要晾置和隔夜。

　　需要注意的是,不要在服用此方时吃辛辣、油腻的食物,以免影响疗效。慢性支气管炎患者相比其他患者,更应注意饮食宜忌。宜多食新鲜蔬菜,如萝卜、刀豆、马兰头、蘑菇、冬瓜、菠菜、油菜、胡萝卜、西红柿、黄豆及豆制品;宜多食水果及干果,如梨、枇杷、莲子、百合、核桃、栗子、松子、金橘、橘子等。少食过于甜、咸或辛辣刺激的食物。这类食物可刺激咽部使咳嗽加重,且甜食过多加重通气负担;少食易致过敏反应的食物,如虾、蟹、牛奶、蛋黄等食品。

　　此外,增强机体免疫力是老年人抗击慢性病的主要方式。为增强体质,多进行户外活动,如打太极拳、练气功等。注意呼吸锻炼,常练深呼吸、腹式呼吸。进行耐寒锻炼,从夏天开始,用冷水洗手、洗脸和洗脚,可能时洗冷水浴,天气转冷时应调整水温。平时注意保暖,避免着凉。遇到感冒流行时,尽量不与感冒病人接触,用盐水漱口腔和咽部,或服些预防感冒的中药。得了感冒,要及时治疗;吸烟者坚决戒烟,这些都是预防慢性支气管炎的有效方式。

第八节 哮喘偏方

丝瓜藤滋水，防治老年哮喘效果佳

天气骤变，空气潮湿或是气压低时，最易诱发哮喘，患者异常敏感，发作时间并无规律，有的是夏发，有的是冬发，也有四季常发。其症状就是气急。上气不接下气，不仅呼吸困难，且带喘声，胸喉之间顽痰瘀积，有的兼有咳嗽，患者面色苍白，甚至发紫，眼球突出，冷汗淋漓，坐卧不宁，睡眠不安，有的因呼吸困难而言语不便。此症致病原因，大致分为两种。一为心病性气喘，是因心脏有病而起；另一种是支气管性气喘，这纯粹是支气管本身所引起的毛病。

哮喘二字虽连称，但疾病不同，哮是喉中有痰，喘则胁肩呼吸急促，与哮各异，普通的哮症多兼有喘，而喘者有不兼哮者，故种类多，大都是因气管狭窄，肺部弹力不够与时间性痉挛，或黏膜肿胀及分泌障碍呼吸而成。

中医将哮喘分为虚实两大类，又将实证分为寒热两类。寒类表现为咳痰清稀不多，痰呈白色泡沫状，胸闷气窒，口不渴喜热饮，舌苔白滑，脉多浮紧，或兼恶寒，发热等；热类表现为痰黄稠厚，难以咳出，身热而红，口渴喜饮，舌质红，苔黄腻，脉滑数，有的兼有发热等症状。虚证多为肺虚或肾虚。肺虚则呼吸少气，言语音低，咳嗽声轻，咳痰无力；在气候变化或特殊气味刺激时诱发，肾虚则元气摄纳无权，呼吸气短，动辄易喘等。

发病时，应当先除邪治标，寒证用温化宣肺，热证用清热肃肺，佐以化痰、止咳、平喘之药；病久兼虚，当标本兼治。未发作时，应当用益气、睡脾、补肾等法扶正培本。

某市水电局吴健生说："我老伴原来是出名的病号。22 年前，55 岁的她哮喘病转化为肺心病，身高 1.60 米，体重仅 39 千克，瘦如柴棒，头发花白，工作能力丧失。许多民间单方都试过，氯喘片、氨茶碱等中

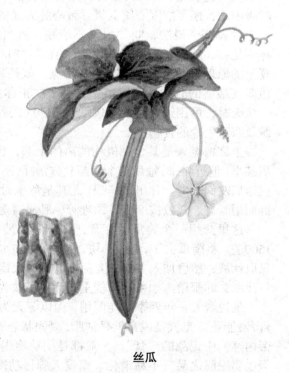

丝瓜

西药也服过，效果甚微。后来我坚持给她服用丝瓜藤滋水，每年约 20 千克，2 年后哮喘病治愈，重返工作岗位，年年满勤，而且越活越年轻。"

丝瓜藤滋水，其实是丝瓜藤生长的营养物质，是植物从根部吸收的液体养料，丝瓜藤剪断后会从剪口处渗出外流。此液体清澈透明、无臭无味，有一股清香。滋水不是丝瓜瓜瓤中的水，也不是从丝瓜藤榨取的水。若用丝瓜藤煮水当茶饮，对哮喘也有辅助疗效。

接滋水的时间：从 8 月中旬至 9 月中旬。此时丝瓜生长旺盛，滋水分泌最多，质量也最好，1 棵粗壮的茎蔓可接得 0.75 ~ 1 千克滋水。

滋水的服法：每次饭后饮服 30 ~ 40 克，每天 3 次，4 ~ 5 天可饮 0.5 千克，1 年共饮服 15 千克即可。在病情发作期，可酌增饮服次数。最好连续服用，直至哮喘缓解、通气顺畅为止。饮服滋水前，应按每 500 克滋水加入 100 ~ 200 克冰糖，溶化后服用。因夏天加糖后易变酸，每次应只调配一天的饮量，随配随服。

此处之所以选择丝瓜，是因为丝瓜味甘、性凉，能清热止痰、凉血、解毒，含丝瓜苦味素、瓜氨酸、木聚糖、脂肪、蛋白质、维生素 E 等成分，与粳米、虾米等同用，有清热和胃、化痰止咳的作用。本品适用于治疗慢性支气管炎咳喘并作。滋水要"生"饮，不宜蒸煮、炖、煎，也不要以开水冲服。冬天可将盛有滋水的玻璃杯坐入热水中，候温再服。饮用本品不必忌食，但哮喘发作期间，忌食腥腻、辛辣刺激性食物，禁烟、酒。

姜瓜麦芽膏，治疗哮喘效果好

说到呼吸道疾病，除了咳嗽，就是哮喘了。何谓哮喘呢？

"哮"就是呼喊的意思，本意是指野兽的号叫。《通俗文》就说："虎声谓之哮唬。""哮"的声音很尖锐，人如果发出"哮"来，一般是由于呼气受到了阻碍或挤压。"喘"是呼吸节奏的加快。《说文解字》的解释为："疾息也。"像人们在做完剧烈的运动后，会大口喘气，这就是"喘"。哮喘病最大的特点就是发病的时间呼吸困难。迁延日久，由于呼吸困难，还可能因心脏低氧导致心肺方面的疾病。

古人有个说法，叫"内科不治喘，外科不治癣"，可见哮喘的难治。中医学认为，哮喘是肺、脾、肾三脏失调所致。治哮喘病有两个最佳时机，一个是在夏季，利用冬病夏治的原理。呼吸道疾病有一个特点，就是夏天症状减轻，冬天加重。而夏天正好是天地阳气最盛的时刻。此时治疗有利于扶正体内阳气，从而达到调阴阳、补虚损的效果。三伏天时，可用天灸贴或三伏贴贴于肺俞穴处，10 小时内不要让贴药碰水，同时忌食辛辣及寒凉生冷的食物。

王红梅老人是某金融机构的离休干部，也是哮喘患者，以前严重时感到活下去的希望甚小。但近年来，她用几个中药验方治疗，病情有很大好转。她想把自己的体验、用方等，说给病友们参考。凡出现哮喘，尤其是危急时，要先消炎灭菌急救，后用中药祛痰、补气，继而用验方、穴位按摩等，调理脾、肺、肾等的气化功能，才能得到较稳固的疗效。

这里介绍一个姜瓜麦芽膏，具体做法是：准备鲜姜汁 60 毫升，南瓜 5 个，麦芽糖 1500 克。将南瓜去子，切成小块，放入锅中加水煮，等到烂熟如粥时，用纱布将南瓜渣滤去，只取汁液，然后加入姜汁、麦芽糖，用小火慢慢熬成膏，收入瓶中密封冷藏。每天 1 次，每晚取 2 匙服用。如果症状较重的话，可改为早、晚各 1 次。

虽说膏方一年四季都能服用，但以冬天为最佳。为什么这么说呢？从"膏"字上讲，膏者，脂也。也就是说膏就是油脂，凝固状态时称为"脂"，而溶解状态时称为"膏"。《黄帝内经》中记载的"膏"，一般都是用动物脂肪做成的。现在膏方的成分虽然有了变化，但也属滋腻之品，不易消化。而夏天脾胃功能本就虚弱，再服用滋腻之品，只会加重肠胃的负担。再者，膏方中的有些药有些本来就偏温热，选在冬天服用不易上火。

在此方中，南瓜不仅是生活中常见的食材，也是一味良药。南瓜味甘，性温，具有补中益气、消痰止咳的功效，可治气虚乏力、肋间神经痛、疟疾、痢疾等症，还可驱蛔虫、治烫伤。其种子——南瓜子还能食用或榨油。虽然南瓜和南瓜子有一定的药用价值。不过，一定要选老南瓜，因为老南瓜钙、铁、胡萝卜素的含量都比嫩南瓜高，而这些营养物质对防治哮喘病有很好的作用。

除此方法外，足浴对治疗哮喘病也有一定的作用。这里再给提供一个足浴方：胡椒 7 粒，桃仁 10 粒，杏仁 4 粒，栀子 10 克。加水煎汤泡足。凉了再加热水。每次 30 分钟。

此外，哮喘患者平时还要注意保持排便通畅。禁止食用辛辣食物。

伏姜鸡汤治好气喘病

哮喘是呼吸道常见病，也是多发病，但是，也许您还不了解，哮喘的发病是具有季节性的，受气温条件的影响很大。四季之中，夏天是哮喘病发作的高峰季节。夏日防喘更是一个热点话题。其实，夏季的高温天气对诸多慢性病患者来说都是巨大的挑战。老慢支，哮喘，高血压、肺心病……都不可掉以轻心。夏季持续的低压使人闷热难忍，这就意味着有肺病的患者更容易旧疾复发，不停地咳嗽，甚至稍一活动就会喘得上气不接下气……

张大爷是一名劳动局退休干部，今年已经 66 岁了。他性格开朗，每天都笑眯眯的，似乎没什么事是值得忧愁的。但是，其实他心里一直放不下患病多年的老伴。张老的老伴今年 65 岁，有十余年的哮喘病史，多方求医服药，病情只能缓解一时，不能根治。说来有幸，2009 年的春天按照一位军人介绍的伏姜鸡汤治疗哮喘病的秘方，连续两年在大伏天服用，每年中伏服用 1 次，哮喘病竟然好了大半。与此同时，张大爷又将秘方介绍给当地几名有相同遭遇的病友，都取得同样的疗效。

为了能使更多人从中获益，我们将此方收集记录。这个伏姜鸡汤的具体制作方法如下：于三伏的中伏时节，用夏季伏天之生姜 1500 克，母鸡 1 只，最好是草鸡。先把生姜洗净切片，母鸡宰杀后去毛和脏腑，同放入大号砂锅或搪瓷锅内，加水至满锅（不放任何调料）炖煮，沸后以文火煮至约剩两碗汤时熄火，汤倒入碗中，趁热慢饮一次喝完。锅内的姜鸡隔半天或 1 天再加水煎服。如病者出汗口渴，可饮凉开水补充水分。

这里需要注意：如在春秋季节服用，可选择风和日暖之日，病者先于室内浴缸沐浴，待身子发热出汗之际，服用上述制法的伏姜鸡汤，疗效亦佳。

夏季之所以会成为老年哮喘的高发期，就是因为"温差"，夏季气压低气候闷热，哮喘病人进入空调房，会对忽冷忽热的空气过敏，所以容易在夏季发病。所以，不管是不是哮喘患者，老年人都应该避免频繁进出温差较大的场所，远离空调侵害。对老年哮喘患者而言，与其躲在家里，不如到室外凉亭或者公园散散步。在自然的树荫下乘凉会比空调解暑安全得多。

鹅肉炖成汤，止咳平喘效果好

哮喘以呼吸急促和喘息反复发作为特征，发作期间，由于机体低氧，对人体各系统及其物质代谢都会产生一系列的影响，特别是导致胃肠功能减弱，从而引起进食量减小。因此日常饮食需要选择富含优质蛋白、维生素、矿物质等充足营养的食物，以增强患者的抵抗力。

李新荣，现年68岁，年轻时一直都在做纺织工人，退休后身体状况一直不好。咳嗽、胸闷、气急，运动过后尤其严重，一年之中去医院看病已经成了家常便饭。而且，冬天的时候经常手脚冰凉，畏寒喜暖。就医后诊断为老年慢性哮喘病。在以往的治疗中，她使用过很多抗过敏的激素类的药物。常常是在服药后1个星期左右有好转，可是过不了半个月又发作，而且每天吃药，药用量也不断加大，家人里看到这种情况都很为她担忧。在家人的劝说下，她逐渐脱离了泛滥的药物治疗，以调节饮食为主，运动为辅治疗自己的病。后来的事实证明，这个决定是明智的。

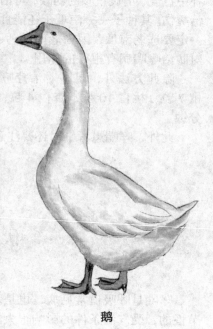

鹅

这里就为大家推荐李老选择的食疗方中的一款鹅肉萝卜汤。此汤的具体制作方法是：准备去皮鹅肉300克、胡萝卜200克、土豆200克、橄榄菜1勺、清水适量、姜1块。先把去皮鹅肉、胡萝卜、土豆，分别切小块备用，然后加入姜、清水，大火煮开，撇去浮沫。转文火煮到鹅肉八成熟，再加入土豆、胡萝卜块，大火煮开。煮开之后转文火，继续煮20分钟。最后，盛出之前加橄榄菜调味即可。

中医认为，"五脏六腑皆令人咳，非独肺也"。意思是说，咳嗽不仅是人体肺的病变，而且与人体的五脏六腑都有关。即心、肝、脾、肺、肾五脏功能失常，都能引起咳嗽。《随息居饮食谱》记载，鹅肉补虚益气，暖胃生津，尤适宜于气津不足之人，凡时常口渴、气短、乏力、食欲不振者，可常食鹅肉。此外，用鹅肉炖萝卜还可大利肺气，止咳化痰平喘。有的人秋冬容易感冒，经常吃一点儿鹅肉，对治疗感冒和急慢性气管炎有良效。

《本草纲目》中记载："鹅肉利五脏，解五脏热，止消渴。"正因为鹅肉能补益五脏，故常食鹅肉汤，对于老年糖尿病患者还有控制病情发展和补充营养的作用。因为据中医理论，糖尿病是由于中焦火旺而致。综上观之，鹅肉蛋白质含量高，富含脂肪，营养也更均衡，因此和鸡鸭比起来占了上风。

虽然食疗有一定的辅助治疗作用，但是也不是说患者就可以放松警惕了。对老年哮喘患者而言，预防措施以避免接触过敏、哮喘等的诱因为主。得了哮喘之后，应尽可能避免接触引起自身过敏、哮喘发作的所有诱因。哮喘发作期间，注意随时补充水分，以利于痰液稀释，保持气管通畅。由于胃肠功能减弱，同时为减轻呼吸急促引起的咀嚼、吞咽困难，食物需柔软易消化，可安排一些半流质的食物，鼓励少食多餐。忌烟酒，不食用辛辣、冰冷等刺激性食物。

芝麻蜜糖水，止咳良方在身边

得了哮喘病，最直接的表现就是咳喘不止。这对于生病的老年人而言是很烦恼的事。老年人多孤独，生活内容也相对比较单一，如果患者还是个空巢老人的话，得了这个病就会更加苦恼了。因为发病时很可能身边没有一个可以照顾自己的人。所以，老年患者对哮喘病要有足够的认识，积极治疗，尽量选择对身体副作用较小的方式治疗。

王万全，男，71岁，曾在某医院负责后勤工作。自己身体一直挺硬朗，只是老伴身体不好，所以当初也是提前退休回家照顾家人。老伴有哮喘病，时常咳嗽不止，胸闷气短。最初得病的时候曾用感冒药和止咳糖浆治疗，也输液，但都效果不大。慢慢地一拖就是半年多，后来不得不把哮喘药随身带在身上，也不敢随便让老伴一个人出门遛弯。后来，他打听到邻居家的亲戚是顽固性哮喘，一直都在服用偏方。虽说是偏方，但是效果还不错。老人记录下来后，看着材料思考了很久觉得没有什么危险性，都是生活中常见常用的东西，就打算给老伴试一试。几个月下来，老伴咳嗽的次数真的减少了，王万全心里很高兴。就这样，一直坚持服用。现在，老伴的发病次数已经很少。去医院复查情况也比较稳定了。这个偏方的名字是芝麻蜜糖水。

芝麻蜜糖水的具体制作方法是：取黑芝麻250克，用文火炒熟；再取鲜生姜125克，洗净挤压成汁与炒好的黑芝麻一起拌匀，再放入锅内略炒，放凉。另用冰糖（先溶化好）、蜂蜜各125克一起拌匀。最后与姜汁浸过的黑芝麻混合搅匀，放入瓶内，盖好盖，放到阴凉通风处。每日早晚各服1汤匙。1个月为1个疗程，3个疗程能有疗效。

在此方中，冰糖可谓是"最甜蜜的药"。其性味甘凉，好吃，还有补中益气、润肺止咳、滋阴和胃的功效；芝麻的滋补效用在古代就已经得到证实。尤其适合体质虚弱的老年人服用；蜂蜜作为一种清热、补中、解毒、润燥的保健食品，在许多中药方剂中都有用之。尤其在止咳、化痰方面最见其长。此几味食材加在一起，对老年哮喘病具有一定的治疗作用。

另外，哮喘患者应树立坚强意志，并加强自我保健意识。保持情绪乐观稳定：每当急性发病时，首要问题是情绪必须乐观稳定，千万不要紧张，尽量使全身肌肉处于放松状态。因为心情过于紧张，会使全身肌肉处于紧张状态，氧的消耗增加，容易低氧。

养成随时饮水的习惯：哮喘发作时，呼吸加快，出汗较多，体内水的需求必然较正常人多，缺水可致使气道内分泌物变得黏稠，难以顺利咳出，呼吸道受阻，加重了缺氧并使排痰困难。因此有必要养成随时饮水的习惯，尽量多饮水。

冰糖食醋防治支气管哮喘

哮喘是世界公认的医学难题，我国的哮喘患者已经超过两千万。与哮喘相关的症状有咳嗽、喘息、呼吸困难、胸闷、咳痰等。典型的表现是发作性伴有哮鸣音的呼气性呼吸困难，严重者可被迫采取坐姿或呈端坐呼吸，干咳或咯大量白色泡沫痰，甚至出现发绀等。哮喘症状可在数分钟内发作，经数小时至数天，用支气管扩张药或自行缓解。

尚弘颖，年近五旬，因体质弱，免疫功能差，2008年秋由感冒引起呼吸道感染，大咳不止，危及生命。后经住院治疗，有些好转，但从此便落下支气管哮喘的病根，稍遇风寒便会旧病复发，平日里没有食欲，晚上又失眠，痛苦不堪。2010年冬，朋友介绍给她一小偏方，她将信将疑服用1个月，病情竟大有好转，不仅咳嗽减轻了许多，其他病的症状也有较好改善。这个方子就是冰糖加食醋。

　　具体的制作方法是：先准备冰糖 500 克，食醋 500 毫升（最好是陈醋或香醋），置砂罐或陶器内，用文火煎熬至冰糖完全溶化，冷却后装瓶备用。每日早晚各饮用 1 次，一次 10 毫升，空腹服下。此偏方制作简便，口感良好，效果显著，服后无副作用。凡有气喘、咳嗽、痰多等症的老少朋友均不妨一试。

　　近年来，随着对支气管哮喘的病因和发病机理的深入研究，认识到哮喘是一种气道慢性炎症，并具有气道高反应性的临床特征，所以在哮喘的防治方面又有了新的概念，认为单独使用支气管舒张药物进行治疗是不够全面的。应当将药物治疗与环境治疗、心理治疗等多方面相结合起来。

　　得了支气管哮喘的病人主要是呼气性呼吸困难，原因是支气管阻塞，狭窄，感染后导致的炎症，有痰却排不出等，雾化吸入是一种很好的办法，既能局部用上药，还能降低痰液的黏稠度，有利于痰液的排出，最好配合体位引流和拍背辅助排痰，痰液引流通畅，感染就好控制，支气管哮喘就不会频繁的发作。

　　对于支气管哮喘病人的护理主要在布置适合的生活环境方面。比如，患者应当选择向阳的居室居住。室内保持清洁通风干燥。床上用具应使用棉织品不要用皮毛丝棉或羽绒制品。此外，对于女性患者而言，不要用香味浓烈的化妆品，更不要拆棉衣棉被或毛线衣裤。这些行为都可能引发不适。

第九节　耳聋、耳鸣偏方

黑豆炖狗肉偏方治耳鸣

耳是与外界沟通的重要渠道。如果一个人患了耳鸣，听不清、听不见，很容易给人际交往造成不便。更可怕的是"耳鸣者，聋之渐也""久鸣必聋"。耳病研究专家发现，一个人一旦出现耳鸣或者耳背，耳聋的发生概率就会上升为98.3%。所以，如果患了耳鸣，千万不要置之不理。

中医学认为，耳鸣有虚实之分。如果响声如蝉鸣、箫声一般，绵长而尖细，说明这是虚证，多半儿与肾虚有关。因为"肾气通于耳，肾精聪于耳，肾阳越于耳"。故此类患者还常伴有头晕目眩、腰膝酸软等症状。一般来说，老年人的耳鸣都属于此种情况。如果耳朵里突然就轰隆轰隆，像有钟鼓一样大的响声，则是实证，往往与肝火旺盛有关。这种类型的耳鸣有一个特点，就是会在忧伤抑郁或发怒之后发生或加重，并多伴有口苦、心烦、头昏、头痛、急躁易怒等肝火上炎的症状。

对于肾虚导致的耳鸣，关键在于补。具体该如何补呢？

给大家介绍一个小偏方，就是黑豆炖狗肉，具体做法是：取狗肉500克，切小块，黑豆100克，加葱、姜、盐、五香粉及少量糖一起炖烂食用。

黑豆味甘性寒，色黑，入肾经，可滋肾补肾、补血明目、预防耳鸣等。狗肉又称"香肉"，不但味道醇厚，芳香四溢，而且"补肺气，固肾气，壮脾胃，强腰膝""补血脉，厚肠胃，益精髓"。狗肉与黑豆共用，肾阴与肾阳同补，经常食用能有效改善耳鸣、腰膝酸软等症状，尤其是对于肾功能相对减弱的老年耳鸣患者来说，效果极佳。

如果五心烦热、潮热盗汗等肾阴虚的症状特别明显，担心吃狗肉"上火"，那也可以换一个更侧重于滋阴的方子——"芝麻粥"。具体做法是：取黑芝麻15克，微炒后研成泥状，加适量大米煮粥食用。芝麻是甘平之品，具有补肝肾、益精血、润五脏、乌发等功效。对于肝肾阴虚导致的头晕眼花、耳鸣耳聋、须发早白、病后脱发、肠燥便秘等均有疗效。经常用它煮粥食用，补而不燥，不但能让耳鸣、耳聋消失得无影无踪，还能使头发乌黑亮丽。

肝火旺盛型耳鸣的治疗方案相反，肝火旺盛引起的耳鸣，在治疗上也就是泻肝火。可以试一试"菊花脑马蹄汤"。

具体做法是：取菊花脑嫩头100克，荸荠片50克，加水如常法煮汤，加盐调味后频频饮用。每天1剂或2剂，连服5～7天。

菊花脑（又名菊花叶、路边黄、黄菊子）是一种野生蔬菜，多见于江苏、湖南等地区。中医学认为，菊花叶味甘、辛，性凉，具有清热、平肝明目的作用。它所含的菊苷还有抗炎、解热、降血压、抗氧化等功效。

粥疗三方治耳鸣，坚持就有效

一般健康的成年人，从 40～50 岁开始听力会逐渐下降，当降到一定程度时，就会感觉到耳聋、耳背，这就叫作老年性耳聋。

老年性耳聋一般有如下表现：当别人说话时他们常打岔，常常会闹出很多笑话，使老年人感到十分尴尬；看电视、听收音机时常将音量调得很大，但此时其他的人却无法忍受；由于耳聋的影响，他们常常不愿意与人交往，当别人有说有笑时，他们常常独自离开或者睁大眼睛发愣；由于缺乏与人交往，他们的性格变得越来越孤僻、古怪，身心受到一定影响，易患上老年痴呆症。下面为大家介绍三款治疗老年性耳聋的食疗方，具体内容如下：

方一：补肾核桃粥

材料：大米、核桃仁各 30 克，莲子、山药各 15 克，巴戟天、锁阳各 10 克，红糖适量。

做法：将核桃仁捣碎，大米淘净备用，莲子去心，山药洗净去皮，切小块备用；巴戟天和锁阳用纱布包好备用；在砂锅中加适量清水，放入全部材料煮粥；加红糖适量调味即可。

功效：本品具有补肾壮阳、健脾益气、通窍聪耳的功效。

方二：黑芝麻粥

材料：黑芝麻 25 克，大米适量。

做法：先将黑芝麻炒熟研碎，再与大米一同煮成粥。

功效：补肝肾，润五脏，适用于肝虚亏损引起的头晕耳鸣、腰膝酸软等。

方三：花生粥

材料：大米 100 克，花生 45 克，冰糖 30 克。

做法：花生洗净、捣碎，加入洗净的大米，同煮为粥，将熟时加入少许冰糖调味，即可食用。

功效：本品可补中益气、延缓衰老、聪耳明目。

老年性耳聋开始的具体原因因人而异，耳聋发展的速度、程度也各有不同，有的人正值壮年，听力便开始下降；但也有不少人，虽然已年近古稀、满头银丝，听力仍然正常。这说明，只要老年人认真做好保护措施，老年性耳聋还是可以避免的。

木瓜酒治耳鸣，古方今用效果好

有人说，老年人耳朵背没什么大不了的。老年人耳鸣也是时有发生的，休息休息就好了。事实上是这样吗？耳鸣、耳聋是否应该被重视都是要依据程度的轻重缓急而定的。

轻度的耳鸣，偶发，而且每次都不会连续很长时间，音量也不大，这时可能是由于疲累或受到其他声源的刺激造成了暂时性的耳鸣。一般不会给身体健康带来多少损害。但是，如果耳鸣声夜以继日嗡嗡作响，弄得老人家心神不宁，影响睡眠与生活，最后导致失聪，那就令人苦恼了。

对于耳鸣的治疗，在不确诊的情况下不要随意服用药物，在确诊后应当本着尽量不使用有副作用的药物原则来选择合适的食疗方。

王彩云，58 岁，机关退休干部。退休在家之后，经常受到感冒的侵扰，一开始是鼻塞不通，后来全身酸痛，为了治疗感冒。她连续服用感冒药品，累积多达 4 种。后来感冒症状逐渐减轻，但是双耳出现蝉鸣声，耳鸣现象越发明显，就医后确诊为药源性耳鸣。医生根据她的身体情况，提出了建议，停药是第一步，选择适合的治疗方式是第二步。在适合的食疗方上，养生药酒较为适宜。

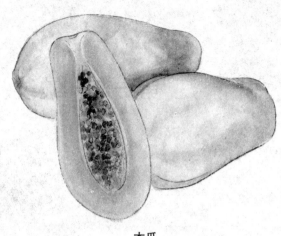

木瓜

这里为大家推荐的是慈禧太后曾经享用过的一款养生药酒——木瓜酒。

具体的方子构成是：鲜石菖蒲 18 克，鲜木瓜 18 克，桑寄生 30 克，小茴香 6 克，九月菊根 18 克，川牛膝 6 克。白酒 1500 毫升。具体的制作方法是：将上述各药捣粗末，加入白酒浸没药物，7 天后即可饮用。每次 10 ~ 20 毫升，晨起时饮用即可。此药酒主治老年人肾虚脾弱，表现为腿痛脚软、步履无力、眩晕、耳鸣、消化功能低下等症。

该药酒方系光绪三十二年九月初十日清宫御医张仲元等为晚年慈禧所拟。据慈禧当时的脉案，其"肾元素弱，脾不化水，阳气不足"，以致有"眩晕、阳虚恶风、谷食消化不快、步履无力、耳鸣"等症。

有些老年性耳聋、耳鸣的病因已弄清楚，但仍有许多病人的病因至今不明。年轻时耳有充分的血液供应，老年以后就开始减少，预防措施主要是改善全身的血液循环，且内防治应从中年时期开始，因为人体衰老从中年以后就已经开始。

第十节　皱纹、老年斑偏方

花生泡白酒，减压淡斑效果好

引起皮肤斑点形成的原因有很多，主要是：新陈代谢功能减慢，黑色素无法正常排出；阳光对皮肤造成的累积性伤害；生活压力大，作息无规律，内分泌失调，增加黑色素的异常分泌，令肌肤遗留斑点。这其中，斑点的产生与情绪有着重大关系，单纯采用美白产品来改善斑点，效果不是很明显。想要彻底祛斑，最关键的是要让自己保持愉悦的好心情。

对老年人来说，老年斑的产生是常见现象。但如果在生活中多加注意的话，老年斑也是可以预防的。即使长出来了，也可以被淡化甚至消除。

侯大爷，身体健康硬朗，但是因为家中有两个儿子，连续操办儿子的婚事、住房等的一系列的事，让他颇为费心，压力很大。后来，一切都告一段落后，想享受一下安逸的晚年生活时，他发现自己身上长出很多老年斑，严重影响心情。闲暇时候侯大爷没少打听祛斑的方法。因为平日里经常打牌遛弯，认识不少朋友。在一次老友聚会上，大家一边喝酒，一边说起了酒的好处和养生功效来。侯大爷无意听到花生酒可以淡化老年斑的信息，便详细打听之后回家尝试了两个疗程。面部的老年斑确有淡化现象。事实上，侯大爷的老年斑有皮肤老化的原因，也有压力过大的原因。就像前文提及的，情绪压力与斑点是有着密切的联系的。

此花生白酒的组成包括：带红皮生花生仁 500 克，白酒 250 毫升，米醋 1000 毫升。具体做法是：花生仁、白酒、米醋，共装瓷坛内密封浸泡 7 天，即为"酒醋花生仁"及"花生酒"，备用。患者每天早上吃酒醋花生仁 10 粒，晚上花生酒 10 毫升，加白开水 100 毫升兑服，连服 30 天为一疗程。一般服 1～8 疗程。

这里之所以选择白酒，是因为白酒也是美容的一大法宝，因为酒里面含有酒精，有消炎，杀菌，收缩毛孔的功效。而花生具有养胃、补血、生气的功效。两者相互搭配，经过特殊的工艺制作便可发生奇妙的养生功效。

玉米精华，帮您把颈纹藏起来

颈部是比较直观的部位，也是反映女人真实年龄的敏感区。这里我们不再讲颈部的重要性，而是从美容保健的角度，谈谈颈部皱纹的问题。不管您承认与否，颈部都是最容易产生皱纹的部位，很多女性朋友往往是把注意力都放在了脸面问题上，不知不觉中，这颈部的皱纹就悄悄出卖了自己的真实年龄。

王文是某中学的退休教师，现年59岁，退休后有一段时间无法适应，心里的空虚与焦虑感让她的精神状态一下子变得很差。皱纹也嗖嗖地往外冒。退休后的第二年，学校往年的毕业生回到母校欢聚，请她出席。大家明显感觉王老师苍老了。一位从事美容护肤产品推广的学生，为老师推荐了一个护肤小偏方。没想到，使用之后效果明显，王老师颈部区域里最明显的皱纹变淡了不少。

这个偏方的名字是自制玉米粉去皱颈膜。此方需要准备玉米粉30克，蜂蜜10克。具体制作方法：先把玉米粉与蜂蜜一同倒入面膜碗中、充分搅拌，调和均匀成稀薄适中，易于敷用的糊状，待用。温水清洁面部后，先用热毛巾敷脸约3分钟，接着取适量调制好的玉米粉去皱面膜仔细地涂抹在颈上，静敷约15分钟，以清水彻底洗净，并进行肌肤的日常护理，即可。

之所以选择玉米，是因为玉米有长寿、美容的作用。玉米胚尖所含的营养物质能增强新陈代谢、调整神经系统功能，能起到使皮肤细嫩光滑，抑制、延缓皱纹产生的作用。颈部需要有良好的血液循环，才能显得丰润而有生气。本方主要以玉米蛋白酶、胚芽胶原蛋白、精氨酸和透明质酸为主要成分，可以超强渗透肌肤深层，有效补充水分及营养，促进颈部淋巴循环，激活细胞活性，增强皮肤弹性，有效预防和淡化颈纹，同时美白颈部皮肤，令肌肤亮丽光彩。

在日常生活中，导致颈部皱纹的原因很多：首先是我们对颈部护理的长期忽视，不注意颈部的防晒保湿，致使颈部皮肤丧失水嫩平滑；另一方面，颈部的皮肤十分细薄而且脆弱，其皮脂腺和汗腺的分布数量只有面部的三分之一，皮脂分泌较少，锁水能力自然比面部要差许多，容易导致干燥，使颈部皱纹悄然滋生；再就是日常生活和工作中的不良姿势，会过多地压迫颈部，诸如爱枕过高的枕头睡觉；经常伏案工作，少有意识不间断抬头活动活动颈部；用脖子夹着电话听筒煲电话粥等，这些都会催生颈部皱纹。此外，电脑辐射、秋冬季节的天气干燥也容易导致颈部干燥起皱。

了解了导致颈部皱纹的原因，我们就可有针对性地进行颈部保养。在颈部保养时，可选用温和的清洁剂和润肤液，每次洗脸时同脸部一并清洗。不论您的脸部皮肤是油性或是干性的，颈部的护肤剂均宜使用油脂成分较大的，因为颈部皮肤属于干性，所有的含油脂的润肤剂均适用于颈部。

对付老年斑，小番茄有大用途

皮肤和人体其他组织器官一样，从中年开始就有老化现象，而且原来光滑无瑕的皮肤上还会出现扁平或稍隆起的斑块、斑点，呈黑色或褐色，多出现在颜面、手背上，这些斑点、斑块就是老年斑。老年斑形成的原因是人体在代谢过程中，产生了一种叫作"游离基"的物质，即脂褐质色素，这种色素在人体表面聚集，即形成了老年斑。

王心平是某老年俱乐部的负责人，也是一名京剧迷，现年59岁，在她喜爱的京剧角色中，经常扮演花旦，都是一些很出彩的角色。在老戏剧迷的圈子里也称得上是个名人了。虽然年轻时候不是一个很爱装扮自己的人，但是，越上了年纪穿着打扮越花哨了，也开始注意自己的皮肤状态了。皱纹对她而言还是可以忍受的，但是老年斑她实在接受不了。当她照镜子的时候，发现自己的脸上和手上已经出现少量的老年斑时，感觉很苦恼。后来，经过一位护肤专家的建议，为其推荐了一款番茄食疗方，说是专治老年斑。她抱着试试看的心情食用了几个月，斑点真的有消退的迹象。

这个食疗方的名字是木耳番茄鸡块。具体的制作方法是：先将下列几种食材备齐：鲜鸡肉150克，水发木耳20克，番茄2个，红花5克，葱段、姜片、盐、味精、醋各适量。然后，先将鸭肉切成片；番茄洗净，榨汁；木耳切成小片；红花用水浸泡，捞出，沥干水。再将鸡块、葱段、姜片、醋倒入锅中，加清水适量，用大火烧沸后，把上面的浮沫去掉，改用文火煮45分钟，加入番茄汁、红花、木耳，煮5分钟，加盐、味精调味即成。

有人可能会奇怪，为什么看上去如此普通的一款菜肴能对老年斑有治疗效果呢？这是因为，木耳是典型的排毒食物，番茄有养颜的功效，鸡肉滋润肤色，把这三种材料混合烹制，做成木耳番茄鸡块，有益血养颜祛斑的功效，而且味道清淡，很适合老人食用。

其实，除了食疗方之外，番茄切片外敷的方法也能对面部老年斑有一定的辅助治疗作用。具体做法是：将番茄切片敷在斑点处约半小时，或以纱布、面膜纸浸番茄汁后外敷，每周1～2次即可。多吃番茄对老年斑很有效果。其原理都在于番茄红素的抗氧化、消除自由基的能力。

另外，要想预防老年斑，还可以主动增加体内的抗氧化剂。研究表明，最理想的抗氧化剂是维生素E，它在体内能阻止不饱和脂肪酸生成脂褐质色素，自然也就有较强的抗衰老功能。因此，老年人除可遵医嘱服用一定的维生素E外，还应多吃含维生素E丰富的食物，如植物油就是维生素E最好的食物来源。老年人完全可以"吃"掉老年斑，而且还能吃出健康。

大枣和百合搭配，抗皱功效加倍

皱纹是衰老的象征。人老了之后，每天都在不断地与脸上的皱纹做斗争。尤其是上了年纪的女性朋友们，钱包里的银子不断流向了化妆品、美容院。其实，生活中的许多食物含有特殊营养成分，它们可以延缓皮肤衰老，强化弹力纤维的构成，可以让您享受美味的同时，又可以让您脸上的皱纹悄悄地溜走。

这里为大家推荐的是大枣百合抗皱粥。准备小麦仁60克，甘草、干百合各10克，红糖30克、大枣12枚。将甘草、干百合洗净，共煎汁，洗净大枣、小麦仁。将大枣、小麦仁、药汁及红糖一起放在砂锅内，同煮成热食用，每日1～2次。此方具有除皱纹、紧致肌肤的显著功效。

我国民间一向把大枣作为补气健身食品，不仅生吃、煮熟吃，还把它加工成各种枣制品，如醉枣、乌枣、蜜枣、枣泥、枣酱等。老年人常吃大枣能养颜益寿。

百合中所含的蛋白质、B族维生素、维生素C、粗纤维、多种矿物质以及蔗糖、果胶、胡萝卜素、生物碱等物质，对防止皮肤衰老和治疗多种皮肤疾病都有很好的效果，可以舒展皮肤，逐渐消除面部皱纹。百合可以与绿豆、莲子、肉类、蛋类等不同食物同煮成汤，各具风味，可以在一饱

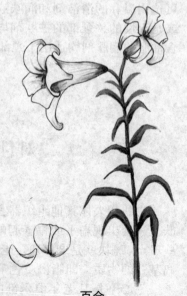

百合

口福的同时，达到养颜美容的作用。单用一味百合，加糖煮烂制成的百合羹也相当爽口，是美容佳肴。

薏米治老年斑

老年斑好生于老年人的面部、手臂等处，据说是由于自由基积累沉淀所致。它并不影响人的健康和生活，但却非常影响美观。老人出现老年斑，特别是面部，如果面积比较大，照出相片也是很黑的一块，十分难看。下面，让我们通过一个真实的病例体会老年斑带给老人的困扰：

黄世荣老人，现年 69 岁，他的一个在广州工作的朋友也快 70 岁了，也许是到了年纪，脸上有了些浅浅的老年斑。老人或许是出于同情，劝他辞去兼职，减轻工作压力。不料他这老友很气愤，认为是在歧视他，把他当老弱病残对待了。后来，2010 年两人在重庆重逢时，让人惊讶的是朋友的老年斑没有了，整个人看起来也年轻了许多，仍在继续工作。朋友说自己有秘方，经不住黄老的"拷问"，说出是吃薏米粥的结果。下面就介绍一下这款薏米粥的做法：

具体是：取薏米 50 克左右，煮熟或蒸熟，再加入白糖适量，一次吃完。老年斑轻者两个月左右可痊愈，重者需继续服用，至有效为止。

这里需要注意的是薏米是补身药用佳品。薏米虽好，因其化湿滑利，孕妇忌用，遗精、遗尿者亦要慎用。

此外，夏天是使用薏米的最佳时节，用薏米煮粥或作冷饮冰薏米，都是很好的消暑健身的清补食品。从使用方式上说，以水煮软或炒熟，比较有利于肠胃的吸收，身体常觉疲倦的人，可以多吃。

另据临床实践证明，薏米还是一种抗癌药物，它对癌症的治愈率可达 35% 以上。难怪广西桂林有首民谣这样唱："薏米胜过灵芝草，药用营养价值高，常吃可以延年益寿，返老还童立功劳。"

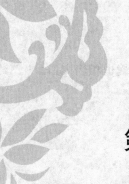

第十一节　脱发、白发、齿松偏方

白发早生，有了龟板酒不为难

白发是因头发中含有的色素逐渐消失而出现的老化现象。黑发呈空心，而当头发的中心盈满的水分或养分散失时，即变成枯干的白发状态。这种老化现象是营养吸收力或补给力衰退所致。

人老了以后，身体的各项机能都不如以前了，体内也没有多少元精可以消耗了，气血不足，头发也逐渐变白，这属于正常的生理现象。但现在很多人，不到四十头发就已经白了不少，这预示着身体出现了状况，应该引起重视。

在治疗白发早生上，传世名方龟板酒受到民众的喜爱。其具体内容如下：

配方及用法：龟板、黄芪各 30 克，肉桂 10 克，当归 40 克，羌活 12 克，五味子 12 克，生地、茯神、熟地、党参、白术、麦冬、陈皮、山萸肉、枸杞、川芎、防风各 15 克。将以上各药研为粗末，放入布袋，浸在酒内（酒的多少，以淹没布袋为宜），封闭半天。早、中、晚各饮一杯。连服 2 剂，不但会使白发变黑，还能强壮身体。

提起龟板酒方，还有一段来历。山西省大宁县野鸡垣村有一位姓贺的老人，他高寿108 岁，身体十分健康。当我们采访他时，他端出一罐子龟板酒，自述从 70 岁开始，每天三杯，至今耳不聋，眼不花，腿不酸，手不抖，头发也不白。据说这是道光皇帝路遇大宁县县官时赠给县官的偏方，流传到这位老人手中，于是将这个药方记了下来。

其实，防治白发早生除了需要对症的治疗方之外，还应当注意生活习惯。作息要有规律，要保证充足的睡眠；可以多梳头，经常按摩头皮以促进头皮的血液循环；多运动，经常锻炼身体，保持身体健康。

黑豆治脱发，别总想着吃香喝辣

脱发现象可能与雄性激素分泌有关。雄性激素会使头发发根毛盘中生长头发细胞的中枢"关闭"掉。而女性由于体内的雄性激素分泌量很少，不易引起脱发。因此，脱发的男人确实比脱发的女人多。

脱发是指头发稀疏脱落，枯燥无光泽，细软发黄。脱发区多在额顶及额部两侧，严重者可致头发大部脱落或全部脱落。临床上根据病症的不同，将其分为脂溢性脱发、先天性脱发、症状性脱发及男性型脱发等类型。

徐强，男，57岁。从2007年年初开始严重脱发，3年后全秃，头皮不痒，畏冷，食欲不振，睡眠质量差，脉细无力。后来他从医生那里了解到自己脱发的原因：由于血液中有酸性毒素，主要是体力和精神过度疲劳，长期过量食用糖类和脂肪类食物，使体内代谢过程中产生酸毒素。所以，医生建议其要少吃容易引起血中酸毒素过多的酸性物质，如动物肝类、肉类、洋葱等食品，而应补充碱性蔬菜和水果。并为其推荐了黑豆系列食疗调理方。他食用一段时间后，新发生长，精神、食欲、睡眠均有所好转。这里就为大家详细介绍此系列方的具体构成：

方一：黑豆散

只需要准备黑豆500克。具体用法是：先将黑豆加水1000毫升，用文火煮，至黑豆胀大，取出晾干，撒细盐少许，装瓶备用。每次6克，饭后用温开水送服，每日2次。

此方适用于老年白发、脱发。

方二：桑葚黑豆大枣汤

需要准备桑葚、黑豆、芹菜各30克，大枣10枚。具体用法是将上4味按常法煮汤服食。每日1剂，连服15日。此方有滋阴养血，补益肝肾之功效，适用于脱发。

说到食疗方，不得不提到营养在护发方面的作用。简单地说，均衡的营养才是美发的根本之道。头发的正常生成有赖于毛乳头内有供应头发营养的血管，毛乳头周围的毛母角化细胞分泌角阮和硬蛋白质合成头发，使头发生长茂盛，毛母色素细胞分泌黑色素，合成色素颗粒，并充盈毛干，使头发乌黑。显然，饮食一旦出了问题（如偏食、营养不良、节食等），使头发得不到各种必需的营养，就会出现枯焦、稀疏、脱落和早白现象。

桑叶芝麻，补虚养血防白头

在各种调理少白头的方法中，历来医家都比较推崇食补偏方。龚廷贤在《寿世保元·卷四》中记载了这样一个偏方，名叫"扶桑至宝丹"。它是以桑叶为主要材料，做成药丸，来调理少白头。现代人如果嫌制作药丸麻烦，可以做成桑叶芝麻粉来冲喝。

此方制作比较简单：取霜桑叶或鲜桑叶500克，黑芝麻250克。先将霜桑叶或鲜桑叶除去根茎，焙干，研末，然后将黑芝麻炒熟，也研成末，最后将桑叶末、芝麻末、适量白糖放在一起调匀。每天早、晚各1次，每次服用20克，用白开水送服。长期坚持，能有效改善少白头，使面容更显红润亮泽。

在食用桑叶芝麻粉的同时，如果再搭配使用新鲜桑叶汁来洗头，效果会更好。取新鲜桑叶200克，洗净搓碎，放到一个合适的容器里，注入清水，再继续使劲儿搓揉，直到清水变暗绿胶汁，然后将碎渣叶滤去，用剩下的汁洗发。每周1次或2次，有益于改善少白头，乌发美发。同时，还可防治肝热引起的头痛。

桑叶，又名铁扇子，味甘、苦，性寒，归肺、肝二经，能疏散肺、肝二经的邪气，具有清热、凉血、明目、"驻容颜，乌须发"的功效，尤其对于肝脏阴虚，

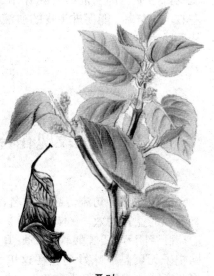

桑叶

火旺血热的须发早白效果显著。现代研究也表明，桑叶中富含铜元素，能很好地防治"毛发白化"。

桑叶虽好，但主要用于肝虚火旺的少白头，对于肾虚、气血不足的患者来说，可能效果就没有那么好。这时，我们可以试试补肾养血的芝麻、红糖、核桃等养发良品。比如，"红糖芝麻核桃片糕"就是一款好方子，其具体做法如下：

取红砂糖 500 克，黑芝麻 250 克，核桃仁 250 克。先将红砂糖放在锅内，加少量的水，用小火熬成浓稠状，同时另取锅将黑芝麻与核桃仁炒热，然后将炒热的黑芝麻与核桃仁放入红砂糖的锅，与浓稠的红砂糖一起搅拌、调匀，再趁热将其倒在表面涂有食用油的搪瓷盘中，稍冷后将糖压平，最后用刀将其划成小块，即可食用。

红砂糖，即俗称的红糖，又名砂糖、紫砂糖、黑砂糖等，味甘性温，入肝、脾、肺三经，具有补中缓肝、活血化瘀的功效，历来是女性滋补的良品，也可用于美容养颜。据说，日本古代有一个美女就是靠着日服红糖来保持气血旺盛，面容红润的。但体内有痰湿的朋友不可多食含红糖过多的食物。张璐在《本经逢原》中说红糖："助湿热，不可多食。"

核桃味甘性温，有补气益血、温补肾肺、养颜美容等诸多功效。《神农本草经》将其列为"久服轻身益气、延年益寿"的上品。宋代刘翰等在《开宝本草》中特别强调"常食核桃，令人肥健，润肌、黑须发"。现代研究也发现，核桃中含有大量维生素 E 和亚麻油酸，是润肌肤、乌须发的佳品。不仅如此，如果平时经常有疲倦乏力的感觉，吃一些核桃，能缓解疲劳和压力，增强食欲，调理身心。

芝麻可分为黑芝麻、白芝麻两种，但药用以黑芝麻为多。黑芝麻入肾经，有滋补肝肾、益精养血的功效。黑芝麻中富含的不饱和脂肪酸、卵磷脂及维生素 B、维生素 E 等，具有滋润毛发的作用。汪昂在《本草备要》中就说它"明耳目，乌须发，利大小肠，逐风湿气"。据记载，早在宋代宫廷美肤乌发的方子中，就以黑芝麻为主材，与蜂蜜或枣膏等拌和，制作成芝麻丸子，温酒调服，或者制作成各类粥品，每天食用，以养颜美发，改善须发白、枯黄稀疏等情况。

需要提醒的是，如果发质极易出油，并伴有瘙痒，稍微刺激一下头皮就会出现红斑等症状，则不宜使用本方。因为，头发出油多是湿热内蕴的体现，芝麻偏油性，吃得多了会让头发越来越油腻，头屑越来越多。

另外，再给爱好吃油炸食品的年轻人提个醒，平时最好少吃油炸馓子、油条、炸糕等。比如油炸馓子，它是由面粉经油炸后制作而成。面粉味淡，入脾土，吃太多油炸的面粉制品，会损伤人体的脾气，导致白发。

为了保持头发的健康乌黑，应在平时多注意加强户外运动，锻炼意志力，做到遇事不恼、不愁、不怒，让精神处于稳定状态。每天睡前或者起床后，应养成用十指按摩头皮的好习惯，即从前额发际开始，由前向后，由后向前，如此反复的按摩，每次 5 分钟左右。这样做，能促进头皮的血液循环，使毛发乳头得到更多的营养，加强黑色素的制造，从而防治白头。

玫瑰花合欢茶，防止脱发好帮手

在民间，有句流传甚广的名言："君行千里，莫食枸杞。"为什么呢？因为枸杞子具有极强的益肾功效。《本草纲目》中说它"久服坚筋骨，轻身不老"。中医常用枸杞子来治疗肝肾阴亏、腰膝酸软、头晕、耳鸣、男性遗精等病证。因此，对于肾虚脱发的患者来说，枸杞子无疑是一味妙药。在这里，就推荐一款枸杞大米粥：枸杞子 15 克，大米 50 克。将两者同煮成粥，经常食用。

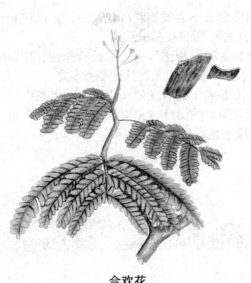

合欢花

有的人经过滋补，使得肝肾功能得到加强，但脱发并没有好转，这就有可能是肝气郁结，阻碍了血液运行，瘀血不去，新血不生，以至血不养发，故头发脱落。这种类型的患者，时常会感到精神压力大，心情郁闷，无端生气，容易烦躁，口唇颜色发暗甚至瘀紫等。因此，疏肝理气、活血化瘀非常必要。这时，我们可以试试另一个偏方——玫瑰红花合欢茶。

做起来很简单：玫瑰花 10 克，红花 10 克，合欢花 15 克，一同泡水代茶饮。

玫瑰花不仅是爱情之花，也是理气解郁、活血散瘀的良药。它味甘、微苦，性温，归肝、脾二经，具有极好的"和血，行血，理气"功效。《随息居饮食谱》中就说它"调中活血，舒郁结"。红花又名藏红花，具有疏经活络、通经化瘀的功效，自古就是行气活血的重要花类药物。正如倪朱谟在《本草汇言》中所说："红花，破血、行血、和血、调血之药也。"合欢花是恩爱的象征，也是一味安神解郁、滋阴补阳、活血行气之良药。由此可见，用这三味花卉制作的茶饮对于肝郁气滞血瘀而导致脱发的人群来说，是非常值得一试的。

另外，除了上面两种情况，脱发还多见于久病、产后体虚的人。这种类型的人多是气血不足，生化乏源，不能上行以濡养头发，从而导致脱落。显著的表现是头发特别脆，容易断，有时用手轻轻一抹就掉了。在平时，这种类型的人也多有神疲乏力、气短懒言、心慌、头晕眼花、四肢倦怠等症状。因此，补气养血、强健身体是治疗的根本。

鸡内金，治愈斑秃的新希望

脱发的症状很多，从中医角度来讲，有三种原因：一是实脱，二是虚脱，三是燥脱。斑秃属于燥脱，是脱发现象中病情较为严重的一种情形。

燥脱是人体的内外分泌同时失调，阴虚阳亢，是人的体表失去了防御功能，感染了外界的风邪，毛囊吐纳分泌失调，血燥，局部成片脱落，由小而大，头皮光亮发红或发白，皮肤质软，就像沸水烫过一样，或者像灌脓一样，俗称鬼舐头，又叫斑秃。有些严重的连眉毛、胡须、腋毛、阴毛、全身汗毛都脱光。如果不及时治疗和调理，时间长了毛发失去营养，毛囊及头皮慢慢萎缩。严重者则脱成全秃。

中医认为，治疗斑秃应从内部调理，内分泌正常了，头发所需养分供给充足了，脱发、发质干枯的问题就自然得以解决。如果有条件，尽量选择纯净、天然无副作用的疗法。至于这个疗法是民间偏方还是中西制剂并不是最重要的，最重要的是能治好疾病。

赵尚和，男，55 岁。一表人才，从事安全软件的设计工作。和不少同行一样，他年纪轻轻就要为自己的脱发烦恼。虽说"聪明的脑袋瓜子不长毛"，但毕竟影响美观。为了早日治好斑秃，他可谓是尽心竭力。他到处寻医问药，终于，在一次和医生朋友闲聊时得知了鸡内金的新妙用。

医生朋友说："想长点儿头发其实很简单"。鸡内金（炒研）100 克。将药研成极细末，每服 1.5 克，每日 3 次，饭前用温开水送服。治疗后 20 ~ 30 日，脱发处即可长出新发。

原来，他只知道鸡内金可以用来医治消化不良，还没听过对斑秃也有效果的。这让他既兴奋又好奇。因为朋友之间关系很好，他相信自己不会被骗就决定试一试。没想到一个半月后就有新发长出来，他非常高兴，还为此特意到朋友那里致谢。

斑秃是人们最为常见的一种病症，与其他类型的脱发相比具有一定的特殊性，所以我们在笼统讲述脱发偏方之后，单独将其提出来，是希望更多患者从此受益。

斑秃这种骤然发生的局限性斑片状的脱发性毛发病，其病变处头皮正常，无炎症及自觉症状。正是因为它的特殊性才需要比较特殊又简单的治疗方来对症。因为鸡内金也属于传统的重要药材，所以对人体的伤害较小，这也是取材得当的结果。

补好肝肾，头发自然郁郁葱葱

脱发，即头发脱落的现象，有生理性及病理性之分。生理性脱发指头发正常的脱落；病理性脱发是指头发异常或过度地脱落，致病原因很多。周仲瑛教授认为，脱发最根本的原因是肝肾亏虚、气血不足，因此，在治疗上就应该以补肝养肾为主。

邹丽，女，现年50岁，有脱发史2年多。早晨起床梳头时一抓一把，后来更加严重，成片脱落。就诊时，头发稀疏，没有光泽，头皮上有几块指甲大小的光滑皮肤，伴有身体消瘦、头昏、腰酸、怕冷、舌质暗淡、舌苔薄白、脉细等症。经医生诊断为属肝肾亏虚、气血不能上荣之脱发，应以补益肝肾、益气养血生发之方治疗。

具体方子的内容是：首乌12克，制黄精12克，生黄芪12克，熟地10克，枸杞子10克，女贞子10克，旱莲草10克，菟丝子10克，骨碎补10克，当归10克，防风10克，侧柏叶15克，羌活5克，红花5克。以水煎服。

服药14剂之后，邹丽的脱发症状明显减轻，头发不再涩滞。复诊时，在原方的基础上加金狗脊、桑叶、黑芝麻各10克，服药20余剂。服完之后，脱发已经得到控制，并有细而柔软的新发长出来。医生认为，病情虽然得到了控制，但为了巩固效果，方子应继续服用。两个多月后随访，新发全部长出，与常人一样，面色红润，头昏、腰酸、怕冷等症状均已消除，于是让其停药，后来再也没有脱发。

关于脱发，多数医家主张综合治疗，即在服药的同时，为加强疗效，配合食疗和外治。在此，推荐下面的辅助食疗方：

生发果菜汁：此方需要准备莴苣250克，胡萝卜、苹果各100克，柠檬适量。以榨汁机将四物榨成果汁。坚持让患者每日或隔天饮用1份即可。此混合果汁营养丰富，可促进头发的再生。

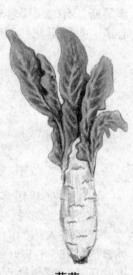

莴苣

此外，脱发患者饮食宜清淡。多食富含维生素 B_1、维生素 B_6、维生素 E 的食物及富含蛋白质的食物，如黑豆、黄豆、黑芝麻、瘦肉、土豆等；忌食辛辣、温燥、油腻的食物；不宜饮浓茶、咖啡，并适当减少洗头的次数。

第十二节　头晕、头痛偏方

雪梨山楂百合汤可治眩晕

生活中，不少老人会为"头晕目眩"而烦恼。因为这种现象经常发生，所以不少老人都习以为常地选择忍受。这里要明确的是，"头晕"与"目眩"是两种病症。头晕是感觉天旋地转，而目眩是指眼前发黑，这两种症状经常相伴出现。

虽然头晕和目眩是两个不同的概念，但是两者结伴出现的概率是比较高的。中医认为引发此现象的原因主要有气血虚弱，过度疲劳，情志不舒等。下面这位老人的亲身经历可以帮助我们进一步理解此症状。

王明老人是一位老木匠，祖传的木匠手艺一直传到他这代。老人的身子骨一直很硬朗。后来，为了能把手艺传下去，老人收了两位徒弟。但是因为老人已经年近七旬，无论是精力还是体力都无法事事亲力亲为，连续劳动超过半小时就大汗淋漓，头晕目眩了，还会出现短时间内的花眼。而且，眩晕的现象不仅会在劳动后发生，平日里睡觉醒来时也偶有发生。后来，经过一位老中医的诊治，结果为情志不舒加疲倦过度引发的眩晕。医生建议其选择食疗调补，并推荐了雪梨山楂百合汤的方子。食用一段时间后，老人惊喜地发现，头晕目眩的情况大大缓解了。

这里就为大家详细介绍一下雪梨山楂百合汤的具体制作方法：

雪梨 60 克，山楂、百合各 30 克，白糖适量。按常法煮汤食用。每日 1 剂，连服 10 日为 1 个疗程。此方具有清热除烦，养阴泻火，生津止渴的功效，十分适用于体质偏热的老年人服用，适用于头晕目眩、头痛、失眠、烦躁、口苦、咽干等症。

百合性微寒，味甘，归心、肺经。具有养阴润肺、清心安神的功效，多吃可降火气。山楂、雪梨是极佳的食疗菜品，两者均可败火润肺。雪梨配上山楂，酸酸甜甜的既可口又败火，还能清心安神。几种食材综合作用，有效护卫老年人的健康，预防眩晕发生。

最后，提醒大家，此汤最适宜在夏秋季节服用，结合生活护理效果更好。

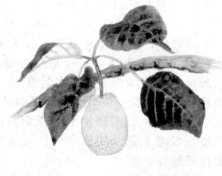

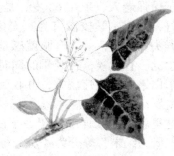

雪梨

葱姜炒螃蟹，食疗方帮您止头痛

头痛是现代人的常见病症，也是困扰老人的健康难题之一。当头痛发生时，很多人靠止痛药来缓解痛楚，但止痛药的副作用使人担忧。长期使用止痛药给身体带来的损害不亚于一场疾病，很容易为其他疾患埋下病根。

为什么老年人更易发生头痛？中医认为"不通则痛"，头痛是因为经络不通。在中医看来，头痛症状相同，但发病的原因不同，所以治疗时要找到根源，分清头痛的发病原因，然后有针对性地进行治疗。在治疗方式上，主张自然的治疗方式。

胡庆老人，现年69岁，患头痛已有20年，一开始的时候只是偏头痛，痛感并不强烈，后来痛感越来越明显，疼痛难忍只能靠药物止痛，严重影响睡眠状况，最严重的时候一晚上服用了5片止痛片。去医院就医，医生对其服药量深感震惊。在家人的劝说下，老人也曾多次住院治疗，还挂了专家门诊诊治，均没有明显疗效。病情反复，困扰未消。后来，在一次家庭聚会上，他从亲戚那里了解到一个治疗头痛的偏方——葱姜炒螃蟹。

这道看上去十分普通的菜肴，却是辅助治疗头痛的食疗方。已经经过多方验证，可以放心食用。吃过几次之后，胡大爷惊喜地发现，这款美食真的有辅助治疗头痛的作用。

下面就详细为大家介绍一下这款食疗方。主要材料：雄螃蟹500克，干葱头150克，姜丝25克，猪油75克。具体的制作方法是：先将螃蟹洗净切块，把炒锅用大火烧热，下猪油，烧至六成热下葱头，翻炒后，把葱头捞出，在锅内略留底油，大火爆炒姜丝、蒜泥和炸过的葱头，下蟹块炒匀，依次炝料酒，加汤、食盐、白糖、酱油、味精，加盖略烧，至锅内水分将干时，下猪油10克及香油、胡椒粉等炒匀，用湿淀粉勾芡即成。

此食疗方具有祛风止痛、滋阴清热的功效，适用于风邪头痛、顽固头痛。

顽固眩晕症，白果到病症消

眩晕症，是一种常见于老年人而又最易被忽略的不适症状。老年性眩晕实际上有两种不同的感受：一种是头昏昏沉沉，头皮发麻发胀；另一种是感觉脚下不稳，天旋地转，或像坐在颠簸的小船中掌握不了自己的平衡，医学上叫作眩晕。前者因为症状不太严重，常不能引起足够的重视。其实，眩晕的病因很多，可以是精神紧张、生活不规律、服用药物不当或烟酒过度所致，也可能是其他严重疾患引起。在诸多可能引发老人眩晕的缘由中，最常见的原因是椎基底动脉供血不全，致使脑干缺血出现眩晕。

于伟强老人，现年63岁，是某大学化学系名誉教授，因为年事已高且身体状况一直不好，所以，学校没有为其安排固定的教学任务。于老患眩晕症10余年，发作起来的时候头晕耳鸣，一睁开眼就感觉天旋地转，头也不敢猛然抬起来，一抬头就会有想晕倒的感觉。有时候，在眩晕的同时还伴有腰痛失眠的症状。后来，在老友的推荐下尝试使用了白果散的治疗偏方，并收到良好效果。从开始使用此方治疗到疾病痊愈后3年都未见复发，效果甚好。

这里就向大家详细介绍一下白果散的具体内容：选择优质白果仁30克。然后，将白果仁研为细末，等分为4份，每次1份，温开水送下，早晚饭后各服1次。一般说来，服用4～8次即可痊愈。经过多方验证，此方对治疗眩晕症疗效颇佳。

除了要选择适当的治疗方以外，对于眩晕症，老人应当在自我保健方面做出更多的努力，这样才能有效预防眩晕症的发生。具体说来，以下几点需要老人格外注意：

首先，生病时不要滥用药物，应该到医院进行系统的详细检查，以便找出其原发病，进而进行正确而有效的治疗。

其次，在眩晕发作时，注意卧床休息，并防止跌倒，这对于老年人特别重要。当然，平时未发作时，亦应注意休息，勿过度疲劳和精神紧张；适当运动，晨起可练太极拳等。

总之，不论头晕还是眩晕都不能掉以轻心。一旦出现头晕，首先应该到医院检查，找出病因。至于治疗，目前还很难说有什么包治头晕的特效良药。关键是要查清病因，对症下药。

咀嚼生姜，治好眩晕症

眩晕，乍听起来并不是十分恐怖的症状，但它却是身体里的健康预报员。对于身体抵抗力较差的老人和小孩儿，这种预警更加重要。如果能对此给予足够的重视，就可以有效避免更多的疾病困扰。当然，出现轻微不适症状的时候，我们也无须草木皆兵，只要选择对症的小偏方，足以解决烦恼。如果稍微感觉不适就立即吃药，反而是危险的。

佟老太太，现年 59 岁，眩晕史 3 年。2004 年 7 月，因劳累突发眩晕呕吐，频繁发作，吃西药治疗之后仍旧呕吐不止。8 月去医院求诊，10 分钟左右呕吐一次，一喝水就吐，眩晕严重的时候不能起床，且行走不便，跌跌撞撞。后来去看中医，医生认为，这是因为身体虚寒引发的眩晕不适。医生建议其使用性质较热的食材进行调养。后来，在朋友的推荐下，佟老太太选择了咀嚼生姜的方法进行治疗，效果很好。

此方法的具体操作方式是：准备生姜 10 克。取生姜一块咀嚼后咽下。服后呕吐即止，眩晕顿减，后嘱患者进行休息调养，在使用此方期间不宜服用其他药物。一般不适症状，连续使用 3 日后即可有明显改善，眩晕不会再发作，能正常进行生活劳动。

这里会选择生姜偏方是有科学依据的。我国传统医学认为，生姜具有解表散寒、温中止呕、化痰止咳的功效。《本草纲目》记载生姜："生用发散，熟用和中。"由此不难看出，生姜的散寒功效正好与佟老太太虚寒引发的身体不适症状相协调。这个偏方告诉我们这样一个道理：生活中看似不起眼的食材也可能是健体良药。想成为一个身体健康的老人，应当适当汲取相关养生知识。

此外，对于眩晕急性发作的老人，除了要有适合的对症的治疗方外，还应格外注意休息。对曾经发生过眩晕症状的中老年人，平时要多参加体育运动。锻炼对于一侧前庭功能严重损害性眩晕，是很有好处的。但需注意，在运动时，尽量不做转体活动，以免诱发眩晕。

痰浊上涌头痛，就饮防风葱菊茶

老年人头痛经常会引发这样的局面：痛的是一个人，着急的是一大家子。俗话说得好："家有一老如有一宝"，把老人的身体照顾好不仅是老人个人受益，也是一个家庭的福气。

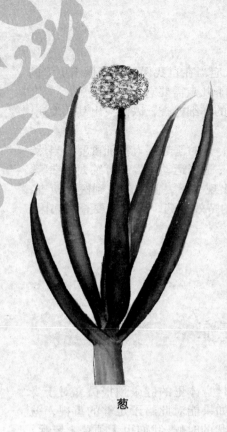

葱

所以，当老人感觉不适，头痛难忍的时候，及时弄清病因，对症下药才是最重要的。

中医认为，头部经络为诸阳经交会之处，凡五脏精华之血，六腑清阳之气。头痛的类型各种各样。比如，内伤头痛，多属虚证，治宜以平肝，滋阴，补气，养血，化痰，祛瘀等为主。但由痰饮，瘀血所致者，为虚中有实，应当分别施治。

王兰城老人，现年68岁，患头痛已经有3年多了。主要表现为头痛头昏，胸闷憋气，反应迟缓，喜欢发呆，多痰等症。经过医生诊断，王老的症状属于典型的痰浊上蒙头痛。应对此种头痛状况，治疗方法很多。但是，因为患者为老年人，应当尽量选择对机体损害最小，也就是说副作用最小的治疗方来治疗。王老的家人本着这样的原则为其找到一款防风葱菊茶。

防风葱菊茶的具体构成：防风15克，葱白2根，菊花10克。详细制法是：将防风、葱白和菊花一起用水煎取汁。代茶饮用。每日1剂，10天为一疗程。此方具有疏风散寒，利窍止痛的功效。适用于风痰上扰性头痛，发热恶寒，鼻塞流涕，口不作渴等。

此外，对于痰浊性头痛，老年患者应当在食疗上加以留心，有原则地利用有效食材祛痰化湿。具体说来，对此病症有好处的食材有陈皮、生姜、砂仁、苹果、萝卜、海带、薏仁米等。

在汤粥饮食上，药粥食谱加味橘皮粥较为适宜。具体做法是：取橘皮15～20克，山药10克，粳米100克，可以先将橘皮、半夏煎取汁，去渣，然后下山药、粳米煮粥；或将橘皮晒干，与山药共研为细末，每次用3～5匙调入已煮沸的稀粥中，再同煮为粥即可。所有的饮食都应当以清淡为主，这样有助于祛痰。

第十三节　失眠偏方

时睡时醒身体乏，试试五味子膏

现在，越来越多的退休老人都受到失眠的困扰。遇到失眠，人们最常做的事就是吃安眠药。安眠药是通过抑制中枢神经而起到使人入眠的目的。吃安眠药效果虽快，但也容易使人产生依赖性。不单如此，由于中枢神经受到抑制，还容易导致心血管、肠胃方面的疾病。很多人在长期服用安眠药后，会出现恶心、食欲减退，腹胀、便秘等现象，原因就在于此。

张萍是一位退休教师，今年61岁，已饱受失眠折磨2年多，直到使用了朋友推荐的偏方才有所好转。其实，在她的身边，不少同龄的朋友也有过失眠的困扰。那么，为什么退休老人易失眠呢？

在引起离退休老人失眠的诸多原因中，心理、社会因素是主要的两个方面。从工作岗位上退下来，尤其是从领导岗位上退下来以后，很多老人会有一种失落感、衰老感、被人遗忘感，心理状态失去平衡，觉得自己不再是社会的中心，被社会边缘化了。子女因忙于工作，无暇照顾，老人常会产生寂寞感、孤独感、被冷落感。过分担心自己的身体状况，对疾病的恐惧和害怕，由同伴或老伴患病甚至故去造成的心理负担和引起的悲痛，都会导致离退休人员睡眠障碍和情绪波动。

生活习惯的改变也是一个很重要的因素，平时闲在家中，无事可做，白天睡觉过多，夜间就再也睡不着了。睡前喝茶、饮咖啡、吸烟等也可造成兴奋难眠或夜间易醒。

了解了失眠的主要原因，我们再来看看张萍选择的偏方究竟是怎样的一个方子，又为何能起到治疗的作用的。

现在就给大家介绍这个小偏方——五味子膏，具体制法为：准备五味子250克，蜂蜜半瓶。将五味子用清水泡半天，然后加水煎，大火烧开后再改用小火熬，使汁液慢慢浓缩，然后加入蜂蜜，不断搅拌，直至浓缩成膏，收在容器中密封好，放入冰箱保存。每次取2小匙冲服，每天早、晚各1次，空腹服。连续服几个月，失眠症状就会大大改善。

这个方子出自寇宗奭的《本草衍义》。方中虽然只有一味五味子，但效果却很好。为何称为"五味子"呢？因为它有五种味道。据《新修本草》记载："其果实五味，皮肉甘、酸，核中辛、苦，都有咸味。

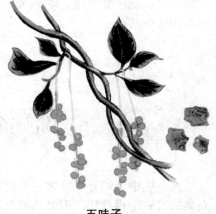

五味子

此则五味俱也。"中医学又有五味入五脏之说，所以五味子对五脏都有补益的作用。五脏安，人自然也就能安然入睡了。

不过，五味子因其产地的不同，又有南、北之分。入药的多为北五味子。《本草纲目》就说："五味子今有南北之分。南产者色红，北产者色黑，入滋补药必用北产者乃良。"所以，在选择购买五味子时，一定要分辨清楚，以免影响疗效。一般来说，北五味子色黑，南五味子色红，可以直接去药店购买。

老人失眠不用愁，请用柏树叶药枕

失眠是指难以入睡，睡后易醒或昼夜不眠之疾患，中医称之为不寐。

有的老年人要早起运动，于是就愈来愈早睡，结果往往从黄昏睡到半夜零时，然后睁着眼直到天亮。老人失眠的原因包括思虑太过、劳逸失调、素质不强、病后体虚、惊恐郁怒、情绪紧张、饮食不节等。胃气不和或贫血、高血压、动脉硬化、神经官能症等慢性疾病使阴阳不交、心失所养，引起大脑中枢神经的兴奋和抑制过程平衡失调，而形成失眠。临床表现分为起始失眠，即入睡困难，到后半夜才能入睡；间断失眠，即睡不安稳，容易惊醒，常有噩梦；终点失眠，即入睡容易，持续时间不长，后半夜醒后不能再睡。个别日久失治，病势严重者可能发展为精神失常。治疗失眠宜补益心脾、滋阴降火、疏肝泻热、养心安神、保持心情舒畅，神安则自寐。

陈莉是某影视公司的老总，现年51岁，收入虽然不低，但是她的工作压力比较大。有时为了公司的事情寝食难安。通宵工作对她这个年纪的人而言是最不可取的，但是她在一年里至少通宵工作5次以上。长年的作息不规律，使她患上了严重的失眠。一个偶然的机会，陈莉听从朋友的建议使用了药枕治疗方。两周过去，竟然将困扰她多年的失眠给治好了。

此药枕的具体制作方法是：收集柏树叶，洗净晒干，撕成小片状装入内布袋子中，制作药枕。柏叶有一股清香味，枕在头下使人感到舒适，可起到镇静安眠的效果。当然做好的药枕不比一般的枕头，使用期限为半年。半年就必须更换新的，不然会影响疗效。如果赶上湿热天气，尽量在阳光充足的地方晒一晒。

利用柏树叶是有一定道理的，柏树叶的药用价值在古代医书中早有记载。柏树叶的味道虽然苦涩，但含有丰富的油，并有特殊的芳香气味，这种气味有安眠的功效。

总之，人的精力主要来源于睡眠，如果一个人希望有健康的身体，那么他就应该保证充足的睡眠。人如果不吃饭，可活20天，不喝水可活7天，要是不睡眠则只能活5天。常言说"贪吃不如贪睡，吃人参不如睡五更"等，可见睡眠是生命的必需，是健康长寿所不能缺少的。

猪脑汤，找回您的精气神

人一生中大约有三分之一的时间用于睡眠，在这漫长的时间里我们不能草率地应付人类的这一生理欲望，因为睡眠与衰老有着十分密切的联系。在有关衰老的研究中，大脑中枢神经功能衰退是衰老的一个重要方面。如果中枢神经一直处于兴奋状态，得不到修整，人就会从亢奋到萎靡不振，注意力不集中，记忆力下降，情绪不稳定，暴躁易怒；再发展则变成反应迟钝，思维混乱，最后甚至导致出现神志错乱、幻觉、妄想等严重精神疾病。而睡眠好有利于保护大脑，调节中枢神经系统，并且在熟睡时，人体的各个器官都能得到休息，使气血运行缓和，新陈代谢减缓，脏器、皮肤等的衰老速度也会减慢下来。

夜阑人静，只有墙上的钟表在滴答滴答地响着。凌晨两点半了，张峰还是端坐在电脑面前，一遍遍地浏览着那些老照片，追忆着自己的"青葱岁月"，没有丝毫的睡意。他是一家广告公司的副总裁，现年 50 岁，在北京四环内买了一套 150 平方米的大三居，两口子日子过得那叫一个滋润。但是，张峰却并不高兴，他对现实有种空前的绝望。事业有了，家庭有了，孩子也逐渐懂事了，但是内心那种满足感却并没有。他从内心里反感那些虚伪客套，讨厌应酬，但是很多时候这些又避之不及。日复一日的思虑过度，张峰开始失眠了……后来，他从一个朋友处得到一个治疗失眠的食疗方，使用一段时间后，症状有所减轻，这个方子就是猪脑汤。

猪脑汤的具体制作方法是：准备猪脑 1 个，天麻 10 克，石决明 15 克。详细制法：先将上三物放锅中，加水，用文火炖 1 小时，炖成羹汤，去天麻、石决明。吃猪脑，喝汤。分 3 次吃完，可常服。

此药膳具有平肝潜阳的功效，对肝阳头痛、头晕胀痛、心烦易怒、睡眠不宁有疗效。

睡前喝点儿小米粥，入睡效果好

人到老年后，睡眠的时间明显减少。不少老人都认为睡觉不像年轻时对自己那么重要了。稍微睡上几小时，精神就足够了。其实这是一个错误观念，充足高效的睡眠，对老年人的健康更为重要。老年人睡眠时间适中、方法得当，可促进健康，延年益寿；不懂睡眠方法、睡眠过多或不足均会损害健康。所以，老年人在保证每天至少 6 小时的睡眠外，还要掌握好睡眠方法，这样才能对健康长寿有所帮助。良好的睡眠是完美一天的始动力，但可不见得谁都能拥有这个美好的开始。

陈家和老人是一名普通的退休工人，现年 72 岁，虽然退休多年，但心态一直很好。家中七口人，其乐融融。2010 年冬天，除夕之前的半个月里，老人感觉自己心慌得厉害，而且精神不足。家里人也看出了不妥，纷纷关心。原来，陈老已经有一个星期没有睡安稳了。想想自己白天也没有受什么刺激，而且从不喝咖啡浓茶之类的饮品，因此饮食上不会出状况。后来他的大女儿觉得父亲可能是因为过年了，精神振奋，而且，年底琐事也多，情绪不够放松，所以导致了失眠。于是就自作主张在每晚餐桌上备上小米粥给父亲食用。没想到，不到一周时间，陈老便可以安心入睡了。

为大家推荐食疗方而不是药疗方是因为年老体弱者不宜服用安眠药。因为如果药物白天残留较大，会有头晕和走路不稳等副作用，可能给年纪大、身体较弱者带来危险。服用安眠药虽然可使失眠现象得到暂时的缓解，但却会对神经系统造成副作用。针对失眠的食疗法有很多，大家可能或多或少有些了解，可是失眠食疗法吃什么、怎么吃，却大有学问。如果吃的不对症，不仅起不到缓解失眠的作用。还可能加重失眠的症状。

这里为大家推荐的小米粥食疗方叫作黄金睡眠粥。希望可以帮助更多的老人拥有高质量的睡眠。

黄金睡眠粥需要准备的材料有小米，南瓜，红糖。具体的做法是：先取两把小米，洗净，泡上半小时，然后放入电饭煲内并加入适量的水；将南瓜洗净后，从中间剖开，挖掉子，取出 1/3 的瓜肉，去皮，再将其切成小块放入电饭煲中，与米一起煮 40 分钟。关火后，加入 2 匙红糖调味。睡前 3 小时服用，怕长肉的女性可以晚饭少吃些。10 点开始睡的女性可以直接当作晚饭的主食。

对于小米的助眠功效，早在《本草纲目》中就有所记载了。小米能除湿、健脾、镇静、安眠。此外，两千多年前的中医经典著作《黄帝内经》载有的半夏秫米汤，是历代医家治疗不寐的一个经典方剂。其中的"秫米"一般认为就是小米，有和胃安神的功效。

所以说，老人得了失眠还是喝点儿小米粥吧，通过健康饮食就能解决的困扰，为什么偏要走弯路呢。

应对顽固失眠，可以喝点儿龙眼酒

中医学里所谓的神，是人体生命活动的表现。什么是神？《黄帝内经》有这样的论述："故生之来谓之精；两精相搏谓之神。"是说与生俱来的就是精，而阴精和阳精也就是父亲和母亲两精相结合了，就叫作神。"神"包括魂、魄、意、志、思、虑、智等活动，通过这些活动能够体现人的健康状况。如"目光炯炯有神"就是神的体现，也是生命力旺盛的体现。如果人少神会睡不好觉，经常失眠多梦。总体上看，这个人给人一派即将枯萎的景象，不滋润，干巴巴的，好像生命没有营养物质了，生命物质的精华被抽干了一样。所以，学会养心安神，才能让自己吃得好、睡得香，让身体保持真正的健康。

老陆今年54岁，是某大学的教授。他39岁那年，妻子在一次车祸中不幸去世，只留下儿子和老陆相依为命。老陆是个忧患意识极强的人，对于未来总是充满一种莫名的不安。老陆常想：孩子还年轻而自己已经是快退休的人了。等他大学毕业之后，我怎么也应该给儿子买套房子吧？而现在的房价也不便宜，自己虽是大学教授，可是这么多年来也没有额外收入，那点儿工资是无论如何都买不起房子的。

于是，老陆开始为儿子将来的房子奔波。他在朋友的帮助下，成为一家报社的专栏作者。老陆经常为了写稿子而通宵达旦，常年的作息紊乱，使他患上了严重的失眠症。老陆白天还得给学生上课，因此他每晚都特别渴望能睡好，可越想睡就越睡不着，整天在为睡眠挣扎着。后来，在一次偶然的机会里，他喝了龙眼酒，没想到，当天晚上就能连续睡眠4个小时。老陆第二天就开始咨询专家，找来了制作方，想进一步尝试。结果，坚持食用一段时间后，失眠消失了，现在每天都能睡6个多小时，精神状况良好。

龙眼酒的具体做法是：准备鲜龙眼125克，白酒500克。先将龙眼洗净，干燥，研成粉装入纱布袋内，扎紧袋口，放在酒坛内。加入白酒，密封坛口中，每天摇晃1次；七天后改为每周晃一次，浸泡100天即成。

此方有养心安神的功效。适用于病后体弱及心血不足所致的老年性失眠、心悸、健忘等。

龙眼营养丰富，是珍贵的滋养强化剂。果实除鲜食外，还可制成罐头、酒、膏、酱等，亦可加工成桂圆干等。此外龙眼的叶、花、根、核均可入药。龙眼含有多种营养物质，有补血安神、健脑益智、补养心脾的功效。研究发现，妇女更年期是妇科肿瘤好发的阶段，适当吃些龙眼有利健康。

豆蔻牛奶治失眠，在美味回忆中安眠

睡眠是一种节律性的生理活动，它主要是由大脑皮层、丘脑、脑干的网状结构管理，也就是由中枢神经控制。绝大部分人白天活动，夜晚睡眠。到了该睡觉的时候，就会感到眼皮发沉，四肢沉重，提不起精神来，不愿意讲话，更不愿意活动，连续地打哈欠，这种睡眠节律每个人都有。而精神创伤、长期的工作学习紧张、思虑过度，苦恼忧虑、心事重重、想入非非等状况，都容易造成神经系统功能紊乱，让人无法入睡而失眠。就中医的观点来说，阴虚火旺，肝气郁结等生理上的问题，也是导致失眠的原因。

无论您身体多么强壮，营养多么丰富，睡不好觉一切都是枉然。因为疾病会抓住失眠这个"死穴"，给您致命一击。

万华是某私营企业的一位业务经理，今年刚过 50 岁，年收入丰厚。不过，万华也有自己的烦恼，那就是身体状况一直不佳，失眠情况比较严重，特别是公司业务量最大的那几年，他平均每天只能睡 3 个小时。

后来，公司同事给他介绍了治疗失眠的小偏方，万华抱着试试看的心态坚持服用了一个星期。结果，效果出奇的好。继续服用不到一个月，他的睡眠质量明显提高，每天都是一觉睡到天亮。

万华使用的小偏方叫作豆蔻牛奶。用豆蔻牛奶治失眠需要准备豆蔻、小茴香、荜茇各 15 克，牛奶 50 毫升，将以上 3 味煎汤取汁，最后加牛奶煮沸 10 分钟，内服。每日 2 ~ 3 次，每次半碗（约 100 毫升）。此方适用于失眠、多梦、心悸、怔忡，特别是长期失眠的老年患者效果更好。

第十四节　尿频、尿失禁偏方

核桃仁栗子粥，食疗妙方止尿频

尿频是老年人的常见病，对日常生活有一定影响，有时也是某些神经系统或泌尿系统疾病的表现。当小便逐渐增多并在膀胱形成一定压力的时候，膀胱就会发出信息，人们就有了尿意，如果膀胱内有肿瘤、结石、异物、异位的子宫内膜占据，或膀胱临近的器官肿大，如卵巢肿瘤或囊肿、子宫肌瘤、过度肥胖等都有可能引起尿意频频，即使少量的尿液也会产生较强的尿意。因而，凡是尿意过于频繁的人，特别是对老年女性，必须引起足够的重视，应找医生咨询，或进行必要的检查，以免忽略大病，给健康造成极大的危害。当然，这里说的尿频不是由于喝水过多所致的小便过多，而是在小便量较少的情况下，仍然不时地小便，具有"量少次多"的特点。

胡一老人现年 67 岁，是某机关的退休干部。因为老人自幼喜欢运动，所以身体素质一直比较好。和同龄人相比绝对算得上是优秀的。一年到头连感冒都很少得。本来对自己很有自信的胡老，在 2010 年的夏天遇到了一件很尴尬的事：一连 6 ~ 7 天每天夜里都尿频，起夜次数最多的时候有 7 ~ 8 次。这不仅严重影响了他的睡眠状态，也引发了家人对他健康状况的担忧。

后来，老人采用了食疗方治疗尿频，收到不错效果。他所选择的方子叫作核桃仁栗子粥。

此方的具体做法是：准备核桃仁、栗子各 20 克，小米 100 克。先将核桃仁、栗子捣碎和小米同放锅内，加水适量煮粥，代早餐食。临床实践证实，本粥可补肾，在治疗尿频方面有效验。所以，老年尿频患者可以放心食用。

此外，在生活中，老人也应当多加注意。比如，饮食上少吃辛辣食品。多饮水，水量增多后排尿次数会增多，大量尿液的排出可将泌尿道里的细菌冲出体外。所以说，因怕尿频、尿急而不喝水的做法是不妥当的。老人要尽力保持局部干燥卫生，勤洗澡，以避免因尿频、尿急、尿失禁诱发炎症和湿疹。

枸杞煮蛋，防治老年尿失禁

尿失禁是一个让人感到尴尬的问题。对于老年人而言，尿失禁现象并不陌生。简单地说，尿失禁是由于膀胱括约肌损伤或神经功能障碍而丧失排尿自控能力，使尿液不自主地流出的病理现象。这种疾病会损害健康，影响生活质量，导致社会孤立和抑郁症的发生。

尿失禁可分为充溢性尿失禁、无阻力性尿失禁、反射性尿失禁、急迫性尿失禁及压力性尿失禁 5 类。其中充溢性尿失禁最为常见，它是由于下尿路有较严重的机械性或功能性梗阻引起尿潴留，当膀胱内压上升到一定程度并超过尿道阻力时，尿液不断地自尿道中滴出。

金强老人，现年 76 岁，原是某大学的客座教授，在历史研究方面颇有水平。但是，家中儿女多在国外定居，老伴又走得早，所以，老金最害怕一个人的周末。后来，为了不如此寂寞，便在家中养了不少动物：一只哈士奇犬，8 条金鱼，一只中华龟。但是，不幸患上尿失禁之后的经历，让他明白，这么多的伴儿都不能照顾到自己。2006 年冬天，老人去医院就诊，诊断结果为前列腺增生引发的充溢性尿失禁。在接受医生的治疗方案的同时，老人特意为自己聘请了营养师，调理自己的身体。营养师根据他的身体状况对其生活饮食做出了适当的调整，起到了辅助治疗的积极作用。下面就是其中一款食疗方——枸杞煮蛋。

枸杞煮蛋的详细制作方法是：准备鸡蛋 150 克、枸杞子 30 克、枣(干)10 克。先将鸡蛋、枸杞子、大枣同煮，待蛋熟后，去壳，再煮 5 ~ 10 分钟，即可食用。一周食用 3 ~ 5 次。

在服用此方时需要注意两点禁忌：不要在服用此方时同时服用鹅肉。鸡蛋与鹅肉同食损伤脾胃；此外，枸杞一般不宜和性温热的补品如桂圆、红参、大枣等共同食用。有人可能会对此产生疑问，因为枸杞红枣汤算得上是普及度较高的饮品。事实上，这里说的不宜指的是在有条件限制的情况下。就拿枸杞和红枣为例，红枣性温味甘，补中益气，养血安神；枸杞性味甘平，滋补肝肾、养肝明目、消除疲劳。两者放在一起泡水，可以提升人的气色，对患者恢复精神有所助益，只是湿热体质的人不宜食红枣。

了解了这些之后，充溢性尿失禁的老年患者心中应该是明朗多了。当然，金老的病例虽然分类明确，但是也与自身体质、接受能力密切相关，一味的照搬照用可能无法达到预期的效果。不管是怎样症状的尿失禁患者，最科学正确的治疗流程应当是：首先，及时就医给自己的病情做出正确的判断；其次，遵从医嘱积极配合治疗；最后，在严格执行治疗方的同时，注意科学调整自身的作息。不少老人都会忽略最后一点。其实这是十分错误的。三者相互结合才会达到最好的治疗效果。老人要笑对生活中的压力和烦恼，学会调节自己的心境和情绪。

另外，尿失禁患者饮食要清淡，多食含纤维素丰富的食物，防止因便秘而引起的腹压增高。如果发现阴道有堵塞感，大小便或用力时有块状物突出外阴，阴道分泌物有异味或带血、尿频或失禁等症状时，一定要及时就诊。

红参泡茶治疗尿不畅

不少老年男性朋友会在小便时感觉尿路不畅，排便困难或者淋漓不尽。出现这种情况后，人们第一个反应是"自己是否前列腺出现了问题"，这种推测猜想是符合一般逻辑的，但也不能疑神疑鬼。尽早去医院确诊才是明智之选。

之所以要先行做出正确的病情判断，是因为尿路不畅的不适表现多是由于前列腺问题引发，而前列腺问题的程度不同所选择的治疗方式也会有所差异。为了能更加科学、严谨地治疗，确诊是绝对的第一步。具体说来，在前列腺炎增生症早期，尿道发生轻度梗阻，由于膀胱有代偿功能，病人仍能按时排空小便，但排尿时间已比正常人延长。发展到中期，尿道梗阻加重，尿道阻力增加，并超过膀胱的排尿能力，病人便出现尿频、尿急等症状，膀胱内的尿液不能完全排空，因而出现残余尿。

黄老先生是某外贸出口公司的老板。繁忙的工作让年仅六旬的他深感疲惫。2009年春天，他感觉自己尿路不畅，就是排尿时余滴不尽。黄老不太愿意看医生，但是拗不过家人的规劝，前往医院就医，医生诊断为前列腺增生导致的尿路不畅。在专家的建议下，黄老采用了以红参为主要材料的治疗方。

红参泡茶的具体做法是：取180克老红参，切成片状备用。吃法是：早晨起床后，将1片红参放入杯内，冲入开水，待稍冷后喝下。接着在杯内再加1片红参，冲入半杯开水，留待午睡醒来再冲入半杯开水，立即饮下。饮完后，又加入1片红参，如法炮制，待晚间临睡前饮用，并将杯内的红参直接吃下去。坚持长期服用后，黄老先生的食欲增加了，睡得香，尿得畅，身体感觉好多了。

在此方中，之所以会选择红参是因为红参为多年生草本植物，具有温补元气，复脉固脱，补脾益肺，生津安神之功效，还能恢复人体机能，对治疗前列腺增生有所助益。

从预防的角度讲，老年患者平时应该积极做运动，少吃辛辣食物，忌烟酒。即使是健康的老人也应当有饮食与烟酒的禁忌，远离这些危害是健康生活之本。

枣干姜治老年尿频

中医主张，肾主纳气。肾脏在人体内的作用就像是自来水的水龙头。肾脏调控着膀胱的开合。一般说来，人喝进肚子中的水分经过运动和消化吸收后，大部分是能够顺利排到体外的，但如果人的肾脏功能失灵，膀胱无法自如地控制尿液，便会产生尿频、尿失禁等一系列问题。为什么老年人出现类似问题的记录很高呢？简单四个字：年老肾衰。所以说，调理肾功能对治疗老年尿路问题至关重要。

郭炳冉老人，现年70岁，家住在距离西子湖畔不远的小区内。年轻时，老人曾是一名国家级田径运动员。退役后一直从事体育教学科研工作。2009年春天时发现自己得了尿频症，四处寻医治疗后，病情依旧反复。往往是治疗期间有好转，一停止就反复发作。后来，在女儿的努力下，找到了两个以红枣和生姜为主要材料的食疗偏方，疗效显著。

偏方一：取红枣30粒、干姜3片（不能太小）。加适量的水，用文火把红枣煮烂后，再加入少许红糖，每晚临睡前服用。睡下后，要取仰卧的姿势，然后两腿伸直，闭目深呼吸5分钟，待摩擦双手至热后，将右手的示、中指按关元穴（关元穴、中极穴位于肚脐下三四寸处），左手按中极穴，取顺时针及逆时针，各按摩100次。

偏方二：每天用红枣100克，生姜150克，（去皮洗净），加水500克，煎煮10～15分钟，取汁（每一剂可煎3次），加白糖适量，当茶饮，1日内服完，半个月为一个疗程。一般说来，2～3个疗程后尿频症状就会有明显的改善。

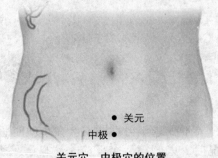

● 关元

中极 ●

关元穴、中极穴的位置

之所以上述两方都使用红枣为主要的药材成分，是因为红枣味甘，性温，归脾、胃经，具有益气养肾、补血养血、治虚劳损、缓和药性的功效。现代的药理学还发现，红枣具有能提高体内单核吞噬细胞系统的吞噬功能，有保护肝脏、增强体力的作用，所以，更加适合身体虚弱的老年人食用。

阴虚型尿失禁，狗肉黑豆来帮忙

众所周知，保持积极乐观的心态对于疾病的治愈有着举足轻重的作用。生了病，不管是像尿失禁这样的慢性病还是急性病，都应当想得开、放得下，心中没有过多的包袱，病才好得快。但是，除了心理治疗之外，对于阴虚型尿失禁患者，对症的治疗方更加重要。

张绍，78 岁，2008 年 11 月 5 日左右出现尿频、尿急现象，之前有尿失禁病史 3 年，并在其间病情呈现逐渐加重的趋势。2009 年 5 月去医院就诊，当时他面色淡白，四肢水肿，腰、髋、腿疼，并且无力，行走不便，经常失眠。被诊断为阴虚型尿失禁。试过很多种药物治疗方法，都没有收到显著的疗效。后来，在一次老友聚会时，吃了狗肉炖黑豆，第二天发现，自己的精神状态变好了，而且，一天下来都没有出现失禁现象。他回想起来可能是这个菜发生了作用。于是，学会之后自己在家做。时不时吃一次，结果半年之后，病症痊愈。

后来，他才知道，这是一款药膳，古时候就有。

其具体的制作方法是：准备狗肉 200 克，黑豆 100 克，加水炖至熟烂，吃肉喝汤，1 次服，每日 1 剂，可治疗成人尿失禁。

我国古书《本草求真》中记载狗肉的药用功能："入脾、胃、肾。"狗肉功用补中益气，温肾助阳。治脾肾气虚，胸腹胀满，鼓胀，水肿，腰膝软弱，败疮久不收敛，畏寒肢冷，腰膝酸软，阳痿不举，遗精遗尿，小便清长。

黑豆性平、味甘；归脾、肾经；具有消肿下气、润肺燥热、活血利水、祛风除痹、补血安神、明目健脾、补肾益阴、解毒的作用。《灵枢》一书中曰："中气不足，溲便为之变。"患者高年，脾胃元阳之气渐衰，中气不足，固摄无权而致尿失禁。

可见，此药膳是传世的经典药膳房，值得珍藏。

进一步了解尿失禁，能帮助患者更好地做好疾病护理。患者面色淡白，四肢水肿，舌淡苔薄，脉缓无力，中气不足。肾与膀胱相表里，膀胱者，州都之官，津液藏焉，气化则能出矣，故以补中益气汤培补后天以养先天为主。因为肾气不足，膀胱失控，尿遂自出。

在尿失禁的治疗过程中，还要注意加强体育锻炼，这一点也是所有慢性病患者应当注意并坚持的一点。因为肺气肿、哮喘、支气管炎、肥胖、腹腔内巨大肿瘤等，都可引起腹压增高而导致尿失禁，所以对于尿失禁患者而言，要想改善病情先要从改善全身营养状况，杜绝上述症状开始。

最后，还要特别提醒尿失禁患者注意的一点是：不管是什么年纪的患者，都应当养成便后由前往后清洁排泄物的习惯，这也是避免尿道口感染的最有效习惯。这一点是不分男女老幼的。这是因为肛门位于尿道口的下方，按照由前往后的方向擦手纸，可以有效避免粪便中的大肠杆菌等毒素污染尿道口引发感染和炎症。

以食利尿消肿，老年肾炎患者的出路

肾炎主要分为急性肾炎和慢性肾炎两大类，都有其独特的特点。老年人多被后者困扰。

慢性肾小球肾炎简称慢性肾炎，是机体对溶血性链球菌感染后发生的变态反应性疾病，病变常常是双侧肾脏弥漫性病变。病情发展较慢，病程在1年以上，初起病人可毫无症状，但随病情的发展逐渐出现蛋白尿及血尿，病人疲乏无力、水肿、贫血、抵抗力降低以及高血压等症。晚期病人可出现肾衰竭而致死亡。中医认为本病属"水肿""头风""虚劳"等范畴。

生活中，有的老人因为受到肾炎的危害而产生尿频、尿急、尿痛的现象。其实此病是完全可以预防的。预防肾炎，人们在平时的饮食要多样化，吸收全面的营养，应适当补充含优质蛋白的鸡蛋、瘦肉、鱼类等，脂肪类以植物油为佳。多吃芝麻、木耳等黑色食物滋养肾脏，注意每天进食适量的蔬菜水果。食疗是治疗肾炎性尿不适症状的好方法。

这里要向老年患者推荐的两款食疗方是：

第一个是冬瓜羊肺汤。

此汤的具体做法是：先准备羊肺250克，冬瓜250克，葱、姜适量。先将羊肺洗净切成条状，放在油锅中炒熟，再将冬瓜切片，加水适量，文火炖煮，可放葱、姜调味，以上为1日量，随意食用，1周为1个疗程，间隔3日，继续下1个疗程。此方能消肿补虚。

第二个是番茄烧牛肉。

此食疗方的具体做法是：先准备牛肉150克，番茄150克，酱油50毫升，白糖10克，精盐5克，蚝油、料酒各2.5克，姜丝、葱丝、植物油各少许。把牛肉洗净，切成方块；番茄洗净，去皮去子，切成块；锅置火上，放油，烧热，放姜、葱丝煸炒，下入牛肉煸炒几下，烹入料酒、蚝油，加入水（浸没牛肉），放精盐、白糖，烧至熟，再加入番茄烧至入味，出锅即成。

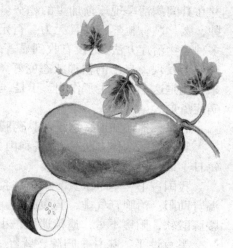

冬瓜

方中的西红柿性凉，味酸、甘，有清热解毒、凉血平肝、生津止渴、健胃消食等功效；牛肉营养丰富，其性温，味甘、咸，有补脾和胃、益气增血、强筋健骨等功效。将二者合烹食，可平肝清热，滋养强壮。对慢性肾炎有疗效。

肾炎饮食要视患者有无高血压及水肿情况，分别给予少盐、无盐饮食。选用生理价值高的蛋白质，如蛋类、乳类、肉类等，以补偿排泄损失，避免和治疗水肿及贫血。宜选用富含维生素A、维生素B_2及维生素C的食物。可饮用橘汁、西瓜汁、橙汁和菜汁等，以利尿消肿。若伴有高血压或高脂蛋白血症者，须限制膳食中的饱和脂肪酸与胆固醇的含量。对有贫血的病例，应选用富含蛋白质和铁的食物，如肝、腰子、牛肉、蛋黄及绿叶蔬菜等。

第十五节 便秘、腹泻偏方

老人不想得便秘，吃点儿葱白奶蜜

便秘是多种疾病的一种症，而不是一种病。对不同的人来说，便秘有不同的症状。常见症状是排便次数明显减少，每2～3天或更长时间一次，无规律，粪质干硬，常伴有排便困难感。便秘通常有三种形式：痉挛性便秘、梗阻性便秘、无力性便秘。

为什么老年人比其他年龄的人群更容易受到便秘的困扰呢？

这是因为，老年人身体的各器官逐渐衰退，容易引起便秘，如，腹肌和骨盆肌肉无力，参与排便的肌肉张力低下，排便动力缺乏；结肠肌层变薄，肠平滑肌张力减弱，肠管蠕动减慢，食物在肠内停留过久，水分过度被吸收；排便感觉迟钝，直肠黏膜敏感性下降，内脏器官的神经反射迟钝，大脑往往没有足够的排便感觉冲动，也就不产生排便的神经反射动作。

谢田桦，女，62岁，某机构退休干部。在她所在的小区几乎没有人不认识她。她有个外号叫作"美食家"。谢老太太从小就有过人的味觉，自己也十分喜爱做菜，经验积累下来，厨艺十分了得。不少饮食、生活杂志都请她去做鉴赏。她最喜欢去日本旅行，因为日本国内每年都会有大大小小很多的美食节。她的这一爱好，在60岁之前的时候是每年都会做的，只是，近期她发现自己经常便秘。有时候一进厕所就是一个小时以上。时间长倒是次要，关键是排便困难。后来经过卫生院治疗，用中西药洗肠法无效，去医院住院治疗，住到第5天，下腹肿大，剧痛难忍，大小便不通，不思饮食。出院后，老伴为其做了葱白奶蜜，食用后，次日清晨排便时间大大缩短，连续食用三天后，腹肿消失，排便正常。

这里就为大家介绍这款适用于老年人的治便秘良方——葱白奶蜜。

具体的制作方法是：先准备牛奶250毫升，蜂蜜、葱白各100克。然后将葱白捣烂取汁。牛奶煮熟，开锅下葱汁即可，服用时调入蜂蜜，每早空腹服用。葱白能宣通上下阳气、发汗解表。本方可补虚通便，利大小便，对老年人习惯性便秘有显著疗效。

有人可能会说，便秘不是什么大事，大不了就是如厕不便了。其实不然，得了便秘，尤其是老年性便秘，不仅会延长排便时间，还会因排便用力导致心脏负担加重和血压升高，甚至诱发脑中风。所以，老人得了便秘千万疏忽不得。

平日里，老人应当格外注意自己的饮食，为保持大便通畅，应常吃红薯、菠菜、竹荪、芹菜、大白菜等富含粗纤维的食物，促进肠道蠕动，同时应养成定时排便的良好习惯。

花生米做零食，专治老年便秘

中医认为，便秘主要由燥热内结、气机瘀滞、津液不足和脾肾虚寒所引起。便秘虽然看似一个小毛病，但给生活带来了不少烦恼。长期的便秘对于身体健康非常不利，可以引起很多疾病的发生，如痔疮、肛裂、结肠癌等，更严重的是可诱发心绞痛、心肌梗死、脑出血等。可以说，便秘是危害中老年朋友健康甚至生命安全的一个潜藏杀手。

便秘和年老体衰之间存在着密切的关系。老年人腹肌力量的下降，大肠往往会从自己的原有位置下垂，从而降低肠功能。另外，排便时为了能使粪便顺利排出，往往会下意识地通过腹部用力来压迫大肠。如果腹肌力量下降，这种推压肠的力量也会减小。

对于老年人来说，便秘也很可能是器质性病变的一种表现。如肛门疾患引起的疼痛，结肠内外肿瘤、结核等引起的梗阻，糖尿病等。而反过来，便秘又可能引发多种疾病，其中包括让人心生恐惧的大肠癌。因此，对于老人便秘的防治，千万不可掉以轻心。

肖大爷是山东烟台人，2007年退休后一直赋闲在家，后和老伴开了一家花草商店，生意还不错，但老伴在2007年下半年开始便秘，到医院求治，不见好转。今年4月与一老友闲谈时，她告诉我说治便秘有好法："早晨空腹吃一些生花生米即可。"回家后我建议老伴尝试一下，半个月后病情即好转了，又继续吃了半个月，不再便秘了。后来，此偏方还曾在当地流传，治愈了不少便秘患者。因为其取材简单，无副作用可以放心一试，而受到越来越多人的认可。

中医观点认为是脾虚、气虚导致便秘。我用食物调整脾虚、气虚。补气食物：枣，豇豆。补脾通便的食物：花生，黄豆，枣。此外，花生还有抗衰功效。花生中高含量的蛋白及氨基酸还可提高记忆力，延缓衰老，增强肝脏解毒功能。

老年便秘的原因有：

（1）老年人体质衰弱，体力活动减少，甚至不能活动，多种慢性病使腹压降低，使排便的动力缺乏；

（2）老年人牙齿松动或缺损，进食量少，纤维素摄入量少；

（3）某些药物，如镇静剂、抗胆碱药物、精神病药物、抗帕金森病药物、鸦片制剂、抗高血压药物等的作用；

（4）继发于某些疾病，如脑血管病、帕金森病、老年性痴呆、甲状腺功能减退等。

猪心食疗方，老人不易得便秘

苗老太今年60岁，被便秘困扰将近一年，服用偏方之后的第5天，大便开始变软，之后又坚持使用了半年，便秘症状全部消失。这个方子也要注意个人体质的不同而选择添加不同的配搭药品。比如：气虚体质的病人可以加些太子参，血虚的人可以加首乌，若体内有虚火又有炎症的患者，可以加肉桂引火归源。根据自身大便的质地适当增减用量，以不稀薄为宜。

苗老太使用的偏方名字叫作玉竹猪心方。

材料：取玉竹20克，猪心500克，罐头荸荠50克。

做法：玉竹洗净切片，加水煎煮二次，去渣合并二次煎液，浓缩至20毫升。猪心切薄片，放在碗内用精盐、水淀粉抓一抓。韭黄择洗干净切成寸段。荸荠切片，葱、姜、蒜分别切成细末。料酒、酱油、白糖、味精、精盐各 15 克，与胡椒粉、鸡汤、水淀粉、玉竹液浓缩汁调匀，对成芡汁，备用。然后取锅置旺火上，倒入植物油烧热，下入猪心滑透，倒在漏勺中控油。锅内留少许油，重新上火烧热，先放蒜末，再放葱、姜末炸出香味，然后放入荸荠片煸透，倒入猪心，继而烹入对好的芡汁，撒上韭黄段，翻炒均匀，淋醋、香油少许，离火盛装盘内。

经过证实，此方具有养阴生津的功效，对因糖尿病胃阴不足所致的多食易饥，形体消瘦，小便量多，大便干结等有良好的作用。

好的治疗法固然重要，也需要良好的生活习惯加以支持。就便秘而言，养成良好的排便习惯十分必要。每个人都有各种习惯，大便也不例外，到一定的时间就要排便，如果经常拖延大便时间，破坏良好的排便习惯，可使排便反射减弱，引起便秘，所以不要人为地控制排便感。对经常容易发生便秘者一定要注意把大便安排在合理时间，每到时间就去上厕所，养成一个良好的排便习惯。

如果没有便秘仍旧感觉如厕费力，很可能是身体太虚的原因，应积极锻炼身体，活动活动，大便自通。散步、跑步，做深呼吸运动、练气功、打太极拳，转腰抬腿、参加文体活动和体力劳动等可使胃肠活动加强、食欲增加，膈肌、腹肌、肛门肌得到锻炼；提高排便动力，预防便秘。

马齿苋，让腹泻泻立停

夏季是老年人腹泻的多发季节。由天气热，很多人喜欢吃冷饮、吹空调，一旦受凉，就很容易得痢疾。临床表现为腹痛、腹泻、里急后重、排脓血便，伴全身中毒等症状。

一般到了夏天，市场上卖野菜的也多了。野菜曾是很多人对艰难岁月的回忆，现在却成了都市人追捧的时尚蔬菜。也许是城市中天然纯粹的事物太少，也许是食物中肥甘厚味太多。味道清新的野菜反而会让远离大自然的现代人找到一些大自然赋予的生命力。虽然现在在市场上卖的野菜，也几乎都是种植的。夏天最常见的野菜，就是这马齿苋了。俗话说"一物降一物"，这马齿苋作为夏季的当家野菜，也可谓是痢疾的天敌了。民间一直有用马齿苋治疗痢疾的传统，而且十分见效。

暑假到了，李强去农村看望爷爷奶奶。正赶上爷爷开始闹起了肚子，最后拉得大便都是一些透明的黏液，还夹杂着红血丝，这下可把李强吓坏了。奶奶看着老伴痛苦的样子，非常地担心，嘴里叨念着说："这可怎么是好？"说完就去门口的野地里采了几把野菜回来，洗净了放入锅中加清水煮，等水开了盛出一碗搅凉了就让老伴喝，并说喝完就好了。

老伴正难受得很，一听说喝了就能好，不管三七二十一，就一口气喝了下去。当天夜里虽然还有些拉肚子，不过比先前是好多了，第二天老人一早一晚又喝了两次，真的就没事了。

其实，马齿苋治痢疾从古时候就有记载了。《开宝本草》："服之长年不白。治痛疮，杀诸虫。生捣汁服，当利下恶物，去白虫。"《滇南本草》："益气，清暑热，宽中下气。滑肠，消积带，杀虫，疗疮红肿疼痛。"

马齿苋为马齿苋科植物马齿苋的全草，别名五方草、长命菜、九头狮子草等。马齿苋有很好的抗菌作用，其中的乙醇提取物对大肠杆菌、变形杆菌、痢疾杆菌、伤寒、副伤寒杆菌有高度的抑制作用。对金黄色葡萄球菌、真菌如奥杜益小芽孢癣菌、结核杆菌也有不同程度的抑制作用。对绿脓杆菌有轻度抑制作用。实验表明，在试管内（1：4）对痢疾杆菌有杀菌作用。

而且，马齿苋煮水有止痢饮之称，由此可见它的效果很不一般。取马齿苋 60 克加水煎后内服，每日1剂，分3次饮，连用3天，痢疾就能痊愈。此外，还可以做成马齿苋粥或者凉菜，都有治痢疾的功效，具体方法如下：

第一个方子是马齿苋粥。

材料：鲜马齿苋100克，粳米50克，葱花5克。

做法：将马齿苋去杂洗净，入沸水中焯片刻，捞出洗去黏液，切碎；锅里放油之后烧热，再放入葱花煸香，再放入马齿苋，加精盐炒至入味，出锅待用；将粳米淘洗干净，放入锅内，加适量水煮熟，放入马齿煮熟之后出锅。

功效：本食品清淡鲜香，风味独特，有健脾养胃的功效。适用于肠炎，痢疾，泌尿系统感染，疮痈肿毒等病症。

第二个方子是凉拌马齿苋。

材料：鲜嫩马齿苋500克，蒜瓣适量。

做法：将马齿苋去根、老茎，洗净后下沸水锅焯透捞出；用清水多次洗净黏液，切段放入盘中；将蒜瓣捣成蒜泥，浇在马齿苋上，倒入酱油，淋上麻油，食时拌匀即成。

功效：此菜碧绿清香，咸鲜可口，具有清热止痢的功效。可作为湿热痢疾辅助食疗菜肴。

山药薏米芡实粥，温补治腹泻

急性腹泻在一般人看来虽然不是大病，但是老年人腹泻不能疏忽大意。如果症状严重，处理不及时，有可能导致脱水甚至死亡。急性腹泻以急起大便次数增多，粪便清稀为特征，一年四季都可发生，但以夏季和秋季多见。急性腹泻多因感受寒湿、感受湿热和饮食所伤导致，因此寒湿泻、湿热泻、伤食泻的防治要讲究辨证论治。

老人腹泻很多时候和体质有很大关系，想要从根本上治疗腹泻，重要手段就是调理体质。想要改善体质，首先要把脾胃调养好。中医说：脾胃为后天之本，气血生化之源。如果脾胃不好，吃下东西不能很好地吸收，或腹泻，或便秘，或不生精微而生痰涎，或不长气血而长赘肉，所谓虚不受补，根本无法改善体质，只能是增加了脾胃的负担，更不用说补气血了。

所以，治腹泻，温补才是关键。民间常用的食疗方子——山药薏米芡实粥，就是很不错的选择。不管是衰弱高龄的老人、先天不足的幼儿，还是身染重病的患者，山药薏米芡实粥都会给您最大、最贴心的帮助。因为，山药、薏米、芡实是能直接提供给我们气血的良药美食。

为什么说这些食物是提供给我们气血的良药美食呢？这得从它们的食物性质说起：

山药，性甘平，气阴两补，补气而不壅滞上火，补阴而不助湿滋腻，为培补中气最平和之品，历来就被众医家大加赞誉。《本草纲目》云其："益肾气、健脾胃、止泻痢、化痰涎、润皮毛。"《景岳全书》云："山药能健脾补虚，滋精固肾，治诸虚百损，

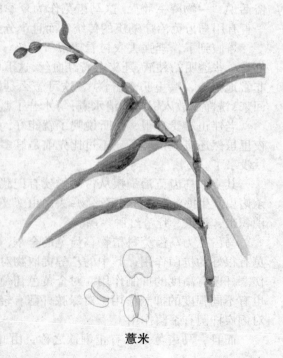

薏米

疗五劳七伤。"《药品化义》云："山药温补而不骤，微香而不燥，循循有调肺之功，治肺虚久嗽，何其稳当。"清末最有名的大医家张锡纯在其医学专著《医学衷中参西录》中曾屡用大剂量生山药一味，治疗了许多诸如大喘欲绝、滑泻无度等危急重症。山药也叫怀山（或淮山），以河南省沁阳市所产的品质最好。药用时通常要干燥切片。药店有炒山药和生山药两种，建议用干燥后的生山药较好。

薏米，其性微凉，最善利水，不至耗损真阴之气，凡湿盛在下身者，最宜用之。体内有湿气，如积液、水肿、湿疹、脓肿等与体内浊水有关的问题，都可以食用薏米，但脾胃过于虚寒，四肢怕冷较重的人不太适合。薏米的主要功效在于健脾祛湿，所以，本品亦可用于治疗肺热、肺痈、肺痿之症，和山药同用，更是相得益彰，互补缺失。"山药、薏米皆清补脾肺之药，然单用山药，久则失于黏腻，单用薏米，久则失于淡渗，唯等分并用乃久服无弊。"近代医家曾指出，用两药各50克，每日熬粥，对肝硬化腹水有明显疗效。我们平时就可以将这两种东西熬粥食用，对身体十分有利。

芡实。清代医家陈士择说："芡实止腰膝疼痛，令耳目聪明，久食延龄益寿，视之若平常，用之大有利益，芡实不但止精，而亦能生精也，去脾胃中之湿痰，即生肾中之真水。"所以说芡实是健脾补肾的绝佳首选，可治长期腹泻、遗精滑脱、夜尿频多等症。与山药同用，效果更佳。

另外，山药、薏米、芡实虽都有健脾益胃之神效，但也各有侧重。山药可补五脏，脾、肺、肾兼顾，益气养阴，又兼具涩敛之功；薏米健脾而清肺，利水而益胃，补中有清，以祛湿浊见长；芡实健脾补肾，止泻止遗，最具收敛固脱之能。也可将三药打粉熬粥再加入大枣，以治疗贫血之症，疗效显著。

老人腹泻，重在饮食调理，切忌为了急于让老人好转，动不动就用药物治疗，老人的抵抗力和免疫系统较弱，吃药多多少少会让老人的身体受到不必要的危害。